河南中医药大学传承特色教材

中药炮制学

（供中药学专业用）

主　编　张振凌

中国中医药出版社
·北 京·

图书在版编目（CIP）数据

中药炮制学 / 张振凌主编 . —北京：中国中医药出版社，2020.7

河南中医药大学传承特色教材

ISBN 978 – 7 – 5132 – 6025 – 1

Ⅰ . ①中… Ⅱ . ①张… Ⅲ . ①中药炮制学—中医药院校—教材

Ⅳ . ① R283

中国版本图书馆 CIP 数据核字（2019）第 295013 号

中国中医药出版社出版

北京经济技术开发区科创十三街 31 号院二区 8 号楼

邮政编码 100176

传真 010–64405750

河北省武强县画业有限责任公司印刷

各地新华书店经销

开本 787×1092 1/16 印张 26 字数 582 千字

2020 年 7 月第 1 版 2020 年 7 月第 1 次印刷

书号 ISBN 978 – 7 – 5132 – 6025 – 1

定价 78.00 元

网址 www.cptcm.com

社 长 热 线 010–64405720

购 书 热 线 010–89535836

维 权 打 假 010–64405753

微信服务号 zgzyycbs

微商城网址 https://kdt.im/LIdUGr

官 方 微 博 http://e.weibo.com/cptcm

天猫旗舰店网址 https://zgzyycbs.tmall.com

如有印装质量问题请与本社出版部联系（010–64405510）

河南中医药大学传承特色教材

编审委员会

河南中医药大学传承特色教材

《中药炮制学》编委会

前 言

教育部和国家中医药管理局《关于医教协同深化中医药教育改革与发展的指导意见》（教高〔2017〕5 号）中指出："改革中医药课程体系：推进中医药课程内容整合与优化，构建以中医药传统文化与经典课程为根基，以提升中医药健康服务能力为导向的课程体系。"2019 年 10 月发布的《中共中央国务院关于促进中医药传承创新发展的意见》中指出，要改革中医药人才培养模式，强化中医思维培养，改革中医药院校教育。在此背景下，河南中医药大学总结近十年来仲景学术传承班和中药传承班的办学经验，进一步优化培养方案和课程体系，同时进行相关学术传承特色教材建设，组织编写传承特色系列创新教材。

本套教材共计 16 种，分别为《中医训诂学》《中医文化学》《国学经典导读》《仲景方药学》《仲景辨治学》《仲景经方案例导读》《仲景学术历代医家研究与传承》《本草名著选读》《中药理论专论》《经典中成药》《中药药剂学》《中药炮制学》《中药资源与栽培》《中药鉴定学》《中医方药学》《中医理论基础》。该系列教材主要配套仲景学术传承班和中药学术传承班教学使用，同时适合中医、中药类相关专业研究生及医学爱好者学习，也可作为中医药教学、医疗研究人员的参考用书。

在编写过程中，我们参考了其他高等中医药院校相关教材及资料。限于编者的能力与水平，本套教材难免有不足之处，还要在教学实践中不断总结与改进。敬请同行专家提出宝贵意见，以便再版时修订提高。

河南中医药大学传承特色教材编审委员会

2020 年 4 月

编写说明

　　中药炮制学是中医药院校中药学专业的主干课程。《中药炮制学》教材既应充分考虑中药炮制学在教学、科研及生产过程中的重要作用，重视中医药理论的指导；又要充分考虑中药炮制技术的传承与发展现状，跟踪和反映中药炮制的最新研究成果。作为河南中医药大学与中国中医药出版社联合推出突出传承特色的系列教材之一，本教材分为上、中、下三篇。上篇为总论，主要介绍中药炮制和中药炮制学的概念、起源、历史沿革与发展现状，中药炮制的理论基础，中药炮制改变中药化学成分、药效、毒理，提高中医临床疗效等内容；中篇为中药炮制技术，包括净制、切制、清炒法、固体辅料炒法、固体辅料烫法、酒制法、醋制法、姜制法、盐制法、蜜制法、油制法、煅法、蒸煮燀法、复制法与制霜法、发芽法与发酵法、水飞法与提净法、干馏法与熬胶法、烘焙煨法与制绒法等内容；下篇为质量控制与管理，主要介绍中药饮片的包装、饮片质量控制与贮藏保管、中药饮片厂的设计与管理、中药饮片炮制研究等内容。中篇中药炮制技术部分分纲列目，介绍饮片在生产过程中涉及的各种方法和环节，在详细阐述各种炮制方法、炮制目的、生产设备及注意事项的基础上，列举有代表性的200余种中药饮片的药材来源、特色炮制、法定炮制、成品性状、炮制作用、传承轨迹、研究摘要等内容，其中"特色炮制"和"法定炮制"为新加内容，"特色炮制"收集了各地炮制规范和炮制专著中介绍的具有代表性的饮片规格和具体操作方法，"法定炮制"以《中华人民共和国药典》《中华人民共和国卫生部药品标准》《全国中药炮制规范》以及各省市中药饮片炮制规范等收载的方法为主，在各味中药"研究摘要"项下充实近年来在相关研究领域取得的新成果和新进展。

　　本教材的编写人员以河南中医药大学中药炮制学教研室承担中药炮制教学与研究的教师为主，同时吸收省内外部分中药炮制学教师参与编写工作。

具体编写分工为：第一章由张振凌编写；第二章由魏玉编写；第三章由陈月华编写；第四章、第五章由李红伟编写；第六章、第七章由李凯编写；第八章由李红伟编写；第九章、第十章由田连起编写；第十一章由陈红编写；第十二章由李红伟编写；第十三章由石延榜编写；第十四章由曹彦刚编写；第十五章由杨海玲和张宏伟编写；第十六章由王瑞生编写；第十七章由郭辉编写；第十八章由周艳编写；第十九章由张宏伟编写；第二十章由周艳编写；第二十一章、第二十二章、第二十三章由王一硕编写。

本教材注重中药炮制技术的传承与创新，突出中药炮制技术的完整性，重视理论与实践的紧密结合，介绍中药炮制的理论、技术方法的创新发展，全面、系统、完整地反映中药炮制技术的丰富内涵。不仅可供中药学及其相关专业学生使用，还可作为饮片企业、医院药房等职工培训或从业者自学的参考书。

本教材编写过程中参考了历版《中药炮制学》《临床中药炮制学》《中药炮制工程学》等教材的内容；还得到河南中医药大学、福建中医药大学、广西中医药大学、河南农业大学等单位给予的支持，在此一并致以衷心感谢！由于编者水平有限，加上时间紧张，教材中若存在不足之处，恳请广大师生在使用过程中提出宝贵意见，以便再版时修订提高。

《中药炮制学》编委会

2020 年 4 月

目　录

中篇 炮制技术

下篇　质量控制与管理

上篇 总 论

第一章 绪 论 ▷▷▷▷

中药是在中医药理论指导下用于疾病治疗和预防保健的天然来源药物。中药有独特的理论体系和应用形式，分为中药材、中药饮片和中成药三种商品形式。来自于自然界的原植物、原动物和原矿物经过产地加工成为中药材，中药材不能直接入药，必须制备成饮片和中成药以后，方能用于中医临床。中药经炮制处理，可在整体效应上收到转化或调整之效，这是中医用药的特色和优势所在。

第一节 概 述

中药炮制是根据中医药理论，依照辨证施治用药需要，结合药物自身性质，以及调剂、制剂的不同要求，将中药材加工成生熟饮片的技术。中药炮制是我国独有的制药技术，是我国首批非物质文化遗产。

炮制历史上又称"炮炙""修合""修制""修治""修事"等。东汉末年张仲景《金匮玉函经》载，药物"有须烧炼炮炙，生熟有定……"首次提出"炮炙"一词；刘宋时代雷敩的《雷公炮炙论》以"炮炙"这一术语作书名，而在正文中多用"修事"；"修治"一词最早见于宋代庞安时的《伤寒总病论》；《太平惠民和剂局方》则称："凡有修合，依法炮制……"明代李时珍在《本草纲目·凡例》中说"……修制，谨炮炙也"，而于正文中每药项下列"修治"专项；"修事"最早见于《雷公炮炙论》正文，清代张仲岩的炮制专著《修事指南》，用"修事"作书名，而正文中用"炮制"；《本草衍义》中，则"修制""修治""炮制"均可见到。从历代有关资料来看，虽然名称不同，但记载的内容都是一致的，而且多用"炮炙"。从字义上来看，"炮"和"炙"都离不开火，而这两字仅代表中药整个加工处理技术中的两种火处理方法。随着社会生产力的发展，以及人们对医药知识的积累，对药材加工处理方法的丰富，超出了火的范围，使"炮炙"两字不能确切反映和概括药材加工处理的全貌，为了既保持原意，又能较广泛的包括药物的各种加工技术，现代多用"炮制"一词。"炮"代表各种与火有关的加工处理方法，而"制"字则代表各种更广泛的加工处理技术。

中药饮片是指在中医药理论指导下，将中药材加工炮制成一定规格，可供调剂和制剂配方用的制成品。中药饮片炮制生产是中药行业的三大支柱之一，其基本工序分为净制、切制和炮炙三大部分。中药饮片既可以直接供中医临床调剂配方，制成汤剂或生产配方颗粒直接冲服，还可以供药品生产企业生产中成药及医院生产中药制剂。饮片入药，复方配伍，是中医临床用药的特点，也是中医药学的特色。中药饮片炮制质量直接影响中药的临床疗效。

中药炮制学是研究中药炮制理论、工艺、规格、质量标准、临床应用、历史沿革和发展方向的学科，是以中医基础理论、中药学、方剂学为基础，以化学、药理学、分子生物学等为手段的专业学科。中药炮制学的任务是继承传统中药炮制的理论和方法，利用现代科学技术，整理传统文献；研究炮制理论，解析炮制原理；规范改进并创新炮制工艺；制订炮制品质量标准；寻找新的炮制辅料；研制新的炮制设备和生产线，实现中药饮片生产自动化智能化，进而丰富中药炮制理论，发展中药炮制技术，提高中药饮片质量，保证中医临床用药安全有效。

第二节　中药炮制的起源与发展

中药炮制起源的具体年代已无从考证，可以说炮制是随中药的发现和应用而产生的。其历史可追溯到原始社会，与火的发现和应用及熟食的制作方法直接相关，故有药食同源之说。

一、炮制的起源

《淮南子·修务训》载："神农尝百草之滋味，水泉之甘苦，令民知所避就。当此之时，一日而遇七十毒，由此医方兴焉。"原始人类在寻找食物的过程中，有时误食某些有毒植物和动物，以致发生呕吐、泄泻、昏迷，甚至于死亡，也有吃了之后使自己疾病减轻或消失，久而久之，这种感性知识积累多了便成了最初的药物知识。为了服用方便，要将药物进行清洗、劈成小块或锉、捣为粗末等简单加工，这便是中药炮制的萌芽。因此，中药炮制是随着中药的发现和应用而开始产生的。

火的发现与利用，是中药炮制技术产生的重要条件。《礼纬·含文嘉》明确指出："燧人氏始钻木取火，炮生为熟，令人无腹疾，有异于禽兽。"用火把食物炮生为熟，为后来药物的加工炮制所借鉴。中药炮制古称"炮炙"，就是指用火加工处理药材的方法。汉代谯周《古史考》："古者茹毛饮血，燧人氏钻木取火，始裹肉而燔之，曰'炮'。"宋代陈彭年《广韵》解释炮字为"裹物烧也"。汉代许慎"说文"解释炙字为"炮肉也，从肉在火上"；而《诗经·小雅》释为"炕火曰炙"；《逸雅·脯炙》称"以饧、蜜、豉汁淹之"。可见"炮""炙"均源于食物加工。这种用火炮生为熟的知识，逐渐应用于处理药物方面，从而形成了中药加热炮制技术的雏形。

酒的发明与应用，丰富了用药经验并被引用于炮制药物，从而产生了辅料制法，充实了药物炮制的内容。在殷墟出土的甲骨文上就有鬯其酒的记载，即一种芳香性药酒。在我国仰韶文化时期，发明砂锅、陶罐等烹饪器和储存器，为早期中药炮制的蒸制法、煮制法、煅制法以及存放中药汤剂等创造了必要的工具条件。

随着中医学理论的完善，中医内、外、妇、儿等临床分科的完成，针灸、麻醉等技术的产生和应用，临床用药要求的提高，内服、外用制剂品种的增加，对中药炮制技术、中药饮片品种要求越来越高，也促进了中药炮制的发展。中医药人员共同创立新的炮制技术、饮片品种，并随时用于临床，进行总结和评价，同时不断进行改善和创新，总结炮制理论，增加饮片品种，扩大临床用药范围，从而形成了我国独有的传统制药技术。

二、中药炮制发展概况

中药炮制的起源与火密切相关，而其发展历程却只有从历代中医药文献来归纳总结。通过对古代中医药文献中有关炮制内容的整理，会发现不同时期发展的特点不同。即春秋战国至宋代（前 722 ~ 1279），是中药炮制技术的起始和形成时期；金元、明时期（1280 ~ 1644），是炮制理论的形成时期；清代（1645 ~ 1911），是炮制品种和技术的扩大应用时期；近现代（1912 年以来），是炮制继承、振兴发展时期。各个时期的炮制特点和主要文献如下：

（一）春秋战国至宋代——中药炮制技术的起始和形成时期

从春秋至宋代，从《五十二病方》至《雷公炮炙论》中药炮制的基本方法已经形成。

在汉以前，古文献中所记载的中药炮制内容都比较简单。《五十二病方》是我国最早有炮制内容记载的医方书，由 1973 年在长沙出土的马王堆三号汉墓帛书整理而成。书中共记载 52 个病名，283 个方，247 种中药，同时记载了很多炮制方法，如燔、削、段、炙、焙、熬、咀、蒸、酒渍等。其中以"燔"用得最多，如"止血出者，燔发，以安（按）其瘠"，为最早的血余炭。

《黄帝内经》记载了 13 个基本方剂，其中汤液醪醴为一种发酵的米酒，为第一代生物技术制品。《灵枢·寿夭刚柔》药熨方："淳酒、蜀椒、干姜、桂心，凡四种，咬咀，渍酒中。"《灵枢·邪客》治目不瞑的秫米半夏汤所用的"治半夏"就是一种炮制品。《素问·缪刺论》治疗尸厥"剃其左角之发方一寸，燔治"。《素问遗篇·刺法论》小金丹方："辰砂二两，水磨雄黄一两，叶子雌黄一两，紫金半两，同入盒中，外固了，地一尺，筑地实，不用炉，不须药制。"其中的水磨雄黄即今之水飞。

汉代，我国第一部本草专著《神农本草经》记载了 13 种中药的 5 种炮制方法，如蒸－桑螵蛸，熬－露蜂房，烧－贝子，炼－矾石，酒煮－刺猬皮等。还出现了阿胶、鹿角胶的记载，大豆黄卷代表了最早的发芽法。书中对中药采收加工，炮制、干燥等都有提及，如："药有……及有毒无毒，阴干，曝干，采造时月，生熟，土地所出，真伪新陈，并各有法。"对炮制减毒亦有论述："凡此七情，合和视之……若有毒宜制，可用相畏相杀者，不尔勿合用也。"这应该是最早的炮制减毒理论。

至张仲景《金匮玉函经》对中药炮制已十分重视，在其"证治总例"中明确论述："有须烧炼炮炙，生熟有定……"增加了破、擘、劈、洗、刮、炮、炒、煮、炙、汤洗、斩折、薄切、酒洗、酒浸、去皮、去毛、去心、去子、去穰、去皮尖、去翅足、洗去腥、洗去咸、苦酒渍等方法。在《金匮要略方论》和《伤寒论》中又增加了锉、去节、去芦、汤泡、酥炙的方法，并记载王不留行等"烧灰存性，勿令太过"，还记载了传统发酵法制备的曲和香豉。说明医圣张仲景已经创立了中药炮制的基本制法与减毒制则。

南北朝刘宋时代，雷敩集前人炮制经验之大成，撰成我国第一部炮制专著《雷公炮炙论》。书中记述了中药的各种炮制方法，如拣、去甲土、去粗皮、去节并沫、揩、拭、刷、刮、削、剥等净制操作；切、锉、擘、捶、舂、捣、研、杵、磨、水飞等切制操作；拭干、阴干、风干、晒干、焙干、炙干等干燥方法；煎、炼、炒、熬、炙、焙、炮、煅等火制法；蒸、煮、浸等水火共制法；苦酒浸、蜜涂炙、同糯米炒、酥炒、麻油煮、糯泔浸、药汁制等法，广泛地应用辅料炮制中药，有时、有量。该书对炮制的作用也作了较多的介绍，如"……用此沸了水飞过白垩，免结涩人肠也"。该书对后世中药炮制的发展有较大的影响，其中许多炮制方法具有科学道理。如大黄用蒸来缓和其泻下作用；莨菪、吴茱萸等含有生物碱，用醋制可以使生物碱成盐，而增大在水中的溶解度；对挥发性中药茵陈，指出"勿令犯火"，即防止高温处理；对某些含鞣质中药，如白芍等需用竹刀刮去皮，知母、没食子勿令犯铁器，至今仍有指导意义。

梁代陶弘景的《本草经集注》基本沿用前法，但对㕮咀有新的解释："旧方皆云㕮咀，谓秤毕捣之如大豆，又使吹去细末，此于事殊不允。药有易碎难碎，多末少末，秤两则不复均，今皆细切之。"在总体上对中药入药需炮制做了进一步要求，如："凡汤中用完物皆擘破""细核物亦打破""诸虫先微炙""诸石皆细捣""胶，炙令通体沸起燥，乃可捣"等；犀角、羚羊角"刮截做屑"；杜仲、厚朴等"皆削去虚软甲错"；干地黄"得清酒良"。

唐代中华民族的经济与文化都达到世界领先水平，而中医药也有快速发展。中药炮制在张仲景时期已经有了雏形。至此又有了较大的发展，除了沿用秦汉之法外，又有了新的进步。如孙思邈的《备急千金要方》单列合和篇，提出："诸经方用药，所有熬炼节度，皆脚注之，今方则不然，于此篇具条之，更不烦方下别注。"类似于现今药典的炮制通则，无疑是一个很大的发展。虽然在《肘后备急方》记载了青竹沥，但在《备急千金要方》中却记载了其制法"取淡竹断两头节，火烧中央，器盛两头得汁"。《备急千金要方》体现了炮制工艺的具体而细致，要求更加严格，如乌头的炮制："常用乌头，止言炮裂，此物大毒，难循旧制，当依治历节防己汤云，凡用乌头，皆去皮熬令黑，乃堪用，不然至毒人，特宜慎之。"黄檗根皮"蜜炙令焦"。还记载了麦蘖微炒。

《新修本草》除沿用前法外，还对炮制作用有论述，如枇杷叶："用枇杷叶须以布拭去毛，毛射入肺令咳不已。"对槟榔的产地加工："槟榔生者极大，停数日便烂，今人此来者皆先灰汁煮熟，仍火蒸使干，始堪停久。"规定了中药炮制用酒和醋均为米酒、米醋，不愧称为第一部药典。在《备急千金翼方》中则具体记述了造干黄精法、造干地黄法、造熟干地黄法等。

《仙授理伤续断秘方》出现了自然铜"煅醋淬七次别研"是谓煅淬法的初始。还提出了天南星姜汁浸一宿焙。何首乌黑豆酒煮七次等法。

宋代医药著作颇丰，继续沿用唐代的写法，在王怀隐《太平圣惠方》仍单列"论合和篇"，指出："凡合和汤药，务必精专，甄别新陈，辨明州土，修治合度，分量无差，用得其宜，病无不愈……炮炙失其体性，筛罗粗恶，分剂差殊，虽有疗疾之名，永无必愈之效。"说明了中药炮制的重要性。还记载了巴豆：去皮心膜，以湿纸三重裹，于熠灰火内煨令熟，取出，细研压去油。应该是制霜的开始。

《重修政和经史证类备用本草》为唐慎微编撰，是继《新修本草》后又一部主流本草，但在中药炮制方面主要是引用内容，没有多少新意。该书的最大贡献是很好地保留《雷公炮炙论》的内容，现今重辑的《雷公炮炙论》多遵此书。宋寇宗奭《本草衍义》载：硇砂"用之须水飞过，入瓷器中，于重汤中煮其器，使自干杀其毒"。太医院巨著《圣济总录》也记载了很多炮制内容，但多为沿用法。太平惠民和剂局编撰的《太平惠民和剂局方》由陈师文主笔。被称为第一部典。书中亦专列"论合和法"，有"论炮炙三品药石类例"，列举185种中药的炮制方法和要求，类似于现在的全国炮制规范。增加羊脂制仙灵脾，蒲黄"破血消肿即生使，补血、止血即炒用"的记载，强调"凡有修合，依法炮制，分两无亏，胜也"。

总之，中药炮制经历先秦两汉的发展，到宋代主要有两方面的进展：一是将零星的炮制方法进行了初步归纳，形成了较系统的炮制通则；二是增加了一些新的炮制方法。现代使用的许多炮制方法在宋代都已出现，并沿用至今。可以说，在宋以前，中药的炮制原则、炮制方法、炮制品种等已初具规模，是炮制技术的形成时期。

（二）金元、明时期——是炮制理论的形成时期

金元时期，名医荟萃，各有专长，张元素、李东垣、王好古、朱丹溪等均特别重视药物炮制前后的不同应用及炮制辅料的作用，并开始对各类炮制作用进行了总结。经明代的进一步系统整理，逐渐形成了传统的中药炮制理论。

元代王好古在《汤液本草》中引李东垣"用药心法"载："黄芩、黄连、黄檗、知母，病在头面及手梢皮肤者，须用酒炒之，借酒力以上腾也。咽之下、脐之上，须酒洗之，在下生用。大凡生升熟降，大黄须煨，恐寒则损胃气。至于川乌、附子须炮，以制毒也。"并载有"去湿以生姜""去膈上痰以蜜"。张元素在《珍珠囊》中载：白芍"酒浸行经，止中部腹痛"，又载"木香行肝气，火煨用，可实大肠"。葛可久在《十药神书》中首先提出炭药止血的理论："大抵血热则行，血冷则凝……见黑则止。"著名的"十灰散"就是该书的方剂之一。从药物炮制方法之多和理论实践上的重大改进，足见金元时期中药炮制的昌盛。

明代对医药比较重视，在中药炮制技术上有较大的进步，在炮制理论上也有所建树。徐彦纯编撰的《本草发挥》辑自金元诸家的著作，在炮制方法上无特殊发挥，而

对炮制作用原理上有较多的阐述。如"神曲火炒以补天五之气，入足阳明胃经""用上焦药须酒浸暴干……知柏治下却之药，久弱之人，须合之者，酒浸暴干，恐伤胃气也"。还提出童便制、盐制的作用，即"用附子、乌头者当以童便浸之，以杀其毒，且可助下行之力，入盐尤捷也""心虚则盐炒之""以盐炒补心肺"等，均为中药炮制理论的重要论述。

陈嘉谟在《本草蒙筌》的"制造资水火"中指出："凡药制造，贵在适中，不及则功效难求，太过则气味反失……匪故巧弄，各有意存。酒制升提，姜制发散，入盐走肾脏，仍仗软坚，用醋注肝经且资住痛，童便制除劣性降下，米泔制去燥性和中，乳制滋润回枯助生阴血，蜜制甘缓难化增益元阳，陈壁土制窃真气骤补中焦，麦麸皮制抑酷性勿伤上膈，乌豆汤、甘草汤渍曝并解毒致令平和，羊酥油、猪脂油涂烧，咸渗骨容易脆断，有剜去瓤免胀，有抽去心除烦……"第一次系统概括了辅料炮制的原则。在炮制技术上特别值得提出的是"五倍子"条下所载的"百药煎"的制备方法，实际上就是没食子酸的制法，比瑞典药学家舍勒制备没食子酸的工作早二百多年。

明代李时珍的《本草纲目》载药1892种，其中有330味药记有"修治"专目。在"修治"专目中，综述了前代炮制经验，总计50多家炮制资料。在330味药物中，载有李时珍本人炮制经验或见解的，就有144条，其中很多药物，如木香、高良姜、茺蔚子、枫香脂、樟脑等炮制方法都是李时珍个人的经验记载。在炮制方法上也有所发展，例如独活条，雷敩曰："采得细锉，以淫羊藿拌……裹二日，暴干去藿用，免烦人心。"李时珍认为此法不切实用，接着说："此乃服食家治法，寻常去皮或焙用尔。"对前代有问题的方法，李时珍也加以指正。例如，砒石条，雷敩曰："凡使用……入瓶再煅。"时珍曰："医家皆言生砒经见火则毒甚，而雷氏（雷敩）治法用火煅，今所用多是飞炼者，盖皆欲求速效，不惜其毒也。"全书记载炮制方法近20类，有水制、火制、水火共制、加辅料制、制霜、制曲等法，其中多数制法，至今仍为炮制生产所沿用。如半夏、天南星、胆南星等的炮制方法。

龚延贤在《寿世保元》中述及炮制理论问题时曾说："炒以缓其性，泡以剖其毒，浸能滋阴，炼可助阳，但制有太过不及之弊。"

李中梓所撰的《本草通玄》对炮制操作的注意事项、辅料制的目的、净选的目的已进行了精辟概括："制药贵得中，不及则无功，太过则伤性。……酒制升提，盐制润下，姜制温散，醋取收敛……去穰者宽中，抽心者除烦。"

缪希雍所撰的《炮炙大法》是继《雷公炮炙论》之后另一部有价值的炮制专著，收载炮制的药物439种。该书用简明的笔法叙述了各药的出处、采集时间、优劣鉴别、炮制辅料，操作程序及药物贮藏，大部分内容能反映当时社会生产实际，在前人的基础上有所发展，正如作者所说的"自为阐发，以益前人所未逮"，并将前人的炮制方法归纳为：炮、燀、煿、炙、煨、炒、煅、炼、制、度、飞、伏、镑、摋、曝、露十七种方法，即雷公炮炙十七法。

总之，金元、明时期，在前人对炮制作用、炮制原理解释的基础上，经系统地总结整理形成了中药炮制理论。因此可以说金元明时期是中药炮制理论的形成时期。

（三）清代——炮制品种和技术的扩大应用时期

清代多在明代炮制理论的基础上增加炮制品种，此时的医药文献多有专项记载炮制的方法和作用，但也有对某些炮制的不同认识和看法。

清代刘若金著《本草述》，收载有关炮制的药物 300 多种，记述了药物的各种炮制方法、炮制作用、炮制目的以及理论解释，内容丰富。经杨时泰修改删节为《本草述钩元》，使得原著的意旨更为明确易解。如黄芪"治痈疽生用，治肺气虚蜜炙用，治下虚盐水或蒸或炒用等"。

张仲岩的《修事指南》为清代炮制专书，收录药物 232 种。该书在《证类本草》和《本草纲目》等内容的基础上，较为系统地叙述了各种炮制方法，并作了进一步归纳、整理。同时认识到炮制在中医药学中的重要地位，并指出"炮制不明，药性不确，则汤方无准而病症无验也"。在炮制理论上也有所发挥，如"吴茱萸汁制抑苦寒而扶胃气，猪胆汁制泻胆火而达木郁，牛胆汁制去燥烈而清润，秋石制抑阳而养阴，枸杞汤制抑阴而养阳……炙者取中和之性，炒者取芳香之性……"等。

赵学敏的《本草纲目拾遗》和唐容川的《血证论》，除了记载当时很多炮制方法外，还特别记载了相当数量的炭药，并在张仲景"烧灰存性"的基础上明确提出"炒炭存性"的要求，为炭药理论的形成和发展奠定了基础。

明清时期炮制品增加很多，而有些理论是在当时炮制理论影响下推衍出来的，所以认识上不甚一致。如《本草通玄》中不同意豨莶草"生泻熟补"，认为"豨莶苦寒之品，且有毒令人吐，以为生寒熟温，理或有之，以为生泻熟补，未敢尽信，岂有苦寒搜风之剂，一经煮便有补益之功耶……古人所谓补者，亦以邪风去，则正气昌，非谓其本性能补耳"。《本草纲目拾遗》中不同意半夏长期浸泡，如"今药肆所售仙半夏，惟将半夏浸泡，尽去其汁味，然后以甘草浸晒……全失本性……是无异食半夏渣滓，何益之有"。

总之，清代对某些炮制作用有所发挥，炮制品有所增多，是炮制品种和炮制技术的进一步扩大应用时期。清代多在明代炮制理论的基础上增加炮制品种，此时的医药文献多有专项记载炮制的方法和作用，但也有对某些炮制的不同认识和看法。

（四）近现代——是中药炮制的继承、振兴发展时期

民国时期，由于政府排挤中医药的发展，中药的炮制仅限于前店后厂，造成一药多法、各地各法严重。中华人民共和国成立后，随着各行各业的发展，中药炮制也有了长足的进步，主要体现在经验总结、文献整理、工艺及质量标准规范化研究、共性技术研究、炮制原理探索及相关设备生产线研究方面。

现代的中药炮制基本沿用明、清时期的理论和方法，由于遵循不同，经验不同，各地方法也不甚统一，从搜集整理、汇编分散的传统中药炮制经验、介绍传统中药炮制方法、辑要历代中药炮制资料入手，陆续编写出版发行了 40 余部中药炮制专著。如中国中医研究院（现中国中医科学院）中药研究所等编著的《中药炮制经验集成》，王孝涛等编著的《历代中药炮制法汇典》等，将散在民间和历代医籍中的炮制方法进行了系统

整理，形成了较为完整的文献资料。近年来，中药炮制历史文献的继承整理工作已开展了对重点典籍文献、炮制大类历史沿革及单味药炮制沿革的系统整理，促进了中药炮制文献研究工作。

通过对散在各地区的具有悠久历史的炮制经验的总结，进一步编撰出版了各省市《中药饮片炮制规范》。1988年受卫生部委托，由王孝涛研究员主持，编写出版了我国第一部《全国中药炮制规范》，共收载常用中药554种，附录中收录有"中药炮制通则""全国中药炮制法概况表""中药炮制方法分类表"。历版《中华人民共和国药典》（以下简称《中国药典》），均收载有中药炮制通则和单味中药的炮制项。从1963年版至1990年版4部《中国药典》都将明显不同的生品和制品分列，如川乌、制川乌，草乌、制草乌，何首乌、制何首乌，巴豆、巴豆霜。1995年版《中国药典》新增炮姜、制甘草、法半夏、熟地黄、制红芪等炮制品。2000年版《中国药典》增加炙黄芪、焦栀子，2005年版《中国药典》在前版基础上又增加炒瓜蒌子、荆芥炭、大蓟炭、西瓜霜、荆芥穗炭。这些法典法规是中药饮片生产、中成药前处理、中医临床用药的主要依据。2010版《中国药典》首次明确了药材与饮片关系，使二者概念不再混淆，并明确入药者均为饮片。从标准收载体例上明确了【性味与归经】、【功能与主治】、【用法与用量】为中药饮片的属性，突出了中药饮片的地位，此外，还扩大收载中药饮片品种至822种，使中药饮片标准有了一个新的飞跃。

此外，高等中医学院的创建始于20世纪50年代，随之先后创办了中药系和中药专业，开设了"中药炮制学"专业课，设立了中药炮制教研室。在教学实践中，结合地区特点编写了《中药炮制学》教材。1979年由成都中医学院编写出版了全国高等医药院校试用教材《中药炮制学》，1985年编写出版了第二版高等医药院校教材《中药炮制学》，1996年编写出版了普通高等教育中医药类规划教材《中药炮制学》，2001年出版了全国高等医药院校中医药系列教材《中药炮制学》，这为继承和发扬中药炮制学奠定了良好的基础。

自20世纪80年代开始的中药炮制研究生招考及90年代起国家正式开展的"全国名老中医药专家带徒工作"，培养出既懂得传统中药炮制基本理论，又掌握现代科学技术，具备从事中药炮制科学研究素质和能力的跨世纪科技人员。2015年开始，国家中医药管理局立项进行中药炮制技术传承基地建设，使中药炮制这一传统的制药技术得以传承和延续。

在"七五"至"十五"期间，中药炮制研究被列入国家攻关项目，先后完成了天南星、何首乌、白芍、草乌、半夏、附子、肉豆蔻等110种中药饮片炮制工艺及质量的研究。"十一五"期间国家科技部科技支撑计划"中药炮制共性技术与相关设备研究"对10种炮制技术、50个代表品种及相关设备开展研究。2011年以来，中药炮制研究获得了国家发改委与国家中医药管理局的大力资助，先后完成了"中药麸制及有毒中药炮制技术与原理研究""临床中药汤剂煎煮技术规范化研究""30种中药饮片规格及质量评价标准研究""中药饮片调剂规范化研究""19种生熟异用中药饮片临床规范使用研究""附子等中药炮制方法传承与规范化应用研究""中药材硫黄熏蒸替代技术及规范化研究""六神曲等 7 种中药发酵技术及规范化应用研究""30 种中药饮片产地加工与炮制生产一体化关键技术规范研究"共 9 项国家发改委行业专项课题。2016 年国家发改委与国家中医药管理局共同推进了中药标准化项目，开展了 101 种中药饮片炮制工艺规范化和饮片质量标准提升的研究。这些科研课题的完成，为中药饮片的规范化生产、中药饮片质量的控制提供了大量实验依据。国家科技部 2017 年立项"中药饮片智能调剂和煎煮设备关键技术研究"项目，2018 年立项"中药饮片质量识别关键技术研究""中药饮片智能化生产模式的建立""特色炮制方法的工艺与设备现代化研究"，2019 年立项"中药材净切关键技术与相关智能设备研究"。由此表明中药炮制研究重点已经转入中药炮制科学内涵的揭示和中药炮制智能设备的研究，形成中药炮制工艺规范化及原理探索时期。中药饮片行业将朝着智能生产、智能调剂、智能煎煮的"三智时代"发展。

在生产方面，为了适应中医药事业发展的需要，各地先后建立起不同规模的饮片加工厂，2013 年开始实施中药饮片企业 GMP 认证管理，生产规模不断扩大，生产设备（包括净制设备、切制设备、炮制设备及干燥包装设备）不断改进，从初步的手工作坊式生产向机械化工业生产迈进，这些进步对于提高饮片的产量和质量，规范饮片的生产都将起到重大的推动作用。

总之，在继承传统炮制经验的基础上，运用现代科学技术开展炮制机理研究、改革饮片生产工艺、设备及条件、规范饮片生产、提高饮片质量，使炮制理论和技术更趋完善将是中药炮制今后很长时期内的主要研究任务。

目前的研究重点已经转入中药炮制科学内涵的揭示和炮制设备智能化和自动化生产研究，形成原理探索和炮制工艺规范化时期。

相信在不久的将来，中药炮制一定会出现工艺规范、标准完善、原理清晰、设备先进、质量可控以及智能化生产的新局面。

第三节 有关中药炮制的法规

中药炮制法规是规范中药炮制加工生产过程及质量等相关内容的法律规定。2019 年 8 月 26 日第十三届全国人民代表大会常务委员会第十二次会议第二次修订的《中华人民共和国药品管理法》，是 2019 年以后药品生产、使用、检验的基本法律，其中第三章"药品上市许可持有人"第三十九条明确规定："中药饮片生产企业履行药品上市许可持有人的相关义务，对中药饮片生产、销售实行全过程管理，建立中药饮片追溯体系，保证中药饮片安全、有效、可追溯。"第四章"药品生产"第四十四条规定："中药饮片应当按照国家药品标准炮制；国家药品标准没有规定的，应当按照省、自治区、直辖市人民政府药品监督管理部门制定的炮制规范炮制。省、自治区、直辖市人民政府药品监督管理部门制定的炮制规范应当报国务院药品监督管理部门备案。不符合国家药品标准或者不按照省、自治区、直辖市人民政府药品监督管理部门制定的炮制规范炮制的，不得出厂、销售。"

国务院药品监督管理部门颁布的《中国药典》和药品标准为国家药品标准。《中国药典》自 1963 年版一部开始收载中药及中药炮制品，正文中规定了饮片生产的工艺流程，成品性状，用法、用量等，附录设有"中药炮制通则"专篇，规定了各种炮制方法的涵义、具有共性的操作方法及质量要求，是属国家级的质量标准。

1994 年国家中医药管理局颁发关于"中药饮片质量标准通则（试行）"的通知，规定了饮片的净度、片型及粉碎粒度、水分标准、饮片色泽要求等，是属于部级的质量标准。

《全国中药炮制规范》由卫生部药政局委托中国中医研究院中药研究所牵头组织有关单位及人员编写而成，于 1988 年出版，作为部级中药饮片炮制标准（暂行）。该书主要精选全国各省（市）、自治区现行实用的炮制品及其最合适的炮制工艺以及相适应的质量要求，尽力做到理论上有根据，实践上行得通，每一炮制品力求统一工艺。该书共收载常用中药 554 种，每味中药分 9 项内容记述。附录中收录有"中药炮制通则""全国中药炮制法概况表""中药炮制方法分类表等"。本规范既体现了全国统一制法，又照顾到地方特点。

各省市中药饮片炮制规范属于省部级标准。由于中药炮制具有较多的传统经验和地方特色，有些饮片规格、炮制方法以及临床应用还不能全国统一，为了保留地方特色，各省（市）先后都制订了适合本地的饮片质量标准、中药材质量标准、中药饮片炮制规范等，地方标准只有国家与部级标准中没有收载的品种或项目的情况下，制订制定出适合本地的标准才有意义，一般应力求全国统一。

第二章　中药炮制辅料和方法分类 ▷▷▷▷

中药炮制的历史悠久，文献记载和生产实践中应用的辅料和方法众多。如何准确把这些方法分门别类，便于教学、研究和指导生产，成为中药炮制学研究的内容之一。本章对中药炮制常用辅料的来源、制备方法、药性、辅料与药物炮制后对药物的影响进行了介绍，对古今的加辅料炮制方法和分类进行了归纳，便于了解辅料炮制的重要性。

第一节　中药炮制常用辅料

炮制辅料是指炮制过程中添加的具有辅助主药达到炮制目的的附加物料，炮制辅料对主药可起到增强疗效，或降低毒性，或减轻副作用，或影响主药的理化性质等作用。中药炮制中常用的辅料种类较多，一般可分为液体辅料和固体辅料两大类。

一、液体辅料

1. 酒　传统名称有：酿、盎、醇、醴、醅、醑、醍、清酒、美酒、粳酒、有灰酒、无灰酒等。当前，用以制备中药的有黄酒、白酒两大类。

黄酒为米、麦、黍等用曲酿制而成，含乙醇 8% ~ 20%，尚含糖类、酯类、氨基酸、矿物质等。一般为棕黄色透明液体，气味醇香特异。白酒为米、麦、黍、薯类、高粱等用曲酿制并经蒸馏而成。含乙醇（按浓度不同，分为高度酒：45% ~ 68%，低度酒：25% ~ 45%），尚含有机酸类、酯类、醛类等成分。一般为无色澄明液体，气味醇香特异，且有较强的刺激性。酒中含有乙醇，中药中含有的生物碱及盐类、皂苷类、鞣质、有机酸、挥发油、树脂、糖类及部分色素（叶绿素、叶黄素）等成分皆易溶于酒中；酒还能提高中药中某些无机成分的溶解度，如酒可以与植物体内的一些无机成分（$MgCl_2$、$CaCl_2$ 等）形成结晶状的分子化合物，称为结晶醇（$MgCl_2 \cdot 6CH_3OH$；$CaCl_2 \cdot 4C_2H_5OH$），结晶醇易溶于水，故可提高其成分的溶解度；动物的腥膻气味为三甲胺、氨基戊醛类等成分，酒制时此类成分可随酒挥发而除去；酒中含有酯类等醇香物质，可以矫味矫臭。

酒味甘、辛，性大热。能活血通络，祛风散寒，散结消瘀，行药势，助药力，矫味矫臭。常用酒作为辅料的炮制方法有炙、蒸、煮、浸等。浸制中药多用白酒，炙法中炮制中药用黄酒。中药经酒制后，缓和中药苦寒之性，升提药力，引药上行，增强疗效。常用酒制的中药有黄芩、黄连、大黄、白芍、续断、当归、白花蛇、乌梢蛇等。

2. 醋　古称酢、醯、苦酒，习称米醋。古代传统的酒多为甜酒、浊酒，由于含醇浓度低，易酸败成醋，具有苦味，故醋又称苦酒。醋有米醋、麦醋、曲醋、化学醋等多种，《本草纲目》指出，制药用醋"惟米醋二三年者入药"。中药炮制用醋为食用醋（米醋或其他发酵醋），化学合成品（醋精）不应用于中药炮制。醋长时间存放者，称为"陈醋"，陈醋用于中药炮制更佳。

醋是以米、麦、高粱以及酒精等酿制而成。含醋酸，占4%~6%，尚有维生素类、高级醇类、有机酸类、醛类、还原糖类、灰分等。醋具有酸性，能与中药中所含的游离生物碱类成分结合成盐，从而增加其溶解度而易煎出有效成分，提高疗效；醋能使（大戟、芫花等）中药毒性降低而有解毒作用；醋能和具腥膻气味的三甲胺类成分结合成盐而无臭气，故可除去动物中药中的腥臭气味；醋还具有杀菌防腐作用。

醋味酸、苦，性温。能理气、止血、行水、消肿、解毒、散瘀止痛、矫味矫臭。常用醋作为辅料的炮制方法有炙、蒸、煮等，中药经醋制后，引药入肝，增强止痛作用，缓和药性，降低毒性。常用醋制的中药有延胡索、甘遂、商陆、大戟、芫花、莪术、香附、柴胡等。

3. 蜂蜜 为蜜蜂采集花粉酿制而成，品种比较复杂，以紫云英蜜、枣花蜜、荔枝蜜等质量为佳，荞麦蜜色深有异臭质量差。蜂蜜因蜂种、蜜源、环境等不同，其化学组成差异较大。主要成分为果糖、葡萄糖，两者约占蜂蜜的70%，另外含少量蔗糖、麦芽糖、矿物质、蜡质、含氧化合物、酶类、氨基酸、维生素等物质。中药炮制常用的是炼蜜，即熟蜜，是将生蜜加适量水煮沸，滤过，去沫及杂质，稍浓缩而成。

蜂蜜生则性凉，故能清热；熟则性温，故能补中；其甘而平和，故能解毒；柔而濡泽，故能润燥；缓可去急，故能止痛；气味香甜，故能矫味矫臭；不冷不燥，得中和之气，故十二脏腑之病，无不宜之，因而认为蜂蜜有调和药性的作用。常用蜜作为辅料的炮制方法有炙、拌蒸、浸等，用炼蜜炮制中药，能起协同作用，增强中药疗效或起到解毒、缓和药性、矫味矫臭等作用。常用蜜制的中药有甘草、麻黄、紫菀、百部、马兜铃、白前、枇杷叶、款冬花、百合、桂枝等。

4. 食盐水 主含氯化钠，尚含少量的氯化镁、硫酸镁、硫酸钙等。炮制盐炙法常用食盐水，为食盐的结晶体加适量水溶化，经过滤而得的澄明液体。

食盐味咸，性寒。能强筋骨，软坚散结，清热，凉血，解毒，防腐，矫味。中药经食盐水制后，能改变其药性，增强中药的作用。常用盐作为辅料的炮制方法有炙、盐水拌蒸、盐粒拌炒等。常用食盐炮制的中药有牛膝、杜仲、巴戟天、小茴香、橘核、车前子、砂仁、菟丝子等。

5. 生姜汁 为鲜生姜经捣碎取汁；或用干姜，加适量水共煎去渣而得的黄白色液体。姜汁有香气，其主要成分为挥发油、姜辣素（姜烯酮、姜酮、姜萜酮混合物），另外尚含有多种氨基酸，淀粉及树脂状物。炮制辅料姜汁，以生姜汁为宜。

生姜味辛，性温。能发表，散寒，温中，止呕，开痰，解毒。中药经姜汁制后能抑制其寒性，增强疗效，降低毒性。常用姜作为辅料的炮制方法有炙法、煮法、复制法等。常用姜炮制的中药有厚朴、竹茹、草果、半夏、黄连等。

6. 甘草汁 为甘草饮片水煎去渣而得的黄棕色至深棕色的液体。甘草主要成分为甘草甜素及甘草苷、还原糖、淀粉及胶类物质等。

甘草味甘，性平。能补脾益气，清热解毒，祛痰止咳，缓急止痛。中药经甘草汁制后能缓和药性，降低毒性。甘草中含有的甘草苷是表面活性剂，能增加其他不溶于水物质的溶解度。中医处方中常用甘草为药引，调和诸药，在炮制和煎煮过程中亦起到增溶的作用。常用甘草汁作为辅料的炮制方法有煮法、炙法。常用甘草制的中药有远志、半夏、吴茱萸等。

7. 黑豆汁　为大豆的黑色种子，加适量水煮熬去渣而得的黑色混浊液体。黑豆含蛋白质、脂肪、维生素、色素、淀粉等物质。

黑豆味甘，性平。能活血，利水，祛风，解毒，滋补肝肾。中药经黑豆汁制后能增强中药的疗效，降低中药毒副作用等。常用黑豆汁制的中药有何首乌等。

8. 米泔水　为淘米时第二次滤出之灰白色混浊液体，其中含少量淀粉和维生素等。因易酸败发酵，应临用时收集。目前因米泔水不易收集，大生产也有用 2kg 米粉加水 100kg，充分搅拌代替米泔水用。

米泔水味甘，性凉，无毒。能益气，除烦，止渴，解毒。米泔水对油脂有吸附作用，常用来炮制含油质较多的中药，以除去部分油质，降低中药辛辣之性，增强补脾和中的作用。常用米泔水制的中药有苍术、白术等。

9. 胆汁　为牛、猪、羊的新鲜胆汁，呈绿褐色、微透明的液体，略有黏性，有特异腥臭气，主要成分为胆酸钠、胆色素、黏蛋白、脂类及无机盐类等。

胆汁味苦，性人寒。能清肝明目，利胆通肠，解毒消肿，润燥。与中药共制后，能降低中药的毒性或燥性，增强其疗效。主要用于制备胆南星。

10. 麻油　为胡麻科植物脂麻的干燥成熟种子，经冷压或热压所得的油脂。主要成分为亚油酸甘油酯、芝麻素等。

麻油味甘，性微寒。能清热，润燥，生肌。因沸点较高，常用以炮制质地坚硬或有毒中药，使之酥脆，降低毒性。常用麻油制的中药有马钱子、地龙、豹骨等。

其他的液体辅料还有吴茱萸汁、萝卜汁、羊脂油、鳖血、石灰水等。一般根据临床需要而选用。

二、固体辅料

1. 稻米　为禾本科植物稻的种仁。中药炮制多选用粳米或糯米。主要成分为淀粉、蛋白质、脂肪、矿物质等，尚含少量的 B 族维生素、多种有机酸及糖类。

稻米味甘，性平。能补中益气，健脾和胃，除烦止渴，止泻痢。与中药共制，可增强中药疗效，降低刺激性和毒性。常用米制的中药有党参、斑蝥、红娘子等。

2. 麦麸　为小麦的种皮，呈褐黄色。主含淀粉、蛋白质及维生素等。

麦麸味甘、淡，性平。能和中益脾。麦麸还能吸附油质，亦可作为煨制的辅料。与中药共制能缓和中药的燥性，增强疗效，除去中药不快之气味，使中药色泽均匀一致。常用麦麸制的中药有枳壳、枳实、僵蚕、苍术、白术、肉豆蔻、木香等。

3. 白矾　又称明矾，为三方晶系明矾矿石经提炼而成的不规则的块状结晶体，无色、透明或半透明，有玻璃样色泽，质硬脆易碎，味微酸而涩，易溶于水，主要成分为含水硫酸铝钾 [KAl$(SO_4)_2 \cdot 12H_2O$]。

白矾味酸，性寒。能解毒，祛痰杀虫，收敛燥湿，防腐。与中药共制后，可防腐，降低其毒性，增强其疗效。常用白矾制的中药有半夏、天南星、白附子等。

4. 豆腐 为大豆种子粉碎后经特殊加工制成的乳白色固体，主含蛋白质、维生素、淀粉等。

豆腐味甘，性凉。能益气和中，生津润燥，清热解毒。豆腐具有较强的沉淀与吸附作用，与中药共制后可降低中药毒性，去除污物。常用豆腐制的中药有藤黄、珍珠（花珠）、硫黄等。

5. 土 中药炮制常用的是灶心土（伏龙肝），也可用黄土、赤石脂等。灶心土呈焦土状，黑褐色，附烟熏气味。主含硅酸盐、钙盐及多种碱性氧化物。

灶心土味辛，性温。能温中和胃，止血，止呕，涩肠止泻。与中药共制后可降低中药的刺激性，增强中药疗效。常用土制的中药有白术、当归、山药。

6. 蛤粉 为帘蛤科动物文蛤、青蛤等的贝壳，经煅制粉碎后的灰白色粉末。主要成分为氧化钙等。

蛤粉味咸，性寒。能清热，利湿，化痰，软坚。与中药共制可除去中药的腥味，增强疗效。主要用于烫制阿胶、鹿角胶等。

7. 滑石粉 为单斜晶系鳞片状或斜方柱状的硅酸盐类矿物滑石。经精选净化、粉碎、干燥而制得的细粉。本品为白色或类白色、细微、无砂性的粉末，手摸有滑腻感。

滑石粉味甘，性寒。能利尿，清热，解暑。中药炮制常用滑石粉作为中间传热体拌炒中药，可使中药受热均匀。常用滑石粉烫的中药有刺猬皮、鱼鳔等。

8. 河砂 筛取粒度均匀适中的河砂，淘净泥土，除尽杂质，晒干备用。

中药炮制常用河砂作为中间传热体拌炒中药，主要取其温度高，传热快的作用特点，可使坚硬的中药受热均匀，经砂炒后中药质地变松脆，以便粉碎和利于煎出有效成分。另外砂烫还可以破坏中药毒性成分，易于除去非药用部位。常用砂烫的中药有穿山甲、骨碎补、狗脊、龟甲、鳖甲、马钱子等。

其他固体辅料还有朱砂、面粉、吸油纸等，可根据中药的特殊性质和用药要求而选用。

第二节 中药炮制方法及分类

中药炮制技术是传统中药制药技术。历史悠久，方法繁多。不同的历史阶段促使生产技术的发展，炮制方法不同。了解中药饮片生产中使用的炮制方法，以及按照饮片生产过程的特点进行分类，便于掌握炮制技术，了解炮制过程对药性的影响。

一、炮制方法

1. 净制 去除中药材或饮片中杂质的一类方法，包括使用挑选、筛选、风选、水选、剪、切、刮、削、剔除、酶法、剥离、挤压、燀、刷、擦、火燎、烫、撞、碾串等方法，使中药达到净度要求。药材或饮片在切制、炮炙或调配制剂时，均应通过净制。

2. 切制　将药材切制成片、丝、段、块等规格的一类方法，便于中药的后期应用。药材可以鲜切、干切、软化处理后切制，有不宜切制者，一般应捣碎或碾碎使用。

3. 火制　以加热为主的炮制方法，包括烘、焙、煨、炒、煅、炼、烫、烧、烤、燎、干馏等。中药经过火制可以达到影响中药的药性、改变中药的质地等方面的目的。

4. 加辅料制　分为加固体辅料制和加液体辅料制两大类。加固体辅料制主要用于炒、烫、煨、煮等法，包括米炒、麸炒（煨）、土炒、砂炒（烫）、蛤粉炒（烫）、滑石粉炒（烫、煨）、盐炒、豆腐煮（蒸）、白矾煮、生姜煮、面粉煨、纸煨等；加液体辅料制主要用于炙、蒸、煮、炖等法，包括酒制（炙、蒸、煮）、醋制（炙、蒸、煮）、盐水制（炙、浸、蒸、煮）、蜜制（炙、蒸）、姜汁制、（炙、煮）、油制（炙、酥）、甘草汁煮、黑豆汁煮等。固体辅料主要起到加热介质的作用，液体辅料起到了一定的协同增效的作用。

5. 其他制法　不包含在以上4种方法中的炮制方法，如去油制霜、水飞、提净、发芽、发酵等。

二、炮制方法分类

1. 雷公炮制十七法　明代缪希雍在《炮炙大法》卷首把当时的中药炮制方法进行了归纳，云："按雷公炮炙法有十七：曰炮、曰燀、曰煿、曰炙、曰煨、曰炒、曰煅、曰炼、曰制、曰度、曰飞、曰伏、曰镑、曰摋、曰晒、曰曝、曰露是也，用者宜如法，各尽其宜。"这就是后世所说的"雷公炮炙十七法"。上述十七法因历史的变迁，其内涵有的较难准确表达，但却可窥见明代以前中药炮制的大概状况。随着中医药的发展，中药炮制方法不断增多并日趋完善，已远远超出了十七法的范围，但是对其中药炮制的基本操作至今仍有一定的影响。

2. 本草学的分类方法　中药炮制起源于中药的发现和应用，是由中医中药人员在长期的临床实践中共同建立发展起来的，在相当长的时间内，中药炮制方法都是在本草学的分类方法下进行介绍。

《雷公炮炙论》按照《神农本草经》的分类方法，将中药分为上、中、下三品，将炮制方法散列于各药之中，无炮制规律可循。明代《炮炙大法》，与《本草纲目》相类似，依据中药来源属性的水、火、金、石、草、木、果等分类，仍局限于本草学的范畴。

近代的全国中药炮制规范及各省市制订的炮制规范，大多以药用部位的来源进行分类介绍各种中药，即：根及根茎类、果实类、种子类、全草类、叶类、花类、皮类、藤木类、动物类、矿物类等，在各种中药项下再分述各种炮制方法。此种分类方法便于具体中药的查阅，但体现不出中药炮制工艺的系统性。

在叙述中药炮制品临床作用的一些专著中，多是根据中药功效划分章节，以便于中医临床医生学习和查找，各种中药炮制方法分述在中药项下，但不能体现中药炮制工艺的系统性。此种分类方法基本能反映出炮制的特色，但对中药饮片切制及切制前的洁净等未能包括其中。

3. 三类分类法

（1）古代三类分类法　明代陈嘉谟在《本草蒙筌》中总结提出："凡药制造……火制四：有煅、有炮、有炙、有炒之不同；水制三：或渍，或泡，或洗之弗等；水火共制造者：若蒸、若煮而有二焉，余外制虽多端，总不离此二者。"即以火制、水制，水火共制三大类方法对中药炮制进行分类，此为中药炮制技术分类的开端。

（2）现代三类分类法　《中国药典》收载的"炮制通则"中多采用净制、切制和炮炙划分中药炮制方法的分类，各类项下有更具体的分类方法，该分类方法也称为药典三类分类法，其优点是系统便于掌握，但中药炮炙类内容比较庞杂，有的炮制方法放在此类不够准确。

自 2010 年版起，《中国药典》将炮制方法分为净制、切制、炮炙和其他四大类。另有人针对三类分类法的不足，总结归纳了五类、六类分类法。五类分类法包括，修制，水制，火制、水火共制及其他制法。六类分类法又增加了切制。四类、五类及六类分类方法对炮制方法的概括较为全面。

4. 工艺与辅料相结合分类法　工艺与辅料相结合的分类方法是在三类、五类分类法的基础上发展起来的。它既继承了净制，切制和炮炙的基本内容，又对庞杂的炮炙内容，进一步分门别类。其一是突出辅料对中药所起的作用，以辅料为纲，以工艺为目的分类法，如分为酒制法、醋制法、蜜制法、盐制法、姜制法、药汁制法等，在酒制法中再分为酒炙、酒蒸、酒煮、酒炖等，此种分类法在工艺操作上会有一定的重复。其二是突出炮制工艺的作用，以工艺为纲，以辅料为目的分类法。如分为炒、炙、煅、蒸、煮、燀等，在炙法中再分为酒炙法、醋炙法、姜炙法、蜜炙法等。这种分类方法较好地体现了中药炮制工艺的系统性和条理性，它吸收了工艺分类法和辅料分类的优点，既能体现整个炮制工艺程序和特点，又便于叙述辅料对中药所起的作用，多为教材所采用。

第三章　中药炮制的理论基础　▷▷▷▷

中药炮制起源于中药的发现和应用，在中医临床需要与相应加工炮制技术的结合中发展和提高，是中医治疗体系中的一个关键环节。中药炮制理论是中医药学理论体系的重要组成部分，是古代医家在长期的用药实践中总结而成的，用以指导中药炮制的临床用药和加工炮制。中药炮制理论的产生是中药炮制学发展到一定程度的必然产物，对中药炮制学的发展起到了极大的支撑和推动作用，使中药炮制学科体系更加完整。

第一节　中药炮制传统制则和制法

中药炮制遵循中药七情合和的配伍理论，炮制方法和辅料，以达到符合临床用药需求的目的。依据寒者热之，热者寒之，虚则补之，实则泻之，恢复人体阴阳平衡的基本治则，达到缓和或转变性能之目的。清代徐灵胎《医学源流论》的"制药论"中记载："凡物气厚力大者，无有不偏，偏则有利，必有害，欲取其利，而去其害，则用法以制之，则药性之偏者醇矣。其制之义又有不同，或以相反为制，或以相资为制，或以相恶为制，或以相畏为制，或以相喜为制。即制法又复不同，或制其形，或制其性，或制其味，或制其质，此皆巧于用药之法也。"对中药炮制原则与制法作了概括。同时指出："古方制药之多，其立义之法，配合气性，如桂枝汤中用白芍，亦即有相制之理，故不必每药制之也。若后世好奇眩异之人，必求贵重怪癖之物，其制法大费工本，以其说，此乃好奇倘异之人，造作以欺诳富贵之人，不足凭也，惟平和而有理者可从耳。"提示古今炮制也有不尽合理之处，应搞清渊流，去伪存真，继承不泥古，发展不离宗。

一、中药炮制制则

1. 相反为制　是指用药性相反的辅料或某种炮制方法达到制约中药的偏性或改变药性的目的。如用辛热升提的酒炮制苦寒沉降的大黄，使其药性转降为升。用辛热的吴茱萸炮制苦寒的黄连，可杀其大寒之性。用咸寒润燥的盐水炮制益智仁，可缓和其温燥之性。苦寒的生地黄蒸后变为甘温的熟地黄。

2. 相资为制　是指用药性相似的辅料或某种炮制方法达到增强药效。资，有资助之意。如用咸寒的盐水炮制苦寒的知母、黄柏，可增强滋阴降火作用。酒炙仙茅、阳起石，可增强温肾助阳作用。蜜炙百合可增强其润肺止咳的功效。蜜炙甘草可增强补中益气作用。

3. 相畏为制　是指利用某种辅料炮制，以制约中药的毒副作用。如生姜能杀半夏、南星毒（即半夏、南星畏生姜），故用生姜炮制半夏、南星。另外一些辅料，古代医药著作在论述配伍问题时虽未言及，但在炮制有毒中药时常用到这些辅料，因此，也应列为"相畏为制"的内容。如用白矾、石灰、皂荚制半夏、南星；蜂蜜、童便、黑大豆制川乌；豆腐、甘草制马钱子等。

4. 相恶为制　是中药配伍中"相恶"内容在炮制中的延伸应用。"相恶"本指两种中药合用，一种中药能使另一种中药作用降低或功效丧失，一般属于配伍禁忌。但据此理论，炮制时可利用某种辅料或某种方法来减弱中药的烈性（即某种作用减弱，使之趋于平和），以免损伤正气。如麸炒枳实可缓和其破气作用；米泔水制苍术，可缓和苍术的燥性。辛香中药加热可减弱辛散之性，如煨木香无走散之性，惟觉香燥而守，能实大肠，止泻痢。醋制减低商陆、甘遂等中药峻下逐水的作用，免伤正气。

5. 相喜为制　是指用某种辅料或中药来炮制，以改善中药的形色气味，提高患者的信任感和接受度，利于服用，发挥药效，增加商品价值。如乌贼骨、僵蚕、乳香、没药或其他有特殊不良气味的药物，往往为患者所厌恶，服后有恶心、呕吐、心烦等不良反应，用醋炙、酒制、漂洗、麸炒、炒黄等方法炮制，能起到矫臭矫味的效果，利于患者服用。

二、中药炮制制法

1. 制其形　是指改变中药的外观形态和分开药用部位。"形"，指形状、部位。中药因形态体积各异，不利于配方和煎熬，所以，在配方前都要加工成饮片，煎煮时才能达到"药力共出"的要求。常常通过碾、捣或切片等处理方法来达到目的。不同药用部位功效有异，需分开入药。《本草蒙筌》云："根梢各治，尤勿混淆。"如当归、甘草就分头、身、梢入药。

2. 制其性　是指通过炮制纠正或改变中药的性能。抑制过偏之性，免伤正气；改变中药寒、热、温、凉或升、降、浮、沉的性质；通过炮制增加中药的香气，以达启脾开胃的作用，满足临床灵活用药的要求。

3. 制其味　是指通过炮制，调整中药的五味或矫正劣味。根据临床用药要求，用不同的方法炮制，特别是用辅料炮制，能改变中药固有的味，使某些味得以增强或减弱，达到"制其太过，扶其不足"之目的。如生山楂过酸，炒焦后可纠正其过酸之味。僵蚕、紫河车等除其腥臭，以利服用。

4. 制其质　即通过炮制，改变中药的性质或质地。改变中药质地，有利于最大限度发挥中药疗效。如穿山甲砂炒至酥泡，龟板、鳖甲砂炒至酥脆，矿物药煅或淬等，均有利于煎出有效成分或易于粉碎。改变中药性质的内容较广，包括改变药性和功能。如毒剧药多以蒸、煮等法加热透心而有余味。中药煨或制霜，既要求保留原有性质，又能纠正偏性。加入其他药共制，或发酵，或复制等，都是在无损或少损固有药效的前提下，增加新的作用，扩大治疗范围或抑制其偏性，更好地适应临床用药的需要。

第二节　中药炮制生熟理论

中药炮制的生熟理论是总结中药生熟饮片性能变化，功效异同，并用于指导炮制生产和临床应用的理论。生即生品，是指仅经过净选或切制的中药饮片。除毒剧中药以外，常与药材名相同，如酸枣仁、甘草、生天南星、厚朴等；熟即熟品，是指将生品通过加热、加辅料、制霜、水飞等方法进一步炮制过的中药饮片，常在药材名前冠以炮制方法或以脚注的形式说明，如炒酸枣仁、炙甘草、制天南星、厚朴姜制等。

一、生熟理论的提出和形成

中药生熟概念的提出始见于《神农本草经》，在"序例"中就有"药，有毒无毒，阴干暴干，采造时月，生熟，土地所生，真伪陈新，并各有法"的陈述。汉代名医张仲景在《金匮玉函经》卷一"证治总例"中也明确指出："凡草木有根茎枝叶、皮毛花实，诸石有软硬消走，诸虫有毛羽甲角、头尾骨足之属。有须烧炼炮炙，生熟有定。"总结出中药有生用、熟用之分。

唐代药王孙思邈所著《备急千金要方》与《千金翼方》，指出"生熟有定，一如后法"。元·张元素在《珍珠囊》中认为中药"大凡生升熟降"。元·王好古在《汤液本草》中引述李东垣的《用药法象》的论述，初步总结了"生泻熟补"的认识。明·傅仁宇在其眼科专著《审视瑶函》中，对中药的生熟异治论述颇详。中药生品饮片经加热、加入辅料等炮制成熟药饮片后，不但改变中药性能，增强中药疗效，扩大用药范围，降低中药毒性，消除或减轻副作用，确保用药安全，而且扩大了中医临床用药范围，增加了临床用药品种，逐步形成了中药炮制的生熟理论。

中药生熟异治或者生熟异效，是指仅经过净制或者切制的生品饮片和进一步加热、加辅料炮制后的熟品饮片治疗功效不同。如甘草生品长于泻火解毒，化痰止咳。多用于痰热咳嗽，咽喉肿痛，痈疽疮毒，食物中毒及中药中毒。蜜炙甘草以补脾和胃，益气复脉力胜。常用于脾胃虚弱，心气不足，脘腹疼痛，筋脉挛急，脉结代。

二、生熟理论的主要内容

1. 生泻熟补　一些中药生品寒凉清泻，通过炮制加热、加辅料成为熟品以后，能变寒为温，药性偏于甘温，作用偏于补益。如地黄鲜用味甘、苦，性寒。具有清热、生津、凉血、止血功效，用于热邪伤阴，舌绛烦渴，发斑发疹，吐衄等；产地加工干燥成为生地黄后，性味甘、寒，为清热凉血之品，具有清热凉血、养阴生津的功能，用于热病烦躁、发斑消渴、骨蒸劳热、吐血、衄血、尿血、崩漏；生地黄蒸制成熟地黄后，药性由寒转温，味由苦转甜，功能由清转补，具有滋阴补血、益精填髓的作用，用于肝肾阴虚，目昏耳鸣，腰膝酸软，消渴，遗精，崩漏，须发早白。又如何首乌生用能通便解疮毒，黑豆汁蒸炖炮制，则补肝肾，益精血，乌须发。若肝肾两虚患者用生首乌，非但不能补，反而会导致泻下，绝非疾病所宜。

2. 生峻熟缓　某些中药生品饮片药性峻烈，制成熟品饮片后作用可缓和。如大黄生品苦寒沉降，气味重浊，走而不守，直达下焦，泻下作用峻烈，具有攻积导滞、泻火解毒的功能；大黄酒炙后可明显缓和泄泻作用；大黄经长时间蒸炖炮制成为熟大黄后泻下作用、腹痛之副作用消失，并增强活血祛瘀之功。如峻泻寒积的巴豆，制霜后峻烈之性大减，可用于小儿痰食雍滞，疳积。如麻黄生者发汗作用峻猛，蜜炙后发汗作用缓和。

3. 生毒熟减　有些中药生品毒性或刺激性大，炮制后毒性降低或缓和。毒指对人体的伤害或刺激，在医药著作中记载了有大毒、有毒、有小毒的中药，若大量长期服用容易出现中毒症状。生品毒性较大，临床使用不安全，多外用，若内服必须经加热等熟制减毒后再用。如苍耳子、苦杏仁、斑蝥、红娘子、青娘子、马钱子、乌头、肉豆蔻等，经炮制成熟品后均可减低毒性。

4. 生行熟止　有些中药生品行气散结、活血化瘀作用强，炮制成熟品饮片偏于收敛，止血、止泻。生行指能行、能散、能下，熟止指辛散、泻下作用降低，甚至产生收敛止泻的效果。如生麻黄能发散，即发汗解表，蜜炙麻黄通过加热，使具发汗作用的辛散成分（挥发油）散失，发散作用显著降低，而止咳平喘作用则增强。如木香生品行气，煨制后行气作用大减，而止泻作用大增，长于实肠止泻。如大黄生品泻下，减少其在肠中的停留时间，炒炭后其泻下作用几无，而具有止血、止泻作用。有些中药生品性滑，具活血化瘀作用，加热炮制成为炭药，性变收涩，具有收敛止血作用，例如蒲黄等。

5. 生升熟降　中药升降浮沉与其生熟有一定的关系，并且受辅料的影响更明显。砂仁为行气开胃、化湿醒脾之品，主要作用于中焦，经咸寒的盐炙后，以下行温肾为主，治小便频数。莱菔子辛甘平（偏温），作用趋势主升浮，但因是种子类中药，质重沉，故应沉降，综合来看，能升能降。张锡纯认为莱菔子"其力能升能降，生用则升多于降，炒用则降多于升"，这种认识与实际情况基本一致。莱菔子生品以升为主，长于涌吐风痰，炒后以降为主，善于降气化痰、消食除胀，这与"生升熟降"的观点相吻合。

6. 生降熟升　辅料对中药升降浮沉的影响古今认识基本一致，通常是酒炒则升，姜汁炒则散，醋炒则收敛，盐水炒则下行等。如生黄柏苦寒沉降走下，为清下焦湿热之品，经辛热升散的酒制后则苦寒之性大减，借酒升腾之力，引药上行，善于清上焦头面之热。黄芩、大黄酒炒亦有类似作用，这与"生降熟升"的观点一致。李时珍在讨论人参的功效时说："人参生用气凉，熟用气温……人参气味俱薄，气之薄者，生降熟升；味之薄者，生升熟降。"明代《医学入门》云："凡病在头面及手梢皮肤者，须用酒炒，欲其上腾也。病在咽下脐上，须用酒浸洗。病在下者生用。欲升降皆行者，半生半熟。"论述了辅料与中药升降浮沉的关系以及中药炮制生熟与升降的关系。

中药究竟是"生降熟升"还是"生升熟降"，不具有普通规律性，故不应偏执一面，生升熟降理论与中药气味的厚薄有关。一般来说，气厚味薄者，如砂仁、莱菔子是生升熟降；而味厚气薄者，如大黄、黄连、黄芩是生降熟升。总的原则应以炮制前后药性的变化为主要依据，并结合其他方面，具体中药具体分析。

除此之外，有的中药生品药性寒凉，加热、加辅料炮制后药性改变为温热，即"生凉熟温",如地黄、何首乌等。

需要指出的是,同中药的其他传统理论一样,"生熟理论"主要是概括了中药炮制的多数常态,有些"变态"则难以概括其中,如"诸花皆升,旋覆独降"之类,因此"知常达变"也是学习领悟中药炮制理论。

第三节　中药炮制辅料作用理论

元代、明代是炮制历史上中药的炮制理论形成时期。不仅重视辅料炮制对中药形色气味的影响,还特别重视辅料对药性及临床应用的影响,创造中药炮制新方法、新理论,并用以指导中药炮制品的临床应用,形成了中药炮制学中最为重要的辅料作用理论。

元代张元素在《珍珠囊》一书中,认为黄芩、黄连、黄柏、知母等苦寒药可用酒炒,借酒力以上腾,作用于头面及手梢皮肤。

元代王好古在《汤液本草》一书中,归纳出"去湿以生姜""去膈上痰以蜜"等认识。对辅料炮制的作用提出了明确的看法。

明代陈嘉谟在《本草蒙筌》的"制造资水火"进一步总结:"酒制升提,姜制发散,入盐走肾脏仍仗软坚,用醋注肝经且资住痛,童便制除劣性降下,米泔制去燥性和中,乳制滋润回枯助生阴血,蜜制甘缓难化增益元阳,陈壁土制窃真气骤补中焦,麦麸皮制抑酷性勿伤上膈,乌豆汤、甘草汤渍曝并解毒致令平和,羊酥油、猪脂油涂烧,咸渗骨容易脆断……"首次系统概括了辅料炮制药物的主要作用。

明代李梴在《医学入门》中,把一些中药的炮制作用总结为"芫花本利水,无醋不能通""蒲黄生通血,熟补血运通""诸石火煅红,用醋能为末""凡药入肺蜜制,入脾姜制,入肾用盐,入肝用醋,入心用童便;凡药用火炮、汤泡、煨炒者,制其毒也"。

明代李中梓撰《本草通玄》也有类似的论述:"酒制升提,盐制润下,姜取温散,醋取收敛,便制减其温,蜜制润其燥,壁土取其归中,麦麸资其谷气,酥炙者易脆,去穰者宽中,抽心者除烦。"

明代李时珍《本草纲目》对中药不同炮制品的临证应用,强调用不同辅料炮制,如黄连:"治本脏之火则生用之,治肝胆之实火则以猪胆汁浸炒,治肝胆之虚火则以醋浸炒,治上焦之火则以酒炒,治中焦之火则以姜汁炒,治气分湿热之火则以茱萸汤浸炒,治血分块中伏火则以干漆末调水炒,治食积之火则以黄土研细调水和炒。诸法不独为之引导,盖辛热能制其寒,咸寒能制其燥性,在用者详酌之。"

清代张仲岩在《修事指南》中又补充论述到"吴萸汁制抑苦寒而扶胃气,猪胆汁制泻胆火而达木郁,牛胆汁去燥烈而清润,秋石制抑阳养阴,枸杞汤制抑阴而养阳。"

第四节　中药炮制药性理论

中医对中药性的认识及使用,是以其性味(四气五味)、归经、升降浮沉、有毒无毒等归纳总结的，以区别中药的共性和个性。在长期的中医临床实践应用过程中，逐步认识到炮制可以改变中药的性味、升降浮沉、归经、毒性等，从而总结出炮制对中药药性的影响规律，并作为炮制的基本理论，指导中药炮制品种的炮制生产和临床应用等。

一、炮制改变或调整中药性味

四气五味是中药的基本性能之一，是药性理论的核心与中药治病的根本依据，它是按照中医理论体系，把临床实践中所得到的经验进行系统的归纳，以说明各种中药的性能。性味与中药的升降浮沉和归经也有一定的相关性。性（气）和味是每个中药所固有的性质，并且各有所偏。中药的性和味是一个不可分割的整体，不同的性和味相配合，就造成了中药作用的差异，既能反映某些中药的共性，又能反映各自中药的个性。

炮制可以改变或调整中药的性味，从而达到中药防治作用的目的，主要有以下三种情况。

1. 纠正中药过偏之性味　在相反为制的原则下，通过加入辅料或者采取一定的炮制方法，纠正中药过偏之性，也称"反制"。如栀子苦寒之性甚强，经过辛温的姜汁制后，能降低其苦寒之性，即所谓"以热制寒"。若用咸寒的盐水炮制辛温的巴戟天、茴香等，可以缓和辛温之性，即所谓"以寒制热"。这也是中医治则理论"寒者热之，热者寒之"在中药炮制中的运用。

2. 增强中药不足之性味　属"从制法"即"相资为制"。一种情况是中药的药性本偏，但用于实证或重证仍嫌药力不足，通过炮制进一步增强其药力。如以苦寒的胆汁制黄连，更增强黄连苦寒之性，所谓寒者益寒，用于泻肝胆实火，以求速效。以辛热的酒制仙茅，更增强仙茅温肾壮阳作用，所谓热者益热，常用于命门火衰，阴寒偏盛的阴痿精冷，宫寒不孕或寒湿痹痛。另一种情况是中药的药性较缓和，临床嫌其药效不强，取效太慢，通过炮制增强其药性，从而增强中药的作用。如辛温的当归用辛热的酒制可增强辛散温通作用，常用于血瘀痛经或血瘀经闭以及跌损所致的瘀滞肿痛。这实际上是中药配伍七情中"相须"配伍的运用。

3. 改变药性，扩大中药用途　一种情况是同一来源和同一药用部位，经过炮制，可成为多种饮片规格，药性发生变化，适用于临床不同病症。另一种情况是中药性味发生根本性的转变，炮制前后功效也迥然不同。如天南星性本辛温，善于燥湿化痰、祛风止痉；加胆汁制成胆南星，则性味转为苦凉，具有清热化痰、息风定惊的功效。可见天南星不但性（气）向相反的方面转化，而且味也发生根本性的转变。

二、炮制改变或增强中药作用趋向

中药作用于机体的趋向即中药的升降浮沉，是中医临床用药应当遵循的规律之一。升降浮沉与性味厚薄有密切的关系。一般而言，性温热、味辛甘的中药，属阳，作用升浮；性寒凉、味酸苦咸的中药，属阴，作用沉降。升降浮沉还与气味厚薄有关，清代《本草备要》云："气厚味薄者浮而升，味厚气薄者沉而降，气味俱厚者能浮能沉，气味俱薄者可升可降。"另外，升降浮沉与中药的用部位、质地也有一定的联系。

中药经炮制后，由于性味和质地的变化，可以改变其作用趋向，尤其对具有双向性能的中药更明显。明代《本草纲目》云："升者引之以咸寒，则沉而直达下焦；沉者引之以酒，则浮而上至巅顶。"如黄柏原系清下焦湿热之药，经酒制后作用向上，兼能清上焦之热。黄芩酒炒可增强上行清头目之热的作用。加入辅料的炮制作用更加明显，通常酒炒性升，姜汁炒则散，醋炒能收敛，盐水炒则下行。如砂仁为行气开胃、化湿醒脾之品，作用于中焦，经盐炙后，可以下行温肾，治小便频数。中药大凡生升熟降，如莱菔子能升能降，生品以升为主，用于涌吐风痰；炒后则以降为主，长于降气化痰，消食除胀。由此表明，中药升降浮沉的性能并非固定不变，可以通过炮制改变其作用趋向。

三、炮制改变或突出中药作用部位

中药作用的部位常以归经来表示，它是以脏腑经络理论为基础的。所谓"归经"就是指中药有选择性地对某些脏腑或经络表现出明显的作用，而对其他脏腑或经络的作用不明显或无作用。如生姜能发汗解表，故入肺经，又能和胃止呕，故入胃经。

中药经辅料和加热炮制，可达引药归经之效，如醋制入肝经，蜜制入脾经，盐制入肾经等，增强中药在某一经络的作用。

很多中药能归几经，可以治几个脏腑或经络的疾病。临床上为了使中药更准确地针对主证，作用于主脏，发挥其疗效，需通过炮制突出主要作用部位。中药经炮制后，作用重点可以发生变化，对其中某一脏腑或经络的作用增强，而对其他脏腑或经络的作用相应地减弱，使其功效更加专一。如益智仁入脾、肾经，具有温脾止泻、摄涎唾、固精、缩尿等功效；盐炙后则主入肾经，专用于涩精、缩尿。知母入肺、胃、肾经，具有清肺、凉胃、泻肾火的作用；盐炙后则主要作用于肾经，可增强滋阴降火的功效。青皮入肝、胆、胃经，用醋炒后，可增强对肝经的作用。如生地黄可入心经，以清营凉血为长，制成熟地黄后则主入肾经，以养血滋阴、益精补肾见长。

总之，炮制对中药的影响是多方面的，如在上述例子中，生地黄制成熟地黄后，不但性味发生改变，归经、功效也发生了变化。但是应该注意因脏腑、经络的病变可以相互影响，在临床应用时，又不能单纯受归经的限制，必须与整个中药药性结合起来考虑和应用。

四、炮制消除或降低中药毒性

在古代医药文献中，早期的"毒药"通常是中药的总称。所谓"毒"主要是指中药的偏性。利用"毒"来纠正脏腑的偏胜偏衰。后世医药著作中所称的"毒"则是具有一定毒性和副作用的中药，用之不当，可导致中毒，与现代"毒"的概念是一致的。

炮制降低中药毒性的主要途径分为三个方面：①使毒性成分发生改变，如川乌、草乌等。②毒性成分含量减少，如巴豆、斑蝥等。③利用辅料的解毒作用，如白矾制天南星、半夏等。可降低毒性的辅料有甘草、生姜、醋、明矾、石灰、黑豆等。

中药通过炮制，可以达到去毒的目的。去毒常用的炮制方法有净制、水漂洗、水飞、加热、加辅料炮制、去油制霜等。另外，这些方法可以单独运用，也可以几种方法联合运用。如蕲蛇去头，朱砂、雄黄水飞，川乌、草乌蒸或煮制，甘遂、芫花醋制，巴豆制霜等，均可去毒。

炮制有毒中药时一定要注意去毒与存效并重，不可偏废，并且应根据中药的性质和毒性表现，选用恰当的炮制方法和工艺，才能收到良好的效果。否则，顾此失彼，可能造成毒去效失，甚至效失毒存的结果，达不到炮制目的。

第五节　中药炮制的目的

中药炮制总的目的是为了保证中药临床应用的安全有效。但中药成分复杂，疗效多样，因此中药炮制的目的也是多方面的。往往由于炮制方法不同，一种药物可同时具有多种作用，这些作用虽有主次之分，但彼此之间又有密切的联系。一般认为，中药炮制的目的有以下几个方面。

一、降低或消除药物的毒性或副作用

有的药物虽有较好的疗效，但因毒性或副作用较大，临床应用不安全，通过炮制，可以降低其毒性或副作用。如乌头、附子、半夏、南星、甘遂、大戟等，或浸渍，或漂洗，或清蒸，或单煮，或加入辅料共同蒸、煮，以降低毒性，保证用药安全。明代李时珍在《本草纲目》中说："干漆要炒熟，不尔损人伤胃。"以示干漆要通过炒或煅等制法除去毒性。

炮制也可除去或降低药物的副作用。鹅不食草生用对胃有刺激性，若炒制或蜜制，则可减小其副作用。又如临床上遇到失眠、心神不安而又大便稀溏的病人，此时需用柏子仁宁心安神。但生柏子仁有滑肠通便的副作用，服后可使病人发生腹泻，此时可将柏子仁压去油脂制成柏子仁霜应用，以消除其副作用。

二、改变或缓和药物的性味

药物经过炮制，可以改变药物性味，以达到改变药物作用的目的。如天南星炮制成为胆南星，性味有辛热转变为苦寒。

性味偏盛的药物，临床应用时往往会给病人带来一定的副作用。缓和药性是指缓和某些药物的刚烈之性。如太寒伤阳，太热伤阴，过辛耗气，过甘生湿，过酸损齿，过苦伤胃，过咸生痰。因为用药过于猛烈，易伤病家元气，可带来不良影响，炮制则可以制约药物偏性，如用炒制、蜜炙等炮制方法缓和药性，并总结出"甘能缓""炒以缓其性"的规律。

三、增强药物疗效

中药经炮制成饮片以后，细胞破损、表面积增大，便于溶出。此外，炮制中的蒸、炒、煮、煅等热处理亦可增加某些药效成分的溶出率。药物通过炮制可以产生新的成分或者增加有效成分的含量而增强疗效。如槐米炒炭后鞣质含量增加，炉甘石煅后碳酸锌生成氧化锌。

炮制过程中加入辅料与药物起协同作用，从而增强了疗效。款冬花、紫菀等化痰止咳药经炼蜜炙制后，增强了润肺止咳的作用，这是因为炼蜜有甘缓益脾、润肺止咳之功，现代实验证明，胆汁制南星能增强南星的镇痉作用，甘草制黄连可使黄连的抑菌效力提高数倍。可见药物经炮制可以从不同的方面增强其疗效。

四、改变或增强药物的作用趋向

中药通过炮制，可以改变其升、降、浮、沉作用趋向。例如龙胆性味苦，寒。具有清热泻火燥湿的功能。用于湿热黄疸，阴肿阴痒，白带，湿疹。酒制后，升提药力，引药上行。用于肝胆实火所致的头胀头痛，耳鸣耳聋，以及风热目赤肿痛等。

炮制可以增强药物作用趋向，如续断具有补肝肾、强筋骨的功能，盐炙后引药下行，增强补肝肾、强腰膝的作用。用于腰背酸痛，足膝软弱。

五、改变药物作用的部位或增强对某部位的作用

炮制可以改变药物的作用部位，如生诃子偏入肺经，长于清金敛肺利咽，用于治疗咽痛失音，肺虚久嗽。煨诃子炮制后使涩敛之性增强，专入大肠经，增强了涩肠止泻的功效，用于老人久泻久痢及脱肛症。

临床上有时嫌一药入多经，会使其作用分散，通过炮制调整，可使其作用专一。如柴胡、香附等经醋制后有助于引药入肝经，更好地治疗肝经疾病。小茴香、益智仁、橘核等经过盐制后，有助于引药入肾经，能更好地发挥治疗肾经疾病的作用。

六、便于调剂和制剂

来源于植物类根、茎、藤、木、花、果、叶、草等的中药材，经水制软化，切制成一定规格的片、丝、段、块后，可便于调剂时分剂量、配药方。质地坚硬的矿物类、甲壳类及动物化石类药材很难粉碎，不便制剂和调剂，在短时间内也不易煎出其药效成分，因此必须经过加热等处理，使之质地酥脆而便于粉碎。

七、洁净药物，利于贮藏保管

中药在采收、仓贮、运输过程中常混有泥沙杂质，及残留的非药用部位和霉败品，因此必须经过严格的分离和洗刷，使其达所规定的洁净度，以保证临床用药的卫生和剂量的准确。有的虽是一种植物，但由于部位不同，其药效作用亦不同。如麻黄，其茎能发汗，其根能止汗故须分开。

药物经过加热处理可以进一步干燥，或杀死虫卵（蒸桑螵蛸），有利于贮藏保管。有些含苷类成分的药物，如黄芩、苦杏仁等，经过加热处理，能促使其中与苷共存的酶失去活性，从而避免苷类成分在贮藏过程被酶解而使疗效降低。

八、矫味矫臭，利于服用

中药中的某些动物类药材（如紫河车、乌贼骨）、树脂类药材（如乳香、没药）或其他有特殊不良气味的药物，往往为病人所厌恶，服后有恶心、呕吐、心烦等不良反应。为了便于服用，常用酒制、蜜制、水漂、麸炒、炒黄等方法炮制，能起到矫臭矫味的效果，有利于病人服用。

九、生成新的药物，扩大药用范围

炮制改变药物性味，使一味药变为两味药或更多，无形中扩大了药物的应用范围，更适应中医临床辨证施治的需要。如地黄、何首乌等，它们的炮制品熟地黄、制首乌在《中国药典》上均已单列。

通过发芽、发酵、制霜、暗煅、干馏等炮制方法，可以将某些原来不能入药的物品转变为药物，使其产生新的作用，保证和提高临床治疗效果。

第四章　炮制对中药的影响 ▷▷▷

　　来源于自然界的中药，成分复杂，性质多样，在净制加水、加热、加辅料等炮制过程中不可避免受到影响，发生化学成分和药理作用的变化，并进而对中药方剂、中成药制剂的临床疗效和安全性产生影响。

第一节　炮制对中药化学成分的影响

　　中药饮片所含的化学成分是其发挥临床治疗作用的物质基础，在中药炮制过程中，由于净制、水浸、加热及加辅料等炮制，使中药中的化学成分发生变化，有的成分被溶解出来，有的被分解或转化成新的成分，有的成分浸出量减少，因此研究中药炮制前后化学成分的变化，对探讨中药炮制原理、规范炮制工艺、制定中药饮片质量标准等具有重要意义。

一、炮制对生物碱类成分的影响

　　生物碱是生物体内一类含氮的有机化合物。有类似碱的性质，能和酸结合生成盐，许多中药含有不同类型的生物碱，其性质各异，生理活性广泛，有不同的功能作用。故不同中药根据不同需要进行炮制。

　　1. 净制提高生物碱成分的相对含量　生物碱在植物体内分布不均，如黄柏，有效成分为小檗碱，多集中于韧皮部，粗皮中分布少，故只有"皮"入药，采集和净制过程中常刮去栓皮。

　　同一药物不同部位，所含生物碱种类不同，活性不同，应分别入药。莲子心主含莲心碱和异莲心碱，莲子肉中则含量甚微；莲子肉补脾养心、涩肠固精，莲子心清心火，故分别入药。又如麻黄，其茎中所含的麻黄碱及伪麻黄碱具有升高血压的作用，其根中所含的麻根碱则具有降低血压的作用，在净制时应严格区分不同的药用部位。

　　2. 少泡多润，减少生物碱损失　大部分生物碱难溶于水，分子量小或季铵型生物碱则易溶于水。若为有效成分，在炮制中就应设法保留。尤其在切制过程中，用水软化药材时应"抢水洗"，"少泡多润，药透水尽"，尽量避免有效成分溶出。如益母草中的益母草碱易溶于水，宜抢水洗后切制。又如苦参中的苦参碱等成分能溶于水，药材质地坚硬，故一般在产地趁鲜洗净切片，避免干后再用水软化切片而损失成分。又如槟榔具有驱虫作用的成分是槟榔碱，为减少其损失提出不能长时间浸泡软化切片，可将其洗净直接打碎入药，或减压冷浸软化以缩短水浸时间。

3. 加热炮制使生物碱结构发生改变，产生新功效　黄柏中含有大量的原小檗碱类生物碱，如盐酸小檗碱等，这些生物碱在烘制、盐炙、酒炙、炒炭等加热炮制的过程中，转化为小檗红碱、巴马汀红碱、药根红碱等，该类成分抗癌作用较强。

4. 加辅料炮制对生物碱为有效成分的中药，提高其溶解度　如延胡索经醋制后，其止痛的有效成分生物碱和醋酸结合成为可溶性的醋酸盐，提高其在水中的溶解度，增强延胡索止痛作用。加入不同辅料亦能提高药物中生物碱的水溶性。如辅料酒是一种良好有机溶媒，具有稀醇性质，促进生物碱及其盐的溶解，提高疗效。如黄连，其主要有效成分是小檗碱等生物碱，酒制后虽然相对含量没有提高，但在水中的煎出率明显提高。如胆汁是很好的表面活性剂，有助溶作用，胆汁制黄连可增加生物碱溶解度。

5. 生物碱为有毒成分的中药，炮制后可减少其含量或改变结构　有的中药所含生物碱作用强烈或有毒性，需要利用不同方法炮制，使临床用药安全有效；有的中药所含生物碱有效量与中毒量差距甚小，经过炮制改变其生物碱的化学结构，才能用于临床。如川乌生品毒性剧烈，含二萜双酯类生物碱，毒性极强，乌头碱是其代表成分，口服 0.2mg 会令人中毒，3 ~ 4mg 会将人毒死，但经水浸和蒸煮法炮制，部分乌头碱溶于水流失，大部分水解成单酯型乃至胺醇类生物碱，毒性仅为原来的 1/2000，止痛疗效并不变。

6. 若有效成分为加热易破坏的生物碱，应避免高温　如石榴根皮、龙胆草、山豆根等，古代本草中，就对这些药物注明"勿近火"，即是古人用药经验的总结。

二、炮制对苷类成分的影响

苷是一种配糖体，是糖的环状半缩醛上的羟基与非糖分子中羟基失水缩合而成环状缩醛衍生物，存在于植物的果实、树皮、根、花等中，种类有蒽苷、香豆素苷、黄酮苷、强心苷、氰苷、皂苷等。苷大都具有生理活性，苷的糖分子上有较多的羟基，具有一定的亲水性。

1. 苷为有效成分的中药，净制或切制宜少泡多润保存其含量　在中药材切制软化时，要遵守"少泡多润"的原则，如陈皮有效成分陈皮苷，易溶于水，故多用抢水洗或洒水润软后切丝，以减少苷的流失。

2. 苷为有效成分的中药，辅料制提高其溶出度　炮制时多用酒或蜜作辅料。如川芎为活血化瘀药，主要成分为生物碱类成分，研究表明，酒制后总生物碱的含量明显增加。根据相似相溶原理，用蜜炮制含苷类药物确有提高溶解度的作用。

3. 苷为有效成分的中药，加热炮制破坏酶保存苷　炮制加热有破酶保苷的作用，常用炒、蒸、煮、燀等破坏酶的活性。如黄芩传统多用冷浸、蒸、煮炮制，但冷浸常使其变绿。经研究，其清热解毒、抗菌消炎的有效成分为黄芩苷和汉黄芩苷，前者遇冷水在酶的作用下水解成苷元，黄芩苷元是邻位三羟基黄酮，性质不稳定，在空气中易氧化而变绿，疗效显著降低。蒸煮使黄芩中的酶灭活，使黄芩苷不能酶解，故其呈黄色并且药效佳。如莱菔子为"生升熟降"的代表药物，生莱菔子入煎剂时，在其内源性酶的作用下，萝卜苷在水浸煎煮过程中转化为莱菔子素，在进一步煎煮过程中继续转化；炒莱菔子入煎剂时，其水煎液中仍存在萝卜苷。如芥子主要成分为芥子苷，服用后苷在胃内缓慢水解产生挥发性又具辛辣气味的芥子油，刺激胃黏膜，分泌增加，同时反射性的增加胰液分泌及黏膜毛细血管扩张，故产生温胃散寒助消化作用；同时刺激气管，分泌增加，产生了温肺化痰的作用。但芥子中也存在酶，为防止芥子苷在体外酶解成芥子油挥发损失，同时避免大剂量芥子油引起强烈的胃肠道刺激的副作用，故芥子多炒后入药。

4. 水火共制，使苷类成分水解，缓和药性，降低毒性　如大黄含蒽醌类衍生物，其结合型苷类成分具有泻下作用，经过炮制成熟大黄或大黄炭，使其结合型蒽醌类衍生物因水解而显著减少，故临床上生品用于泻下，攻积导滞、泻火凉血，熟大黄用于活血祛瘀。又如何首乌所含蒽醌苷，具有润肠通便作用。若何首乌用于补肝肾则其蒽醌苷为无效有害成分，故何首乌通过黑豆汁蒸可以使蒽醌苷水解破坏。又如生地黄制成熟地黄，苦寒之性下降，清热凉血作用降低，亦与地黄中梓醇苷水解变化有关。此外玄参、芫花、狼毒、柴胡等炮制品药性的改变，均与炮制对其苷的影响有关。

5. 少用醋制　中药中含有的苷类成分遇酸易水解，所以有效成分为苷类的中药，一般不宜用醋制。但对于商陆则用醋制，研究认为其祛痰作用主为商陆皂苷元，而皂苷并无此作用，醋制一方面降低其毒性，另一方面使商陆皂苷水解成皂苷元而发挥作用。

三、炮制对挥发油类成分的影响

挥发油又称精油，是经水蒸气蒸馏得到的挥发性成分的总称。其化学成分复杂，生物活性广泛，大多数具有芳香气味，在常温下可以自行挥发而不留任何油迹，大多数比水轻，易溶于多种有机溶剂及脂肪油中，在水中的溶解度极小。

1. 净制提高中药中挥发油相对含量　为提高中药中挥发油的含量，除注意采集季节，可根据在植物体的分布情况，通过修制除去非药用部分，提高药材质量。此外，多数挥发油以游离状态存在于中药中，这类中药净制时宜采用"抢水洗"，并应及时干燥，如薄荷、荆芥等。

2. 挥发油为中药中有效成分，宜避免加热，保存其含量　由于挥发油类成分在常温下可以挥发散失，加热炮制或在日光下曝晒损失更多。因此，凡以挥发油为有效成分的中药，炮制时应避免加热或曝晒。事实上，中医对此类中药的炮制有"勿令犯火"和"阴干"的要求，临床并用生品，如薄荷、香薷、茵陈、陈皮、肉桂、细辛、紫苏、丁香等中药。

中医认为五味子"入补药熟用，入嗽药生用"，其挥发油具有镇咳作用，为五味子止咳的有效成分，炮制可使其含量降低，如用于敛肺止咳，则宜生用，炮制后挥发油含量降低，木脂素含量增加，补益作用增强。

3. 加热炮制减少中药中挥发油含量或调整组分，缓和毒副作用　有些药物中挥发油作用猛烈或有毒副作用，需炮制降低含量，减轻燥性或毒副作用。如苍术中医认为生用辛温苦燥，故多以糯米泔浸去其油，以制其燥性。研究证明，苍术主含挥发油，其对青蛙有镇静作用，大剂量可抑制中枢神经，终致呼吸麻痹而死亡。因此过量的挥发油对生物体有害，炮制后含量减少，从而降低其副作用。如麻黄为解表发汗、平喘止咳代表药，麻黄止咳平喘用蜜炙，可缓和辛散作用，以免多汗亡阳，并且润肺宁咳的蜂蜜和麻黄起协同作用，增加麻黄止咳平喘的功效。实验表明，麻黄含有的麻黄碱能松弛支气管平滑肌，具平喘作用。而其所含挥发油能兴奋汗腺，有发汗作用，蜜炙后，其挥发油减少 1/2，而麻黄碱减少甚微。又如艾叶炮制后挥发油含量降低，尤其是其中的神经毒性成分侧柏酮的含量减少，毒性减小。

4. 经加热炮制，产生新成分和新作用　含有挥发油的中药经炮制后，不仅含量降低，而且理化性质亦有所改变，并产生新物质。肉豆蔻挥发油少量服用能增进胃液分泌及胃肠蠕动作用，但大剂量则有抑制作用。肉豆蔻经煨制后，挥发油含量减少，并使挥发油中的止泻成分如甲基丁香酚、甲基异丁香酚增加，毒性成分如肉豆蔻醚、黄樟醚含量降低，使肉豆蔻免于滑肠，刺激性减少，而固肠止泻作用增强。荆芥生品发汗解表，炒炭止血。研究表明，荆芥中主含挥发油，炒炭后其挥发油的质和量均产生变化，并生成九种新成分。进一步对生品和炭品中挥发油实验，证明生品无止血效果，炒炭品则止血效果明显。但有些中药炮制后挥发油含量有所增加，如苍耳子炮制前后挥发油变化非常显著，炒苍耳子的挥发油含量是生品的 3 倍，且产生新成分，可能与减毒增效有关。

四、炮制对无机成分的影响

无机成分广泛存在于中药中，尤以矿物、化石类中药和贝壳类药物为最多，植物类中药中多与细胞内有机酸结合成盐存在，其作用广泛。炮制采用煅法、煅淬法、水飞法、提净法炮制，使中药中的无机成分发生变化。

1. 改变中药质地　含有无机成分的矿物类中药，其质地坚硬，生品多难以发挥临床药效，常采用煅烧或反复煅淬的方法，改变矿物药的晶格结构，使其易于粉碎。如自然铜非火煅醋淬不可入药，煅淬后质地酥脆，并得到可溶性的醋酸铁或醋酸亚铁，促进骨骼的愈合。

2. 提高中药洁净度　矿物药中无机成分往往有多种成分共存，经炮制可保留或突出某成分的作用。如提净中的芒硝、硇砂是利用主要成分溶于水，杂质不溶于水而分离，提高其洁净度。

3. 除去结晶水，增强燥湿收敛作用　部分含有结晶水的中药，经过炮制可失去结晶水。如明矾、硼砂、石膏等经煅制后失去结晶水，可增加其燥湿收敛作用。

4. 改变成分　部分矿物中药通过加热炮制使无机成分发生变化。如炉甘石生品主含难溶性的 $ZnCO_3$，经过煅后变为可溶性的 ZnO，具有消炎、止血、生肌的作用。

有些含有无机物的中药性质比较特殊，应区别对待。如夏枯草中含大量钾盐易溶于水，故不易长时间浸洗。朱砂见火会变汞，雄黄遇火生成砒霜，故应禁止用火加热。

5. 改变无机元素的种类和含量　通过对中药采取切、炒、烫、煅、蒸等不同方法可提高人体必须微量元素的溶出量，增加中药疗效。如血余（人的头发）含有 10 余种微量元素，制炭后有机物破坏转变为无机成分，具有促凝血作用的 Ca、Fe 及其他元素溶出率增大，有明显的止血作用。土、麸、蜂蜜等辅料富含微量元素，作为辅料炮制的中药如苍术、白术、山药、黄芪、甘草等，微量元素的种类和含量显著提高，是其中医临床作用增强的主要原因。

6. 减少矿物药中有害成分的含量，降低毒性　雄黄的主要化学成分为 As_2S_2，水飞后能降低 As_2O_3 的含量，毒性降低。朱砂水飞后不仅可以研成极细粉，而且显著减少有害成分游离汞的含量，保证用药的安全。又如，提净可降低紫硇砂中的 Ba、Sr、Ti、Al、Si 与多硫化合物以及芒硝中 Sr、Ti、Al、Si 等有害元素含量。又如磁石经过煅后，可使 Fe 溶出量增加，而 Ti、Pb、Cr、Be、Ba、Sr、Mn 等元素减少。

五、炮制对其他化学成分的影响

1. 对蛋白质、氨基酸成分的影响　炮制加热使活性蛋白变性，失去原有特性。若为有效成分，为防止成分破坏应避免加热，以生用为宜，如雷丸、天花粉、蜂毒、蜂王浆等。若为有毒成分应加热使之变性减毒，如巴豆制霜蒸、白扁豆燀和炒制。若此会影响到中药质量也应加热炮制，破酶保苷，如苦杏仁、黄芩等。

蛋白质经过炮制后，产生新物质，从而产生新功效。如鸡蛋黄、黑豆等经干馏能产生含氮的吡啶类、咔啉类衍生物而具有抗真菌、抗过敏作用。研究表明，竹沥中含有的氨基酸等为其止咳祛痰的有效成分之一。采用发芽、发酵法制得的中药，大多具有助消化的作用，究其原因，发芽法是使生物体内蛋白质分解成肽、胨及各种氨基酸产物等的代谢过程；发酵法是在酶的催化分解作用下，使微生物生长、繁殖、代谢，分解产生新的药物。发芽和发酵法均与蛋白质、酶、氨基酸有关。蒸制方法也会使蛋白质、氨基酸含量发生变化，如桑螵蛸蒸制后蛋白质含量下降，氨基酸含量增加。

氨基酸还能和单糖类及少量水分存在的条件下产生化学反应，生成环状的杂环化合物，这是一类具有特异香味的类黑素。如缬氨酸和糖类能产生香味可口的类黑素，亮氨酸和糖类能产生强烈的面包香味，谷氨酸和钠离子反应生成谷氨酸钠即味精。许多药物通过干热或黄酒米醋食盐炮制以去除腥、臊味增加香味就是这个道理。

胶原类蛋白质（胶类中药材）受热后可除去腥臭味，服用时不腻膈，煎熬时不粘锅，粉碎时不粘连，更利于人体吸收，发挥疗效。胶性蛋白吸收入血，可增加血清黏滞性，促血凝集。

蛋白质能和许多蛋白质沉淀剂如鞣酸、重金属盐产生沉淀。一般不宜和含鞣质类的药物在一起加工炮制。酸碱度对蛋白质和氨基酸的稳定性和活性影响很大，加工炮制也应根据药物性质妥善处理。

2. 对鞣质类成分的影响　鞣质为一类复杂的多元酚类化合物，因此极性较强，易溶于水，水处理时应"少泡多润"，避免伤水。如大黄、虎杖等。

可水解鞣质易被酸、碱、酶水解而失去鞣质的特性，故含此类成分的中药多不宜用醋或碱性辅料炮制，也不宜高温加热炮制。如五倍子、石榴皮、没食子、诃子宜生用。研究表明，地榆、侧柏等止血药炒炭后鞣质含量显著下降，藕节、茜草炒炭后其鞣质几乎完全破坏。五倍子发酵炮制成为百药煎，鞣质含量大大降低，没食子酸含量显著升高。

缩合鞣质难水解，但在水中易缩合成高分子不溶于水的产物"鞣红"，与空气接触，尤其在酶的作用下，容易氧化、脱水、缩合为暗棕色或红棕色的鞣红沉淀，与酸或碱共热鞣红形成更易。如槟榔切制饮片要求阴干或烘干，否则会泛红。

缩合鞣质比较耐高温。研究表明，大黄、槐米炒炭后不但含量没有下降，反而增高或相对增高，说明在炮制过程中部分有机物被破坏，部分有机物亦能转化为鞣质。如槐米炒炭后，鞣质含量可增加 4 ~ 6 倍，可能是其芦丁成分受热转化的结果。因此，槐米炒炭增强止血作用是有一定科学道理的。当然中药中可水解鞣质和缩合鞣质往往共存，炮制中应当注意。

鞣质遇高价铁可生成黑绿色的鞣酸铁盐沉淀。故传统炮制有用木盆洗药，用竹刀切片，用砂锅煎药，蒸煮用非铁质容器等"忌铁器"的要求。如蒸何首乌要求用非铁质容器蒸制。

3. 对有机酸类成分的影响　低分子的有机酸易溶于水，含有此类成分的中药用水处理时，应少泡多润，以减少损失。

部分有机酸具有挥发、升华性，加热炮制不仅使有机酸减少，而且能产生新物质。如消食化滞、活血化瘀的山楂，主含枸橼酸、山楂酸、苹果酸、酒石酸、维生素 C 等，食用多易伤脾胃，临床多炒焦后用于消食健胃。据报道山楂炒焦后有机酸破坏，酸性降低，其刺激性也随着减少，内服后能增加胃中的消化酶促进消化功能。

金属锌与蜂蜜中的有机酸会产生有毒物质，所以在炮制含有较高浓度有机酸的中药时，不宜采用铁、锌等金属容器，以防容器腐蚀和药物变色变味。

4. 对油脂类成分的影响　油脂大多存在于植物的种子中。某些含脂肪油的中药，泻下作用峻猛或具有毒副作用，为避免滑肠峻泻或降低毒性，常用去油制霜法炮制，如巴豆、千金子等。

脂肪油具有通便作用，若用其润肠，应保留脂肪油。苦杏仁用于止咳平喘，如兼大肠干结，可炒、蒸加热后，捣碎直接应用；桃仁活血化瘀、柏子仁养心安神，用于大便干结者均可用其生品。

薏苡仁生用长于利水渗湿、清热排脓，炒后长于健脾止泻。薏苡仁炮制后油脂类成分发生较大变化，甘油三酯类成分含量增高，且有新的油脂类化合物产生，这种活性成分含量增加可能是健脾止泻作用增强的主要原因。

含有油脂类种子或果实类中药，放置过久，在一定的温度、湿度条件下，易发生氧化反应，导致中药颜色变深、气味改变，称为酸败、走油现象，应当避免。

5. 对树脂类成分的影响　含树脂类成分的中药经酒、醋等辅料炮制后能提高其溶解度，增强疗效。如酒制安息香，就是取其酒煮能助溶。

牵牛子经炒后可缓和其泻下去积的作用，是因牵牛子树脂具泻下作用，受热后树脂部分被破坏。炒乳香、没药可除去有毒的挥发油，缓和刺激性减少恶心呕吐等副作用和毒性。干漆主含干漆酚，辛温有毒，伤营血损脾胃不宜生用，煅制后其毒性和刺激性降低。

6. 对糖类成分的影响　炮制使糖类成分发生变化，增强疗效。如大麦发芽转化成麦芽糖；加热炮制可使某些药物中多糖发生水解。地黄九蒸九晒，可将多糖转化为还原糖易于吸收；生首乌炮制成制首乌、蒸黄精和玉竹等，均可使多糖发生变化，性味变甘温，有补益作用。糖类成分在炮制过程中由于美拉德反应、焦糖化反应等原因，往往导致药物颜色加深，如制首乌、蒸山茱萸等。

第二节 炮制对中药药理的影响

中药通加工炮制，其理化性质发生了不同程度的变化。随着现代药理学理论和技术在中药炮制研究中的应用，炮制对中药药理作用的影响，也积累了相当多的资料，为进一步揭示中药炮制原理、制订炮制工艺具有更重要的意义，对指导中医临床的用药安全有效提供了重要的借鉴。

一、炮制对中药药效学的影响

中药通过不同的方法进行加工炮制，不仅能使其毒副作用降低或消除，而且还能改变其药性或增强疗效，反映在中药药理方面就有功效的改变或相加，以增强药理作用。

1. 对心血管系统的影响 生、炙甘草自古有别，生甘草清热解毒，调和诸药，而炙甘草补脾益气复脉。药效实验结果表明：给小鼠分组灌甘草、炙甘草煎液一周后，与生理盐水对照组比较，生甘草组使异戊巴比妥钠诱导的睡眠时间明显缩短，肝匀浆细胞色素 P450 含量明显提高，而炙甘草组无显著差异，说明生甘草煎液有诱导肝药酶的作用，从而影响受药酶催化代谢的药物的活性，为解释甘草"解百药毒"提供了部分依据。而炙甘草在对抗由氯化钡诱发的大白鼠心律失常作用方面明显优于生甘草，还能增强蟾蜍离体心脏心肌收缩力，炙甘草提取液有良好的抗乌头碱诱发家兔心律失常作用。

小鼠毛细血管凝血实验，对姜各种炮制品的凝血作用进行比较。结果表明，生姜、干姜水煎液及醚提液无缩短小鼠凝血时间的倾向。炮姜、姜炭水煎液、醚提液及混悬液均呈现较好的缩短小鼠凝血时间的作用，而姜炭的凝血作用优于炮姜也优于本身的醚提物，姜炭的凝血作用呈现出线性量效关系，进而为干姜辛热、温中回阳、散寒化饮，炒炭后性味苦温，具温中止血作用，提供一定科学依据。槐米生品清热凉血，制炭凉血止血，以不同炮制品和生品水煎液对小白鼠出凝血时间进行实验，结果表明，用适当温度炒炭后，其凝血止血作用增强明显，说明炮制时要求"炒炭存性"是有科学道理的。对艾叶、蒲黄、藕节、血余等进行制炭止血的研究均得出上述相同的结果。

2. 对消化系统的影响 柴胡属于辛凉解表药，具有解表清热，疏肝解郁的功效。通过柴胡的水煎液对麻醉大鼠胆汁流量影响的研究，醋炙柴胡能显著增加胆汁的分泌量，与生柴胡或生理盐水对照组比较，呈现出显著性差异。因而表明，促进胆汁的分泌是醋炙柴胡能增强疏肝解郁作用的主要原因之一。比较女贞子生品、清炒品、酒蒸制品、醋制品、盐制品、清蒸品的成分和药理研究，结果表明以酒蒸品中齐墩果酸的含量最高，且降谷丙转氨酶的作用最强。

比较生大黄、酒大黄、熟大黄、大黄炭的泻下作用，仅生大黄、酒大黄具有泻下作用，熟大黄、大黄炭即使在最大溶解剂量下也未见明显泻下作用；结果表明酒大黄低剂量肠推进作用强于同剂量的生大黄、熟大黄和大黄炭，差异显著。生大黄能降低大鼠胃液量、胃酸浓度和胃蛋白酶活性，与淀粉组比较有显著意义，而酒炖大黄对胃酸、胃蛋白酶均无影响。体外研究表明，醋炒大黄对胰蛋白酶的抑制能力最强，酒炒大黄和清宁片抑制胰淀粉酶活性能力最大，而抑制胰脂肪酶活性能力最强的是酒炖大黄和大黄炭，但二者对胰蛋白酶、胰淀粉酶和胃蛋白酶的抑制作用最弱，可见不同大黄炮制品生物活性各具特点。

对大鼠胃液 pH 测定结果表明，除生山楂外，山楂各种炮制品组对胃液 pH 均有所降低，其中焦山楂与空白组相比具有显著性差异。莱菔子炒制后能显著增强在体兔肠蠕动，与对照组及生品相比，均有显著性差异。但炒制程度太过，其作用则明显减弱，与炒莱菔子有极显著性差异，说明莱菔子炮制适度才能保证其疗效。大黄和利血平致脾虚模型的实验结果显示，薏苡仁具有促进正常及脾虚小鼠胃肠运动，改善脾虚小鼠胃肠激素紊乱的作用，可降低脾虚小鼠的腹泻指数，提高脾虚小鼠的脾指数，麸炒薏苡仁作用明显强于生品。研究诃子肉、炒诃子肉、麸煨诃子、面煨诃子、诃子及诃子核对家兔离体肠管的自发活动和乙酰胆碱及氯化钡引起的肠肌收缩均有明显的抑制和拮抗作用，对蓖麻油所致的小鼠腹泻有很好的止泻作用，而抑制小鼠小肠输送机能的作用，除诃子核外，与蒸馏水对照组比较，均有极显著差异，又以麸煨诃子作用最佳。研究不同地黄炮制品对增液汤药效的影响发现，用熟地黄组方对小肠蠕动的促进作用最明显，以酒制熟地黄组方对小鼠肠容量增加的作用最为明显。

3. 对呼吸系统的影响　实验结果表明，与生白芥子相比，相同剂量下，炒白芥子延长实验动物咳嗽潜伏期、抑制实验动物 2 分钟内咳嗽次数的效果均优于生品，具有明确的镇咳效果。在三子养亲汤中，生莱菔子镇咳作用明显优于炒莱菔子，但祛痰作用炒莱菔子明显优于生莱菔子。

4. 对神经系统的影响　采用小鼠扭体止痛试验，比较延胡索生品、醋炙品、醋蒸品、醋煮品、酒炒品和盐炒品水煎液的止痛作用，盐炒品与生品相似，酒制、醋制均可增强延胡索的止痛作用，以醋炒品最强。这与临床多用醋炒品入药相一致。

柏子仁具有显著改善睡眠的作用，综合比较生柏子仁与柏子仁霜对小鼠的阈下催眠剂量异戊巴比妥钠的协同作用，柏子仁霜对阈下催眠剂量的异戊巴比妥钠有显著的协同作用，同生品比较，柏子仁霜有明显的镇静安神作用。

5. 对泌尿系统的影响　药理实验结果表明，甘遂生品及不同醋制品均有不同程度的利尿作用，并且甘遂不同醋量醋制与生品比较利尿作用缓和。

药理实验表明，桑螵蛸具有一定的抗利尿作用，盐炙桑螵蛸大鼠血浆中抗利尿激素及醛固酮含量较生品及蒸制品均高，盐炙桑螵蛸抗利尿作用较生品及蒸制品更为明显。

6. 对免疫系统的影响　研究证明，蒸制的女贞子可使实验小鼠的免疫器官如脾脏、胸腺、肾上腺、胸腔淋巴结等重量增加，并可明显对抗强的松的免疫抑制作用，可使单向免疫扩散沉淀环直径增加；可纠正强的松龙所致白细胞下降现象，提高空斑形成细胞溶血能力；显著提高小鼠对静脉注射碳粒的廓清指数，增强网状内皮系统的活性。而生女贞子的这些药理作用或无，或不明显，表明蒸制影响女贞子的药理作用。

　　五味子不同炮制品均可提高小鼠腹腔巨噬细胞的吞噬功能，且可提高免疫器官的重量，显示五味子不同炮制品均有明显的提高免疫能力，其中以醋蒸五味子作用最为明显。酒蒸山茱萸的多糖组碳粒廓清指数和吞噬指数显著升高，且制品多糖疗效明显优于生品多糖，山茱萸酒蒸后，其多糖对免疫低下小鼠细胞免疫功能的影响显著增强。

二、炮制对中药毒理学的影响

　　在部分中药中，常因其有较大的毒性和副作用，不能直接用于临床，但通过炮制可改变其急毒、亚急毒、慢毒作用，产生拮抗作用，从而降低或消除其不良反应。

　　1. 炮制对中药急毒、亚急毒的影响　比较甘遂各样品水煎液小鼠灌胃半数致死量，结果生甘遂＜醋炒甘遂＜甘草制甘遂，实验结果证明醋炙甘遂的较安全合理。

　　商陆为泻下利水、消肿散结的常用中药，但毒性较大，主要对肠黏膜淋巴细胞弥漫性浸润，杯状细胞明显减少，从而使体温上升及体重下降。对小鼠小肠 HE 染色肠黏液进行观察，生商陆组可见多量淋巴细胞弥漫性浸润并有淋巴溶泡形成，提示为炎性病变；对小肠杯状细胞进行观察，结果生商陆组杯状细胞数量与醋商陆组、盐水组相比明显减少，其对肠黏膜的损害程度较重；生商陆组、盐水组、醋商陆组比较，生商陆组小鼠体重明显下降，体温明显升高，中毒较重。实验表明，商陆醋制确能明显减轻其肠黏膜的毒性反应，为临床合理用药提供了依据。

　　再如大黄，本品苦寒，生用气味重浊，走而不守直达下焦，泻下作用峻烈易伤胃气。研究表明，三种熟大黄汤剂的致泻力不及生品的 1/10。以大剂量给小鼠灌胃，生品和热压一次蒸晒制品可使小鼠生长受到非常显著的抑制并分别引起 50% 和 35% 的死亡。相同剂量的九蒸九晒和热压三次制品则不引起小鼠死亡和生长抑制。

　　2. 对刺激性的影响　半夏辛温有毒，生品对眼、咽喉、胃肠等黏膜有强烈刺激性，能使人呕吐、咽喉肿痛失音等。研究表明，经姜汁炮制后，毒性和刺激性降低，并在两种不同动物实验上得到相同的结果，以姜汁煮半夏降低效果明显，姜汁冷浸不如姜汁煮。小鼠口服鲜姜汁或煮姜汁均可降低生半夏腹腔注射所致的刺激性。两种刺激性实验中，姜矾半夏的刺激程度均高于矾半夏和姜汁煮半夏。

　　黄精生品具有一定刺激性，传统多用清蒸或加酒蒸进行炮制。将生黄精、清蒸品、酒蒸品的同剂量水提液给小鼠灌服，结果生品组小鼠全部死亡，而炮制组小鼠均无死亡，且活动正常，显示生品具有一定毒性。采用家兔皮内刺激实验研究表明，生芫花及其各炮制品均有显著的皮肤刺激性，与生芫花相比，醋炙品的皮肤刺激性降低率为29.1%。

　　3. 对特殊毒性的影响　苦杏仁有小毒，临床多用炒及燀苦杏仁。研究发现，生苦杏仁的醚提物和水煎液有一定的促癌活性。炒、燀及炒燀三种炮制方法均能降低促癌活性，以炒及炒燀法更好。三种炮制方法均能增强其润肠作用，而破坏苦杏仁酶和增强苦杏仁苷的煎出率则以炒燀的方法最好。

　　对雄黄、天雄、南星、芫花、马钱子、雷公藤、斑蝥、巴豆、乌头、乳香、紫硇砂等药物进行毒性研究，结果均证明炮制能降低毒性和刺激性。

第三节　炮制对中药方剂的影响

　　饮片入药，复方配伍，是中医临床用药的特色。药物的炮制方法通常又是根据组方的需求而定的。因而饮片规格以及质量的好坏对方剂的疗效和适应证有直接的影响。在辨证施治的基础上，准确选用饮片规格，才能确保临床疗效。

一、提高方剂整体疗效

　　根据处方要求，对中药进行炮制，可使其有效物质易于溶出或利于保存，并调整其药性，发挥各自的擅长，增强方中药物的作用。如三子养亲汤中的紫苏子、白芥子、莱菔子均需炒制。中医认为，治痰以顺气治标，健脾燥湿治本；但气实而喘者，以顺气降逆治本，治痰为标。三子养亲汤的适应证恰好是气实而喘，痰盛懒食，故其功效是降气平喘，化痰消食。紫苏子炒后辛散之性减弱，而温肺降气作用增强，其降气化痰、温肺平喘之功明显；白芥子炒后过于辛散耗气的作用有所缓和，温肺化痰作用增强；莱菔子炒后由升转降，功效由涌吐风痰而变为降气化痰、消食除胀。方药均与病证相符，可使全方降气平喘、化痰消食作用增强。

　　方剂中某些中药适当炮制，可增强整个方剂的疗效。如柴胡疏肝散（《景岳全书》柴胡、芍药、枳壳、甘草、川芎、香附、陈皮）主治肝气郁结而致的胁肋胀痛和痛经。方中柴胡醋炙后生品的解表退热变为疏肝止痛。香附和陈皮醋炙后也分别增强其疏肝理气、调经止痛的作用。甘草蜜炙后以甘温益气、缓急止痛为主，可协助他药共奏行气止痛之功。如果川芎经酒炙，可增强活血止痛的作用。这样方剂中的药物依方炮制后，能大大增强其疏肝解郁、调经止痛的作用。

　　由于中药通常是一药多效，但在方剂中并不需要发挥该药的全部作用，特别是在不同方中，同一中药所起的作用不一样，需突出临床需要的药效，提高全方的疗效。如麻黄在麻黄汤中起发汗解表，宣肺平喘作用，故原方生用，并要求去节，取其发汗平喘作用强；在越婢汤中，用麻黄意在利水消肿，故生用而未要求去节，取其利水力较强而性兼发泄；在三拗汤中，麻黄主要起宣肺平喘的作用，故原方注明不去节（亦云不去根节），取其发散之力不太峻猛，梁代陶弘景还认为节止汗。若表证不明显者，临床常用蜜炙麻黄，不仅增强止咳平喘之功，而且可以减弱发汗之力，以免徒伤其表；若为老人和小儿，表证已解，喘咳未愈而不剧者，可考虑用蜜炙麻黄绒，能达到病轻药缓，药证相符的要求，可避免小儿服用麻黄后出现烦躁不安或有的老人服后引起不眠等弊端。柴胡在小柴胡汤中宜生用，且用量较大，取其生品气味俱薄，轻清升散，和解退热之力胜；在补中益气汤中，柴胡升阳举陷，不但用量宜小，且宜生用，取其轻扬而升或助它药升提；在柴胡疏肝散中，柴胡以醋炙为宜，取其升散之力减弱，而疏肝止痛之力增强。甘草泻心汤治疗湿热病、泻痢、狐惑病、疮毒肿，君药甘草生用，具有清热解毒功效，对湿热化毒有明显效果；半夏泻心汤治疗心下痞满、湿热中阻、寒热错杂、呕吐泄泻等，甘草炙用，专理胃事，调和诸药，治疗寒热虚实相杂痞满证见长。由此可见，组成方剂的中药通过恰当的炮制，因作用重点的变化，使全方的功效有所侧重，对患者的针对性更强，有利于提高方剂的疗效。

二、满足方剂对药物剂量及配比的要求

山茱萸的核、金樱子的毛核、巴戟天的木心、关黄柏的粗皮（栓皮）等，均为非药用部分，而且占的比例较大，若不除去，则势必使该药在方中的实际比例大为减小，不能很好发挥全方作用。如二妙散，具有清热燥湿的功效，是治疗湿热下注的基础方。方中黄柏苦寒，清热燥湿，是主药；苍术苦温，燥湿健脾，既祛已成之湿，又杜湿邪之源。方中苍术要求制用，黄柏原方要求炒，现多生用。若方中苍术生用，则过于辛温而燥；黄柏若为关黄柏，不除去粗皮，就等于减少了黄柏的实际用量。这样，全方燥湿之力虽然甚强，但清热之力不足，不但收不到预期效果，还恐有湿热未去，热邪反而增加，先有化燥伤阴之虞。

去除非药用部位除可"令药洁净"外，传统认为亦除去某些中药的副作用。如《医学入门》指出"猪苓、厚朴、桑白皮之数，如不去皮，耗人元气"，故《修事指南》谓"去皮免损气"。此外，尚有"去芦者免吐""去核者免滑精""去瓤者免胀"之说，通过净制，消除或降低中药对人体的不利影响。

三、增强方剂对病变部位的作用

方剂通过中药的配伍，虽然归经不是各药的简单相加，但方中中药归经的变化对全方的作用有明显影响。如缩泉丸，方中的益智仁主入脾经，兼入肾经；山药主入脾经，兼入肺、肾经；乌药主入肾经，兼入脾、肺、膀胱经。益智仁盐炙后则主入肾经，为方中君药，具有温肾纳气、固涩小便的作用。三药合用，温肾祛寒，健脾运湿，使全方作用侧重于肾，兼能顾脾。肾气足，则膀胱固，同时健后天之脾又可益先天之肾。故该方的主要功效是温肾缩尿，用于下元虚冷，小便频数及小儿遗尿效果优。又如知母归肺、胃、肾经，生品上清肺热，下泻肾火，兼通胃脘实热，白虎汤中用生知母，盐制后引药下行，专于入肾，增强其滋阴降火的功效，故六味地黄丸中用盐知母。

四、消减方剂的不良反应

由于方中有的中药某一作用不利于治疗，往往影响全方疗效的发挥，就需要通过炮制，调整药效，趋利避害，或扬长避短。如干姜，其性辛热而燥，长于温中回阳，温肺化饮。在四逆汤中用干姜生品，取其能守能走，力猛而速，功专温脾阳而散里寒，助附子破阴回阳，以迅速挽救衰微的肾阳。在小青龙汤中，用干姜生品，是取其温肺化饮，且能温中燥湿，使脾能散精，以杜饮邪之源。在生化汤中则需用炮姜，这是因为生化汤主要用于产后受寒，恶露不行，小腹冷痛等。因产后失血，血气大虚，炮姜微辛而苦温，既无辛散耗气、燥湿伤阴之弊，又善于温中止痛，且能入营血助当归、炙甘草通脉生新，佐川芎、桃仁化瘀除旧，臻其全方生化之妙；若用生品，则因辛燥，耗气伤阴，于病不利。

有的方剂中的主药在发挥治疗作用的同时也会产生不良反应，为了趋利避害，组方时就在方中加入某种炮制品，制约主药的不良反应。如调胃承气汤，为治热结阳明的缓下剂，然而芒硝、大黄均系大寒之品，易伤脾阳，又因二物下行甚速，足以泄热。方中用甘草不是泻火解毒，是为了缓和大黄、芒硝速下之性，兼顾脾胃，所以甘草原方要求炙用，取其甘温，善于缓急益脾。传统认为，陈皮和脾理胃不去白，理肺气则去白。在补中益气汤中，陈皮原方注明不去白，其目的是为了更好发挥其利气醒脾的作用，使方中补气药补中而无滞气之弊。

五、扩大方剂应用范围

若组成方剂的中药不变，仅在中药炮制加工方面不同，也会使方剂的功效发生一定的变化，改变部分适应证。如补血调血之基础方四物汤（《太平惠民和剂局方》当归、川芎、白芍、熟地黄）中，地黄选用不同的炮制品，可改变方剂的适应证。如血虚兼血热者，可用生地黄以清热、滋阴、凉血；如血虚无热者，可用熟地黄滋阴补血；如血虚兼腹痛者，白芍应用酒炙品以防酸寒之性损伤脾阳，特别是产后血虚腹痛，尤以酒炙白芍为佳；如血虚兼瘀滞者，除加桃仁、红花以外，川芎、当归酒炙为好，以增强其活血祛瘀的作用。

理中汤为温中益脾要方，凡中焦虚寒者均可应用。但不同情况应选用不同炮制品才能提高疗效。如白虎汤，本是张仲景治伤寒邪入阳明，由寒化热之证。由于伤寒病，开始是感受的寒邪，寒邪容易损阳，也易伤中，所以立方用药都要注意保存阳气和顾护脾胃。方中石膏、知母足以泻热，用甘草之目的不是清热泻火，而是为了顾护脾胃，防止石膏、知母大寒伤中，故原方要求用长于补脾益气的炙甘草。吴鞠通用白虎汤治太阴温病，则改炙甘草为生甘草，并加重用量。因为温病开始就是感受的热邪，热邪容易伤阴；并且温邪上受，首先犯肺，肺胃经脉相通，可顺传于胃，致使肺胃同病，其热邪更甚，且多有伤阴现象。用生甘草既可增强泻热作用，又能甘凉生津，兼和脾胃，故在同一方中，炮制品的选用有所区别。

第四节　炮制对中药制剂的影响

中药制剂多为复方，它是依据不同证候和对象，组方遣药发挥群药之效的。因此不同的剂型，对中药炮制的要求不同。

一、便于调配汤剂和成药处方

用饮片配方制备汤剂一直是中医临床辨证施治的首选，但为了满足临床不同情况的需要，也有各种形式的中成药制剂生产，同一种药材炮制成不同规格的饮片，分别满足汤剂和中成药的处方要求，对炮制的要求也不同。如黄芪和延胡索等，在汤剂中多要求蜜炙或醋制；但若制备黄芪注射液和延胡索乙素片等，则可直接用洁净的生品提取某种成分。川乌和附片等在汤剂或浸膏片中，因要经过加热煎煮，故可直接用制川乌、制附片配方；但用于丸剂，因是中药粉末入药，不再加热，则需将川乌和附片用砂烫至体泡色黄，称为炮川乌和炮附片。一方面利于粉碎，更重要的是为了进一步降低毒性，保证用药安全。半夏在不同制剂中，炮制要求也不一样。如藿香正气散中的半夏，若作汤剂，用常规炮制的半夏即可；若作藿香正气丸，则炮制半夏时要严格控制麻味；这是由于汤剂做好后通常过滤不严格（或一层纱布过滤），汤液中常混有少量半夏粉粒，若用生品，则可刺激咽喉。丸剂是中药粉末入药，若用生品，不但不能镇吐，反而有可能致吐。但若做藿香正气水，则半夏可以生用，这是因为半夏的有效物质能溶于水，而有毒物质难溶于水。

中医临床中，使用汤剂，对饮片的炮制可据辨证施治的需要，选定特定的炮制方法。中成药生产需按处方要求"依法炮制"。如全鹿丸中的杜仲需要用盐水炒，否则影响制剂的疗效。首乌冲剂仍需要用制首乌为原料。十全大补丸中不能用生地黄代替熟地黄。有些中成药，方中某些中药还需进行特殊处理。如附桂理中丸，为了突出温中的功效，党参和甘草要求蜜酒炙，取其增强温补中气的作用；干姜炒成炮姜，使作用持久；白术赤石脂炒，增强补脾止泻作用。

二、提高汤剂和成药疗效

入汤剂的中药，除煮散外，均以饮片形式配方，要求有一定的形状、大小、规格。太厚太大会影响有效成分的溶出，太小太碎又影响煎后的过滤和服用。中成药的饮片过于粗大也会明显影响煎提效果，或给粉碎带来困难；过小过细，往往容易成糊状，煎提效果不佳。在饮片切制时，必须按饮片制备程序制成饮片，这样既利于粉碎，又有益于服后吸收，易于发挥疗效。

汤剂和中成药对饮片质量有着共同的要求，特别是净制，无论对汤剂或中成药的疗效影响均较大。如皮壳、毛核、粗皮、木心等，往往作用很弱或无作用，甚至具副作用，若不除去，则会影响剂量准确，降低疗效。成药中恰当使用炮制品，可以增强疗效，如小儿健脾丸的神曲必须炒制，其健脾效果才好。

三、降低汤剂和成药毒性

中药制剂外敷和内服，均需要按照药品标准严格要求洁净卫生。净制可达到保证饮片入药部位和剂量准确性的净度要求，加热炮炙可以进一步使药物净洁，符合卫生学要求。有相当多的药物，必须依方认真炮制，才能保证其临床安全有效。如清宁丸中的大黄，需用黄酒多次蒸制后，才能制丸，否则药力猛峻，易产生服后腹痛的副作用。又如乌头类中药，如果炮制失当，不仅疗效欠佳，而且能引起中毒。因此，在制剂中繁多的中药炮制方法，决不能轻率简化，甚至改变，否则将直接影响疗效。应当根据具体方剂不同要求，严格工艺，随方炮制，务求与理法方药取得一致，才能保证汤剂和中成药安全有效。

第五章　中药炮制与中医临床疗效 ▷▷▷▷

来源于天然的药用植物、动物、矿物必须经过加工炮制以后方能用于临床。中药炮制技术是中医中药人员共同发明的制药技术，保证中医临床安全有效是中药炮制的主要目的。

第一节　中药炮制是中医临床用药的特点

依法炮制，复方配伍，是中医临床用药的两大特点。金·刘元素曰："物各有性，制而用之，变而通之，施以品剂，其功岂能穷哉。"说明了可以通过炮制改变或调整中药的药性，用于不同的处方中，以发挥不同的功效。

一、中药炮制改变或调整药性适应中医临床用药需要

中药材来源于自然界的植物、动物和矿物等天然产物，采集后不能直接入药，必须去除杂质和非药用部位，经过加工炮制成中药饮片以后，方能应用于中医临床或中成药生产。

中医药理论认为中药具有四气五味、归经、升降浮沉等药性，偏则利害相随，不能完全适应临床治疗的要求，甚至产生不良反应。如太寒伤阳，太热伤阴，过酸损齿伤筋、过苦伤胃耗液、过甘生湿助满、过辛损津耗气，过咸易助痰湿。这就需要通过炮制来调整或缓和药性，降低毒副作用，引导药性直达病所，使其升降有序，补泻调畅，解毒纠偏，发挥最佳药效，起到治疗作用，而不对人体产生新的伤害。

中药成分复杂，故常常一药多效，但中医治疗疾病往往不需要中药的所有作用，而是根据病情有所选择，这时需要通过炮制对中药原有的性能药性予以取舍和调整，使某些作用突出，某些作用减弱，充分发挥中药的治疗作用，避免不利因素，力求符合某一人体具体疾病的实际治疗要求。如用何首乌补肝肾、益精血时，就需将生首乌制成熟首乌，以免因其滑肠作用伤及脾胃，导致未补其虚，先伤其正。所以，中药炮制对保证中医临床疗效和安全具有重要的作用，中医临床用药都是以炮制后的饮片配方。

二、炮制多种饮片规格满足中医灵活用药要求

中医学非常重视人体本身的统一性、完整性以及与自然界的相互关系，要求治标求本。通过辨证施治，从诊断到治疗整个过程中，都要考虑人体阴阳的盛衰，气血及脏腑的寒热虚实，疾病的发生、发展和相互传导。如伤寒病，因开始是感受的寒邪，寒邪容

易损阳，也易伤中，所以立方用药都要注意保存阳气和顾护脾胃。张仲景治伤寒传经热邪的白虎汤和调胃承气汤，尽管为清泄剂，甘草却要求炙用。因为方中用甘草的目的不是清热泻火，而是为了顾护脾胃，防止石膏、知母或大黄、芒硝大寒伤中。当脾虚内湿较盛时，苍术为常用药，但宜制用。因湿为阴邪，其性黏滞，难以速除；又因脾虚运化无权，水湿容易停滞中焦。反过来，湿盛又易困脾，降低脾土的运化功能。所以脾虚湿困的病证，疗程较长，用药时间较久。苍术温燥之性甚强，虽能燥湿运脾，但久服过于温燥，容易伤胃阴，助胃热，顾此失彼。苍术制后燥性缓和，且有焦香气，健运脾土的作用增强，就能达到慢病缓治的用药要求。

中医治病注意患者的个体差异，以及同一患者在疾病不同阶段用药的差异。如对于同是外感风寒，头痛身痛，脉数无汗的风寒表实证，处方"麻黄汤"。但对于风寒感冒初期宜用生麻黄，因为麻黄生用辛散发汗解表力强；而对于表证已解咳喘未愈宜用炙麻黄，因为麻黄蜜炙解表发汗缓和，止咳平喘作用增强。而对于老人、幼儿及体虚患者风寒感冒，则宜用麻黄绒。若患者为表证已解，而喘咳未愈的体虚患者还可以选用蜜炙麻黄绒。

中医学还非常重视气候、环境及生活起居对人体的影响。脏腑的属性、喜恶、生理、病理也各有不同，用药时必须考虑这些因素。气候、环境不同，对用药要求也不同。如春季气候转暖，夏季气候炎热，腠理疏松，用药不宜过于燥热和辛散。秋季气候转凉，空气干燥，用药不宜过燥。冬季气候寒冷，腠理致密，用药不宜过于寒凉。北方气候干燥，用药偏润；南方气候炎热潮湿，用药不宜过于滋腻。北方人一般禀赋较强，要求药力较猛，若药力太弱，则药不胜病；南方人一般禀赋较弱，用药较清淡，若药力太猛，则易伤正气。为了适应气候，环境的差异，就需要通过炮制来调整中药的性能。

由此可知，中药必须经过炮制，才能满足中医临床用药的要求，只有炮制才能适应中医整体观念、辨证施治、灵活用药的要求。饮片入药，复方配伍，是中医临床用药的特点，是满足中医临床用药安全、有效、质量可控的重要环节。

第二节　中药炮制与中医临床疗效

中药炮制是中医长期临床用药经验的总结。炮制方法和工艺的确定应以临床需求为依据。炮制方法是否恰当，工艺是否合理，直接影响到临床用药的疗效和安全。因此，中药炮制与中医临床疗效的关系十分密切。清代《修事指南》载"炮制不明，药性不确，则汤方无准，而病症不验也"，强调了炮制与药性及临床疗效的密切关系。

一、中药材净制与临床疗效

由于原药材常常混有一些杂质或非药用部分，需要净制，去除掺杂的泥土、霉烂品等杂质。分离非药用部位，以保证临床处方用药准确。如巴戟天的木心为非药用部分，且占的比例较大，若不除去，则用药剂量不准，降低疗效。又如黄柏、厚朴、杜仲等皮类药材的栓皮层，是非药用部位因而需要净制除去。有的原药材中还可能混有外形相似的其他有毒药物，如八角茴香中混入莽草，黄芪中混入狼毒，贝母中混入光菇子（丽江慈菇），天花粉中混入王瓜根等，这些异物若不拣出，轻则中毒，重则造成死亡。

一种原药材的不同部位作用不同，若一并入药，则难于达到治疗目的，甚至造成医疗事故。如麻黄，茎具有发汗作用，而根具有敛汗作用。

一些中药的一些部位有毒，需要净制除去以保证临床药用安全。如雷公藤皮和白首乌的根皮等均有毒，需净制去掉。

从古至今，医药学家对中药的净制都十分重视，如汉代《金匮玉函经》证治总例云"或须皮去肉，或去皮须肉，或须根去茎，又须花须实，依方拣采，治削，极令净洁"，就明确指出药用部位和净度的要求，《中国药典》"炮制通则"将净制列为三大炮制工序之一，所有的中药材都必须经过净制。

二、中药材切制（及破碎）与临床疗效

一些中药材体积较大，或质地坚硬，无法直接调剂，更不能保证煎出效果，必须按药材的质地不同，采取"质坚宜薄""质松宜厚"的原则进行切制，或将质地坚硬的药物适当破碎，以利于煎出药物的有效成分，并避免药材细粉在煎煮过程中出现糊化、粘锅等现象，显示出饮片"细而不粉"的特色。饮片切制或破碎是提高煎药质量，保证中医临床疗效的关键技术之一。

药材切制前需经过润泡等水处理软化操作，使软硬适度，便于切制。但控制水处理的时间和吸水量至关重要。若浸泡时间过长，吸水量过多，则药材中的成分易大量流失，降低疗效，并给饮片干燥带来不利影响。若饮片厚度或大小相差太大，在煎煮过程中会出现易溶、难溶、先溶、后溶等问题，浸出物将会取气失味或取味失气，达不到气味相得的要求。如调和营卫的桂枝汤，方中桂枝以气胜，白芍以味胜。若白芍切厚片，则煎煮时间不好控制。煎煮时间短，虽能取全桂枝之气（性），却失白芍之味；若煎煮时间长，虽能取白芍之味，却失桂枝之气。方中桂枝和白芍为主药，均切薄片，煎煮适当时间，即可达到气味共存的目的。饮片干燥亦很重要，切制后的饮片因含水量高，若不及时干燥，就会霉烂变质。干燥方法和干燥温度不当，也会造成有效成分损失，特别是挥发性成分或对日光很敏感的成分，若采用高温干燥或曝晒，疗效会明显降低。

三、中药加热炮制与临床疗效

加热是中药炮制常用的重要手段，如炒、炙、煅、蒸、煮、燀、烘焙、煨、干馏等，都可使中药增效和减毒利于临床，其中炒制和煅制应用最广泛。采用炒法炮制，可从多种途径改变药性。如一些中药经过炒焦，可以产生不同程度的焦香气，收到启脾开胃的作用，如炒麦芽、炒谷芽等。白术生品虽能补脾益气，但其性壅滞，服后易致腹胀，炒焦后不仅能健运脾气，且无壅滞之弊，又能开胃进食。种子和细小果实类中药炒后不但具有香气，而且有利于溶媒渗入中药的内部，提高煎出效果，故自古就有"逢子必炒"的要求。苦寒中药炒后苦寒之性缓和，免伤脾阳，如炒栀子。温燥药或作用较猛的药经炒后可缓和烈性，如麸炒苍术、枳实。有异味的中药炒后可矫臭矫味，利于服

用，如麸炒僵蚕。荆芥生用发汗解表，炒炭则能止血。干姜与炮姜仅就温中散寒的作用而言，干姜性燥，作用较猛，力速，适于脾胃寒邪偏盛或夹湿邪者；炮姜则作用缓和持久，适于脾胃虚寒之证。由此可见，中药采用清炒或加辅料炒等法处理，能从不同途径改变药性和药效，以满足临床用药的不同要求。

煅制常用于处理矿物药、动物甲壳及化石类药物，或者需要制炭的植物药。矿物药或动物甲壳类药物，煅后不但能使质地酥脆，利于煎熬和粉碎，而且作用也会发生变化。如白矾煅后燥湿、收敛作用增强。自然铜煅后入药。具散瘀止痛之效并能可提高煎出效果。

其他加热的炮制方法对临床疗效和安全也有重要影响。如生地黄加热蒸制成熟地黄，其性味、功效都发生明显的变化。川乌、草乌加热煮制后，其毒性显著降低。杏仁焯制后利于有效成分的保存和煎出。木香煨后实肠止泻作用增强。淡竹干馏出竹沥后产生新药。

四、中药辅料（包括药汁）炮制与临床疗效

中药采用不同辅料和方法炮制后，可借助辅料产生协同或拮抗作用，在中药性味、归经、作用趋向、功效和毒副作用方面都会发生某些变化，从而最大限度地发挥中药疗效，缓和药性，降低中药毒性的作用，达到符合治疗要求。

中药炮制中常用的辅料种类较多，一般可分为液体辅料和固体辅料两大类，下面举例论述。

1. 蜜制中药与临床疗效　蜜制中药能增强止咳或补气的作用。例如甘草蜜炙能增强其补中益气的功能；蜜炙冬花等能增强润肺止咳化痰的作用；紫菀生用虽然化痰作用较强，但能泻肺气，只适于肺气壅闭、痰多咳嗽的患者，若肺气不足的患者，服用后，有的可出现小便失禁，尤其是小儿，用甘温益气的蜜炼制后可纠此弊，并能增强润肺止咳之功。

2. 酒制中药与临床疗效　例如大黄味苦寒，生用泻下作用峻烈易伤胃气，经"以热制寒"的酒炙后可引药上行，缓和其寒性，并借酒可收活血化瘀之效；例如苦寒中药通常气薄味厚，通过酒制，利用酒的辛热行散作用，既可缓和苦寒之性，免伤脾胃，又可使其寒而不滞，更好地发挥清热泻火作用；例如活血中药酒制可使其作用增强而力速，适于瘀阻脉络、肿痛较剧或时间较短需速散者；例如滋腻中药也是气薄味厚，易影响脾胃的运化，酒能宣行药势，减弱黏滞之性，使其滋而不腻，更易发挥药力。

3. 醋制中药与临床疗效　例如活血中药醋制能使作用缓和而持久，提高疗效，适用于血脉瘀滞引起的出血证，如醋五灵脂；或积聚日久，实中夹虚，需缓治者，如用醋大黄。

4. 盐制中药与临床疗效　温肾中药以盐制是味的扶助，使气厚之药得到味的配合，达到"气味相扶"的目的，增强其补肾作用，如盐补骨脂。

5. 姜制中药与临床疗效　可增强其化痰止呕的作用，如姜半夏、姜竹茹等。

6. 药汁制与临床疗效　可发挥辅料与主药的综合疗效，如吴茱黄辛热，以气胜，黄

连苦寒，以味胜，用吴茱萸制黄连，一冷一热，阴阳相济，无偏胜之害，故萸黄连长于泻肝火以和胃气；胆汁制中药，例如南星和胆汁均有抗惊厥和抑制中枢神经的作用，胆汁制南星"以寒制热"，产生拮抗解毒协同增效目的。

五、其他制法与临床疗效

中药炮制方法还有发芽、发酵、制霜、水飞等方法，不仅可以达到有效制备新药的目的，而且可产生新的药理活性，满足临床用药需要；还可以炮制降低毒性，保证临床用药安全。如巴豆为剧烈的泻下药，其主要成分为巴豆油，毒性很大；巴豆制霜，可除去大部分油脂，使毒性降低，缓和泻下作用，巴豆中还含有巴豆毒素，能溶解红细胞，使局部细胞坏死，但在制霜过程中加热可使其遇热失活而丧失毒性。又如柏子仁为养血安神药，有镇静作用，但其含脂肪油有泻下作用，其制霜后可除去，以解除滑肠致泻的副作用。

总之，中药通过净制、切制、加热、加辅料等方法炮制，达到去除杂质，保证净度；利于调剂，便于煎出；调整药性，引药归经；降低毒性，纠正偏性；增强疗效等目的。因而，中药炮制与中医临床疗效和安全关系密切，炮制不仅是中医临床用药的特点，还是保证和提高中医临床用药安全和疗效的关键理论与技术。

中 篇 炮制技术

第六章 净 制 ▷▷▷▷

净制是指选取规定的药用部位，除去非药用部位、杂质及霉变品、虫蛀品、灰屑等，使中药达到药用净度标准的方法，又称净选、治削、修治。是中药炮制加工的首要环节。早在汉代，著名医药学家张仲景就在其著作《金匮玉函经》中明确提出了中药净制的要求，指出临床用药："或须皮去肉，或去皮须肉，或须根去茎，又须花须实，依方拣采、治削，极令净洁。"在他所著的《伤寒论》《金匮要略》等著作中，明确提出净制要求的中药近 30 种，其方法有去皮、去心、去核、去毛、去节、去瓤、去芦头、去足翅、洗等。有的还明确提出净制的目的，如水蛭"洗去腥"，海藻"洗去咸"，石韦"手扑速吹去毛尽，曝令燥，复扑之，不尽令人淋"等，表明当时已十分重视中药的净制。

净制目的主要有以下三个方面：

1. 提高药材的净度，保证用药剂量的准确 中药来源广泛，品种繁多，原药材在采收、贮存、运输中有些常含有泥沙、杂质、霉变品及残留的非药用部位等，必须进行净选和加工处理；另外某些药材形态、色泽近似，在采收、贮运中相混，必须挑选区分。如黄芪中混入狼毒，川贝母中混入山慈菇等。

2. 分离不同的药用部位，分别药用 有些同一来源的药物因入药部位不同，作用亦异，故须进行分离。须将具有不同作用的药用部位区分开来分别入药。

3. 大小分档，利于进一步炮炙 原药材其形态的大小、粗细和长短是不同的。药材在切制或炮炙前按粗细、大小等加以分档，便于控制水处理软化时湿润的程度，利于切片；炮制时大小分档，便于控制火候；药物大小一致，亦便于与辅料接触、混合均匀，从而利于药物的进一步炮制。

一些生用的中药，通过净制符合药用标准后，不需要进一步切片或炮炙可以直接用于配方或制剂，如部分花、叶、果实、种子类药材等。

第一节 去除杂质和非药用部位

《中国药典》（2015 年版四部）通则 2301 杂质检查法中，对药材中混存的杂质规定为：来源与规定相同，但其性状或部位与规定不符；和来源与规定不同的有机质；无机杂质，如砂石、泥块、尘土等。除去杂质的常用方法有挑选、筛选、风选、水选和磁选等。在实际生产中，常多种方法结合使用。

一、去除杂质

1. 挑选　是指用手工挑拣清除混在药物中的杂质、变质品、非药用部位，或将药材按大小、粗细等进行分档。具体可分为：①挑出非药用部位。②拣出用其他方法不宜除去的肉眼可见的杂质，如木屑、砂石、杂草、枝梗、虫卵、鼠粪等。③挑出霉烂虫蛀等变质的药材。④大小分档，按大小粗细，手工挑拣分档。如天南星、半夏、白芍、白附子、白术、大黄、木通等药物，均须按大小、粗细分开，分别浸润或煮制，以便软化浸润时便于控制其湿润的程度或火候，确保中药饮片的质量，使其充分发挥疗效。

目前，产业化生产时，可选用色差分选机以及机械化输送挑选机，物料进料量由物料输送机的大料斗控制调节，输送带的速度由变频器控制调节，从而实现自动上料、自动吸除杂物，提高工作效率。

2. 筛选　是根据药材和杂质体积大小的不同，选用适宜的筛，筛除药材中夹杂的泥沙、灰屑及其他杂物等；或对药物进行大小分档；或筛除炮制所用的固体辅料。筛选的方法，有手工筛和机器筛，手工筛多用竹筛或套筛，效率不高，劳动强度大，同时存在粉尘污染问题，因此现代多用机械操作，机器筛主要有振荡式筛药机和旋转式筛药机。

3. 风选　是根据药材和杂质的比重不同，利用风力，将杂质分离除去，其对象是与药物的质量相差较大的杂质。一般经过簸扬（一般可利用簸箕或风车），借药材起伏的风力，使之与杂质分离，以达到纯净之目的，如苏子、车前子、吴茱萸、青葙子、莱菔子、葶苈子等。有些药物通过风选可将果柄、花梗、干瘪之物等非药用部位除去，如槐米、青葙子、车前子、葶苈子、番泻叶等皆可用风选法除去空壳或其他杂质。一般用簸箕或风车通过扬簸或鼓风，使杂质和药用部位分离，以使药物达到纯净。目前大生产中采用变频立式风选机组，配有自动上料和除尘机组，运用变频技术调节和控制风机的风速和压力，记录变频器的操作数据可以分析风选产品的质量，为饮片生产质量管理提供了量化依据。

4. 水选　是利用清水在较短时间内荡洗去药材附着的泥土或除去杂质；或利用药物与杂质的不同，借助水的浮力清除杂质和分离非药用部位，以使药物洁净，如酸枣仁等常用水漂去核皮；或者将药材置入大量清水中，每日换水 2 ~ 3 次；将药材置清洁的长流水中，漂洗去药材中的某些毒性成分、盐分，或腥臭成分和核皮等。如川乌、草乌、半夏等用水浸泡，以除去部分毒性成分；海藻、昆布、盐苁蓉、盐附子等应漂去内部的盐分，海螵蛸须用清水漂至无明显咸味；一些动物类中药如龟板、鳖甲残留有筋膜腐肉，经浸漂以除腥臭气味。

在药材水选时，应严格掌握时间，对其有效成分易溶于水者，一般采用"抢水洗"法（快速洗涤药材，缩短药材与水的接触时间），以免损失药效，并及时干燥，防止霉变。

5. 磁选 主要利用强磁性材料吸附混合在药材中的磁性杂物（铁屑、铁丝），将药材与磁性杂物分离，避免损坏切制、粉碎机械。

由于药材在采收、储运、加工过程中可能混入铁质杂物，如钉子、铁丝、铁屑等，若不除去，进入到后续的工序中会引起设备事故。目前，主要有带式磁选机和棒式磁选机，便于自动化流水作业，铁性物质和磁性物质自动分离，生产效率高。用于半成品、成品中药材的非药物杂质的净制。

6. 色差 主要是根据中药光学特性的差异，利用光电探测技术将中药材及其炮制品中的杂质、霉变品、非药用部位和不同药用部位等自动分拣出来。

二、去除非药用部位

非药用部位是指有效成分含量比较低、生物活性和药理作用比较弱的部位，通过炮制净选加工处理，去除非药用部位，可提高有效成分相对含量，增强生物活性，降低毒性和刺激性。

1. 去芦 "芦"又称芦苗、芦头。一般指根头、根茎、残茎、叶基等部位。历代医药学家认为芦为非药用部位，有的且"能吐人"，故应去掉。《修事指南》曰："去芦头者免吐。"元代吴绶说："人弱者以参芦可代瓜蒂也。"故曾将参芦列为涌吐药。通常认为需要去芦的药物有人参、党参、玄参、牛膝、草乌、黄芪、桔梗、防风、续断、紫菀、秦艽等。但目前通过研究，认为人参芦头没有涌吐作用，药典已不再规定去其芦头。

2. 去茎或去根 去茎，是指用根的药物须除去非药用部位的残茎；去根，是指用茎的药物须除去非药用部位的残根。同一植株根和茎都入药，但功效不同，须加以分离，以分别入药。丹参、龙胆、百部、黄芩、威灵仙、续断等根类药物，往往带有残茎，须剪除或切除。茎、根茎或地上部分入药的一些中药，如广藿香、马齿苋、木贼、石斛、仙鹤草、刘寄奴、高良姜、莪术等，须去除残留的根或须根。

3. 去枝梗 是指某些叶、花、果实类等中药，所带有的叶柄、花柄、果柄、老茎枝等非药用部位应除去，以使药物纯净，用量准确。如钩藤、桑寄生、桂枝中常混有老的茎枝，辛夷、马兜铃、枸杞子、夏枯草、槐米、桑叶、花椒、路路通、五味子、连翘、吴茱萸等混有花柄、果柄、叶柄等，应用风选、筛选、挑选、切、摘、剪除等方法加以去除。

4. 去皮壳 是指栓皮、根皮、果皮或种皮等属于非药用部位者，有效成分含量甚微，均须除去，以便纯净药物，使用量准确，或有效成分利于煎出。

树皮类中药外皮有粗糙的木栓层，有的还附着青苔、泥沙等不洁物，栓皮干枯而有效成分含量甚微，如不去除则影响调配剂量。如黄柏、肉桂、杜仲、苦楝皮、厚朴、臭椿皮等树皮类中药，加工则须刮净粗皮。

需要去皮的根或根茎药物，一般多趁鲜时在产地去皮。如桔梗、芍药、知母等如不趁鲜去皮，干后就不易刮除。如山药、三棱、大黄、山慈菇、川贝母、天麻、天花粉、天南星、乌药、甘遂、白及、泽泻、半夏均须刮净或撞去外皮。天冬、沙参、明党参等于沸水中煮或蒸后，趁热除去外皮。

5. 去核、瓤　有些果实类药物，其中的核或种子属于非药用部分，或核与果肉作用不同，故须除去或分别入药。《雷公炮炙论》中有"使山茱萸，须去内核，核能滑精"的记载；《修事指南》载"去核者免滑"；有的中药则除去瓤肉，取用种子。故实际加工中，根据临床需要进行净选。山茱萸、龙眼肉、乌梅、诃子、山楂，通常用肉而不用核，加工时剥取果肉或筛除脱落的核；橘核、木鳖子、瓜蒌子、冬瓜子、青皮等要求除去瓤肉；枳壳切片干燥后需筛去碎落的瓤核。

6. 去心　"心"，一般指根类药物的木质部或种子的胚芽。《修事指南》载"去心者免烦"，但在长期实践中服用一些带木质心的药物，未见有使人感觉烦闷。一些根皮类药物其木质心较粗，系非药用部分，宜予除去，而麦冬、天冬虽早在《注解伤寒论》中就有去心的记载，但因服后并不使人心烦，故近代加工不去心。如五加皮、白鲜皮、地枫皮、地骨皮、牡丹皮、香加皮、桑白皮、远志等根皮类药，往往在产地趁鲜除去木质心，剥取根皮。

7. 去毛刺　是指着生于药物表面或内部的绒毛、鳞片、硬刺、动物茸毛等，影响药物净度或有刺激咽喉等副作用，须加工除去。

枇杷叶其叶背密生很多绒毛，历代文献记载均须刷去。唐《新修本草》载："凡使枇杷叶须火布拭去毛，毛射入肺令咳不已。"枇杷叶可以在采摘后趁鲜刷去绒毛；大量者，亦有用机器刷毛。

骨碎补、狗脊均为蕨类植物的干燥根茎，表面生有鳞叶或绒毛，马钱子表面亦密生银灰色绒毛，皆可用砂烫法将毛烫焦，取出后再撞净筛除。刺猬皮密生硬刺，并具茸毛，用滑石粉烫制，使硬刺焦黄易断，茸毛烫焦脱落，过筛后，利于调配。刺蒺藜果实坚硬，生有许多小刺，以炒黄法炮制，炒至表面微黄色，取出，碾去刺，再筛去刺屑。

金樱子是果实入药，但果实内部有淡黄色毛刺。加工时，可略浸、润透，纵切两瓣，挖净毛刺，去核，干燥。其外部的刺应先用碾法或撞法除去。

8. 去头尾、足翅、鳞片、残肉筋膜　传统认为多数昆虫类的头尾足翅、蛇类的头尾有毒或不作药用，应除去。有些动物的骨骼或甲片入药，但残留筋膜皮肉，易引起腐败变质，也应除净。在加工处理中，蕲蛇、乌梢蛇、金钱白花蛇，均去头尾。斑蝥、虻虫、青娘子、红娘子均去头足翅，蜈蚣除头足。

鳖甲、龟甲往往残留有残肉筋膜，传统方法是以水浸泡，直至皮肉筋膜与骨分离而除去。现多以鳖甲、龟片置蒸锅内，沸水蒸45分钟，取出，放入热水中，用硬刷除净皮肉，洗净，晒干。现多用0.5%猪胰脏在pH8.2～8.4、温度40℃条件下水解，以除去残肉筋膜。穿山甲在剥取鳞甲时，常使皮肉一起剥下，可置沸水中浸烫，以得到洁净的鳞甲。

蛤蚧早有"毒在眼，效在尾"之说，故传统以"无尾者不用"。实际运用中，蛤蚧尾补肾平喘作用最强，故蛤蚧的净制是除去头足鳞片，不能去尾。其产地的加工是剖腹后除去内脏，用竹片撑开干燥。

第二节 分离不同药用部位

同一来源的中药，因不同部位的临床功效不同，而选用一定的方法加以分离，以分别入药。植物药的入药部位有根、根茎、叶、花、果实、种子或树皮、果皮、种皮等。有些植物药同一植株有几个药用部位均可入药，由于临床功效的差异或不同，应予分离。部分植物药的同一入药部位，因采收季节的不同，分别得到嫩枝或老茎，需要进行适当的挑选区分。另有一些动物类中药，由于不同入药部位相连，或等级规格的不同也需要加以分离，以分别入药。

一、地上部分与根的分离加工

部分植物的地上部分和地下部分都具有药理活性。但所含成分不同，药理作用不同，生物活性不同，可以分别作为两种或几种药物应用。地上部分与根的分离加工，一般是在产地加工时就将其分离，分别作为不同的药材收购和销售。

何首乌来源于蓼科植物，何首乌是其干燥块根，夜交藤是其干燥的藤茎。何首乌生用解毒、消痈、润肠通便，制后能补肝肾、益精血、乌须发；夜交藤则能养血安神、祛风通络。两者皆在秋、冬二季采集，故在采集时加以分离。

天花粉是栝楼的干燥块根，具清热生津、消肿排脓的功效；瓜蒌是栝楼的成熟果实，具清热涤痰、宽胸散结、润燥滑肠的功效。在秋季采收时，即可注意分别采收入药。瓜蒌在临床用药时，还须进一步分离为全瓜蒌、瓜蒌皮和瓜蒌子。

麻黄茎能发汗解表，根能止汗，将麻黄的根与茎经净选分离，以保证临床用药疗效的稳定，以免产生拮抗作用。

二、茎叶与花、果实、种子的分离加工

同一株植物，同是地上部分，但植物器官不同，其所含的化学成分种类和含量不同，药理活性差异较大，长时间的临床应用证明，其疗效不同，要求产地采集、加工和饮片炮制时将其分离。

金银花是忍冬干燥的花蕾或初开的花，能清热解毒、散风热，忍冬的茎藤即忍冬藤亦入药，以清热解毒、疏风通络为好。但金银花与忍冬藤应注意采收的季节，一般忍冬藤是在秋、冬季采收的。

马兜铃具清肺降气、止咳平喘的功效；天仙藤能行气活血、利水消肿，是马兜铃的茎藤。故地上部分采收后还要将果实与茎藤分离，以分别入药。

益母草为干燥的地上部分入药，能活血调经、利水消肿。茺蔚子是益母草的果实，功能活血调经、清肝明目。秋季果实成熟时采割地上部分，晒干，打下果实即得茺蔚

子。但益母草一般以花初开、茎叶茂盛时采收、干燥后为佳。

皂荚是豆科植物荚树的果实，有祛痰、开窍的功效；皂角刺功能消肿托毒、排脓、杀虫，来源同皂荚，系用树枝上的棘刺。采收时亦应注意分别收集。

藿香的入药部位是根据临床用药的不同需要而决定的，茎、叶既可分别入药，亦有茎、叶混合入药的。处方用名为藿香时，应付茎、叶的混合物；写藿香梗时应付藿香老梗（切厚片）；写藿香叶，则付去梗的藿香叶，故藿香的炮制是将原药材去残根及杂质，抖下叶另放，再将茎洗净，稍润切段、低温干燥或晒干。根据临床的不同需要以备分别选用。

三、果实与果皮、种子与种皮的分离加工

有些植物果实中的果皮和种子、种子与种皮，所含成分不同，临床作用有别，需要在产地采集加工时或饮片炮制时加以分离，分别作为不同的药物用于临床。

大腹皮是槟榔的干燥果皮，其采收可以在冬季至冷春采收未成熟的果实，剥取的果皮习称"大腹皮"；春末至秋初采收成熟的果实，剥取的果皮习称"大腹毛"。大腹皮具有下气宽中、利水消肿的功效。槟榔的炮制就需要分离除净果皮，再进一步浸润、切薄片。

瓜蒌可以果实整体入药，即全瓜蒌，是果皮、果肉、种子的混合物；种子、果皮在临床使用中亦单独入药。瓜蒌子又名瓜蒌仁，擅长润肺化痰、滑肠通便；瓜蒌皮则偏于清化热痰、利气宽胸。净选时若取用瓜蒌皮，是将整瓜蒌剖开，除去瓜瓤，并分离出瓜蒌子而得到的。

陈皮是橘及同属多种植物的成熟果实的果皮，与陈皮同一药源的尚有橘核、橘络、橘叶等入药部位。其中，橘核是种子、橘络为橘的中果皮及内果皮之间的维管束群（俗称筋络），净选时，应从果实中分离得到陈皮、橘核及橘络，以备分别入药。

莲子是植物莲的成熟种仁，具补脾止泻、益肾固精、养心安神的功效。莲子的青嫩胚芽为莲子心，功效清心、去热、止血、涩精，应与莲子肉相分离。另有中药莲房，即莲蓬壳，是莲的成熟花托，炒炭用能消瘀止血；莲的叶片即荷叶，能清暑利湿、升阳止血。实际采集加工时，可从植物莲的不同部位分别得到莲子（肉）、莲子心、莲房、荷叶等几种中药。

扁豆衣是扁豆的种皮，均能健脾和中，祛暑化湿。但扁豆衣气味俱弱，故健脾作用较弱，偏于祛暑化湿。用燀法炮制，可将豆、衣分离。

花椒，果皮和种子作用不同。果皮能温中散寒，止痛杀虫；种子即椒目具利水、平喘的功效，过筛使果皮与种子分开，以分别入药。

砂仁辛温，功能化湿、行气、温中、安胎，是醒脾和胃之良药。砂仁壳是砂仁之果壳，性味功效与砂仁相似，但温性略减，化湿、行气之力较弱，适用于脾胃气滞，脘腹胀满等。净选时，注意仁、壳分离。

白豆蔻辛温，能化湿，行气，温中，止呕。豆蔻壳为白豆蔻的果壳，性味功效与白豆蔻相似，但温性较减，力亦较弱。净选时，将仁、壳分离，以适应临床的不同需要。

四、其他类中药不同部位的分离加工

紫河车是健康人的干燥胎盘，具温肾补精，益气养血的功效。脐带又名坎炁，与胎盘相连，其功能益肾纳气。加工时，宜趁鲜分离，分别洗净，以利于进一步加工炮制。

鹿茸是雄鹿未骨化密生茸毛的幼角，鹿角是已骨化的角或锯茸后翌年春季脱落的角基。加工鹿茸时，应注意区分骨化程度的不同，注意分出等级，如角尖部为"血片""蜡片"，中上部为"粉片"，下部习称"老角片"。

茯苓是真菌茯苓的菌核，茯苓皮是茯苓菌核的黑色外皮。在加工时按不同部位切制，分离得到茯苓和茯苓皮。亦有在加工时将菌核内部的白色部分切成薄片或小方块，即为白茯苓，皮层下的赤色部分，为赤茯苓；带有松根的白色部分，切成方形薄片，即为茯神，亦称抱木神。传统认为白茯苓偏于健脾，赤茯苓偏于利湿，茯神偏于安神。

第三节　中药饮片的净度要求

净度是指中药炮制品的纯净程度，可以用炮制品含杂质及非药用部位的限度来表示。非药用部位主要是果实种子类药材的皮壳及核，根茎类药材的芦头，皮类药材的栓皮，动物类药材的头、足、翅，矿物类药材的夹杂物等。

一、中药饮片的净度要求

中药饮片的净度要求是：不应该含有泥沙、灰屑、霉烂品、虫蛀品、杂物及非药用部位等。

《中国药典》对部分药物具体规定：五味子杂质不得过1%。山茱萸杂质（果核、果梗）不得过3%。女贞子杂质不得过3%。小茴香、穿山甲杂质不得过4%。草乌杂质（残茎）不得过5%。酸枣仁杂质（核壳等）不得过5%。蒲黄杂质不得过10%。

二、杂质检查法

杂质检查法按《中国药典》（2015年版四部）通则2301中规定的方法进行。

1. 取规定量的供试品，摊开，用肉眼或放大镜（5～10倍）观察，将杂质拣出；如其中有可以筛的杂质，则通过适当的筛，将杂质分出。

2. 将各类杂质分别称重，计算其在供试品中的含量（%）。

杂质含量（%）＝杂质的重量/样品总重量×100%

在杂质检查中，药材或饮片中混存的杂质若与正品相似，难以从外观鉴别时，可称取适量，进行显微、化学或物理鉴别试验，证实其为杂质后，计入杂质重量中。此外，个体大的药材或饮片，必要时可破开，检查有无虫害、霉烂或变质情况。

莲　子

【药材来源】本品为睡莲科植物莲 *Nelumbo nucifera* Gaertn. 的干燥成熟种子。秋季

果实成熟时采割莲房，取出果实，除去果皮，干燥；或除去莲子心后干燥。

【法定炮制】

1. 莲子　取原药材，除去杂质，用温水略浸，捞出润软，剥开去心，干燥；或捣碎，去心；无心者，直接入药或捣碎。

2. 莲子心　除去杂质，筛去灰屑。

【成品性状】

1. 莲子　略呈类半球形。表面红棕色，有细纵纹和较宽的脉纹。一端中心呈乳头状突起，棕褐色，多有裂口，其周边略下陷。质硬，种皮薄，不易剥离。子叶黄白色，肥厚，中有空隙。气微，味微甘、微涩。

2. 莲子心　略呈细圆柱形，长 1 ~ 1.4cm，直径约 0.2cm。幼叶绿色，一长一短，卷成箭形，先端向下反折，两幼叶间可见细小胚芽。胚根圆柱形，长约 3mm，黄白色。质脆，易折断，断面有数个小孔。气微，味苦。

【炮制作用】

1. 莲子　去心分开不同药用部位，去除苦味。味甘、涩，性平。归脾经、肾经、心经。具有补脾止泻，益肾涩精，养心安神的功能。生品性平偏凉，长于养心安神，用于虚烦、惊悸、失眠，亦能补脾止泻、益肾涩精。常配伍茯苓、酸枣仁、柏子仁、夜交藤、淡竹叶等，用于虚烦、心悸、失眠，有清心除烦、养心安神的作用。心烦严重者可加黄连、栀子仁；心悸严重者可加龙骨、牡蛎；失眠严重者可加珍珠母、合欢皮。

2. 莲子心　味苦，性寒。归心、肾经。具有清心安神，交通心肾，涩精止血的功能。用于热入心包，神昏谵语，心肾不交，失眠遗精，血热吐血。治太阴温病，发汗过多，神昏谵语，如《温病条辨》清宫汤。治劳心吐血，用莲子心、糯米（《百一选方》）。治遗精，用莲子心一撮，为末，八层砂一分。每服一钱，白汤下，日二（《医林纂要》）。

【传承轨迹】唐代有蒸法。宋代有麸炒法。元代有炒法。明代除用炒法外，还有酒煮、猪肚制、焙制、葱盐炒等炮制方法。清代除沿用炒法、蒸法、葱盐炒外，出现了酒浸法。近代的炮制方法还有麸炒。莲子虽然唐代就有炮制记载，但历代炮制方法都不多，只有单炒和麸炒保留至近代，而现在较常用的方法也仅炒黄一种。

【研究摘要】莲子中含有糖类、生物碱类、黄酮类、三萜类、甾体类、脂肪酸、挥发油、蛋白等；莲子心的化学成分主要为生物碱类、黄酮类、三萜类、甾体类、多糖、脂肪油等。

现代研究表明莲子低聚糖服用后，小鼠粪便含水量增加，肠道菌群多样性降低，而盲肠中菌群数量升高，其中短链脂肪酸（SCFA）菌群数量增加，并且提高了肠道中短链脂肪酸的浓度，从而增加小鼠血清中细胞因子的浓度，这些结果显示莲子低聚糖或联合抗性淀粉对缓解便秘有更好的效果。

莲子心中的甲基莲心碱能够明显抑制多种诱聚剂诱导的高脂血症患者和健康成人血小板聚集，且作用强于阿斯匹林，这对高脂血症患者并发血栓性疾病有一定的防治作用。莲子心总碱具有抗氧化活性，所含的单体生物碱类成分因类型不同，抗氧化活性有较大差异，其中酚性生物碱对自由基的清除活性和抗脂质过氧化活性均明显强于非酚性生物碱类。莲子心水提物能明显降低小鼠肝、肾匀浆中丙二醛的产生，并对过氧化氢诱导的小鼠红细胞溶血有良好的抑制作用，该研究充分表明莲子心水提液具有显著的自由基清除活性，并对组织细胞及亚细胞膜有很好的保护作用。此外，莲子心中黄酮类成分和油脂也表现出良好的抗氧化活性。莲子心乙醇提取物和总生物碱提取物对四氧嘧啶诱导的小鼠血糖升高具有显著的拮抗作用，且研究表明莲子心降血糖的活性成分主要是生物碱类，莲子心中的莲心碱通过阻断 Ca^{2+} 内流来提高组织对于胰岛素的敏感性，从而影响糖的代谢。莲子心中的生物碱体外实验表明具有抗肿瘤作用。莲子心的多糖类成分具有一定的抗炎活性，可通过抑制小鼠正常脾细胞的 TLR-2 或 TLR-4 的表达而起到抗炎作用。莲子心还具有抗菌、抗病毒、抗衰老等多种活性。

紫 苏

【药材来源】本品为唇形科植物紫苏 *Perilla frutescens*（L.）Britt. 的全株。依据其不同入药部位和临床功用，可分为紫苏子、紫苏叶和紫苏梗。紫苏子系秋季果实成熟时采收，除去杂质，晒干；紫苏叶系夏秋季枝叶茂盛时采集，除去杂质，晒干；紫苏梗系于秋季果实成熟后采割，除去杂质，晒干或趁鲜切片，晒干。

【特色炮制】

1. 醋紫苏梗 取紫苏梗片，照醋炙法炒至黄色或焦黄色。每 100kg 紫苏梗，用醋 12kg（《河南省中药饮片炮制规范》·2005）。

2. 蜜炙紫苏梗 取紫苏梗片，照蜜炙法用炼蜜拌炒至蜜汁吸尽。每 100kg 紫苏梗，用炼蜜 35kg（《上海市中药饮片炮制规范》·2008）。

【法定炮制】

1. 紫苏子 除去杂质，洗净，干燥。

2. 紫苏叶 除去杂质及老梗；或喷淋清水，切碎，干燥。

3. 紫苏梗 除去杂质，稍浸，润透，切厚片，干燥。

【成品性状】

1. 紫苏子 呈卵圆形或类球形，直径约 1.5mm。表面灰棕色或灰褐色，有微隆起的暗紫色网纹，基部稍尖，有灰白色点状果梗痕。果皮薄而脆，易压碎。种子黄白色，种皮膜质，子叶 2，类白色，有油性。压碎有香气，味微辛。

2. 紫苏叶 呈不规则的段或未切叶。叶多皱缩卷曲、破碎，完整者展平后呈卵圆形。边缘具圆锯齿。两面紫色或上表面绿色，下表面紫色，疏生灰白色毛。叶柄紫色或紫绿色。带嫩枝者，枝的直径 2～5mm，紫绿色，切面中部有髓。气清香，味微辛。

3. 紫苏梗 呈类方形的厚片。表面紫棕色或暗紫色，有的可见对生的枝痕和叶痕。切面木部黄白色，有细密的放射状纹理，髓部白色，疏松或脱落。气微香，味淡。

【炮制作用】

1. 紫苏子 辛，温。归肺经。具有降气化痰，止咳平喘，润肠通便之功。用于痰壅气逆，咳嗽气喘，肠燥便秘。治气喘咳嗽，食痞兼痰：紫苏子、白芥子、萝卜子。上三味，各洗净，微炒，击碎，看何证多，则以所主者为君，余次之，每剂不过三钱，用生绢小袋盛之，煮作汤饮，随甘旨，代茶水吸用，不宜煎熬太过。若大便素实者，临服加熟蜜少许，若冬寒，加生姜三片。（《韩氏医通》三子养亲汤）

2. 紫苏叶 辛，温。归肺、脾经。具有解表散寒，行气和胃之功。用于风寒感冒，咳嗽呕恶，妊娠呕吐，鱼蟹中毒。治外感风寒，发热咳嗽，如《温病条辨》杏苏散；治鱼蟹不鲜、食用过量所致腹痛、吐泻，常与生姜配伍，煎水服用。

3. 紫苏梗 辛，温。归肺、脾经。具有理气宽中，止痛，安胎之功。用于胸膈痞闷，胃脘疼痛，嗳气呕吐，胎动不安。治脾胃气滞，胸膈痞闷，嗳气呕吐，常与陈皮、半夏、藿香等配伍；治妊娠恶阻，胎动不安，常与砂仁、陈皮、木香等同用，取其行气止呕，调和脾胃，止痛安胎。

【传承轨迹】 紫苏的净制见于宋代：紫苏叶去梗和拣净。元代明确去根或拣净，去粗梗。明代继承了拣净，去粗梗，并出现了去梗碎用的炮制方法，同期，出现了紫苏茎去节和去根土，水洗，有用梗，用叶，有梗叶同用者。清代紫苏净制沿用了前人的方法。近代紫苏的净制为除去杂质和老梗或鲜药材除去枯叶、老梗等杂质。

【研究摘要】 紫苏子脂肪油含量达到 48%，其中主要成分为 α-亚麻酸，含量达到 45%～70%；紫苏茎和叶含有少量的脂肪油和挥发油；紫苏叶中还含有黄酮和花色苷类、酚酸类、苷类、三萜类和甾体等化学成分。

紫苏叶水煎液有缓和的解热作用，能促进消化液分泌，增进胃肠蠕动；能减少支气管分泌，缓解支气管痉挛；紫苏水煎剂对大肠杆菌、痢疾杆菌、葡萄球菌有抑制作用，有升高血糖作用。紫苏梗水提液对模型大鼠结肠环形肌条收缩运动具有明显兴奋作用，而对正常大鼠结肠收缩运动无兴奋作用。紫苏梗水提液和紫苏叶油二者均能通过增加结肠平滑肌条收缩振幅和平滑肌细胞收缩率，升高细胞内的 $[Ca^{2+}]$，从而达到促进结肠收缩运动的作用。两种成分均能通过增强平滑肌细胞膜的去极化，增强结肠运动功能。紫苏梗水提液参与或调整肾上腺素能 β 受体途径，并参与第二信使 IP3 介导的肌醇脂质信号系统对平滑肌收缩作用的调节，促进结肠运动。可见紫苏梗水提液和紫苏叶油均能维持平滑肌细胞膜流动性，为平滑肌正常运动功能提供必要的物质基础，并为阐释芳香药物的"运脾"作用机理，提供了科学的实验依据。

实验研究表明，紫苏提取物中主要成分如迷迭香酸、咖啡酸、紫苏酮等均具有抑制癌细胞增殖、诱导癌细胞凋亡的作用。

紫苏梗通过适当的配伍可佐治上呼吸道感染、支气管炎等呼吸疾病，随着配伍的不同，紫苏梗在处方中的功用亦不同，如风寒化热之感冒以紫苏梗配柴胡、葛根在解表的同时兼可宣发肺气；治疗慢性咽炎可用紫苏梗和旋覆花疏肝利肺；治疗风热犯肺型咳嗽将桑叶、菊花配以紫苏梗以增强辛散透表之力；治疗痰热郁肺和肺中伏火型咳嗽加用紫苏梗、枳壳以利肺下气；治疗肺脾气虚和肺胃阴虚型咳嗽时在应用大剂益气养阴药物同时佐以紫苏梗醒脾和胃，使之补而不滞。

第七章　饮片切制 ▷▷▷

　　将净选加工后的药材采用适宜的方法软化后，再将其切成片、丝、块、段等一定规格的炮制方法，称为饮片切制。

　　饮片切制历史悠久，古称"㕮咀"，指以口咬碎。《五十二病方》中载有"细切""削""剉"等早期饮片切制用语。张仲景在《伤寒论》中也记载有：附子破、生姜切等。到南宋时期饮片切制日臻完善，南宋末年的周密在《武林旧事》中，曾记载杭州已有制售"熟药圆散，生药饮片"的作坊了，此时在汤剂中多以"粗末""咀片"为主。而中药切制的饮片形式出现于明代中期陶华的《伤寒六书》制药法中，明确记载："一川大黄，须锦纹者，佳。剉成饮片，用酒搅匀，爆干，以备后用。"清代吴仪洛在《本草从新》一书中的柴胡项下，提出"药肆中俱切为饮片"。在此以后广泛应用并沿袭至今。

　　目前，饮片切制仍是中药材加工成为中药饮片的主要技术手段。且大都用机器切制，并按要求应在通过 GMP 认证的中药饮片厂中进行。围绕饮片切制的操作工艺和质量控制方面开展的科学研究，取得了一定进展，近年还开展了颗粒饮片产地加工炮制一体化趁鲜切制以及冻干饮片的研制。

　　药材切制成饮片后，利于煎出有效成分，避免细粉糊化，便于炮炙时受热均匀，提升炮炙效果，利于贮藏保管，便于鉴别和调剂制剂等。

第一节　中药材的软化

　　药材切制成饮片必须经过软化过程，目的是使药物吸收相当量的水分后，水经过表面毛细管和细胞间隙渗入药材内部组织细胞，细胞膨胀或者破裂后，亲水成分溶解，不亲水成分也膨胀松软，使药材质地由硬变软，以利于切制。明代《本草蒙筌》载："诸药剉时，须要得法，或微水渗，或略火烘。湿者候干，坚者待润，才无碎末，片片薄匀，状与花瓣相侔，合成方剂起眼，仍忌剉多留久，恐走气味不灵，旋剉应人，速能求效。"凡药材进行软化处理，均须先经过净选程序，再根据药物特性，结合季节情况，采用适当方法使之软化。

一、软化方法

　　常用的软化方法包括淋法、洗法、泡法、漂法、润法等。

　　1. 淋法　即用清水喷淋或浇淋药物。被处理的药物一般不直接放入水中，而将药物整齐地直立堆成垛状，用多量清水自上而下浇淋（通常浇淋 2 ~ 4 次），以茎部和根部浸软为止。本法多适用于气味芳香，质地疏松的全草类、叶类和有效成分易随水流失的药物，如薄荷、荆芥、佩兰、藿香、枇杷叶等。

2. 洗法　将药物投入清水中，快速洗涤，及时取出，稍润即切的方法，由于药物与水接触时间短，故称"抢水洗"。适用于质地松软，水分易渗入及有效成分易溶于水的药物，如五加皮、瓜蒌皮、白鲜皮、合欢皮、南沙参、瞿麦、陈皮、防风、石斛、龙胆等。大多数药材洗一次即可，但有些药材附着多量泥沙和其他杂质，则需用水洗数遍，以洁净为度。每次用水量不宜过多，如蒲公英、紫菀、地丁等。

洗法要在保证药物洁净和易于切制的前提下，尽量采取"抢水洗"，操作力求迅速，缩短药材与水接触时间，防止药物"伤水"（因含水量过多对饮片质量造成影响）和有效成分的流失。大生产中多采用洗药机洗涤药物。

3. 泡法　是将药物用清水浸泡一定时间，使其吸收适量水分的方法。先将药物洗净，再加入清水至淹没药物放置一定时间，视药物的质地、大小和季节、水温等灵活掌握，中间不换水，一般浸泡至六七成透时，捞出，再润软后切片。适用于质地坚硬或体积较大、水分难渗入的药物，如槟榔、三棱、莪术、姜黄、乌药、木香、川芎、常山、泽泻、白芷、山药、天花粉、大黄、葛根等。

泡时要遵循"少泡多润"的原则，即要使药物吸收一定的水分，促使软化，又要尽可能缩短药物在水中浸泡的时间，尽量减少其有效成分的流失。有些药物浸泡时，所含成分逐渐向水中扩散，使水液呈现一定的颜色，习称"下色"。对于易下色的药物，如白术、苍术、泽泻、射干、大黄、甘草等，浸泡时，如观察到水液稍有变色，微呈药物颜色时，应立即捞出，再采用润法使之进一步软化。

此外，"烂"法亦属于泡法的范围，烂与泡的时间要长，以便除去非药用部分，如龟甲、鳖甲等，传统多用烂法处理。该法现已少用，目前主要用蒸法与猪胰脏酶解，既快速卫生，有效成分损失又少。

4. 漂法　是将药物用多量水，多次漂洗的方法。操作时，将药材放入大量的清水中，漂去有毒成分、盐分及腥臭异味，采用换水法进行。漂的时间，可根据药物的质地、季节、水温而灵活掌握。适用于毒性药物，用盐腌制的药物及有腥臭味的药物，如乌头、附子、半夏、天南星、肉苁蓉、海藻、昆布、紫河车、五谷虫等。漂法处理药物，以春秋季为佳，此时气候适宜，每天换 1 ~ 2 次即可。夏季气温高，漂洗药物时易霉腐变质，若换水太多则易损失大量的有效成分，如需在夏季进行，可在水中加入 2% ~ 6% 的明矾防腐。

漂的标准，有毒的药物，取药物切开，放于舌上，以半分钟内不刺舌为准；有盐分的药物，以药物无咸味为准；有腥臭味的药物，如紫河车，以漂去瘀血为度，五谷虫、人中白以漂去臭味为度。

5. 润法　是把泡、洗、淋过的药物，用适当器具盛装，或堆集于润药台上，以湿物遮盖，或继续喷洒适量清水，保持湿润状态，使药物外部的水分徐徐渗透到药物组织内部，达到内外湿度一致，利于切制。润的方法有浸润、伏润、露润等法。

润药得当，既能保证质量，又可减少有效成分损失，有"七分润工，三分切工"之说，润药是关键。润药的优点，一是有效成分损失少，二是饮片颜色鲜艳，三是使水分均匀、饮片平坦整齐，很少有炸心、翘片、掉边、碎片等现象。

6. 特殊软化方法 有些不适宜用水处理方法软化的药物，需采用下述软化方法。

（1）湿热软化 某些质地坚硬或经热处理有利于保存成分的药物，需用蒸、煮法软化，如红参、宣木瓜等蒸软后趁热切片，既能加速软化，又利于保存成分和保持片型美观，并能加速干燥。黄芩经蒸或煮法软化后切片，可破坏黄芩中所含的酶，有利于保存有效成分，提高饮片质量。

（2）酒处理软化 鹿茸、蕲蛇、乌梢蛇等药材用水处理，或容易变质，或难以软化，需用酒处理软化后切片。

此外，一些药材已在产地加工趁鲜切制，如鲜青蒿、鲜鱼腥草、鲜益母草等。如以鲜品入药者，必须趁鲜切制，如鲜石斛、鲜芦根、鲜地黄等；某些质地坚硬、干燥后不易软化的药材，也大多趁新鲜切制，如乌药、土茯苓、鸡血藤、黄药子、白药子等。

7. 药材软化的新技术、新方法与工艺设备 用传统的人工洗涤、自然浸润的软化方法，只适宜于小量加工。目前，大生产中，除继承、改进传统加工方法外，还广泛采用真空加温、减压冷浸、加压冷浸等软化技术，利用相关的软化设备，通过抽气减压或加压，加速药材的软化，缩短浸润时间，减少成分流失和药材霉变，损耗少，产量高，饮片质量好。

二、药材软化程度的检查方法

药材在水处理过程中，要抽样检查其软化程度是否符合切制要求，习惯称"看水头"或"看水性"。现将常用检查方法简介如下：

1. 弯曲法 长条状药材软化至握于手中，大拇指向外推，其余四指向内用力握，药材略弯曲，而不易折断，即为合格，如甘草、黄芪、白芍、木通、木香等。

2. 指掐法 团块状药材软化至手指甲能掐入表面为宜。如白术、白芷、天花粉、泽泻等。

3. 穿刺法 粗大块状药材软化至以铁扦能刺穿而无硬心感为度，如大黄、虎杖等。

4. 手捏法 不规则的根和根茎类药材软化至用手捏粗的一端，感觉其较柔软为宜，如当归、独活等。部分块根、果实、菌类药材，如延胡索、枳实、雷丸等，润至手握无吱吱响声或无坚硬感时为宜。

5. 劈剖法 质地特别坚硬的药材，如桂枝木、金果榄等，可从药材中间劈开，检查其水浸润程度，如水浸润达到三分之一至四分之三即可切制。

第二节　饮片的类型及切制方法

中药材来源复杂，形状各异，切制饮片既要便于煎煮提取，便于进一步炮炙，便于鉴别，同时又要达到美观，便于患者接受，提高商品价值。因此，自古以来饮片类型多种多样，分类方法也各有不同。选择饮片类型规格的原则是既要便于切制操作，切制的饮片又要达到要求。

一、饮片的类型

1. 按厚薄、长短、大小分类

（1）极薄片　厚度 ≤ 0.5mm，适用于木质类、动物骨骼、角质类药材，如苏木、降香、羚羊角等。

（2）薄片　厚度 1 ~ 2mm，适用于质地致密坚实、不易破碎者，如白芍、乌药、槟榔、天麻等。

（3）厚片　厚度 2 ~ 4mm，适用于质地松泡、黏性大，切薄片易破碎者，如茯苓、山药、泽泻等。

（4）丝　分为细丝（2 ~ 3mm）和宽丝（5 ~ 10mm），适用于皮类、叶类和较薄的果皮类药材，如黄柏、厚朴、陈皮、荷叶、枇杷叶、冬瓜皮等。

（5）段（咀、节）　10 ~ 15mm 长，适用于全草类和形态细长，内含成分易于煎出者，如荆芥、益母草、白茅根、麻黄等。

（6）块　大块，长 30 ~ 40mm，厚 5 ~ 10mm，如首乌、茯苓、大黄等，现已少用；小块又叫丁片，边长为 8 ~ 12mm，适用于煎煮易糊化及需切成块状的药材，如葛根、茯苓、阿胶丁等。

2. 按切制方法分类

（1）顶刀片　又叫顶头片，即刀片与药材长轴垂直切制而成，即横切片，适用于长条形或类圆形药材，如白芍、白芷、三棱、莪术、泽泻等。

（2）斜片　即刀片与药材长轴呈一定角度切制而成，即斜切片，适用于细长药材纤维性强者，如黄芪、甘草、白术、山药、木香等。

（3）顺刀片　即刀片与药材长轴平行切制而成，即顺刀片，又叫直刀片或纵切片，适用于长椭圆形药材，如白术、乌头、附子等。

3. 按饮片形状分类

（1）圆片　亦称铜钱片，圆柱形药材顶刀切制的类圆形饮片，如白芍、白芷、三棱、莪术、泽泻等。

（2）斜片　细长或粗大块状药材斜切而成的斜片，有瓜子片，如桂枝、桑枝等；有马蹄片，如大黄、白芍等；有柳叶片，如甘草、黄芪等。

（3）月牙片　依据药材本身形状切制成类似于月牙形状的饮片，如枳壳、木瓜等。

（4）蚊香片（盘香片）　呈单卷筒状药材切制，经横切，其形如蚊香的饮片，如厚朴（单筒）等。

（5）如意片　呈双卷筒状药材切制，经横切，其形同如意锁或花卷，如厚朴（双筒）等。

（6）瓦片、指甲片　将筒状药材先开条成20mm、10mm 宽，再横切成片，其形如盖房的瓦或指甲，如厚朴等。

（7）蝴蝶片　横切药材成形如蝴蝶的片形，如川芎、苍术等。

（8）鱼子片　全草类药材细切成鱼卵状，如麻黄、香薷等。

（9）骨牌片　又称格牌片，系指将药材切成一定长度的段后，再纵切成的长方形饮片。

操作工艺为将原药材软化后，逐个修切去掉细尾，选中粗切成段，左手用扁齿纵夹压于刀床，右手一板，纵切 1～2mm 厚的长方形薄片。如黄柏、当归身等。

（10）腰子片　系指切制质量较好的枳壳片，外形如动物肾脏而得名。如浙贝母、马钱子等。

（11）燕窝片　取天门冬、麦门冬，用少量白矾水洗净，收其身，逢中顺切三分之二深，去掉木心，将药材中间向外翻越晾干即得，因似燕窝型而得名。

（12）云层片　菌类或块根等不规则形药材，软化后用片刀选择药材的剖切面，切 2～3mm 的平片，形似浮云，如茯苓、云苓、镜面苓、猪苓、草薢、大黄等。

二、选择原则

1. 质地致密、坚实者，宜切薄片，如乌药、槟榔、当归、白芍等。

2. 质地松泡、粉性大，切薄片易破碎者，宜切厚片，如山药、天花粉、茯苓等。

3. 为了突出鉴别特征或为了饮片外形的美观，或为了方便切制操作，视不同情况，选择切制成直片和斜片，如大黄、何首乌、黄芪、甘草等。

4. 形态细长，内含成分又易煎出者，宜切成段，如木贼、荆芥、薄荷、麻黄等。

5. 皮类和宽大的叶类药材，可切成一定宽度的丝，如陈皮、黄柏、枇杷叶等。

6. 为了便于炮制，可选择一定规格的块或片，如大黄、何首乌、阿胶等。

三、切制方法

目前，饮片切制生产中有机器切制和手工切制两种。

（一）机器切制

目前，全国各地生产的切药机种类较多，功率不等，基本特点是生产能力大、速度快、节约时间、减轻劳动强度和提高生产效率等。现将主要的切药机简介如下：

1. 转盘式切药机　这种机器的主要特点是刀片在旋转，可以进行颗粒类药物的切制。操作时，将待切制药物装入固定器内，辅平、压紧，以保持推进速度一致，切片均匀。装置完毕，启动机器切片。此类切药机不适宜切制全草类药物。（图 7-1）

2. 剁刀式切药机　这种切药机结构简单，适应性强，功率高，其主要特点是切药刀在上下往复运动。适宜于根、根茎、全草类药材。操作时，将被切药材摊于机器台面上，启动机器，药材经输送带送入刀床进行切片。（图 7-2）

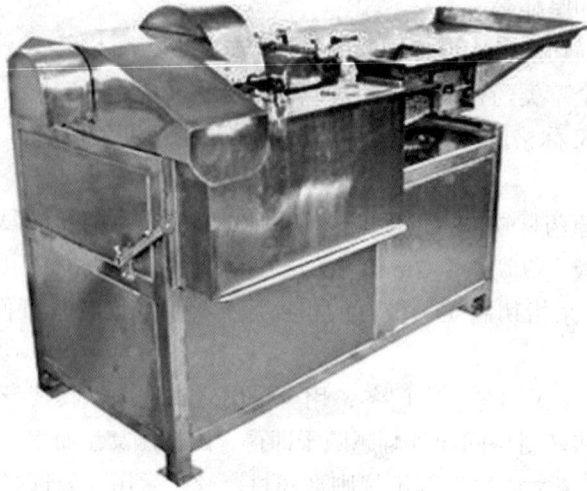

图 7-1　转盘式切药机

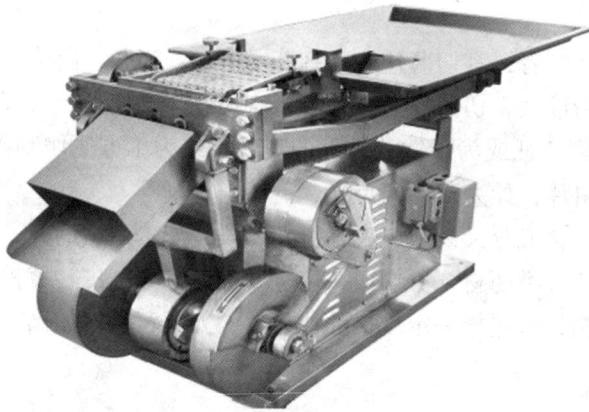

图 7-2　铡刀式切药机

目前多用的是直线往复式切药机、高速万能截断机、纵片切药机等，特制的输送带和压料机构将物料按设定的距离作步进移动，直线运动的切刀机在输送带上切断物料。此类切药机不适宜切制颗粒状药物。（图 7-3）

3. 离心旋料式切片机　这种切药机切制力（离心力）与药材自身的质量成正比，故具有自适应性：物料从高速旋转的转盘中心孔投入，在离心力的作用下滑向外圈内壁作匀速圆周运动，当物料经过装在切向的固定刀片时，被切成片状。切制品的片形好、损耗小；整机结构紧凑，操作方便，适宜川芎、泽泻、半夏、贝母、生地黄等团块状或颗粒状药材的切制。（图 7-4）

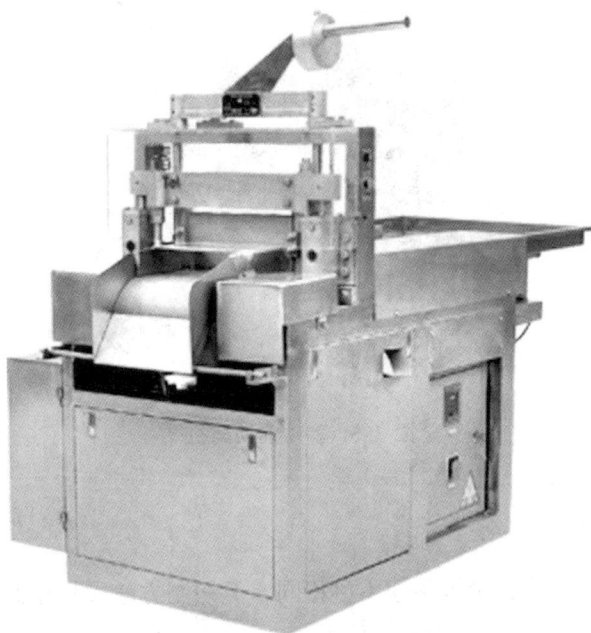

图 7-3 直线往复式切药机

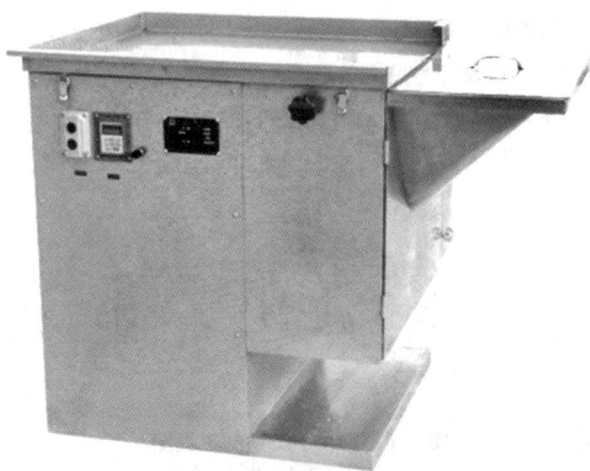

图 7-4 离心旋料式切片机

4. 多功能切药机 该机有多个进药口，倾斜度不同，切出来的饮片可以是圆片、瓜子片、柳叶片等，果实类、块类、茎类都可以切制。（图 7-5）

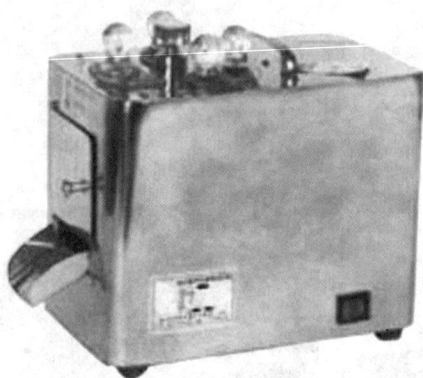

图 7-5　多功能切药机

（二）手工切制

手工切制用的切药刀，全国各地不尽相同，但切制方法大致相似。手工切的工具主要是刀（图 7-6），现将切药刀简介如下：

1. 铡刀　主要由刀片、刀床（刀桥）、压板、装药斗、控药棍等部件组成。操作时，人坐在刀凳上，将软化好的药材，整理成把（"把活"）或单个（称"个活"）置于刀床上，用手或一特制的压板向刀口推进，然后按下切片，即切成饮片。饮片的厚薄长短，以推进距离控制。有些"个活"，如槟榔，可用"蟹爪钳"夹紧向前推进。

2. 片刀　多用于切厚片、直片、斜片等，如白术、山药、黄芪、甘草、苍术、桑枝等。左手握住药材向刀口推送，同时右手拿刀柄向下按压，即可切出饮片。

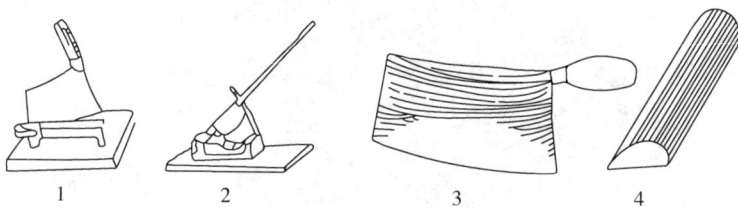

图 7-6　常用手工切制工具图

1、2. 铡刀　3. 片刀　4. 压板

手工切制生产量小，劳动强度大，但切出的饮片平整、光滑、均匀一致，类型和规格齐全，外形美观，弥补了机器切制的不足。

（三）其他切制方法

对于木质及动物骨、角类药物，用上述工具切制较难，应根据不同情况，选择适宜工具进行饮片切制。

1. 镑　所用工具是镑刀。镑刀是在木质的柄上，平行镶嵌许多锋利的刀片，操作时，将软化的药材用钳子夹住，另一只手持镑刀一端，来回镑成极薄的饮片。此法适应动物角类药物，如羚羊角、水牛角等。

2. 刨 适宜木质类药材，如苏木、檀香等。操作时，将软化好的药材固定，用刨刀刨成薄片即可。目前也有用于生产的刨片机。

3. 锉 有些药材，习惯上用其粉末。但由于用量小，一般不事先准备，而是随处方加工，如水牛角、羚羊角等。调配时，用钢锉将其锉为末，或再加工继续研细即可。

4. 劈 利用斧类工具将木质类药材劈成块或厚片，如松节、降香等。

第三节 特殊加工

一、碾捣

某些矿物类、动物甲壳类、植物类、果实，由于质地特殊或形体较小，不宜批量切制成饮片，但为了便于调配和制剂，不论生熟，均需临用前碾或捣碎，使其充分发挥疗效。

需要碾捣（碾槽）或捣碎的药物，一般分为以下几类：

1. 矿物类 如自然铜、磁石、赭石、石膏、龙骨、龙齿、花蕊石、白石英、紫石英、金精石、银精石、阳起石、赤石脂、禹余粮、寒水石、钟乳石、云母石、海浮石等，可事先碾碎或捣碎。

2. 动物甲壳类 如龟甲、鳖甲、穿山甲、石决明、白贝齿、牡蛎、蛤壳、瓦楞子等，可事先碾碎或捣碎。

3. 果实种子类 如苏子、芥子、莱菔子、酸枣仁、牵牛子、小茴香、肉豆蔻、桃仁、苦杏仁、砂仁、郁李仁、益智仁、橘核、冬瓜子、草果、补骨脂、胡芦巴、栀子、决明子、苍耳子、川楝子等。本类药物大多数含有脂肪油或挥发油，需临用前捣碎，碾或捣碎后不宜贮存过久，以免泛油变质或挥发而失效。

4. 根及根茎类 如川贝母、制半夏、珠儿参等。本类药物大多数切成饮片供临床应用，但有的品种形体很小，不便切制时可在调剂过程中捣碎。

二、粉碎

对于三七、马钱子等中药，饮片规格中有三七粉、制马钱子粉等，需要粉碎加工。矿物药质地坚硬，也需要特殊的粉碎设备。近年来，药食两用以及中药动物药出现微粉饮片规格，其粉碎需要专业的方法和设备。

适用于炮制需要粉碎的设备有万能粉碎机（柴田式粉碎机）、万能磨粉机和倾斜式中药材粉碎机、球磨机和羚羊角粉碎机以及微粉设备等。

三、制绒

某些纤维性或体轻泡的药材经捶打，推碾，再筛去粉末，制成绒絮状，以缓和药性，或便于应用。如麻黄碾成绒，则发汗作用缓和，适于老年、儿童和体弱者服用。艾叶制成绒，便于配制"灸法"所用的艾条或艾炷。

四、拌衣

将药物表面用水湿润，使辅料黏附于药物上，从而起到一定的治疗作用。

1.朱砂拌 将药物湿润后，加入定量的朱砂细粉拌匀，晾干。如朱砂拌茯神、朱茯苓、朱远志、朱麦冬等，以增强宁心安神的作用。

2.青黛拌 方法同朱砂拌，如青黛拌灯心草，有清热凉肝的作用。

五、揉搓

某些质地疏松而呈条状的药物，为便于调配和煎煮，往往揉搓成团，如竹茹、谷精草、大腹皮等。有些则揉搓成小碎块，如荷叶、桑叶等。

第四节　饮片的干燥

药物经过水处理，切片等程序后，此时含水量较高，适宜微生物的生长繁殖，如果不及时干燥，饮片则易于变色，甚至霉烂变质。因此药物切成饮片后，为保存药效，便于贮存，必须及时干燥，冷后及时包装，以免吸潮，或再次被污染，否则直接影响中药饮片的质量。

饮片干燥必须注意干燥方法、温度和时间，同时要注意观察饮片外观色泽。各种药物固有的颜色基本上可以代替药材的内在质量，所以饮片的质量标准常以外观色泽作为要求。如果外观色泽改变。往往意味着其化学成分及临床疗效都有改变。例如大黄变黑、黄芩变绿，荆芥、薄荷变黯，槟榔、白芍变红等外观色泽改变，都是质变的标志。

1.自然干燥 自然干燥是把切制好的饮片置日光下晒干或置阴凉通风处阴干。晒干法和阴干法都不需要特殊设备，如药匾、竹晒垫等。经济方便，成本低。但占地面积较大，易受气候的影响，易被污染，饮片亦不太卫生。《修事指南》载："阴者取性存，晒干取易干。"故一般药物的饮片均用晒干法。对于气味芳香，含挥发性成分较多、色泽鲜艳和受日光照射易变色、走油等类药物，不宜曝晒，通常采用阴干法。

2.人工干燥 人工干燥是利用一定的干燥设备，对饮片进行干燥。本法的优点是，不受气候影响，比自然干燥卫生，并能缩短干燥时间。但必须控制好温度，否则有损药效。

人工干燥的温度，应视药物性质而灵活掌握。一般药物以不超过80℃为宜。含芳香挥发性成分的药物以不超过50℃为宜，并视药物质地和性质而定。干燥后的饮片，需放凉后再贮存，否则，余热能使饮片回潮，易于发生霉变。但干燥后的饮片含水量应控制在7%～13%为宜。

近年来，全国各地在生产实践中，设计并制造出各种干燥设备，如直火热风式、蒸气式、电热式、红外线式、微波式、冷冻干燥、高压电场等，其干燥能力和效果均有了较大的提高，这些干燥设备正在推广和不断完善，适宜大量生产。

第五节 中药饮片的切制要求

一、片形

片形是饮片的外观形状，根据需要可切成薄片、厚片，或为了美观而切成瓜子片、柳叶片和马蹄片。无论哪种片形都要符合《中国药典》一部及《全国中药炮制规范》的规定。切制后的饮片应均匀、整齐，色泽鲜明，表面光洁，无污染，无泛油，无整体，无枝梗，无连刀、炸心与掉边、翘边等。

《中药饮片质量标准通则（试行）》规定：异形片不得超过 10%；极薄片不得超过该片标准厚度 0.5mm；薄片、厚片、丝、块不得超过该片标准厚度 1mm；段不得超过该标准厚度 2mm。

二、色泽

中药饮片都有固有的颜色光泽，若加工不当，或贮存不当均可引起颜色光泽的变化，从而影响药品的质量。饮片的颜色光泽分为生饮片和熟饮片，生品有其固有的色泽，如花类或叶类药材的红花、款冬花、菊花，侧柏叶、荷叶、大青叶等一旦颜色褪夫，说明是日晒或暴露过久，或贮存过久，其药效自然也会降低。有些药材经切制后表面有菊花心、车轮纹等利于鉴别，如黄芪、清风藤等；苍术、白术有朱砂点（油室）；何首乌的云锦花纹（异型维管束）。

三、水分

水分是指在中药材或饮片中存在的不影响其质量的允许含水数值，是控制中药饮片质量的一个基本指标。按各药物的具体性状和性质不同，一般饮片的水分含量宜控制在 7% ~ 13%。

四、灰分

灰分是将药材或饮片在高温下灼烧、灰化，所剩残留物的重量。将干净而又无任何杂质的合格炮制品高温灼烧，所得之灰分称为"生理灰分"。如果在生理灰分中加入稀盐酸搅匀后用无灰滤纸滤过，再将具残渣的滤纸一并灼烧，所得之灰分为"酸不溶性灰分"。两者都是控制中药饮片的基本指标，因为，饮片质量稳定时这两者都在一定范围之内，在检测饮片质量，特别是纯净度方面，是极其有用的指标。

五、其他质量要求

水溶性浸出物和醇溶性浸出物，有效成分的含量，有毒成分的限量，有害物质（重金属、砷盐、黄曲霉毒素、农药残留量）的检查等，根据饮片品种的不同，分别确定。

鹿 茸

【药材来源】本品为鹿科动物梅花鹿 *Cervus nippon* Temminck 或马鹿 *Cervus elaphus* Linnaeus 的雄鹿未骨化密生毛茸的幼角。前者习称"花鹿茸"，后者习称"马鹿茸"。夏、秋二季锯取鹿茸，经加工后，阴干或烘干。

【特色炮制】

酒烘切鹿茸片 取去毛鹿茸，加黄酒润湿，用湿表心纸三张包好，置火上烘热，再润黄酒 3~4 次，至内外烘透，切片压平，晾干（《中药炮制经验集成》·1974）。

【法定炮制】

1. 鹿茸片 取原药材，燎去茸毛，刮净，以布带缠绕茸体，自锯口面小孔灌入热白酒至灌满，或基部浸酒中浸润至透；或灌、浸酒后稍蒸至软，尖部横切极薄片，中后部切薄片，用吸潮纸随切随压，使其平整，干燥。

2. 鹿茸粉 取原药材，燎去茸毛，刮净，劈成碎块，研成细粉。

【成品性状】

1. 鹿茸片 角尖部习称"血片""蜡片"，为圆形薄片，表面浅棕色或浅黄白色或灰黑色，半透明，微显光泽；外皮无骨质，周边粗糙，红棕色或棕色或灰黑色，质坚韧；气微腥，味微咸。中上部的切片，习称"蛋黄片"，切面黄白色或粉白色，中间有极小的蜂窝状细孔。下部习称"老角片"，周边粗糙，红棕色或灰黑色，质坚脆。气微腥，味微咸。

2. 鹿茸粉 为乳白色，浅黄色或红棕色粉末，气微腥，味微咸。

【炮制作用】

1. 鹿茸片 切片便于煎煮。具有壮肾阳，益经血，强筋骨，调冲任，托疮毒的功能，用于肾阳不足，精血亏虚，阳痿滑精，宫冷不孕，羸瘦，神疲，畏寒，眩晕，耳鸣，耳聋，腰脊冷痛，筋骨痿软，崩漏带下，阴疽不敛。灌酒处理可以矫臭、防腐、杀虫，利于服用和贮藏，便于软化，切片煎汤饮用。治阴阳俱虚、阳不化精，可与附子配伍，以助温阳化精，如《世医得效方》之茸螵附汤。置肾虚阳痿，配伍山药浸酒服，如《普济方》鹿茸酒。治阳痿体弱，遗滑失精，配伍人参、熟地黄等，如《全国中成药处方集》参茸卫生丸。

2. 鹿茸粉 功效同鹿茸，研粉便于冲服或入丸散。对于精血不足，小儿发育不良，筋骨软弱、行迟齿迟、龟背鸡胸、脑门不合者，可单用鹿茸粉 1~2.0g 吞服。治阳虚火衰冲任不固，带下清稀，崩漏或不孕，亦可单用冲服；治肝肾不足，经血两亏，诸虚百损，配伍他药，制成丸剂，如《医宗金鉴》加味地黄丸。

【传承轨迹】鹿茸炮制最早见于南北朝时期，南齐有烧灰，刘宋时有羊脂制、黄精汁制的方法。唐代出现了炙制、蜜制的记载。宋代有酥制；去毛、切片、酥炙、酒浸、酒炙、酒煮，火燎去毛后酒浸三宿再蒸熟焙干；燎去毛醋炙、醋蒸等方法。元代有炒制法。明代增加了醋煮，盐酒制的方法。清代有熬膏等炮制方法。近代炮制有去毛，研细，蒸切，酒浸，酒蒸，酒烘等，切制炮制有鹿茸片、鹿茸粉、乳鹿茸片等。

【研究摘要】鹿茸所含成分包括蛋白质、氨基酸、脂肪酸、矿质元素等。

不同的加工炮制方式会引起鹿茸中蛋白质、氨基酸、脂肪酸、矿质元素等常规成分的差异。冻干鹿茸中氨基酸、蛋白质、铁、锌、总氮及总磷的含量均高于煮炸茸和烘干茸，灰分低于水炸茸。冻干茸中总脂肪酸、总胆固醇含量均显著高于煮炸茸。

不仅初加工及炮制方式对鹿茸的化学成分含量会产生影响，即使是同一种方式加工成的鹿茸，不同区段（部位）的化学成分含量也有所差异；另外，花鹿茸与马鹿茸同一部位的化学成分含量也有差异。花鹿茸中的水溶性蛋白、磷脂、钙、磷等含量高于马鹿茸，氨基酸、牛磺酸、精咪等含量低于马鹿茸。对花鹿茸、马鹿茸不同部位的氨基酸、总磷脂、钙、磷、牛磺酸含量进行分析，结果显示，氨基酸、必需氨基酸、总磷脂、牛磺酸含量均由基部至顶端逐渐增加，钙、磷含量则由基部至顶端逐渐减少；马鹿茸中总磷脂及钙、磷含量低于花鹿茸，氨基酸、牛磺酸含量高于花鹿茸。

不同的初加工及炮制方式对鹿茸药理活性的影响也各不相同。近代冻干方法加工的活性鹿茸与传统加工工艺的热炸茸防治骨质疏松症的作用效果进行比较研究，冻干活性茸对骨质疏松症模型大鼠的治疗效果更佳。冷、热两种工艺加工的鹿茸提取物对慢性再生障碍性贫血患者骨髓造血细胞体外增殖的效用发现，冷工艺茸具有更强的生物学效应。

鹿茸不同部位药理活性也存在差别。鹿茸上、中、下部可溶性蛋白含量依次降低，促进细胞增殖分化的活性由尖部至基部逐渐降低。

茯 苓

【药材来源】本品为多孔菌科真菌茯苓 *Poria cocos*（Schow.）Wolf 的干燥菌核。主产于主产于安徽、云南、湖北。多于 7～9 月采挖，挖出后除去泥沙，堆置"发汗"后，摊开晾至表面干燥，再"发汗"，反复数次至现皱纹、内部水分大部散失后，阴干，称为"茯苓个"；或将鲜茯苓按不同部位切制，阴干，分别称为"茯苓块"和"茯苓片"。

【特色炮制】

1. 润蒸切茯苓 去黑皮，擘破如枣大，清水渍，经一日一夜再易水出，于日中暴干为末（唐·《外台秘要》）。

2. 润切茯苓 取原药材，加水浸泡 30 分钟至 2 小时或半天，闷润，去皮切片，晒干（《中药炮制经验集成》·1974）。

【法定炮制】

1. 茯苓 取原药材，大小个分开，浸泡，洗净，蒸透，趁热切厚片或丁片，同时切取茯苓皮，干燥。

2. 茯苓皮 取茯苓皮，除去杂质，抢水洗，干燥。

【成品性状】

1. 茯苓 为不规则厚片或块，大小不一，表面白色，淡红色或淡棕色；体重，质坚实；切面颗粒性；无臭，味淡，嚼之粘牙。

2. 茯苓皮 为不规则带皮薄片，大小不一，外表面褐棕色或黑褐色，内面白色或浅棕色，质地松软，略具弹性。

【炮制作用】

1. 茯苓 去皮分离不同药用部位，提高疗效。具有利水渗湿，益脾和胃，健脾安神的功效，多用于水肿尿少，痰饮眩悸，脾虚食少，便溏泄泻，心神不安，惊悸失眠。治脾弱生湿之证，具有标本兼治的功能。如《伤寒论》五苓散；治痰饮内停、头晕目眩，如《伤寒论》苓桂术甘汤；治疗脾虚诸证，如《太平惠民和剂局方》四君子汤；治脾胃湿重，大便溏泻，带下量多，如《太平惠民和剂局方》参苓白术散。

2. 茯苓皮 以利水消肿为主，多用于水湿浮肿。治皮肤水肿，与生姜皮、桑白皮、大腹皮等同用；治水湿外泛，皮肤水肿，如《华氏中藏经》五皮散。

【传承轨迹】茯苓炮制最早见于南朝，刘宋有去皮心神了，捣令细，梁代有削除去黑皮。唐代有煮制。宋代保留了去黑皮，去毛，削去皮，切为方寸块等切制，增加了炒制、乳拌制。金元时期去皮捣细或水飞去皮及沙，细研为末，增加了蒸制、焙制、酒浸法、面裹煨制等炮制方法。明代有细锉，焙；打碎，切；切作片子；去皮切片等切制；新增了砂仁蒸制，乳炙制，乳浸制，乳蒸制，乳煮制，酒蒸制，酒洗法，米泔制等炮制法。清代增加了雄黄制，乳、桂、酒、童便复制，肉桂合酒复制，酒煮法，酒炒法，姜汁蒸制，土炒法等。此时，其炮制方法已达20余种。近代炮制方法还有乳汁拌制，米汤蒸制，明矾米汤蒸制，用米汤燀、蒸、煮法复制。

【研究摘要】茯苓中的化学成分主要包括三萜类、多糖和其他成分如甾体类、氨基酸、挥发油、胆碱、钾盐等微量元素。茯苓皮主要化学成分为茯苓多糖和三萜两大类，还含有甾醇类、挥发性成分、脂肪酸、蛋白质、腺嘌呤、氨基酸以及钙、镁、铁、钾等无机元素。

采用高效液相色谱法测定各种不同茯苓加工品中茯苓酸的含量，发现茯苓皮中茯苓酸的含量大于茯苓。

【附注】亦有在加工时将菌核内部的白色部分切成薄片或小方块，即为白茯苓；皮层下的赤色部分，为赤茯苓；带有松根的白色部分，切成方形薄片，即为茯神，亦称抱木神。传统认为白茯苓偏于健脾，赤茯苓偏于利湿，茯神偏于安神。

第八章 清炒法 ▷▷▷▷

　　将净选或切制后的药物，置炒制容器内，用不同火力连续加热，并不断搅拌或翻动至一定程度的炮制操作称为炒法。根据炒法的操作及加辅料与否，又分为清炒法和加辅料炒法。将净选或切制的药物直接投入热锅内，不加辅料的炒法称为清炒法。清炒法根据加热程度不同而分为炒黄、炒焦和炒炭。加辅料炒法也可根据所加辅料的不同进一步分类。

　　炒法所用热源释放出的热能大小、强弱称为火力，分为文火、中火、武火。一般来说，炒黄多用文火，炒焦多用中火，炒炭多用武火，加固体辅料炒多用中火或武火。火候是火力持续作用的结果，是药物在火力作用下达到的受热程度，多指炮制程度是否合适，一般来说，加热时间应根据炒法的种类和药物性质而定。

　　炒法的操作：主要有手工炒和机器炒两种。

　　手工炒：多将倾斜 30°～45° 的锅置于灶上，便于搅拌和翻动。用具还有铁铲、刷子、簸箕等，适于小量生产。操作时，先将锅预热，然后投入大小分档的药物，迅速拌炒至所需程度，取出。要求根据炒法的类别及药物的性质和辅料不同，掌握翻动的速度和方法。

　　机器炒：机器炒主要有滚筒式炒药机，适用于大多数药物的炒制。该炒药机以煤气、电、油、电磁等加热，可以控制温度，滚筒内壁有螺齿，打正转时炒药，打反转时出药。大大降低了劳动强度，又保证了药物炒制质量。此法适用于大生产。（图 8-1、图 8-2、图 8-3）

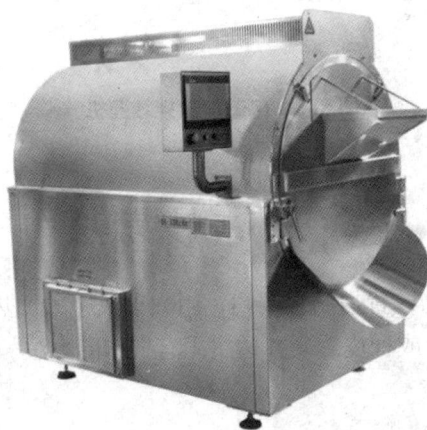

图 8-1　电磁炒药机

　　近年来新研制的电脑程控炒药机，使炒药由机械化转向自动化。特别是采用烘烤与锅底"双给热"方式炒制，保证了饮片上下受热的均匀，并可缩短炒制时间，用于炒制批量较大的药物，更具优越性，尤其适用于大量生产。

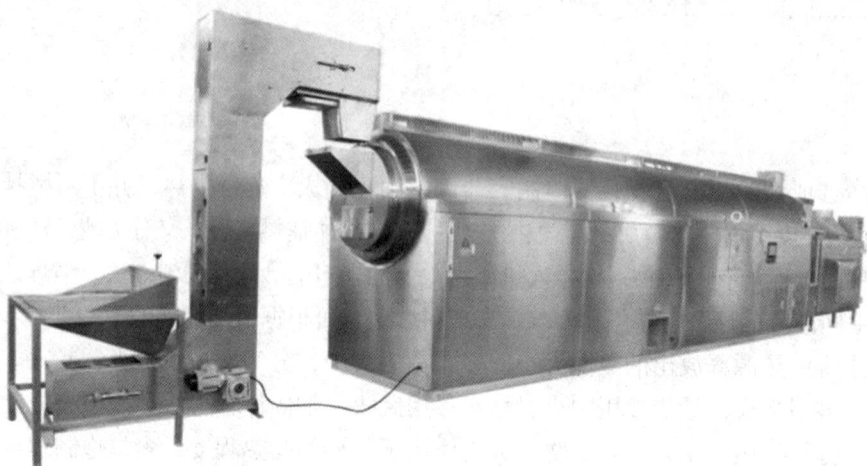

图 8-2　电磁连续炒药机

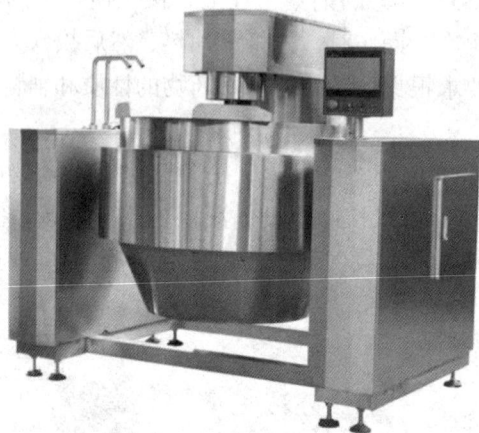

图 8-3　电磁加搅拌炒药机

第一节　炒黄法

　　将净选或切制后的药物，置炒制容器内，用文火或中火加热，炒至药物表面呈黄色，或较原色加深或发泡鼓起，或种皮爆裂并透出固有气味的方法。包括炒爆、炒香等法。

（一）炮制方法

1. 手工炒制　先用适宜的火力将锅预热后，投入大小分档的饮片，迅速拌炒至所需程度，取出，摊晾，除净碎屑。

2. 机器炒制 应根据炒药机的类型、中药饮片的物理参数（水分、形状、密度、传热性）、加入物料的量、炒制季节以及炒黄的成品性状等因素，确定炒制温度、时间、数量和转速等参数后，进行批量、连续生产。

炒黄是一个工艺和程度的界定，有些药并没有黄色，所以炒制程度很难判定。根据经验，给出简易判定方法：

（1）对比看 炒制时，以生品为对照，密切观察炒制品的颜色，表面变黄或加深，微挂火色即可。如酸枣仁。

（2）听爆声 种子类中药炒制时会发出爆鸣声，当爆裂声由密集转弱时，即可，如牵牛子等。

（3）闻香气 很多中药炒制时逸出其固有气味，若嗅到香气或特殊的气味由浓减弱，即可。如白芥子等。

（4）看断面 当上述方法仍不能判断炒制程度时，可结合看炮制品的断面来判定，当断面呈淡黄色时，即达到了标准。这也是判定标准中最关键的一条。若外表颜色加深，断面颜色一点没变，有可能是温度太高，导致外焦内生。以上四条综合运用，可准确判定炒黄的程度。如炒白芍等。

（二）炮制目的

1. 增强疗效 易于饮片的粉碎和有效成分的煎出，破坏酶类，保存苷类成分，如槐米、芥子、决明子等。

2. 降低毒性或副作用 如川楝子、苍耳子、使君子等。

3. 缓和或改变药性 如牵牛子、葶苈子、牛蒡子、莱菔子等。

4. 矫味矫臭，利于服用 如九香虫等。

（三）注意事项

1. 饮片大小分档，炒前锅要预热。

2. 根据炒制要求，选择适当火力。炒黄以文火为主，少数药物用中火，加热时间相对较短，翻动要均匀，出锅要迅速。

芥 子

【药材来源】 本品为十字花科植物白芥 *Sinapis alba* L. 或芥 *Brassica juncea*（L.）Czern. et Coss. 的干燥成熟种子。前者习称"白芥子"，后者习称"黄芥子"。夏末秋初果实成熟时割取植株，晒干，打下种子，除去杂质。

【特色炮制】

1. 蒸芥子 蒸熟捣（唐·《备急千金要方》）。

2. 焦芥子 在约150℃热锅内炒至微焦（《中药炮制经验集成》·1974）。

【法定炮制】

1. 芥子　取原药材，除去杂质。用时捣碎。

2. 炒芥子　取净芥子，用文火炒至深黄色有爆裂声，并有香辣气逸出时，取出，放凉。用时捣碎。

【成品性状】

1. 芥子　分为白芥子和黄芥子。白芥子呈球形，直径 1.5 ~ 2.5mm；表面灰白色至淡黄色，具细微的网纹，有明显的点状种脐；种皮薄而脆，破开后内有白色折叠的子叶，有油性；无臭，味辛辣。黄芥子较小，直径 1 ~ 2mm，表面黄色至棕黄色，少数呈黯红棕色，研碎后加水浸湿，则发出辛烈的特异臭气。

2. 炒芥子　表面深黄色或深棕黄色，微有裂纹，略有焦香气。

【炮制作用】

1. 芥子　生芥子辛散力强，善于通络止痛。但生用力猛，易耗气伤阴动火，久咳火旺者不宜。多外用，用于胸闷胁痛，关节疼痛，痈肿疮毒。治痰壅胸膈，常与甘遂等同用，如《三因方》控涎丹；治痰滞经络，常与木鳖子等同用，如《证治准绳》白芥子散；治痰湿流注，常与麻黄等同用，能消痰散结，如《外科全生集》阳和汤。

2. 炒芥子　经炒后可缓和辛散走窜之性，可避免耗气伤阴，并善于顺气豁痰。多用于痰多咳嗽。治咳喘痰稀，常与苏子等同用，如《韩氏医通》三子养亲汤；治食积成痞，常与三棱等同用，能消积化痰。

【传承轨迹】唐代净制方法有去土石，炮制方法有蒸熟和微熬。宋代切制方法有细研、晒干碾，炮制有微炒和"炒熟，勿令焦"，蒸熟焙。明代净制有去梗穗，炮制有微炒和炒黑的方法。清代多采用炒后研末用。近代炮制方法有炒芥子，包括炒黄和炒焦。

【研究摘要】芥子主要含有硫苷化合物。

芥子内服后能刺激黏膜，引起胃部温暖感，增加消化液的分泌，有健胃作用。此苷本身无刺激性，酶解后生成异硫氰酸酯类（芥子油），具有辛辣味和刺激性。由于酶是蛋白质，故蛋白的变性又能从一个侧面反映出白芥子酶在炒制过程中的热变。采用傅里叶变换红外光谱技术对白芥子药材的炒制过程进行动态跟踪，结果符合"杀酶"理论，从而达到"保苷"的效果。炒后可杀酶保苷，使其服用后，在胃肠道环境中缓慢分解，逐渐释放出芥子油而发挥治疗作用。

测定炮制前后芥子中芥子苷的含量，结果炒芥子中芥子苷含量高于生品，其水煎液中芥子苷的含量为：炒芥子粗粉＞生芥子粗粉＞炒芥子＞生芥子，故芥子入煎剂以打碎为宜。炒芥子煎液中只含芥子苷，生芥子煎液中则含芥子苷和芥子油。因此，外用以生品研末为宜，以免因炒后酶失去活性不能水解苷而难以奏效。

以芥子苷含量为指标，比较清炒法、电热恒温烘法和远红外烘烤法炮制白芥子，结果表明：远红外烘烤法制得的炒芥子色泽均匀，芥子苷含量高，易于操作。

王不留行

【药材来源】本品为石竹科植物麦蓝菜 *Vaccaria segetalis*（Neck.）Garcke 的干燥成

熟种子。夏季果实成熟、果皮尚未开裂时采割植株,晒干,打下种子,去杂,再晒干。

【特色炮制】

1.蒸王不留行 凡采得,拌浑蒸,从巳至未出,却下浆水浸一宿,至明出,焙干用之(宋·《重修政和经史证类备用本草》)。

2.酒王不留行 "先洒酒蒸一伏,复浸浆水一宵,微火焙干,收留待用"(明·《本草蒙筌》)。

3.王不留行炭 烧灰存性,勿令灰过(汉·《金匮玉函经》)。

【法定炮制】

1.王不留行 取原药材,除去杂质,洗净,干燥。

2.炒王不留行 取净王不留行,用中火炒至大多数爆裂成白花时,取出放凉。

【成品性状】

1.王不留行 呈球形,直径约2mm。表面黑色,少数红棕色,略有光泽,有细密颗粒状突起,一侧有1凹陷的纵沟。质硬。气微,味微涩、苦。

2.炒王不留行 呈类球形爆花状,表面白色,质松脆。

【炮制作用】

1.王不留行 生品味苦,性平。归肝、胃经。具有活血通经,下乳消肿的功能。多捣烂外敷,长于消痈肿,用于乳痈或其他疮痈肿痛。治乳痈初起,常与鲜蒲公英、鲜夏枯草同捣烂处敷;治乳痈初起、红肿疼痛以及其他痈肿未化脓者的疼痛,如《金匮要略》王不留行散。

2.炒王不留行 经炒后爆裂,质地松泡,易于有效成分煎出,且性偏温,走散力较强,长于活血通经,下乳,利水通淋。用于产后乳汁不下,经闭,淋证,小便不利。如通乳四物汤用于血虚兼热,乳汁不行(《医略六书》)。治小便涩痛,常与石苇、冬葵子、滑石等同用,能利尿通淋;治前列腺炎所致的小便涩痛,如《北京市中医药制剂选编》前列腺汤;治经闭不通,血滞经闭,小腹疼痛,亦治经来不畅,量少色暗等,常与当归、川芎、桃仁等同用,能行血通经。

【传承轨迹】 汉代有"烧灰存性,勿令灰过"。南北朝刘宋时期间有蒸法,此法一直沿用至明代。明代又增加了酒蒸、炒制、水浸焙等炮制方法。清代则有"浆水浸,焙干用"、炒法、酒蒸等方法。近代炮制以炒法为主。

【研究摘要】 王不留行含微量元素、氨基酸、脂肪酸、三萜皂苷、单糖、酮等。

王不留行目前炒用为主,多数要求爆花,少数只要求种皮刚开裂。实验表明,水溶物的增加与爆花程度有关,爆花率越高,水溶性浸出物也越高。完全爆花者较生品增加1.1倍,刚爆花者增加0.6倍,未爆花者增加0.2倍。根据爆花率与水浸出物含量的关系及实际生产的可能性,炒王不留行爆花率达80%以上为宜。

采用索氏提取法提取脂溶性成分,甲酯化后用GC-MS联用技术分离、鉴定未炮制和炮制过的王不留行脂溶性成分的组成和含量。结果:在未炮制过的王不留行中鉴定出24个化合物,占样品总量的98.77%,且全部为脂肪酸,含量较高的化合物为油酸(44.04%),亚油酸(36.1%)和棕榈酸(10.11%);炮制王不留行中鉴定出23个化合物，占样品总量的 95.43%，其中脂肪酸成分的量占 95.36%，含量较高的化合物为油酸（30.9%），亚油酸（24.4%）和二十二碳烯酸（22.7%）。表明王不留行脂溶性成分主要为脂肪酸，不饱和脂肪酸占优势；未炮制和炮制过的王不留行的脂溶性成分组成和含量均存在差异。

采用 DPPH 法分别测定王不留行与炒王不留行的乙醚、乙酸乙酯、正丁醇和水等不同极性溶剂提取物的抗氧化活性。结果表明，王不留行与炒王不留行所含抗氧化成分存在一定的差异：炒王不留行的抗氧化活性大于王不留行；炮制前后王不留行乙酸乙酯提取物的抗氧化活性均最强。

炒王不留行的最佳工艺为 120～130℃，用文武火，投药 250～500g，炒 5～7 分钟。

酸枣仁

【药材来源】本品为鼠李科植物酸枣 Ziziphus jujuba Mill.var. spinosa（Bunge）Hu ex H. F. Chou 的干燥成熟种子。秋末冬初采收成熟果实，除去果肉及核壳，收集种子，晒干。

【特色炮制】

1. 酸枣仁炭　取净酸枣仁，照炒法（炮制通则）炒至表面显焦黑色（《河南省中药饮片炮制规范》·2005）。

2. 猪心血炒酸枣仁　将新鲜猪心剖开，挤出的猪心血滴入盛有适量清水的容器内，搅匀，再与酸枣仁拌匀，待吸尽后，置铜锅内，用文火炒干，用时捣碎（《江西省中药饮片炮制规范》·2008）。

【法定炮制】

1. 酸枣仁　取原药材，除去残留核壳。用时捣碎。

2. 炒酸枣仁　取净酸枣仁，用文火炒至鼓起，有爆鸣声，色微变深，断面浅黄色时取出。用时捣碎。

【成品性状】

1. 酸枣仁　呈扁圆形或扁椭圆形，长 5～9mm，宽 5～7mm，厚约 3mm；表面紫红色或紫褐色，平滑有光泽，有的有裂纹。一面较平坦，中间有 1 条隆起的纵线纹，另一面稍凸起；一端凹陷，可见线形种脐，另一端有细小凸起的合点；种皮较脆，胚乳白色，子叶 2，浅黄色，富油性；气微，味淡。

2. 炒枣仁　形如酸枣仁，鼓起，表面颜色加深，有裂纹，具香气。

【炮制作用】

1. 酸枣仁　生品具有补肝，宁心，敛汗，生津的功能；尤以养心安神为长。治惊悸怔忡，与人参等同用，如《太平惠民和剂局方》宁志膏；治眩晕耳鸣，常与枸杞等同用，如《摄生秘剖》天王补心丹；治嗜眠多睡，常与远志等同用，如《证治准绳》十味温胆汤。

2. 炒酸枣仁　经炒后气变香，便于粉碎其作用与生酸枣仁相近，养心安神作用强于生酸枣仁。治虚烦不眠，常与知母等同用，如《金匮要略》酸枣仁汤；治自汗盗汗，常与人参等同用，如《简便方》治盗汗方；治脾虚湿痹，常与桑白皮等同用，如《证治准绳》酸枣仁散。

【传承轨迹】南北朝刘宋时代有蒸法。宋代有微炒、炒香熟、酒浸等法。元代有酒浸及蚌粉炒的方法。明代除沿用炒法、酒浸、蒸制等法外，还有隔纸炒香的方法。清代有单炒、炒研酒浸和姜汁炒等炮制方法。在炮制理论方面，从宋代至清代都有生、熟异治的记述。近代炮制方法还有炒焦、炒炭、盐制、蜜制、朱砂制、煨制等。

【研究摘要】酸枣仁含酸枣仁皂苷 A 和 B、黄酮类、三萜类化合物、脂肪、蛋白质、甾醇、维生素 C 等。尚含微量具强烈刺激性的挥发油。

从近代资料看，生、炒酸枣仁的化学成分到目前为止尚未发现明显不同。实验证明，微炒或炒黄的酸枣仁，水提取物或乙醚提取物含量均比生品增高；炒焦和炒黑均低于生品，尤以炒黑为甚。乙醇提取物含量各炒制品均低于生品，微炒差异较小，烘制差异较大，炒焦和炒黑差异最显著。实验结果表明，生、炒酸枣仁无论用热回流提取或冷浸提取均含有酸枣仁皂苷 A 和 B，黄酮 C（spinosin 与 zivulgarin 的混合物）和黄酮 D（swertisin），薄层层析亦显示，生酸枣仁在清炒和回流提取过程中，有效成分基本没有发生变化，二种酸枣仁皂苷和黄酮成分相同。又以薄层扫描法测定其生、炒酸枣仁两种提取液中的酸枣仁皂苷含量，结果表明，炒酸枣仁中的酸枣仁总皂苷（苷 A 和苷 B 之和）明显高于生枣仁，其中酸枣仁皂苷 A 的含量差别较大，酸枣仁皂苷 B 的含量差别较小，这说明炒酸枣仁中酸枣仁皂苷易于煎提。

药理作用上，生、炒酸枣仁均有镇静安眠作用，只是炒品略强于生品。曾用枣仁甘草合剂治疗失眠 60 例，分三组，酸枣仁分为炒、半生半炒和生用各 20 例，另 20 例直接用炒枣仁粉 6g。结果各煎剂、粉剂均有很好的镇静安眠作用。另有研究也证明生酸枣仁有同样的安眠作用，还有镇痛、降温（降血压）及抗惊厥作用。用生、炒酸枣仁给大鼠灌胃，记录睡眠脑电波，发现慢波睡眠深睡平均时间明显增加，深睡发作频率亦增加，且发作时间持续延长，总睡眠量增加。对浅睡阶段无明显影响，主要影响深睡。通过生、炒酸枣仁水煎剂对小白鼠镇静、安眠、抗惊厥作用的比较，生、炒酸枣仁对中枢神经系统均呈现镇静、安眠、抗惊厥作用，二者之间无差别。

另据报道，生酸枣仁经清炒和微波炮制后，其水溶性浸出物含量及酸枣仁皂苷 A、B 的含量均有所提高。各样品中浸出物含量及酸枣仁皂苷 A、B 含量由低到高依次为：生品＜炒黄品＜微波炮制品。

【附注】酸枣仁的功效始载于《神农本草经》"主烦心不得眠"。而生熟异治，"睡多生使，不得睡炒熟"则见于《重修政和经史证类备用本草》，一直沿用至近代。近代实验证实，酸枣仁生、熟作用一致，均有镇静催眠的功效。由于炒后味香，便于粉碎，使有效成分煎出率提高，因此，现在临床主用炒酸枣仁，但需注意，炒制不宜过火，否则油枯失效。

牛蒡子

【药材来源】本品为菊科植物牛蒡 *Arctium lappa* L. 的干燥成熟果实。秋季果实成熟时采收果序，打下果实，去杂，干燥。

【特色炮制】

1. 酒牛蒡子 净拣，勿令有杂子，然后用酒拌蒸一伏时，取出焙干，别捣如粉，方入药用（宋·《太平惠民和剂局方》）。

2. 煮牛蒡子 水煮，一两净，晒干，炒令香（明·《证治准绳》）。

【法定炮制】

1. 牛蒡子 取原药材，除去杂质，洗净，干燥。

2. 炒牛蒡子 取净牛蒡子，用文火炒至微鼓起，有爆裂声，略有香气时，取出，放凉，用时捣碎。

【成品性状】

1. 牛蒡子 呈长倒卵形，略扁，微弯曲，长 5 ~ 7mm，宽 2 ~ 3mm。表面灰褐色，带紫黑色斑点，有数条纵棱，通常中间 1 ~ 2 条较明显；顶端钝圆，稍宽，顶面有圆环，中间具点状花柱残迹；基部略窄，着生面较淡；果皮较硬，子叶 2，淡黄白色，富油性；无臭，味苦后微辛而稍麻舌。

2. 炒牛蒡子 微鼓起，表面深灰褐色，微有光泽，质较脆，略有香气。

【炮制作用】

1. 牛蒡子 生品其性寒滑，长于疏散风热，解毒散结。可用于风温初起，痄腮肿痛，痈毒疮疡。治疹透不畅，常与淡竹叶等同用，如《先醒斋医学广笔记》竹叶柳蒡汤；治风水身肿，如《太平圣惠方》欲裂方；治痄腮肿痛，常与板蓝根等同用，如《医方集解》普济消毒饮。

2. 炒牛蒡子 经炒后能缓和寒滑之性，以免伤中，并且气香，宣散作用更强，长于解毒透疹，利咽散结，化痰止咳。用于麻疹不透，咽喉肿痛，风热咳喘。治风温初起，常与蝉蜕等同用，如《张氏医通》鼠粘子散。治咽喉肿痛，常与薄荷等同用，如《证治准绳》牛蒡汤。治风热喘咳，常与甘草等同用，如《阎氏小儿方论》消毒饮。

【传承轨迹】唐代开始炒用。宋代增加了爁制、酒拌蒸。金元时代有烧存性、炒黑等法。明代炮制方法较多，有去油、焙黄、炒、炮、水煮晒干炒香、酥炙、蒸制、酒炒等方法。清代用炒、酒拌蒸、酒浸焙、酒炒研等炮制方法。近代炮制主要以炒法为主，包括微炒和炒焦。

【研究摘要】牛蒡子含牛蒡苷、脂肪油、牛蒡酚等。研究表明，随着炒制温度的升高和炒制时间的延长，牛蒡苷的含量下降，牛蒡苷元的含量增加。

据报道，用黑曲霉 *Aspergillus niger* ZJUT712 菌株固态发酵和水煮工艺相耦合炮制牛蒡子的研究结果表明，最佳固态发酵炮制条件为：0.5g 牛蒡子粉、3g 麸皮、2g 甘蔗渣、0.33g 蛋白胨和 10mL Mandels 营养液，固液比 1∶3.6g/mL，初始 pH5.6，30℃发酵 7 天，牛蒡苷的产率可达 93.0%，该工艺提高了牛蒡子中有效成分牛蒡苷的含量，从而有利于促进牛蒡子摄入体内迅速起效。

莱菔子

【药材来源】本品为十字花科植物萝卜 *Raphanus sativus* L. 的干燥成熟种子。夏季果实成熟时采割植株，搓出种子，去杂，晒干。

【特色炮制】

1. 砂仁制莱菔子 研自然汁浸缩砂仁一宿，炒干又浸又炒不厌，萝卜子汁多浸数次炒干（宋·《类编朱氏集验医方》）。

2. 蒸莱菔子 淘洗，蒸令熟，晒干、为末（明·《医学纲目》）。

3. 盐莱菔子 取莱菔子加盐水炒至变色（《中药炮制经验集成》·1974）。

【法定炮制】

1. 莱菔子 取原药材，除去杂质，洗净，干燥，用时捣碎。

2. 炒莱菔子 取净莱菔子，用文火炒至微鼓起，有爆裂声，并有香气逸出时，取出放凉，用时捣碎。

【成品性状】

1. 莱菔子 呈类卵圆形或椭圆形，稍扁，长 2.5～4mm，宽 2～3mm；表面黄棕色、红棕色或灰棕色；一端有深棕色圆形种脐，一侧有数条纵沟；种皮薄而脆，子叶 2，黄白色，有油性；无臭，味淡而微苦辛。

2. 炒莱菔子 鼓起，色泽加深，质脆，有香气。

【炮制作用】

1. 莱菔子 生品能升能散，长于涌吐风痰。能疗痰气互结，咳逆痰多，脚气水肿，气喘，痰壅浮肿。风痰壅盛：可用本品为末，温水调服，能宣吐风痰（《胜金方》）。中风口噤：常与皂荚同用，具有涌吐痰涎的作用，可用于中风口噤（朱震亨）。

2. 炒莱菔子 经炒后变升为降，药性缓和，有香气，可避免生品服后恶心的副作用，并长于消食除胀，降气化痰，常用于食积腹胀，气喘咳嗽。如《本经逢原》所说"生能升，熟能降；生则吐风痰，熟则定痰嗽，皆利气之效"。主要是改变了涌吐痰涎的副作用，缓和了药性。长于消食除胀，降气化痰。常与炒紫苏子、炒白芥子同用，具有降气消痰作用，可用于痰壅气滞，咳嗽喘逆，痰多胸痞，食少难消，如三子养亲汤（《韩氏医通》）。《本草纲目》谓："生能升，熟能降。升则吐风痰，散风寒，发疮疹；降则定痰喘咳嗽，调下痢后重，止内痛。皆是利气之效。"用于饮食积滞，脘腹痞满胀痛，恶食嗳腐，如保和丸（《中药成药制剂手册》）。

【传承轨迹】宋代有微炒、炒黄，巴豆炒等炮制方法。元代有焙法和蒸法。明代除沿用前代的方法外，又增加了生姜炒。清代炒法用得较广泛，亦用蒸法。近代炮制方法有炒焦、盐制等。

【研究摘要】莱菔子含脂肪油、挥发油及少量莱菔子素、芥子碱、黄酮类等成分。

莱菔子素为活性成分，有抗菌作用。莱菔子素的含量，以生品最高，烘制品次之，炒制品最低。莱菔子中检出 2 种异硫氰酸酯类化合物：异硫氰酸 -4- 甲基己酯、异硫氰酸己酯，具有抗癌、抑制微生物生长等药理活性，炒品无此类成分；生品检出 16 种挥发油组分，多于炒品的 11 种。莱菔子经过清炒或烘制后，其脂肪油的含量、物理常数、化学组分均有不同程度的变化，多糖含量经炒制后显著增高。

随着炒制时间延长，莱菔子中硫苷含量会逐渐降低。另有报道，莱菔子中的萝卜苷可在内源性酶作用下生成莱菔子素，莱菔子素在不同的煎煮条件下可生成含硫化合物。中医临床中如使用生莱菔子入煎剂，会导致萝卜苷在水浸煎煮过程中转化为莱菔子素，进而在煎煮过程中转化为含硫化合物，如使用炒莱菔子入煎剂，由于酶被破坏，可抑制这一转化过程，使萝卜苷能在水煎液中存在，服入人体后发挥相应药效。也有人研究了莱菔子提取液中萝卜苷在大鼠小肠的吸收特性，结果表明，萝卜苷为易吸收成分，在大鼠小肠中的吸收机制为被动扩散。

莱菔子的各种炮制品均有增强离体兔回肠节律性收缩的作用和抑制小鼠胃排空率的作用，对小肠运动的增强，则可加强机械消化的作用。这可能就是炒莱菔子"消食除胀"的机理之一。莱菔子各炮制品均能明显对抗肾上腺素对离体兔回肠节律性收缩的抑制作用，提示莱菔子对小肠运动的兴奋作用可能与对抗交感神经末梢释放的递质有关。在对离体豚鼠胃肌条节律性收缩和紧张性收缩方面，以及对抗肾上腺素抑制兔回肠运动方面，生品的作用弱于炒品和老品（表面黑褐色，内部黄褐色），故临床多用炒品作消导药。

决明子

【药材来源】本品为豆科植物决明 *Cassia obtusifolia* L. 或小决明 *Cassia tora* L. 的干燥成熟种子。秋季采收成熟果实，晒干，打下种子，去杂。

【特色炮制】

1. 盐决明子　取净决明子，加盐水拌匀，闷润至盐水被吸尽，置炒制容器内，用文火加热，炒至表面棕褐色，微鼓起，有香气逸出时，取出，放凉。每 100kg 决明子，用食盐 2kg（《广东省中药饮片炮制规范》·2010）。

2. 醋决明子　苦酒渍经三日暴干（唐·《千金翼方》）。

3. 酒决明子　酒煮曝干为末（清·《握灵本草》）。

【法定炮制】

1. 决明子　取原药材，除去杂质，洗净，干燥。用时捣碎。

2. 炒决明子　取净决明子，用文火炒至微鼓起，并有香气溢出时，取出放凉。

【成品性状】

1. 决明子　略呈菱方形或短圆柱形，两端平行倾斜，长 3 ~ 7mm，宽 2 ~ 4mm；表面绿棕色或黯棕色，平滑有光泽；一端较平坦，另端斜尖，背腹面各有一条突起的棱线，棱线两侧各有 1 条斜线对称而色较浅的线形凹纹；质坚硬，不易破碎；种皮薄，子叶 2，黄色，呈 "S" 形折曲并重叠；气微，味微苦。

小决明呈短圆柱形，较小，长 3 ~ 5mm，宽 2 ~ 3mm；表面棱线两侧各有 1 片宽广的浅黄棕色带。

2.炒决明子　微鼓起，种皮破裂，颜色加深，偶有焦斑，质稍脆，微有香气。

【炮制作用】

1.决明子　生决明子苦寒甘润，长于清肝热，润肠燥。用于目赤肿痛，大便秘结。治肝火犯目，常与菊花等同用，如《圣济总录》决明子汤；治肠燥便秘，可单味捣烂泡服，能润肠通便；亦可与麻仁、瓜蒌仁、郁李仁等同用，治疗突发性便秘。

2.炒决明子　经炒后缓和寒泻之性，有疏风清肝，明目祛翳之效。可用于头痛、头晕、青盲内障。治风热上壅，常与菊花等同用，如《济生方》决明子散；治青盲内障，常与枸杞等同用，如黄连羊肝汤。

【传承轨迹】梁代开始有火炙和煮制。唐代有醋渍的方法。宋代用微炒和火炙等法。元代和明代均用炒法。清代有酒煮法。近代炮制方法还有盐制、炒微焦等。

【研究摘要】决明子主要含蒽醌化合物大黄素、大黄酚、大黄素甲醚、决明素、黄决明素及其苷类。决明子还含红镰霉素及其苷类、决明内酯等。

在 HPLC 指纹图谱研究的过程中，发现决明子中 2 个萘并吡喃酮苷和 3 个蒽醌苷元成分在炮制前后变化较为显著，生品中 2 个萘并吡喃酮苷成分的总含量约为炒品的 2 倍，而炒制以后饮片中蒽醌苷元的含量显著增加，总含量约为生品的 4 倍，其中以大黄酚的增加幅度最明显，约为生品的 6.5 倍。也有报道在采用 HPLC 测定决明子中活性成分萘并吡喃酮苷和蒽醌苷元类成分含量时发现，炮制后的决明子中 3 种萘并吡喃酮苷类成分含量均有明显下降，其中红镰霉素龙胆二糖苷卜降约 21%，决明子苷下降约 60%，决明子苷 C 下降约 87%；3 种蒽醌苷元变化情况为，橙黄决明素和甲基钝叶决明素的含量变化没有显著性差异，钝叶素的含量升高 48%。

通过对比生品、传统最佳工艺的炒黄品、最佳微波炮制品三者所得浸出物得率、游离蒽醌、结合蒽醌含量，结果发现生品中浸出物得率和游离蒽醌含量最低，而结合蒽醌含量最高，经传统炮制和微波炮制品其浸出物得率和游离蒽醌含量均增加，而结合蒽醌含量均有所降低。

有药理研究表明，决明子的明目机制可能是通过增加眼组织抗氧化物，提高局部一氧化氮含量，调节舒张血管因素，间接改善视网膜和眼底微循环来实现的。其中，生品抗氧化方面的作用略强，而炒品调节舒张血管因素的作用更明显，但二者差异不显著。通过对比生、炒决明子对 CCl_4 致大鼠急性肝损伤保护作用的影响，结果表明，两者对 CCl_4 所致的大鼠急性肝损伤均具有保护作用，炒品作用强于生品。

葶苈子

【药材来源】本品为十字花科植物独行菜 *Lepidium apetalum* Willd. 或播娘蒿 *Descurainia sophia*（L.）Webb. ex Prantl. 的干燥成熟种子。前者习称"北葶苈子"，后者习称"南葶苈子"。夏季果实成熟时采割植株，晒干，搓出种子，除去杂质。

【特色炮制】

1.焙葶苈子　凡使，以糯米相合，于焙（瓦）上微焙，待米熟去米，单捣用

（宋·《重修政和经史证类备用本草》）。

2. 浆水制葶苈子 洗净，曝干，浆水浸半日，布内盛，蒸一炊久，取曝干，捣末（明·《普济方》）。

3. 黑枣制葶苈子 用黑枣拌匀，蒸用（明·《普济方》）。

【法定炮制】

1. 葶苈子 取原药材，除去杂质，筛去灰屑。用时捣碎。

2. 炒葶苈子 取净葶苈子，用文火加热，炒至微鼓起，有爆声，断面浅黄色，并有香气逸出，取出放凉。用时捣碎。

【成品性状】

1. 葶苈子 北葶苈子呈卵形，长 1～1.5mm。表面棕色或红棕色，微有光泽，具纵沟 2 条，其中 1 条较明显；一端钝圆，另端尖而微凹，类白色，种脐位于凹入端；无臭，味微辛辣，黏性较强。南葶苈子呈长圆形略扁，长约 1mm，宽约 0.5mm 端钝圆，另一端微凹或较平截；味微辛、苦，略带黏性。

2. 炒葶苈子 呈棕褐色，具香气，无黏性。

【炮制作用】

1. 葶苈子 生品力速而较猛，降泄肺气作用较强，长于利水消肿，宜于实证。用于胸水积滞和全身水肿。治胸胁积水、硬满而痛者，常以本品配伍大黄等药，如《伤寒论》大陷胸丸；治腹水胀满、小便不利、大便秘结，常以本品配伍防己等药，如《金匮要略》己椒苈黄丸；治湿邪困脾、小便不利、遍体浮肿，与茯苓等药配伍，如《证治准绳》葶苈子散。

2. 炒葶苈子 经炒后药性缓和，免伤肺气，可用于实中夹虚的患者。多用于咳嗽喘逆，腹水胀满。治肺痈咳喘、胸满不得卧、面目浮肿，用本品配伍大枣，如《金匮要略》葶苈大枣泻肺汤。

【传承轨迹】汉代始有"熬黄黑色"。晋代有"熬令紫色，捣如泥"。南北朝刘宋时代有与糯米同焙去米的方法。唐代有熬法和炒法。宋代有隔纸炒、清炒等法。明代除炒法外，还新增糯米炒、酒炒、浆水制、黑枣制、制霜、炙制、蒸制等炮制方法。清代除沿用糯米炒、焙制、酒炒、蒸制等方法外，并增加了醋炒法。近代炮制方法还有盐制、蜜制、焙制等。

【研究摘要】葶苈子含芥子苷、芥子碱及脂肪油等。

实验发现，葶苈子炒后芥子苷含量是生品的 1.77 倍；炒品水煎液中芥子苷含量是生品的 2.73 倍，可增强止咳效果。且炒后杀酶保苷，提高煎出率，减少了有刺激性的芥子油的含量。

采用均匀试验设计，以外观性状、水溶性浸出物、醇溶性浸出物、脂肪油和芥子碱硫氰酸盐 5 个方面为考察指标，多指标综合评价优选葶苈子微波炮制的最佳工艺为微波小火力，加热 7 分钟。

花　椒

【药材来源】本品为芸香科植物青椒 *Zanthoxylum schinifolium* Sieb. et Zucc. 或花椒 *Zanthoxylum bungeanum* Maxim. 的干燥成熟果皮。秋季采收成熟果实，晒干，除去种子及杂质。

【特色炮制】

1. 酒蒸花椒　以酒拌湿蒸，从巳至午，放冷密盖，无气后取出，便入瓷器中，勿令伤风也（宋·《重修政和经史证类备用本草》）。

2. 酒闷花椒　八两，以火烧一坑子，泼酒在上，急用一新瓦盆紧合定四缝，以新土密封一伏时，取出，拣取红，不用白（明·《普济方》）。

3. 醋浸花椒　醋浸一宿，取出用炭火半秤，先烧地令通赤，将椒薄摊于地上，以盆子盖却一宿取出（宋·《太平圣惠方》）。

【法定炮制】

1. 花椒　取原药材，除去椒目（另作药用）、果柄及杂质。

2. 炒花椒　取净花椒，用文火炒至呈油亮光泽，颜色加深，有香气逸出时，取出晾凉。

【成品性状】

1. 花椒　多为 2 ～ 3 个上部离生的小蓇葖果，集生于小果梗上，蓇葖果球形，沿腹缝线开裂，直径 3 ～ 4mm；外表面灰绿色或黯绿色，散有多数油点及细密的网状隆起皱纹；内表面类白色，光滑；内果皮常由基部与外果皮分离；残存种子呈卵形，长 3 ～ 4mm，直径 2 ～ 3mm，表面黑色，有光泽；气香，味微甜而辛。花椒蓇葖果多单生，直径 4 ～ 5mm。外表面紫红色或棕红色，散有多数疣状突起的油点，直径 0.5 ～ 1mm，对光观察半透明；内表面淡黄色。香气浓，味麻辣而持久。

2. 炒花椒　外表面焦黄色或棕褐色，内表面深黄色，香气浓郁。

【炮制作用】

1. 花椒　生品辛热之性甚强，外用杀虫止痒作用较强。用于疥疮、湿疹或皮肤瘙痒。治肾风囊痒，如《仁斋直指方》载，以花椒、杏仁，研膏，涂掌心，合阴囊而卧。治妇人阴痒不可忍者，以花椒、吴茱萸、蛇床子、藜芦、陈茶、烧盐，水煎熏洗。治头上白秃，如《普济方》载，以单味花椒末，猪油调敷。治手脚心风毒肿，如《补缺肘后方》载，以花椒末、盐末等分，以醋调敷。

2. 炒花椒　经炒后可减毒，辛散作用稍缓，长于温中散寒，驱虫止痛。用于脘腹寒痛，寒湿泄泻，虫积腹痛或吐蛔。治中焦有寒之脘腹冷痛、呕吐泄泻，与干姜等同用，如《金匮要略》之大建中汤；治夏伤湿冷、泄痢不止者，可与煨肉豆蔻同用，如《小儿卫生总微论方》川椒丸；治飧泄，可与苍术同用，如《普济方》椒术丸；治齿痛，本品功善止痛，故可用于齿痛，多用其煎汤漱口或研末擦痛处，如《食疗本草》和《太平圣惠方》所载方。治蛔厥，如《伤寒论》之乌梅丸。

【传承轨迹】汉代始有炒去汗的方法。此法为历代沿用。晋代有"熬令黄"。南北朝刘宋时代新增酒拌蒸的方法。梁代用熬法。唐代有微熬令汗出、火炮、醋浸等炮制方法。宋代增有醋浸、醋煮、火熨，酒醋制、炒出汗和焙法等法。明代广泛地采用辅料炮制，有隔纸炒、酒醋童便米泔制、去油、酒焖、甘草煮、酒蒸、阿胶醋制等炮制方法。清代则有炒出汗、面炒、烘制、炒熟、酒蒸、盐炙和炒炭等方法。近代炮制方法有醋制、盐制等。

使君子

【药材来源】本品为使君子科植物使君子 *Quisqualis indica* L. 的干燥成熟果实。秋季果皮变紫黑时采收，去杂，干燥。

【特色炮制】

1. 面煨使君子　以面裹，于慢火中煨，候面熟为度去面（宋·《博济方》）。

2. 蒸使君子　蒸三度，蒸四五回，焙（宋·《史载之方》）。

3. 炮使君子　先于热灰中和皮炮，却去皮取仁，焙干入药用（宋·《太平惠民和剂局方》）。

【法定炮制】

1. 使君子　取原药材，除去残留果柄及杂质。用时捣碎。

2. 使君子仁　取净使君子，除去外壳及霉败的果实。用时捣碎。

3. 炒使君子仁　取净使君子仁，用文火加热，炒至表面黄色微有焦斑，有香气逸出时，取出放凉。用时捣碎。

【成品性状】

1. 使君子　呈卵形或椭圆形，具 5 条纵棱，偶有 4 ~ 9 棱，长 2.5 ~ 4cm，直径 1.5 ~ 2cm；表面黑褐色或紫黑色，光滑，微有光泽。一端狭尖，另一端钝圆，有明显圆形的果柄痕，质坚硬，横切面多呈五角星形，棱角外壳较厚，除去外壳，内有长椭圆形或纺锤形种子 1 粒；气微香，味微甜。

2. 使君子仁　呈长椭圆形或纺锤形，长 1 ~ 2cm，直径 6 ~ 9mm；表面棕色或棕褐色，皱缩，有纵沟，种皮薄脆，易剥落而露出黄白色子叶，子叶 2 片，肥厚，边缘不整齐；胚根细小成点状；气微香，味微甜。

3. 炒使君子仁　形如使君子仁，表面黄白色，有多数纵皱纹；有时可见残留有棕褐色种皮。气香，味微甜。

【炮制作用】

1. 使君子及其仁　使君子仁与带壳使君子功效相同，入煎剂可直接用使君子捣碎入药。而使君子仁多入丸、散剂或嚼食。生品杀虫力强，常用于蛔虫病、蛲虫病。取其甘润气香，既有良好的杀虫消积作用，又具缓慢的滑利通肠之性。治虫积腹痛以及蛲虫病、肛门瘙痒者，轻症可单用为末冲服，病情较重者，可与胡黄连等同用，如《小儿药证直诀》如圣丸。

2. 炒使君子　经炒后可缓和膈肌痉挛的副作用，并长于健脾消积，亦能杀虫。多用于小儿疳疾及蛔虫腹痛。治虫积腹痛，单用炒香嚼服或为末冲服，如《补要袖珍小儿方论》使君子散；治小儿疳积、多食善饥者，常以本品与肉豆蔻等同用，如《太平惠民和剂局方》之肥儿丸；治脾虚便泻、小儿疳瘦下利、大便溏泻，常与厚朴等同用，如《证治准绳》使君子散。

【传承轨迹】宋代有制炭、面裹煨、蒸制、焙制、火炮、煨制等炮制方法。明代则用炒熟、火煨、煮制去油等法。清代多用蒸法。近代主要炮制方法是炒法。

【研究摘要】使君子主要含脂肪油，油中含油酸、亚油酸、棕榈酸、硬脂酸、花生酸及甾醇等；另含使君子酸及其钾盐，以及生物碱类成分胡芦巴碱、吡啶等。

使君子驱虫的有效部位是水溶性部位，其中使君子酸钾为驱虫的有效成分之一，现证实脂肪油也有驱虫作用。通过比较水溶性浸出物和煎剂中使君子酸钾的含量，结果表明，种仁和果实加热炒制、微波制、烘烤后水溶性浸出物均有下降。烘制温度在120℃以上，水浸出物含量迅速降低。随温度升高，水浸出物中使君子酸钾含量均有所降低。在果实的炮制品中以微波制品含量最高，其他炮制品均降低。水煎液（煎煮两次）中使君子酸钾炒果壳比生果壳溶出量增高47.3%；炒种仁与生种仁的溶出量无明显变化。由于果壳占整个果实重量的63.7%，故果实炒后入煎剂，不会降低使君子酸钾的溶出。

近年临床观察发现，成人服使君子果壳（与泻药合用）排虫率为75%，全果为80%，可见驱虫效果差别不大，并且多组成复方应用，因此认为统一以果实入药，经低温均匀加热炮制后应用为宜。但清炒法不易均匀炒透，小生产可用砂烫法代替，砂温不超过110℃为好，大生产可采用100℃左右温度烘制，以烘至种仁变软，香气逸出为经验指标。

郁李仁

【药材来源】本品为蔷薇科植物欧李 *Prunus humilis* Bge.、郁李 *Prunus japonica* Thunb. 或长柄扁桃 *Prunus pedunculata* Maxim. 的干燥成熟种子。前二者习称"小李仁"，后一种习称"大李仁"。夏、秋二季果实成熟时采收，除去果肉及核壳，取出种子，干燥。

【特色炮制】

1. 蜜制　凡使汤浸去皮尖，生蜜浸一宿，研如膏用（明·《医学入门》）。

2. 面炒制　拌面作饼，微炙使黄，勿令太熟，空腹食之，当得利，未利再进，以利为度，如利不止，以醋饭止之……汤浸去皮尖及双仁者，研如膏（明·《本草通玄》）。

【法定炮制】

1. 郁李仁　取原药材，除去杂质。用时捣碎。

2. 炒郁李仁　取净郁李仁，用文火加热，炒至表面深黄色，有香气逸出，取出。用时捣碎。

【成品性状】

1. 郁李仁　小郁李仁呈卵形，长 5～8mm，直径 3～5mm。表面黄白色或淡棕色，一端尖，另端钝圆。尖端一侧有线形种脐，圆端中央有深色合点，自合点处向上具多条纵向维管束脉纹；种皮薄，子叶 2，乳白色，富油性；气微，味微苦。大郁李仁长

610mm，直径 5 ~ 7mm，表面黄棕色。

2. 炒郁李仁　表面深黄色，有香气。

【炮制作用】

1. 郁李仁　本品质润多脂，润肠化燥，生品通便、行气、利水的作用较强，常用于肠燥便秘，水肿胀满。治津枯肠燥之便秘，常与火麻仁等润肠药同用，如《世医得效方》五仁丸；治水肿，常用本品与利水、行气之品如桑白皮等配伍，如《圣济总录》之郁李仁汤。

2. 炒郁李仁　经炒后药性较缓，适于老人、体虚及产后便秘者。治咳嗽气逆，如《圣济总录》中即载有郁李仁煎，用于治疗积年上气咳嗽，不得卧，用时以郁李仁水研如杏酪，去滓，煮令无辛气，次下酥枣少食之。

本品含苦杏仁苷，使用时应注意。

【传承轨迹】南北朝刘宋时期有"凡采得，先汤浸，然削上尖，去皮令净，用生蜜浸一宿，漉出，阴干，研如膏用"。唐代有去皮，熟研。宋代有"汤浸去皮尖，微炒"，焙法、酒浸、麸炒，"汤去尖皮，熬紫色"等炮制方法。元代用火炮。明代沿用炒法外，又有蜜制、制霜、陈皮炒、面炒等法。清代亦沿用炒法，并增加了酒炒的方法。近代炮制方法还有制霜、朱砂制、蜜制等。

【研究摘要】郁李仁含有黄酮类、有机酸类、三萜类等化学成分。黄酮类化合物为阿弗则林、山奈苷、郁李仁苷、营实苷等。郁李仁苷 A 和阿福豆苷是郁李仁的活性成分，郁李仁苷 A 具有强烈的泻下作用，为郁李仁特效成分。

黄酮类化合物是郁李仁主要化学成分，具有抗癌和防癌，防治心血管疾病，降低血糖、胆固醇含量，增强人体体液免疫及非特异性免疫，抗脑缺血，改善记忆，抗菌、抗病毒的作用。

清炒、燀法分别对郁李仁进行炮制，郁李仁炮制后苦杏仁苷含量降低，苦杏仁苷含量：生品＞燀品＞炒品。水煎液不碾碎品苦杏仁苷含量：燀品＞生品＞炒品；碾碎品苦杏仁苷含量：炒品＞燀品＞生品。因此，郁李仁燀制和炒制后苦杏仁苷含量虽均降低，但有利于煎出，提高煎出率。

白　果

【药材来源】本品为银杏科植物银杏 *Ginkgo biloba* L. 的干燥成熟种子。秋季种子成熟时采收，去种皮，洗净，稍蒸或略煮后，烘干。

【特色炮制】

1. 熟白果仁　取净白果，用文火加热，炒至表面显黄色，取出，放凉，去壳；或取白果仁蒸透，取出干燥（《河南省中药饮片炮制规范》·2005）。

2. 煨白果仁　取净白果，用湿草纸裹好，置灰火中煨至有香气，取出，打破去壳。火煨去壳用（《河南省中药饮片炮制规范》·2005）。

3. 煮白果仁　取熟蜜，加适量开水稀释，淋入捣碎的白果仁，闷润至透，置炒制容器内，用文火加热，炒至不粘手时，取出晾凉（《河南省中药饮片炮制规范》·2005）。

每 100kg 白果仁，用炼蜜 10kg。

【法定炮制】

1. 白果仁 取原药材，除去杂质及硬壳。用时捣碎。

2. 炒白果仁 取净白果仁，用文火加热，炒至深黄色，有香气，取出，晾凉，用时捣碎。

【成品性状】

1. 白果仁 为扁椭圆形，长 8 ~ 17mm，宽 5 ~ 13mm，厚 4 ~ 8mm；表面淡黄绿色或淡棕黄色，胚乳肥厚，粉质而脆，中间有空隙，可见细长条形的胚；气微，味甘微苦。

2. 炒白果仁 表面黄色，有火色斑点，气香。

【炮制作用】

1. 白果 生白果有毒，内服用量宜小。常用于疥癣，酒齄，阴虱。白果仁治头面癣疮，用生白果仁切断，频擦患部取效，方见《秘传经验方》。亦可用生白果捣烂，涂敷患部，治下部疳疮，方见《济急仙方》。治鼻面酒齄，用白果仁、酒醅糟，同嚼烂，夜涂旦洗，方见《医林集要寻源》。治蛀牙，用生白果仁每食嚼一个，治牙齿虫䘌，方见《永类钤方》。

2. 炒白果 经炒后毒性降低，常用于气逆喘咳，带下。治风寒喘咳，常与麻黄等配伍，如《摄生众妙方》定喘汤。治白浊带下，偏于湿热，带下黄稠而臭，可配黄柏等，如《傅青主女科》易黄汤。偏于虚寒者，可与炒白术等同用；治肾虚尿频，可与盐益智仁、黄芪等配伍，用于老人及体虚患者，症见腰酸膝软，尿频清长或余沥不尽，体倦神疲；有补气益肾，固涩缩尿的作用。

【传承轨迹】 明代有糯米蒸、煨制、炒制等法。清代除炒法和煨法外，又增加了煮制和油制等炮制方法。近代主要炮制方法有炒黄、蜜炙等。

【研究摘要】 白果含白果酸、氢化白果酸、白果酚、白果二酚、白果醇及银杏毒，种仁含微量氢氰酸等成分。

白果有祛痰、抑菌、降压、提高免疫力及抗过敏作用，白果所含的白果酸和银杏毒有溶血作用，人多食炒白果和煮白果可中毒。

白果中含有白果内酯和银杏内酯 A、B、C 等萜内酯类成分，4 种内酯类成分总量顺序为：胚＞中种皮＞胚乳＞内种皮＞去皮白果仁＞白果仁＞全白果＞去皮蒸白果仁＞去皮煮白果仁＞去皮炒白果仁，加热炒、蒸、煮制可降低白果中白果内酯和银杏内酯 A、B、C 的含量。

比较炒制法、煮制法、微波法 3 种炮制方式炮制白果对 APP/PS1 转基因老年痴呆小鼠学习记忆能力的影响，结果微波炮制是较好的白果炮制工艺。与模型组相比，微波炮制白果组 T-SOD、CAT 活力上调，MDA 含有量下调，Na^+/K^+-ATPase 活力增加；而生白果组无显著性差异。表明微波炮制白果能显著改善老年痴呆小鼠受损的学习记忆能力，其机制可能与其提高机体抗氧化能力和激活细胞能量代谢有关。

苍耳子

【药材来源】本品为菊科植物苍耳 *Xanthium sibiricum* Patr. 的干燥成熟带总苞的果实。秋季果实成熟时采收，干燥，去杂。

【特色炮制】

1. 蒸苍耳子　取黄精拌之，同蒸，从巳至亥，去黄精，取出阴干用（宋·《重修政和经史证类备用本草》）。

2. 麸炒苍耳子　先将炒制容器加热，撒入麦麸，用中火加热，待冒烟时投入净苍耳子，不断翻炒，炒至苍耳子表面黄褐色时，去刺，筛净。每100kg苍耳子，用麦麸9kg（《河南省中药饮片炮制规范》·2005）。

3. 酒苍耳子　酒拌蒸，晒干（明·《本草乘雅半偈》）。

【法定炮制】

1. 苍耳子　取原药材，除去杂质，用时捣碎。

2. 炒苍耳子　取净苍耳子，用中火加热，炒至黄褐色时取出。放凉、碾去刺，筛净，用时捣碎。

【成品性状】

1. 苍耳子　本品呈纺锤形或卵圆形，表面黄棕色或黄绿色，全体有钩刺。质硬而韧。果皮薄，灰黑色，具纵纹，内有双仁。种皮有油性。气微，味微苦。

2. 炒苍耳子　本品形如苍耳子，表面黄褐色，有刺痕。微有香气。

【炮制作用】

1. 苍耳子　生品有毒，需久煎成膏用，消风止痒力强，多用于皮肤痒疹、疥癣等皮肤病。治风疹、疥癣，可单味熬膏，噙口内，黄酒送下；治疮疥瘰疬、麻风癫疾、白癜风等皮肤疾患，如《医宗金鉴》苍耳膏。

2. 炒苍耳子　经炒后可降低毒性，偏于通鼻窍，祛风湿，止痛。常用于鼻渊头痛，风湿痹痛，四肢拘挛等症。治风寒客于鼻窍，涕流不止或兼头部前额疼痛，与辛夷花等同用，如《济生方》苍耳散；治风湿侵袭肌肉、经络，身体疼痛，四肢拘挛等症，与羌活等配伍，如《普济方》苍耳散。张景岳云："治鼻渊宜炒熟为末。"

【传承轨迹】苍耳子炮制始于南北朝刘宋时期为黄精同蒸；唐代有烧灰。宋代有炒、焙干等。明代有炒熟，去外刺，取仁用，产生了酥制、酒拌蒸等炮制方法。清代基本沿用前法。近代炮制方法以炒法为主，包括清炒和麸炒。

【研究摘要】苍耳子含苍耳苷、树脂、脂肪油、生物碱、维生素C及色素等。

据初步研究，多数学者认为苍耳子的毒性与其所含毒性蛋白有关；部分学者认为毒性物质常损害肝、心、肾等内脏实质细胞，导致黄疸、心律不齐和蛋白尿，尤以损害肝脏为甚，能引起肝昏迷而迅速死亡，即便治愈，也易留下肝肿大后遗症。

苍耳子毒蛋白为其毒性成分之一，经水浸泡或加热处理，可降低毒性，如炒焦、炒炭后能破坏其毒性。有人认为苍耳子药用必须炒至焦黄，使脂肪油中所含毒蛋白变性，凝固在细胞中不被溶出，而达到去毒目的。有报道采用HPLC法比较苍耳子生品、炒黄品、炒焦品、炒炭品中毒性成分的含量，结果表明，苍耳子炒制后羧基苍术苷含量显著降低，苍术苷含量先升高后降低。苍耳子炒制后能较大程度地降低毒性，故应炒制后入药。药理研究表明，苍耳子生、炒品均可使小鼠肝脏组织的 AST、ALT、丙二醛的含量升高并对肝脏有脂质过氧化损伤，但炒品较生品对肝脏的损伤轻，也表明苍耳子炒制后具有降毒的作用。

另有研究报道，苍耳子炒品和炒去刺品水浸出物含量明显高于生品，脂肪油含量则低于生品，镇痛作用强于生品，毒性低于生品。

蒺　藜

【药材来源】本品为蒺藜科植物蒺藜 *Tribulus terrestris* L. 的干燥成熟果实。秋季果实成熟时采割植株，晒干，打下果实，去杂。

【特色炮制】

1. 酒制蒺藜　凡使，采后净拣择了，蒸，从午至酉出，日干，于木臼中舂令皮上刺尽，用酒拌再蒸，从午至酉出，日干用（宋·《重修政和经史证类备用本草》）。

2. 乳制蒺藜　人乳拌蒸（清·《得配本草》）。

3. 盐蒺藜　取净蒺藜用盐水拌匀，闷透，置炒制容器内，用文火加热，炒至表面黄色，取出放凉。每 100kg 蒺藜，用盐 2kg（《河南省中药饮片炮制规范》·2005）。

【法定炮制】

1. 蒺藜　取原药材，除去杂质，去刺。用时捣碎。

2. 炒蒺藜　取净蒺藜，置炒制容器内，用文火加热，炒至微黄色，碾去刺，筛净。用时捣碎。

【成品性状】

1. 蒺藜　由 5 个分果瓣组成，呈放射状排列，常裂为单一的分果瓣，分果瓣呈斧状；背部黄绿色，隆起，有纵棱和多数小刺，并有对称的长刺和短刺各 1 对，两侧面粗糙，有网纹，灰白色。质坚硬。气微，味苦、辛。

2. 炒蒺藜　多为单一的分果瓣，分果瓣呈斧状，长 3~6mm；背部棕黄色，隆起，有纵棱，两侧面粗糙，有网纹。气微香，味苦、辛。

【炮制作用】

1. 蒺藜　生品味辛，性升而散，能疏肝经风邪。常用于风热目赤，风疹瘙痒，白癜风等。治风瘙隐疹，可配伍蒴藋根、白矾等煎膏外洗涂淋；治牙齫出血，牙龈出血，动摇疼痛者，可将本品捣碎外涂，有止血止痛之功。

2. 炒蒺藜　经炒后辛散之性减弱，长于平肝潜阳，疏肝解郁。常用于肝阳头痛，眩晕，乳汁不通。治头痛眩晕，肝阳上亢，头痛眩晕，可以本品与菊花等同用；治目赤多泪，风热上炎，可与菊花等相配，如《审视瑶函》明目流气饮。治风疹瘙痒，可与荆芥等同用，取其辛散苦泄，轻扬疏散，祛风止痒之功。

【传承轨迹】南北朝刘宋时代有单蒸干燥后去刺再用酒拌蒸。唐代用烧灰和熬的炮制方法。宋代又有酒炒、单蒸干燥后再用酒拌蒸、火炮等法。明代亦有"酒炒去刺"的方法。清代除酒蒸、酒炒外，还有酒浸焙焦，人乳拌蒸、鸡子清炒、当归汁煮和醋炒等法。近代炮制以炒法为主。

【研究摘要】蒺藜中主要含有生物碱类、黄酮类、皂苷类，还含有植物甾醇类、蒽醌类、糖类、脂肪酸类和维生素类等。

采用传统清炒法对蒺藜中槲皮素和山奈素含量无显著差异。采用 HPLC-ELSD 测定不同炒制程度的蒺藜中蒺藜呋甾皂苷 B 和蒺藜皂苷 K 含量，结果发现蒺藜呋甾皂苷 B 和蒺藜皂苷 K 的含量均呈先升高后降低趋势，2 个皂苷均在火候最佳时含量最高。通过蒺藜总皂苷提取物的模拟炮制发现，在炮制时间一定时，随着炮制温度由 180℃ 升高至 240℃，蒺藜呋甾皂苷 B 和蒺藜皂苷 K 的含量逐渐减少。在一定温度下，随炮制时间的延长，蒺藜皂苷 K 含量先升高后降低，在 5 分钟时含量最高；而蒺藜呋甾皂苷 B 含量仅在 180℃ 时，随着炮制时间的增加，呈先升高后降低趋势，在 10 分钟时含量最高；在 200℃、220℃、240℃ 时，随着炮制时间的增加，蒺藜呋甾皂苷 B 含量逐渐降低。采用超高效液相色谱 – 飞行时间质谱定性分析，tribuluside A、蒺藜呋甾皂苷 B 和蒺藜皂苷 K 3 种蒺藜皂苷单体的模拟炮制产物，证实含有 C_{22}-OH 的 tribuluside A 和蒺藜皂苷 I 在蒺藜炮制中发生脱羟基反应分别转化生成含有 C_{20}-C_{22} 位双键的蒺藜呋甾皂苷 B 和蒺藜皂苷 K，从而使两者含量升高；蒺藜呋甾皂苷 B 和蒺藜皂苷 K 的 C_3 和 C_{26} 位含有糖链，在蒺藜炮制中发生脱糖反应生成单糖链皂苷和短糖链皂苷，从而使两者含量降低。

正交实验设计考察蒺藜炮制工艺，以水浸出物、70% 乙醇浸出物、总黄酮和总皂苷为评价指标，以炮制温度、炮制时间、翻炒频率为考察因素，筛选出最佳炮制工艺为：1000W 功率加热，炒制 6 分钟，翻炒频率为 20 次 / 分钟。炒制后其总黄酮、总皂苷、醇浸出物的含量提高，水浸出物含量降低。

用正交实验优化盐蒺藜的炮制工艺，采用传统炮制工艺与现代技术相结合的方法加工蒺藜，通过实验考察工艺的盐水比、炒炙时间、炒炙温度，最佳炮制工艺是：盐水比为 1∶4，炒炙温度为 120℃，炒炙时间为 20 分钟。

九香虫

【药材来源】本品为蝽科昆虫九香虫 *Aspongopus chinensis* Dallas 的干燥体。11 月至次年 3 月前捕捉后，用酒少许将其闷死，阴干；或置沸水中烫死，干燥。

【特色炮制】

1. 酒九香虫　除去杂质，用文火炒至有香气后，取出，簸去碎屑，再炒热，然后均匀喷酒，继续炒干，取出，放凉。每 100kg 九香虫，用黄酒 12kg（《贵州省中药饮片炮制规范》·2005）。

2. 酥油制九香虫　将酥油用文火化开，取净九香虫倒入，炒拌均匀，使酥油全部被吸收后，出锅，摊开，晾凉。每九香虫 100kg，用酥油 6.25kg（《甘肃省中药饮片炮制规范》·2009）。

【法定炮制】

1. 九香虫 取原药材，除去杂质，筛去灰屑。

2. 炒九香虫 取净九香虫，用文火加热，炒至有香气，颜色加深，取出晾凉。

【成品性状】

1. 九香虫 本品略呈六角状扁椭圆形，长 1.6 ~ 2cm，宽约 1cm。表面棕褐色或棕黑色，略有光泽。头部小，与胸部略呈三角形，复眼突出，卵圆状，单眼 1 对，触角 1 对各 5 节，多已脱落。背部有翅 2 对，外面的 1 对基部较硬，内部 1 对为膜质，透明。胸部有足 3 对，多已脱落。腹部棕红色至棕黑色，每节近边缘处有突起的小点。质脆，折断后腹内有浅棕色的内含物。气特异，味微咸。

2. 炒九香虫 形如九香虫。有特异香气。

【炮制作用】

1. 九香虫 九香虫虽有"九香"之名，但实际上具有特异的臭气，故有"打屁虫"之俗称。临床内服通常都不生用。

2. 炒九香虫 经炒后产生香味，以去其腥臭气味，还可增强行气温阳作用。本品芳香理气，入肝、脾经，能调理肝胃气滞而止痛，善治寒部中焦或肝胃不和所致的脘闷腹胀、胁肋作痛及胃脘疼痛等。治肝胃气痛，肝胃不和疼痛，常配以柴胡、香附等药；寒滞中焦者，常配以干姜、高良姜等温中散寒止痛之药。治肾阳不足，常配以杜仲、淫羊藿等温肾壮阳之药。治胃寒胀痛，肝胃气滞。常与白术、厚朴、香附等配伍，治肾虚阳痿，腰膝酸痛，与淫羊藿、蛇床子、鹿茸等配伍应用。

【传承轨迹】九香虫炮制方法很少见，始载于《本草纲目》"焙"。近代主要炮制方法有炒黄、酥制、酒制、焙等。

【研究摘要】九香虫目前报道的化合物主要有脂肪酸、蛋白质、氨基酸等营养成分，以及臭气类成分、核苷类和多巴胺类化合物等。

采用体外培养人胃癌 SGC-7901 细胞实验，对冷冻和传统中药炮制方法处理的九香虫对胃癌细胞增殖的影响及抑癌活性组分的体内分布进行研究，表明不同方法处理的九香虫各组分水溶液对 SGC-7901 细胞的体外抑制作用。选取九香虫整虫及分解后的各部位处理组最大作用浓度比较，增殖抑制率为血淋巴＞腹部＞整虫＞头部。因此，冷冻处理的九香虫对胃癌细胞抑制率更高，且在该条件下九香虫的抑癌活性组分主要分布于血淋巴和腹部。

采用滚筒式炒药机，以炮制温度、炮制时间、炒药机转速为炮制因素，以镇痛率、多巴胺二聚体含量和醇溶性浸出物得率为考察指标，在单因素试验基础上，通过正交试验优选九香虫的炒制工艺为炒制温度 170℃，炒制时间 5 分钟，炒药机转速 50r/min。建立的质量标准为炮制的九香虫总灰分不超过 5.2%，醇溶性浸出物不少于 16.8%。

蔓 荆 子

【药材来源】本品为马鞭草科植物单叶蔓荆 *Vitex trifolia* L. var. *simplicifolia* Cham. 或蔓荆 *Vitex trifolia* L. 的干燥成熟果实。秋季果实成熟时采收，去杂，晒干。

【特色炮制】

1. 酒制蔓荆子　凡使，去蒂子下白膜一重，用酒浸一伏时后蒸，从巳至未出，晒干用（宋·《重修政和经史证类备用本草》）。

2. 蒸制　淘净，生绢袋盛，饮上炊三遍，焙（宋·《圣济总录》）。

【法定炮制】

1. 蔓荆子　取原药材，去净杂质，筛去灰屑。用时捣碎。

2. 炒蔓荆子　取净蔓荆子，用文火加热，炒至颜色加深，取出，搓去蒂下白膜（宿存萼）及枝梗，筛净。用时捣碎。

【成品性状】

1. 蔓荆子　呈球形，直径 4 ~ 6mm；表面灰黑色或黑褐色，被灰白色粉霜状茸毛，有纵向浅沟 4 条，顶端微凹，基部有灰白色宿萼及短果梗；萼 5 齿裂，其中 2 裂较深，密被茸毛；体轻，质坚韧，不易破碎。横切面可见 4 室，每室有种子 1 枚；气特异而芳香，味淡微辛。

2. 炒蔓荆子　形如蔓荆子，表面黑色或黑褐色，基部有的可见残留宿萼和短果梗。气特异而芳香，味淡、微辛。

【炮制作用】

1. 蔓荆子　生品辛散而性偏凉，长于疏风散热，常用于治疗头痛、鼻塞。治风热感冒、风热表证，常配伍菊花等药，如《上池秘录》菊芎饮；治四时感冒，与紫苏、荆芥、防风等配伍，如《医学心悟》加味香苏散；治风湿痹痛，风湿侵袭肌肉、经络、骨节所致之筋脉拘挛、关节酸痛，常以本品与羌活等配伍，如《内外伤辨惑论》羌活胜湿汤。

2. 炒蔓荆子　经炒后缓和辛散之性，长于升清阳之气，祛风止痛。用于耳目失聪、风湿痹痛、偏正头痛。治耳目失聪，中气不足，清阳不升所致之两目昏花、耳聋重听，常以本品与人参等配伍，如《证治准绳》之益气聪明汤；亦可与菊花、川芎、决明子等配伍，治疗偏正头痛、目昏多泪。

【传承轨迹】南北朝刘宋时代有去白膜酒浸蒸的方法。宋代增加了炒熟、单蒸、酒煮等炮制方法。元代除蒸法外，又有炒黑的要求。明代有微炒、酒炒的方法。清代有酒蒸炒、略炒、酒浸蒸熬干等法。近代主要炮制方法有炒黄等。

【研究摘要】蔓荆子含挥发油、微量生物碱、蔓荆子黄酮苷、维生素 A 及氨基丁酸等。

蔓荆子生品、生碎品、炒黄品及炒黄碎品的水浸出物含量分别为 6.72%、7.29%、10.71%、12.23%，表明蔓荆子炒黄捣碎能提高煎出效果。

近代药理研究表明，以蔓荆子黄素为代表的黄酮类成分为其解热、解痉主要成分。有研究表明，蔓荆子经过炮制，挥发油显著下降，而总黄酮含量显著上升，蔓荆子黄素含量变化不显著。不同炮制方法对蔓荆子中蔓荆子黄素的含量有不同程度影响，炒焦法、炒炭法对其影响更大：蔓荆子经清炒炮制后，蔓荆子黄素含量略有上升；经炒焦、炒炭炮制后，蔓荆子黄素含量下降，并以炒炭法含量最低。

牵牛子

【药材来源】本品为旋花科植物裂叶牵牛 *Pharbitis nil*（L.）Choisy 或圆叶牵牛 *Pharbitis purpurea*（L.）Voigt 的干燥成熟种子。秋末果实成熟、果壳未开裂时采割植株，晒干，打下种子，去杂。

【特色炮制】

1. 酒制牵牛子 凡用，（晒）干，却入水中淘，浮者去之，取沉者（晒）干，拌酒蒸，从巳至未，（晒）干，临用舂去黑皮用（宋·《重修政和经史证类备用本草》）。

2. 砂烫牵牛子 先将砂炒热，再加牵牛子炒胀后，筛去砂，再碾细即可（《中药炮制经验集成》· 1974）。

3. 蜜牵牛子 取净牵牛子，照蜜炙法炒至不粘手为度（《河南省中药饮片炮制规范》· 2005）。

【法定炮制】

1. 牵牛子 取原药材，去净杂质，用时捣碎。

2. 炒牵牛子 取净牵牛子，用文火加热，炒至稍鼓起，有爆裂声，颜色加深，取出，晾凉。用时捣碎。

【成品性状】

1. 牵牛子 呈三棱形，似橘瓣状，长 4 ~ 8mm，宽 3 ~ 5mm；表面灰黑色（黑丑）或淡黄白色（白丑）；种皮坚韧，背面有 1 条浅纵沟，腹面棱线下端有一点状种脐，微凹；质硬，横切面可见淡黄色或黄绿色皱缩折叠的子叶，微显油性；无臭，味辛、苦，有麻舌感。

2. 炒牵牛子 色泽加深，稍鼓起或有裂隙，微具香气。

【炮制作用】

1. 牵牛子 生牵牛子偏于逐水消肿，杀虫。用于水肿胀满，二便不通，虫积腹痛。牵牛子生用有小毒，宜急证。治水肿胀满，水邪泛滥，腹大如鼓，形气俱实，大小便涩者，可单用本品或入复方治疗，如《千金方》单用本品研末治水肿；治肢体遍身浮肿，气阻喘促，以本品配木通、白术、桑白皮，如《普济方》牵牛子散；治二便秘塞，水肿腹胀，以本品配甘遂等，如《景岳全书》舟车丸。

2. 炒牵牛子 经炒后可降低毒性，缓和药性，免伤正气，以消食导滞见长。多用于食积不化，气逆痰壅。治水肿、腹水等，本品力弱于生品而功能相同，临床多用。如《郑氏小儿方》以本品配青皮或木香，治小儿水肿；治痰湿壅肿，痰壅气阻，咳嗽不利，胸高喘急，用本品与葶苈子、杏仁等配伍，如《太平圣惠方》牵牛子汤；治积滞便秘，饮食停滞、湿热壅阻于肠胃、便秘腹胀、气机不利，如《本草衍义》牵牛丸；治肠寄生虫病，常用本品与槟榔、雄黄、大黄等相伍应用，如《沈氏尊生书》牵牛散。

【传承轨迹】南北朝刘宋时代有酒蒸法。唐代有熬，炒熟、石灰炒等法。宋代炮制方法较多，有生姜汁酒制、麸炒、童便制、盐炒、米炒、蒸制、吴茱萸制、爁制等炮制方法，并对炒制提出了微炒、炒熟、炒香、炒黄等不同要求。元代用盐炒。明代除清炒和盐炒外，还有醋煮、水煮、酒蒸、牙皂汁制等炮制方法。清代沿用了炒法和酒蒸，并将盐制改为盐水炒。近代炮制方法还有炒焦、砂烫、蜜制等。

【研究摘要】牵牛子含牵牛苷、脂肪油及其他糖类。

研究表明，牵牛子炒品水浸出物含量较高，脂肪油含量降低，生物碱等有效成分的含量有减少。有研究认为，炒制后牵牛子泻下作用缓和的主要原因是：牵牛子苷在肠内遇胆汁和肠液分解出牵牛子素，对肠道有强烈刺激作用，增加肠蠕动，引起肠黏膜充血、分泌增加而致泻。炒制后破坏部分牵牛子苷，从而使泻下作用缓和，毒性降低。除牵牛子苷外，尚含其他泻下成分。牵牛子能加速菊糖在肾脏中的排出，提示可能有利尿作用。

第二节　炒焦法

将净选或切制后的药物置炒制容器内，用中火或武火加热，不断翻炒，至药物表面呈焦黄色或焦褐色，内部颜色加深，并具有焦香气的过程，称为炒焦法。炒焦法多用于健脾胃、助消导的药物以及过于苦寒的药物。

（一）炮制方法

手工炒制、机器炒制的工艺同炒黄法。炒制程度一般为表面焦黄色或焦褐色，内部浅黄色或焦黄色。

（二）炮制目的

1. 增强消食健脾作用　如麦芽、神曲等。

2. 缓和药性，减少刺激性　如槟榔、山楂等。

3. 降低毒性　如川楝子等。

（三）注意事项

1. 饮片大小分档。

2. 掌握好火候，根据饮片质地，选择恰当火力。

山　楂

【药材来源】本品为蔷薇科植物山里红 *Crataegus pinnatifida* Bge. var.*major* N.E.Br. 或山楂 *Crataegus pinnatifida* Bge. 的干燥成熟果实。秋季果实成熟时采收，切片，干燥。

【特色炮制】

1. 蒸山楂　临用再蒸去核，焙燥（明·《本草乘雅半偈》）。

2. 姜制山楂　姜汁拌炒黑（清·《本草述钩元》）。

3. 山楂炭　取净山楂，用武火加热，炒至表面黑褐色，内部焦褐色，取出放凉

（《河南中药饮片炮制规范》·2005）。

【法定炮制】

1. 生山楂　取原药材，除去杂质及脱落的果核。

2. 炒山楂　取净山楂，用中火加热，炒至颜色加深，取出放凉。

3. 焦山楂　取净山楂，用中火加热，炒至表面焦褐色，内部黄褐色，取出放凉。

【成品性状】

1. 山楂　为圆形或类圆形横切片或纵切片，皱缩不平，直径 1 ~ 2.5cm，厚 0.2 ~ 0.4cm；外皮深红色至棕红色，满布灰白色小点，微有光泽；切面黄白色，边缘多内卷，中间有浅黄色果核，多脱落；气微清香，味酸微甜。

2. 炒山楂　表面颜色加深，味酸微甜。

3. 焦山楂　表面焦黄色，内部黄褐色，味微酸。山楂炭表面焦黑色，内部焦褐色，味微酸。

【炮制作用】

1. 山楂　生品长于活血化瘀，常用于血瘀经闭，产后瘀阻，心腹刺痛，疝气疼痛，以及高脂血症、高血压病、冠心病。治产后瘀阻腹痛或产后恶露不尽，腹痛拒按，儿枕作痛，血瘀癥瘕，与益母草等同用，如《经验方》产后儿枕痛方；治心血瘀阻胸痛，常与丹参、延胡索、川芎等同用，能活血祛瘀止痛；治疝气偏坠胀痛，常与荔枝核等同用，如《卫生简易方》疝气方。

2. 炒山楂　经炒后酸味减弱，可缓和对胃的刺激性，善于消食化积。用于脾虚食滞，食欲不振，神倦乏力。治食积停滞，常与麦芽等同用，如《丹溪心法》保和丸；治脾虚食少，常与白术等同用，如《医方集解》小保和丸；治妇女气滞血瘀，如《景岳全书》通瘀煎；治高脂血症，同时胃酸过多，如《中医杂志》降脂通脉饮。

3. 焦山楂　经炒焦后不仅酸味减弱，且增加苦味，长于消食止泻。用于食积兼脾虚和痢疾。治食积泄泻，常与麦芽、神曲、葛根等同用，能健脾止泻，如《丹溪心法》大安丸；治湿热痢疾，常与黄连、黄芩、木香等同用，能消积止血痢。

【传承轨迹】宋代有炒磨去子的炮制方法。元代有炒或蒸熟。明代仍沿用炒法和蒸法，并有"核有功力不可去"的记述。清代新增炒黑、姜汁拌炒黑、姜汁炒、童便浸等炮制方法。近代炮制方法还有蜜炙法、红糖制法、土炒法、蜜制楂炭等炮制方法，其中以炒黄、炒焦、炒炭为主。

【研究摘要】山楂主要含有黄酮类、有机酸类、糖分、鞣质、维生素 C、微量元素及磷脂等成分。

山楂中的总黄酮和总有机酸都集中在果肉中，山楂核中含量甚微，而山楂核又占整个药材重量的 40% 左右，故去核的方法是合理的（核可另作药用）。山楂不同炮制品中，总黄酮和有机酸类成分含量差异很大，这与受热程度有关。炒山楂对黄酮类成分无明显影响，有机酸稍有减量。焦山楂黄酮类成分、有机酸则大大降低。用电烘箱加热的烘烤品则与烘烤温度关系密切，超过 175℃后，减量幅度明显增大，当温度为 200℃，总黄酮类成分下降 40%，总有机酸下降 55%。总之，加热时间越长，温度越高，两类成分被破坏越多。以水分、总灰分、醇浸出物、有机酸含量、金丝桃苷含量为质量评价因子，综合评价了山楂不同炮制品的差异，结果醇浸出物、有机酸和金丝桃苷含量均为生山楂＞炒山楂＞焦山楂。山楂加热前后，枸橼酸含量变化较大，同样在加热条件下，炒山楂与焦山楂相比，枸橼酸含量也有显著差异。用薄层扫描法测得生山楂（北山楂）和焦山楂中熊果酸的含量无显著的差异。采用钼蓝比色法和薄层扫描法测定山楂及其6种炮制品中总磷脂含量及磷脂组成分布，结果表明，随着炮制温度升高和加热时间的延长，总磷脂含量明显下降。

考察山楂不同炮制品对离体胃肠平滑肌的影响，结果发现山楂、炒山楂、焦山楂、山楂炭对离体胃肠肌条均有促进收缩作用，且炮制后作用均强于生山楂，各炮制品能明显增高胃肠平滑肌的振幅，对收缩频率影响不大。另通过抑菌实验表明，焦山楂和生山楂对福氏痢疾杆菌、宋内痢疾杆菌、变形杆菌、大肠杆菌等均有很强的抑制作用，两者无明显差别，其乙醇提取物抑菌作用较水煎剂强。

栀 子

【药材来源】本品为茜草科植物栀子 *Gardenia jasminoides* Ellis 的干燥成熟果实。9～11月果实成熟呈红黄色时采收，去果梗及杂质，蒸至上汽或置沸水中略烫，取出，干燥。

【特色炮制】

1. 甘草水制栀子　以甘草水浸一宿，漉出，焙干（宋·《重修政和经史证类备用本草》）。

2. 盐栀子　盐水炒黑（明·《宋氏女科秘书》）。

3. 蜜栀子　二两去皮，入蜜半两拌和，炒令微焦（明·《寿世保元》）。

【法定炮制】

1. 栀子　取原药材，除去杂质，捣碎。

2. 炒栀子　取栀子碎块，用文火加热，炒至黄褐色，取出，放凉。

3. 焦栀子　取栀子碎块，用中火加热，炒至表面焦褐或焦黑色，果皮内面为黄棕色或棕褐色，取出，放凉。

【成品性状】

1. 栀子　呈不规则的碎块。果皮表面红黄色或棕红色，有的可见翅状纵横。种子多数，扁卵圆形，深红色或红黄色。气微，味微酸而苦。

2. 炒栀子　形如栀子碎块，黄褐色。

3. 焦栀子　形状同栀子或为不规则的碎块，表面焦褐色或焦黑色。果皮内表面棕色，种子表面为黄棕色或棕褐色。

【炮制作用】

1. 栀子　生栀子苦寒之性甚强，长于泻火利湿，凉血解毒。但其易伤中气，且对胃有刺激性，脾胃较弱者服后易吐。常用于温病高热，湿热黄疸，湿热淋症，疮疡肿毒；外治扭伤跌损。治三焦积热，常与黄连等同用，如《外台秘要》黄连解毒汤；治湿热黄疸，常与茵陈等同用，如《伤寒论》茵陈蒿汤；治白淋涩痛，常与白茅根等同用，如《证治准绳》栀子仁散。

2. 炒栀子、焦栀子 经炒后可缓和苦寒之性，免伤脾胃。炒栀子与焦栀子功效相似，炒栀子比焦栀子苦寒之性略强，一般热较甚者可用炒栀子，脾胃较虚弱者可用焦栀子。二者均有清热除烦的功效。常用于热郁心烦，肝热目赤。治肝热目赤，常与蛇蜕等同用，如《证治准绳》栀子胜奇汤；治虚烦不眠，常与淡豆豉同用，如《伤寒论》栀子豉汤。

【传承轨迹】晋代有炒炭、烧末的方法。南北朝刘宋时代有甘草水制。唐代有炙法。宋代有烧灰、炙酥拌微炒、炒香、糖灰火煨、姜汁炒焦黄等炮制方法。元代有蒸法、火煨、炒焦黑、烧灰存性等法。明代炮制方法较多，有微炒、煮制、纸裹煨、酒浸、童便炒、蜜制、盐水炒黑、炒焦、酒洗等法。清代多用辅料制，有酒炒、姜汁炒黑、乌药拌炒、蒲黄炒、炒黑等方法。近代炮制方法还有姜汁炒、盐水炒等。

【研究摘要】栀子含栀子苷（京尼平苷）、栀子苷、山栀子苷、栀子酮苷等多种环烯醚萜苷类以及熊果酸、绿原酸等多种有机酸类。

以栀子中京尼平苷为指标，用 TLC 法和 HPLC 法对栀子及其炮制品进行分析比较，结果表明，京尼平苷主要集中在栀子仁中，栀子壳中含量相当低；炒栀子和焦栀子中京尼平苷含量均有所下降，焦栀子比炒栀子更明显，炒炭后栀子苷含量下降幅度较大。另有研究表明，栀子生品、炒品、炒焦品、姜炙品和烘品中熊果酸含量无明显差异，但炒炭品及烘制温度高于 200℃ 的炮制品中熊果酸含量较生品明显降低。栀子不同炮制品中绿原酸和栀子苷含量有明显变化，炒品和炒焦品中该两种成分含量较生品显著降低，而炒焦品中各成分含量较炒品更低。加热炒制还可使栀子中西红花苷 - I、西红花苷 - II 含量显著降低，经炒黄、炒焦后可产生西红花酸。

生栀子与焦栀子给家兔注射 1.5g 的剂量时均有显著缩短血凝时间的作用，但在 0.75g 剂量时，生山栀仍有作用，焦山栀则无此作用。对注射酵母液而引起发热的家兔，生山栀有明显的解热作用，而焦山栀无此作用。生栀子的抗炎作用最强，经不同方法炮制后抗炎作用明显减弱，且随温度升高，抗炎作用逐渐降低。当温度超过 175℃ 时，抗炎作用消失。主要原因可能在于京尼平苷受热破坏或分解，栀子水煎液对胃酸分泌和胃蛋白酶活性均有明显抑制作用，有明显对抗 CCl_4 所引起动物肝急性中毒的作用，经不同方法炮制后，抑制作用明显减弱或消失。

实验初步认为，栀子若用于急性黄疸型肝炎应以生品为好。另据报道，生山栀与焦山栀对金黄色葡萄球菌、链球菌、白喉杆菌的抑菌作用相似；对溶血性链球菌、伤寒杆菌、副伤寒杆菌的抑制作用以生山栀为佳；焦山栀则对痢疾杆菌的作用较生栀子略强，这一点和中医对大便溏薄者用焦山栀是一致的。

通过对烘法是否能代替炒法进行研究，结果发现，用烘的方法炮制得到的结果比较恒定，便于控制质量。考察不同温度炮制栀子炭对化学成分的影响，结果表明，栀子炮制后，栀子苷和鞣质均有明显变化，随温度增高，栀子苷的含量递减，鞣质含量随温度的升高而增加，但当高于 200℃ 以上时，鞣质含量下降，且大部分炭化。

槟 榔

【药材来源】本品为棕榈科植物槟榔 *Areca catechu* L. 的干燥成熟种子。春末至秋初采收成熟果实，用水煮后，干燥，除去果皮，取出种子，干燥。

【特色炮制】

1. 煮制槟榔　槟榔（生）者极大，停数日便烂，今人此来者皆先灰汁煮熟，仍火蒸使干，始堪停久（唐·《新修本草》）。

2. 酒槟榔　取净槟榔，用黄酒拌匀，闷润至透，置锅内，用文火加热，炒至棕褐色，出锅，放凉。每100kg 净槟榔，用黄酒 10kg（《甘肃省中药炮制规范》·2009）。

3. 盐槟榔　取净槟榔片，用食盐水拌匀，稍润，置锅内，文火炒干，取出，放凉。每100kg 槟榔片，用食盐 2kg［《山东省中药饮片炮制规范》（下册）·2012］。

【法定炮制】

1. 槟榔　取原药材，置水中浸泡，每日换水，浸 3 ~ 5 天，捞起，置容器内经常淋水，润透，切薄片，阴干。

2. 炒槟榔　取净槟榔片，用文火加热，炒至微黄色，取出放凉。

3. 焦槟榔　取净槟榔片，用中火加热，炒至焦黄色，取出放凉。

【成品性状】

1. 槟榔　为类圆形薄片；表面呈棕、白色相间的大理石样花纹；周边淡黄棕色或淡红棕色；质坚脆易碎；气微，味涩微苦。

2. 炒槟榔　本品形如槟榔片，表面微黄色，可见大理石样花纹。

3. 焦槟榔　本品呈类圆形薄片，直径 1.5 ~ 3cm，厚 1 ~ 2mm。表面焦黄色，可见大理石样花纹。质脆，易碎。

【炮制作用】

1. 槟榔　生槟榔力峻，有杀虫破积，行水消肿之效，常用于治绦虫、姜片虫、蛔虫及水肿、脚气、疟疾。治虫积腹痛，常与鹤虱等同用，如安虫丸；治肠虫积滞，腹痛拒按，大便秘结，则常与大黄等同用，如《医学正传》万应丸。治脚气水肿，常与木瓜等同用，如《类编朱氏集验方》鸡鸣散。

2. 炒槟榔　经炒后可缓和药性，以免克伐太过而耗伤正气，并能减少服后恶心、腹泻、腹痛的副作用。有下气散满，消食除胀之效，长于消食导滞。用于食积不消，痢疾里急后重。一般身体素质稍强者可选用炒槟榔。治饮食停滞，常与厚朴等同用，如《寿世保元》开胸顺气丸；治赤白痢疾，常与木香等同用，如《儒门事亲》木香槟榔丸。

3. 焦槟榔　经炒焦后药性更加缓和，作用同炒槟榔。身体素质较差者应选用焦槟榔。治食积血痢，常与神曲等同用，如《济南市中成药选编》小儿化食丹。

【传承轨迹】唐代有煮熟的方法。宋代有炒制、火炮、烧灰存性、饭裹湿纸包煨、面裹煨、吴茱萸炒、火煅等炮制方法。元代有纸裹煨。明代有灰火煨、牵牛子醋共制、火炮、湿纸裹煨、炒制、石灰制、牙皂汁浸焙、烧存性等法。清代有煨法、醋制、童便洗晒、煅存性、酒浸等方法。近代炮制方法还有炒炭、蜜制等。

【研究摘要】槟榔含生物碱、鞣质、脂肪油及槟榔红色素、氨基酸等。生物碱主要为槟榔碱，其余有槟榔次碱、去甲基槟榔次碱、去甲基槟榔碱、槟榔副碱、高槟榔碱等。

槟榔经浸泡后切片，醚溶性生物碱损失很大；在水浸泡过程中，其生物碱含量，换水比不换水的方法损失大。加热对槟榔的成分也有影响，随着受热时间的增加，槟榔碱的含量逐渐降低。干燥方法对生物碱含量也有影响。切片后曝干其生物碱损失比阴干大得多，晒干也比阴干的含量低，烘干则与阴干含量接近。加热同时也影响槟榔中鞣质和氨基酸含量，研究表明，鞣质的含量依次为制槟榔（微波炉70℃加热5分钟）＞炒槟榔＞生品＞焦槟榔；氨基酸总量和必需氨基酸总量依次为生槟榔＞制槟榔＞炒槟榔＞焦槟榔。

通过正常小鼠胃排空和小肠推进实验，有阿托品负荷的小鼠胃排空和小肠推进实验，以及胃液分泌实验考察了槟榔不同炮制品的差异，结果表明，生槟榔对正常小鼠胃排空有轻微抑制作用，炒槟榔、焦槟榔、槟榔炭能促进胃排空，焦槟榔有明显促进肠推进作用，各槟榔组胃液量均增加，以焦槟榔组最为明显，除槟榔炭组外各槟榔组胃液pH值均降低，其中焦槟榔组胃液pH值最低。说明槟榔炮制后有促胃排空和小肠推进作用，并对阿托品负荷有抑制作用，尤以焦槟榔作用为佳。槟榔生品和炒焦品均能促进大鼠离体胃肠平滑肌肌条的收缩活动，炒焦品效果明显好于生品组；而去除生物碱后的生品和炒焦品对肌条的收缩作用很弱，说明生物碱对胃肠平滑肌的收缩起主要作用。

槟榔质地坚硬，传统方法加工，浸泡时间长（夏季7天，冬季40天），有效成分流失严重，甚至腐烂，影响饮片质量。采用减压冷浸软化方法能提高软化效率，缩短浸泡时间，保证饮片质量。

对槟榔不同工艺炮制品（清炒、炒焦、微波炮制）中醚溶性生物碱、鞣质、脂肪类成分进行了测定，并对小鼠急性毒性进行了比较。结果微波炮制的槟榔与炒品、焦品相比，槟榔碱的损失最少，其他各类成分含量最高，炮制过程中药材无损失，收得率最高。同时与生品比较，各炮制品毒性都有所降低，且作用无明显差异。

川楝子

【药材来源】本品为楝科植物川楝 *Melia toosendan* Sied.et Zucc. 的干燥成熟果实。冬季果实成熟时采收，去杂，干燥。

【特色炮制】

1. 酒制川楝子　凡采得后，（晒）干，酒拌浸令湿蒸，待上皮软，剥去皮，取肉去核，勿单用其核。碎捶，用浆水煮一伏时了用（宋·《重修政和经史证类备用本草》）。

2. 巴豆、斑蝥、海金沙制川楝子　拣十个，剉碎，分三分，一用巴豆五粒，去皮炒焦黑色，去巴豆不用；又用斑蝥七个炒焦、去斑蝥，又用海金砂（沙）七钱半同炒，去海金砂（沙）不用（明·《普济方》）。

3. 盐川楝子　取净川楝子片或碎块，用盐水拌匀，闷润，待盐水被吸尽后，用文火加热，炒至深黄色，取出放凉。每100kg川楝子，用食盐2kg（《河南省中药饮片炮制规范》·2005）。

【法定炮制】

1. 川楝子 取原药材，除去杂质，用时捣碎。

2. 炒川楝子 取净川楝子，切厚片或碾碎，用中火加热，炒至外表焦黄色或焦褐色，取出，放凉。

【成品性状】

1. 川楝子 川楝子呈类球形，直径 2～3.2cm，表面金黄色或棕黄色，微有光泽，具深棕色小点，顶端有花柱残痕，基部凹陷；外果皮革质，果肉松软，淡黄色，遇水湿润有黏性；果核球形或卵圆形，质坚硬；气特异，味酸苦。

2. 炒川楝子 炒川楝子为厚片或不规则碎块，表面焦黄色，质泡，有焦气，味苦涩。

【炮制作用】

1. 川楝子 生川楝子有小毒，长于杀虫、疗癣，兼能止痛。用于虫积腹痛，头癣。治虫积腹痛，常与鹤虱等同用，如《证治准绳》安虫散；治头癣瘙痒，单味干燥后研成细末，用猪油或麻油调成油膏，涂于患处，能治癣止痒。

2. 炒川楝子 经炒焦后可缓和苦寒之性，降低毒性，减少滑肠之弊，以疏肝理气止痛力胜。用于胁肋疼痛及胃脘疼痛。治肋脘疼痛，常与延胡索同用，如《保命集》金铃子散。治赤白带下，常与小茴香等同用，如《证治准绳》苦楝丸。

【传承轨迹】 南北朝刘宋时代有酒拌蒸后去核的炮制方法。宋代炮制方法甚多，有火炮，酒浸，炒黄，粟米炒、巴豆麦麸制。微炒，童便浸、面炒、面裹煨、巴豆制，茴香炒、陈皮炒、黑牵牛炒、醋煮等法。元代除沿用炒法和巴豆制而外，又有盐炒、酥制，酒煮、牡蛎炒等炮制方法。明代炮制的方法较多，有盐茴香炒、巴豆麦麸制、斑蝥麦麸制、巴豆斑蝥海金沙制、僵蚕炒、酥炙、麸炒，斑蝥制，酒蒸等炮制方法。清代则沿用酒蒸、酒煮、煨制、麸炒、巴豆制的方法外，又增加了火煅、盐煮、火烧存性、盐水泡、酒炒等炮制方法。近代炮制方法有炒、盐制、醋制等。

【研究摘要】 川楝子含川楝素、生物碱、鞣质及多种苦味的三萜成分，还含苦楝子萜酮、苦楝子萜醇、麦克辛等成分，其中川楝素为驱虫有效成分。

川楝子有小毒，误食或用量过大可引起中毒，其毒性成分可能是毒性蛋白，加热炮制后毒性降低，是毒性蛋白破坏之故；川楝子体外试验对猪蛔虫有杀灭作用，对皮肤真菌及金黄色葡萄球菌有抑制作用，对蚯蚓、水蛭有明显杀灭效力；苦楝子油表现抗关节炎及抗炎作用；川楝子煎剂能促进胆汁排泄；川楝素能阻断神经肌肉接头间的传递，对肉毒中毒的小鼠、家兔、猴有较好的治疗作用；此外，川楝子尚有抗癌作用。

以川楝子中川楝素为指标，采用 HPLC 法对生品、炒品、醋炙品、盐炙品、酒炙品进行比较研究，结果表明，各炮制品中川楝素含量较生品均有降低。川楝素可能是川楝子中的毒性成分之一，川楝素含量的降低可能与炮制后能降低毒性有关。

第三节　炒炭法

将净选或切制后的药物，置炒制容器内，用武火或中火加热，不断翻动，炒至表面焦黑色，内部焦黄色或焦褐色的方法称为炒炭法。有些中药需在高温密闭缺氧条件下加热使成炭，称为煅炭。炒或煅炭均要求存性。"炒炭存性"是指药物在炒炭时只能使其部分炭化，更不能灰化，未炭化部分仍应保存药物的固有气味。花、叶、草等类药材炒炭后仍可清晰辨别药物原形，如槐花、侧柏叶、荆芥等。

（一）炮制方法

将净制或切制过的饮片，置预热的炒制容器内，用武火加热，不断翻动，至表面焦黑色，内部焦褐色，见火星喷淋少许清水，熄灭火星，炒干，取出，冷后收藏。

（二）炮制目的

1. 产生或增强止血作用　大多数中药炒炭主要目的是产生或增强收敛止血作用。

2. 缓和药性，降低毒性　如荆芥、牡丹皮等。

（三）注意事项

1. 操作时适当掌握火力，根据质地大小来决定加热时间及火候，质地坚实的药物宜用武火，质地疏松的片、花、花粉、叶、全草类宜用中火，视具体药物灵活掌握。

2. 在炒炭过程中，药物炒至一定程度时，因温度过高，易出现火星，须喷淋适量清水熄灭火星。以免燃烧，取出后必须摊开晾凉，经检查无余热后再贮存，避免复燃，引起事故。

槐　花

【**药材来源**】本品为豆科植物槐 *Sophora japonica* L. 的干燥花及花蕾。前者习称"槐花"，后者习称"槐米"。夏季花开放或花蕾形成时采收，及时干燥，除去枝、梗及杂质。

【**特色炮制**】

1. 蜜槐花　取净槐花，照蜜炙法炒至不粘手（《河南省中药饮片炮制规范》·2005）。

2. 醋槐花　取药材，净选，置容器内，加醋拌匀，闷润，吸尽，用文火炒至表面深黄色，取出，晾凉，筛去碎屑，即得。每1000g，用醋100g及水适量（《云南省中药饮片标准》（第二册）·2005）。

3. 酒槐花　捡净，酒浸，微炒（明·《炮炙大法》）。

【**法定炮制**】

1. 槐花　取原药材，除去杂质及枝梗。

2. 炒槐花　取净槐花，用文火加热，炒至深黄色并有香气时，取出放凉。

3. 槐花炭　取净槐花用中火加热，炒至焦褐色，喷洒适量清水熄灭火星，炒干，取出，放凉。

【成品性状】

1. 槐花　槐花皱缩而卷曲，花瓣多散落。完整者花萼钟状，黄绿色，先端5浅裂；花瓣5，黄色或黄白色，1片较大，近圆形，先端微凹，其余4片长圆形。雄蕊10，其中9个基部连合，花丝细长。雌蕊圆柱形，弯曲。体轻。气微，味微苦。

2. 炒槐花　形如槐花，表面深黄色。

3. 槐花炭　形如槐花，表面焦褐色。

【炮制作用】

1. 槐花　味苦，性微寒。归肝、大肠经。具有凉血止血，清肝泻火的功效。生槐花以清肝泻火，清热凉血见长。多用于血热妄行，肝热目赤，头痛眩晕，疮毒肿痛。治头目眩晕，常与夏枯草等同用，现用于治疗高血压，能改善毛细血管的脆性。治血热妄行，常与地榆等同用，能清热凉血；治疗疮肿毒，可单味入酒煎服；亦可与丹参等同用，如《证治准绳》槐花酒。

2. 炒槐花　经炒后可缓其苦寒之性，免伤中，效同生品，但清热凉血作用弱于生品。治喉痹失音，常与桔梗等同用，亦可单味嚼服；治疳蛊腹胀，常与黄芪等同用，如《中药临床常用手册》槐芪汤。

3. 槐花炭　经炒炭后涩性增加，清热凉血作用极弱，以凉血止血力胜。用于咯血、衄血、便血、崩漏下血、痔疮出血等出血证。治便血、痔血，常与侧柏叶等同用，如《本事方》槐花散；治咯血、衄血，常与白茅根等同用；治崩漏下血，常与当归等同用，如《医学衷中参西录》固冲汤。

【传承轨迹】宋代有微炒、炒黄、炒焦、麸炒、地黄汁炒等炮制方法。明代除炒法外，增加了醋煮、烧灰存性和酒浸炒等法。清代仍沿用炒法。近代炮制方法多用炒黄、炒炭，此外还有醋炙、蜜炙、盐炙等。

【研究摘要】槐花主要含芦丁、槲皮素、异鼠李素及鞣质等。所含芦丁能维持毛细血管的抵抗力，降低其通透性及脆性，促进细胞的增生和防止血细胞的凝集，此外尚有抗炎、抗过敏、利尿、解痉、镇咳、降血脂、强心、保护溃疡面等作用。所含槲皮素具有祛痰、止咳、平喘及止血作用。所含异鼠李素有增强毛细血管弹性，抑制血小板分泌和聚集作用，同时也具有抗止血作用。所含鞣质有收敛止血等作用。

槐花炒黄后芦丁的含量减少甚微，鞣质增加1倍；炒炭后芦丁大量损失，但鞣质增加4倍。因此认为槐花炒炭后能增强止血作用，可能是鞣质增加的缘故。对槲皮素增加而止血的研究表明，在鞣质降低情况下，槐花炭的止血作用也很好，表明槲皮素也具有止血作用。

传统的制炭过程中"凭烟撒水"，以收黄色烟为标志，在黄色烟转浓黄色时，提前小范围内间歇式地喷水灭火星，直到全部炒至标准出锅；另外一种是炒锅结合制炭法，先用中火将药炒至焦黄色，冒大烟时迅速铲动药物至锅盖中央，以金属锅盖盖上，继续武火加热，烟由白转黄，在冒黄烟时，立刻封严缝隙，同时熄火，待锅冷以后取炭。

这种方法炮制出来的炭在性状、色泽等方面均符合要求，比单炒法加工的成品收率高10%～20%。

以鞣质、芦丁和槲皮素为指标，应用多指标试验全概率公式评分法结合正交设计，得到最佳工艺条件是铁锅温度220℃，加温时间20分钟，药材投料190g。同样以这三种成分为指标及190g药材投料量，以加热温度、加热时间为二因素，得到槐花制炭的最优条件为铁锅温度250℃，加热10分钟，此时鞣质、芦丁和槲皮素含量分别为生品的8.55、0.64和10.31倍。有人认为槐花炭炒制温度应控制在210℃以下，以194～210℃范围为宜，出炭率控制在82%～83%，超过210℃则三种成分的含量均下降。若仅以槲皮素的含量为指标，则认为槐花炭的最佳炮制工艺条件为180℃，炒制11分钟。亦有报道以外观性状、止血试验及鞣质、芦丁含量为指标，表明160℃烤制4分钟制槐花炭可代替传统的炒炭法。用远红外辐射电子恒温干燥箱分别对槐花及芦丁各种定时、定温加热烘烤，以鞣质和芦丁为含量指标，初步探明以190℃加热30分钟的槐花炭，鞣质含量是生品的6倍，若受热温度高于20℃，则鞣质和芦丁均可不同程度地分解破坏。实验证明，芦丁受热后可不同程度地转化生成鞣质。对芦丁用20℃加热30分钟，其中鞣质含量达17.34%，芦丁的留存量为43%，因此，认为槐花的制炭条件以196～200℃，加热30分钟为宜。

茜 草

【药材来源】本品为茜草科植物茜草 *Rubia cordifolia* L. 的干燥根及根茎。春秋二季采挖，除去泥沙，干燥。

【特色炮制】

1. 茜草炭 烧灰存性，研极细末，用纸包，碗盖于地上一夕，出火毒（金·《儒门事亲》）。

2. 酒茜草 取茜草片或段，照酒炙法炒干。每100kg茜草片或段，用黄酒18kg（《河南省中药饮片炮制规范》·2005）。

3. 童便制茜草 童便炒止血（清·《得配本草》）。

【法定炮制】

1. 茜草 取原药材，除去杂质，洗净，润软，切厚片或段，干燥。

2. 茜草炭 取茜草片或段，用武火加热，炒至外表焦黑色，取出摊晾。

【成品性状】

1. 茜草 为不规则的厚片或段，周边红棕色或暗棕色，具细纵皱纹及少数细根痕；片面平坦皮部狭，紫红色木部宽广，浅黄红色。体轻，质脆，易折断，味微苦，久嚼刺舌。

2. 茜草炭 本品形如茜草片或段，表面黑褐色，内部棕褐色。气微，味苦、涩。

【炮制作用】

1. 茜草 味苦、性寒。归肝经。功效凉血止血，活血祛瘀，通经止痛。生茜草凉血止血，活血祛瘀力胜。用于吐血，衄血，崩漏下血，外伤出血，经闭瘀阻，关节闭痛，跌仆肿痛。治月经停闭，常与川芎等同用，能活血调经；治跌打损伤，常与红花等同用，能活血通络；治痈疽肿毒，常与牡丹皮等同用，能凉血消肿。

2. 茜草炭 经炒炭后味苦涩，增强止血作用。多用于无瘀滞的各种出血症。治咯血，常与侧柏叶炭等同用，能凉血止血；治阴虚火旺，牙血鼻衄，如《景岳全书》茜草散；治尿血，常与小蓟炭等同用，治其他出血症，如《十药神书》十灰散；治崩漏，常与海螵蛸等同用，如《医学衷中参西录》固冲汤。

【**传承轨迹**】宋代有炒制、焙制等方法。金、元时期有烧灰存性的方法。明、清时期增加了酒洗、酒炒和童便炒等炮制方法。近代炮制方法有炒黄、酒炙等法。

【**研究摘要**】茜草的化学成分以蒽醌及其苷类化合物为主，还含有萘醌类、萜类、己肽类、多糖类等其他化学成分。

茜草经制炭后，鞣质含量明显升高，总蒽醌含量均减少，并且随温度升高含量降低明显。茜草不同部位的茜草饮片炒炭后，大叶茜草素含量均比炒炭前减少。茜草炒炭过程中 1,3– 二羟基蒽醌含量明显增加，并与茜草炭止血作用增强有关。

茜草、茜草炭均有明显的抗炎、镇痛和活血化瘀作用，茜草作用强于茜草炭，而止血作用，茜草作用弱于茜草炭。动物实验证明茜草能延长小鼠凝血时间，而茜草炭则能明显缩短小鼠的凝血时间。家兔口服茜草温浸液后 30 ~ 60 分钟均有明显的促进血液凝固作用，表现为复钙时间、凝血酶原时间及白陶土部分凝血活酶时间缩短，茜草炭口服也能明显缩短小白鼠尾部出血的时间。

以茜草炭的止血作用为指标，采用正交试验法，对其炮制工艺进行系统优选。结果表明，控制锅温 230℃，炒制 9 分钟最佳。

干 姜

【**药材来源**】本品为姜科植物姜 *Zingiber officinale* Rosc. 的干燥根茎。冬季采挖，除去须根及泥沙，晒干或低温干燥。趁鲜切片晒干或低温干燥者称为"干姜片"。

【**特色炮制**】

1. 甘草水制干姜 甘草水煮半日曝干为末（宋·《太平圣惠方》）。

2. 盐制干姜 （半两）剉入盐四钱匕同炒黄色（宋·《圣济总录》）。

3. 地黄汁制干姜 姜渣地黄汁炒（宋·《妇人大全良方》）。

【**法定炮制**】

1. 干姜 取原药材，用水略泡，洗净，润透，切厚片或块，干燥。

2. 炮姜 取净河砂置锅内，用武火加热至灵活状态时，投入干姜块，炒至鼓起，表面棕褐色，取出，筛去砂，晾凉。

3. 姜炭 取净干姜块，用武火加热，炒至表面焦黑色，内部棕褐色，喷淋少许清水，灭尽火星，取出，晾干。

【**成品性状**】

1. 干姜 为不规则的厚片或块。周边灰黄色或灰棕色。切面黄白色，有明显的筋脉小点，显粉性。有特异香气，味辛辣。

2. 炮姜 本品呈不规则膨胀的块状，具指状分枝。表面棕黑色或棕褐色。质轻泡，断面边缘处显棕黑色，中心棕黄色，细颗粒性，维管束散在。气香、特异，味微辛、辣。

3. 姜炭 为不规则的厚片或块，表面焦黑色，内部棕褐色，体轻，质松脆。味微苦、微辣。

【炮制作用】

1. 干姜 味辛，性热。归脾、胃、肾、心、肺经。具有温中散寒，回阳通脉，燥湿消痰，温经止血的功效。能守能走，故对中焦寒邪偏盛而兼湿者以及寒饮伏肺的喘咳颇为相宜。又因为本品力速而作用较强，故用于回阳救逆，其效甚佳。常用于脘腹冷痛，呕吐泄泻，肢冷脉微，痰饮喘咳。治脾胃虚寒，常与人参等同用，如《伤寒论》理中丸；治亡阳虚脱，常与附子、炙甘草同用，如《伤寒论》通脉四逆汤；治痰饮咳喘，常与半夏等同用，如《伤寒论》小青龙汤。

2. 炮姜 经砂烫后具有温中散寒，温经止血的功能。其辛燥之性较干姜弱，温里之力不如干姜迅猛，但作用缓和持久，且长于温中止痛、止泻和温经止血。可用于中气虚寒的腹痛、腹泻和虚寒性出血。治恶露不行，瘀血内阻，小腹疼痛，常与当归等同用，如《景岳全书》生化汤。

3. 姜炭 经炒炭后辛味消失，守而不走，长于止血温经。其温经作用弱于炮姜，固涩止血作用强于炮姜，可用于各种虚寒性出血，且出血较急，出血量较多者。治崩漏下血，常与棕榈炭、乌梅同用，能止血温经。治冲任不固，崩中漏下，淋漓不止，或吐血衄血，或肠风痔瘘下血，如《成方切用》如圣散。

【传承轨迹】汉代有火炮法。宋代有烧存性、甘草水煮、炒令黑、盐炒、煻制、巴豆制、黄泥裹煨、地黄汁炒、灶心土炒等多种炮制方法。明代增加了硇砂炒、童便炒黑、水浸火煨、慢火煨至极黑、亦有生用者等法。清代又增加了姜炭、炮姜炭、酒蒸炮姜等炮制方法。近代炮制方法有炒、煨等法。

【研究摘要】干姜的主要化学成分有挥发油、姜辣素和二苯基庚烷类成分，其中姜辣素类成分是姜中辣味的特征性成分，它是由 6-姜酚、8-姜酚、10-姜酚、6-姜烯酚等多种成分构成的一类混合物。

对干姜、炮姜、姜炭的挥发油含量进行比较，结果表明，干姜含量最高，颜色较浅；炮姜含量明显下降；姜炭含量最低，约为干姜的 1/2，且后两者挥发油颜色较深。GC-MS 分析分别鉴定出干姜中 27 种、炮姜中 24 种、姜炭中 27 种挥发油成分。对于干姜、炮姜及姜炭的挥发油、水溶性成分、醇溶性成分的 TLC 鉴别研究表明，干姜、炮姜、姜炭的层析图谱大致相同，但也存在明显差异，可简易区别开干姜及其不同炮制品。干姜经加热炮制后，部分斑点消失，同时也出现了一些新斑点，相同 R_f 值之间相对含量也产生了明显变化。以 6-姜酚、8-姜酚、10-姜酚、6-姜烯酚及姜酮为指标，HPLC 法测定干姜及其不同炮制品中这几个成分的含量，结果表明 6-姜酚、8-姜酚、10-姜酚这 3 个姜酚类成分含量的高低顺序均为干姜＞炮姜＞姜炭；随着炮制程度的加深，6-姜烯酚含量呈先升高后降低的抛物线状趋势变化；姜酮则是干姜在高温炮制时，姜辣素发生麦氏重排裂解反应生成的新成分，且其含量是姜炭＞炮姜。从干姜及其不同炮制品的指纹图谱研究显示，干姜与炮姜、姜炭的相似度分别为 0.8 和 0.4，炮姜与姜炭的相似度则为 0.6，这表明干姜在炮制前后其化学成分发生了很多变化；姜酚等类成分含量随着炮制程度的加深而降低甚至是消失，随即又产生了一些极性较大的成分。随着炮制条件的加剧，大部分成分炭化或挥散。

　　研究表明，炮姜对应激性胃溃疡、醋酸诱发胃溃疡、幽门结扎型胃溃疡均呈明显的抑制倾向，干姜无此作用。炮姜和姜炭均能缩短小鼠的出血、凝血时间，与对照组比较，具有极显著性差异。姜炭的作用又比炮姜强，两者比较，也有显著性差异。而生姜和干姜水煎液均无缩短凝血时间的作用。

　　小鼠急性毒性试验表明，炮姜水煎液灌胃毒性较干姜增大，表明干姜经加热炮制后水溶性毒性成分可能有某些变化。

　　【附注】清代开始有炮姜炭、黑炮姜等名称，近代有一部分地区把炮姜和姜炭作为一个炮制品，按炮制火候及分析，炮姜炭和黑炮姜实为炮姜。

荆　芥

　　【药材来源】本品为唇形科植物荆芥 *Schizonepeta tenuifolia* Briq. 的干燥地上部分。亦有取干燥花穗入药，后者称荆芥穗。夏、秋二季花开到顶、穗绿时采割，除去杂质，晒干。

　　【特色炮制】

　　1. 炒荆芥　取净荆芥段，用文火加热，炒至微黄色，取出放凉（《河南省中药饮片炮制规范》·2005）。

　　2. 醋制荆芥　取药材，挑选，喷水吸润，切成长段，干燥。将荆芥段置锅内，用文火炒，边炒边加入醋，炒至表面棕褐色至黑褐色，取出，摊开，晾凉（防复燃），筛去碎屑，即得。每 100kg 净药材，用醋 10kg［《云南省中药饮片标准》（第一册）·2005］。

　　【法定炮制】

　　1. 荆芥　取原药材，除去杂质，洗净，润透，于 50℃烘 1 小时，切段，干燥。

　　2. 荆芥炭　取荆芥段，用武火加热，炒至表面焦黑色，内部焦黄色，喷淋清水少许，熄灭火星，取出，晾干。

　　【成品性状】

　　1. 荆芥　为不规则的小段状，茎、叶、穗混合；茎呈方柱形，直径 1～3mm，黄绿色至紫棕色，被短柔毛；叶片较小，皱缩卷曲，破碎；花穗淡棕色或淡黄绿色；质脆；气香特异，味微涩而辛凉。

　　2. 荆芥炭　本品呈不规则段，长 5mm。全体黑褐色。茎方柱形，体轻，质脆，断面焦褐色。叶对生，多已脱落。花冠多脱落，宿萼钟状。略具焦香气，味苦而辛。

　　【炮制作用】

　　1. 荆芥　味辛，性微温。归肺、肝经。具有解表散风的功效。生品具有解表散风，透疹的功能。用于感冒，头痛，麻疹，风疹，咽喉不利，疮疡初起等。治风寒感冒，常与薄荷等同用，如《医学正传》荆防败毒散；治风温初起，常与银花等同用，如《温病条辨》银翘散；治麻疹初起，常与淡竹叶等同用，如《先醒斋医学广笔记》竹叶柳蒡汤。

2. 荆芥炭 经炒炭后减弱其辛散之性，具有止血的功能，为血中风药，用于便血崩漏，产后血晕等症。治吐血、衄血，常与茜草根等同用，如《沈氏尊生书》荆芥散；治便血、崩漏，常与槐花等同用，如《本事方》槐花散。

【传承轨迹】宋代有纸裹焙、煨法，烧炭法。明代有炒制和炒黑。清代又有童便制、醋调制、醋炒黑。近代炮制方法有煅、炒炭、炒焦、蜜炙、醋炙等。

【研究摘要】荆芥主要含挥发油，油中主要成分为右旋薄荷酮、消旋薄荷酮及少量右旋柠檬烯。

荆芥挥发油 GC-MS 分析研究共鉴定 70 个成分，其中以荆芥穗的挥发油含量最高，达到 1.6% 左右，其次是荆芥叶为 1.1% 左右，荆芥茎最低。而挥发油种类以叶中最多，茎中最少。炒炭后，荆芥挥发油含量显著降低，油中所含成分也发生了质的变化。荆芥炭中有 8 种成分未检，但另检出了 9 种成分，主要成分薄荷酮、胡薄荷酮仍存在。同时，荆芥炒炭后挥发油折光率增大，并与炒炭程度有关。对荆芥生品及不同炮制品进行质量考察，发现橙皮苷和挥发油的含量差异很大。

荆芥具有解热、镇痛、消炎、祛痰作用。荆芥油有直接松弛豚鼠气管平滑肌作用，对神经系统具有镇静、降温作用。研究结果表明，荆芥炭混悬液和荆芥炭挥发油乳剂均有明显的止血作用，生品则无此作用，荆芥炭和荆芥炭挥发油的止血作用与剂量有关。同时，荆芥炭的止血活性部位为脂溶性提取物，其作用机理为：明显缩短实验动物的凝血酶原时间、凝血酶时间、白陶土部分凝血活酶时间、血浆复钙时间，并且具有体内抗肝素作用，从而对内源性和外源性凝血系统中的多种凝血因子表现出可靠的激活作用。有研究发现，高、中、低剂量的荆芥挥发油均可减轻大鼠肺组织的炎性病变。荆芥挥发油体外可剂量依赖性地抑制大鼠胸腔白细胞 5- 脱氧酶的活性，表明其良好的抗炎作用与抑制 5- 脱氧酶活性、减少致炎物质白三烯的生成有关。

【附注】荆芥可分为荆芥穗和荆芥，荆芥穗是摘取荆芥的花穗，芳香气烈，祛风发汗作用较荆芥为强，多用于头部之风邪。荆芥穗的炮制方法和炮制作用与荆芥相似，但荆芥穗炭治产后血晕较荆芥炭为佳。

侧 柏 叶

【药材来源】本品为柏科植物侧柏 *Platycladus orientalis*（L.）Franco 的干燥枝梢及叶。多在夏、秋二季采收，阴干。

【特色炮制】

1. 黄精制侧柏叶 凡用，揆去两畔并心枝了，用糯泔浸七日，以酒拌蒸一伏时。每一斤用黄精自然汁十二两浸，焙，又浸又焙，待汁干用之。时珍曰：此服食治法也。常用或生或炒，各从本方（明·《本草纲目》）。

2. 泔制侧柏叶 四斤米泔浸七日，每日换泔洗净，次一日取出近日阴处阴干，杵为末（宋·《圣济总录》）。

3. 白矾水煮制侧柏叶 生侧柏叶一斤，用白矾四两入铜锅内水五六碗，煎干为度，晒干，炒焦枯（清·《外科大成》）。

【法定炮制】

1. 侧柏叶 取原药材，除去硬梗及杂质。

2. 侧柏炭 取净侧柏叶，用中火加热，炒至表面焦褐色、内部焦黄色，喷淋少许清水，灭尽火星，取出，摊晾。

【成品性状】

1. 侧柏叶 为不规则多节枝叶片，表面青绿色或黄绿色，质脆，气微清香，味苦涩。

2. 侧柏炭 本品形如侧柏叶，表面黑褐色。质脆，易折断，断面焦黄色。气香，味微苦涩。

【炮制作用】

1. 侧柏叶 味苦、涩，性寒。归肺、肝、脾经。具有凉血止血，生发乌发等功效。生品具有凉血止血，祛痰止咳的功效。用于治疗血热妄行的各种出血症，咳嗽痰多，湿热带下及脱发。治血热妄行，常与生地黄等同用，如《妇人良方》四生丸；治咳嗽气喘，常与杏仁等同用，能祛痰止咳；治赤白带下，常与椿根皮等同用，如《沈氏尊生书》侧柏樗皮丸；治疠风癞疾，与当归、桑枝、独活等同用，如《证治准绳》侧柏叶丸。

2. 侧柏炭 经炒炭后寒凉之性趋于平和，专于收敛止血。常用于热邪不盛的各种出血症。治咳血、衄血、吐血，常与藕节炭、艾叶炭等同用，如《金匮要略》柏叶汤；治大小便下血，常与槐花炭、陈棕炭等同用；治小便下血，常与小蓟炭、白茅根等同用，能清肠止血；治崩漏下血，常与当归、白芍、血余炭等同用，如《圣济总录》芍药汤。

【传承轨迹】宋代有炙法、九蒸九曝、米泔浸、炒黄、烧灰存性等炮制方法。金元时代有煮制、酒浸等法。明代用酒蒸、焙、炒、盐水炒等炮制方法。清代有九蒸九晒、炒为末、酒浸焙、炒黑等炮制方法。近代炮制方法还有炙法、蒸制法、酒制法等。

【研究摘要】侧柏叶含挥发油，主要成分为 α-侧柏酮、侧柏烯、蒎烯、丁香烯等，另含黄酮类成分，主要为扁柏双黄酮、穗花杉双黄酮、槲皮苷等成分。有鲜侧柏捣烂，加 75% 乙醇调成糊状，外敷治疗烧伤，获得很好效果。亦用鲜品大剂量煎服，治愈肺结核咯血的个案报道，这与生侧柏凉血止血的作用相吻合。

侧柏炭中挥发油含量降低，鞣质含量随炮制温度升高而增强，但温度太高，制品太过则含量降低。随炮制程度加重，总黄酮含量降低。侧柏叶炒炭后产生新的成分槲皮素，随着加热时间的延长或加热温度的增加、炮制品炭化程度的加重，槲皮苷、槲皮素均呈下降趋势，直至损失殆尽。侧柏叶各炮制品的黄酮及鞣质含量为生品＞烘品＞炭品，钙的含量为炭品＞生品＞烘品，微量元素（Zn、Pb、Co、Mn、Cr、Cu、P、Fe、K、Ca）的含量按折合率计算为生品＞烘品＞炭品，且随制炭程度加重，增加越为明显，挥发油含量为生品＞煅品＞炭品。

对侧柏炮制前后进行止血药理研究表明，小鼠给药前后凝血时间自身相比生侧柏叶无显著性差异，炭品均有显著性差异，证明侧柏炒炭止血作用增强。对侧柏叶醇提物研究表明，其含有较强的抗炎成分，作用机制与花生四烯酸的代谢有关。

对侧柏叶及其不同制法的炮制品进行了挥发油、总黄酮和鞣质的含量测定和药理止血实验，比较炮制前后化学成分的变化，优选出侧柏叶的炮制工艺为烘制法，温度为160～180℃，时间20分钟。

蒲　黄

【药材来源】本品为香蒲科植物水烛香蒲 *Typha angustifolia* L.、东方香蒲 *Typha orientalis* Presl 或同属植物的干燥花粉。夏季采收蒲棒上部的黄色雄花序，晒干后碾轧，筛取花粉。剪取雄花后，晒干，成为带有雄花的花粉，即为草蒲黄。

【特色炮制】

1. 蒸蒲黄　凡欲使蒲黄，须隔三重纸焙令色黄，蒸半日，却焙令干用之妙（宋·《重修政和经史证类备用本草》）。

2. 醋蒲黄　取药材，筛选。将净药材置锅内，加醋拌匀，用文火炒至表面黄褐色至棕褐色，取出，摊开，晾凉（防复燃），过筛，即得。每100 kg 净药材，用醋20 kg（《四川省中药饮片炮制规范》·2015）。

【法定炮制】

1. 蒲黄　取原药材，揉碎结块，除去花丝及杂质，过筛。

2. 蒲黄炭　取净蒲黄，用中火加热，炒至棕褐色，喷淋少许清水，灭尽火星，取出，摊晾干燥。

蒲黄为花粉类药物，质轻松，炒制时火力不可过大，出锅后应摊晾散热，防止复燃，检查确已凉透，方能收贮。如喷水较多，则须晾干，以免发霉。

【成品性状】

1. 蒲黄　为淡黄色粉末状，质轻，手捻有滑腻感，易附着手上，味淡。

2. 蒲黄炭　本品形如蒲黄，表面棕褐色或黑褐色。具焦香气，味微苦、涩。

【炮制作用】

1. 蒲黄　味甘，性平。归肝、心包经。具有收敛止血，行血化瘀，利尿通淋的功效。生品具有活血祛瘀，利尿通淋的功能。用于瘀血阻滞的心腹疼痛，痛经，产后瘀痛，跌打损伤，血淋涩痛。治痛经、闭经，常与当归等同用，能活血通经；治产后瘀痛，常与五灵脂同用，亦治心腹疼痛，如《太平惠民和剂局方》失笑散；治小便涩痛常与滑石等同用，如《证治准绳》蒲黄散。

2. 蒲黄炭　经炒炭后性涩，增强止血作用。常用于吐血、咯血、衄血、尿血、便血、崩漏及外伤出血。治呕血、咯血、衄血，常与当归炭等同用，如《沈氏尊生书》五灰散；治便血、崩漏出血，常与槐角炭等同用，如《圣济总录》蒲黄丸。

【传承轨迹】南北朝刘宋时代有蒸、焙法。唐代有炒黄的方法。宋代仍用炒法；并有微炒和微炒令赤之分，还有纸包炒的方法。清代则沿用炒黑和蒸法。近代炮制方法还有醋炒、酒炒等。

【研究摘要】

蒲黄含香蒲新苷、异鼠李素 –3–O– 新橙皮糖苷、柚皮素、异鼠李素、槲皮素、β–谷甾醇及棕榈酸、琥珀酸、氨基酸和 20 余种微量元素。

研究结果表明蒲黄炮制后化学组分发生了明显变化，其中黄酮类组分中苷类明显减少，苷元减少不明显，黄酮苷含量：生品＞炒黄＞炒炭。

蒲黄具有降血脂、抗动脉粥样硬化、保护心肌、抗炎、影响免疫、兴奋子宫及肠平滑肌和促进凝血等药理作用。其生、炒品均有止血作用，但蒲黄炭具有加快血小板凝聚速度的作用，能缩短出血时间和凝血时间，能改善血瘀大鼠异常的血液流变学指标，缩短 APTT，降低纤维蛋白原含量，改善舌象血瘀体征，而表现出一定的化瘀止血功效。

有报道以水浸出物、醇浸出物、鞣质含量、微量元素为成分指标，以小鼠凝血时间为药理指标，优选蒲黄炒炭的最佳炮制工艺参数。结果以温度 140℃、烘制 4 分 20 秒为最佳工艺。在影响成品质量的三个因素中，以温度的影响最大，加热方式的影响亦不可忽视，而加热时间的影响为最小。因此，蒲黄炭的炮制温度不能过高，以烘制加热为好。

地 榆

【药材来源】本品为蔷薇科植物地榆 Sanguisorba officinalis L. 或长叶地榆 Sanguisorba officinalis L.var. longifolia（Bert.）Yü et Li 的干燥根，后者习称"绵地榆"。春季将发芽时或秋季植株枯萎后采挖，除去须根，洗净，干燥或趁鲜切片，干燥。

【特色炮制】

1. 醋地榆　取净地榆，加醋拌匀，闷润，待醋被吸净后，置锅内，用文火加热，炒至表面淡黄褐色时，出锅，放凉。每 100kg 净地榆，用醋 20kg（《甘肃省中药炮制规范》·2009）。

2. 酒地榆　去梢，酒拌，炒黑（清·《本草逢原》）。

【法定炮制】

1. 地榆　取原药材，除去杂质，洗净，捞起，除去残茎，润透切厚片，干燥。

2. 地榆炭　取净地榆片，用武火加热，炒至表面焦黑色，内部棕褐色，取出放凉。

【成品性状】

1. 地榆　为不规则的圆形厚片。表面紫红色或棕褐色，有排列成环状的小白点，或间有黄白色的条纹，周边暗紫红色或灰褐色，粗糙，有纵皱纹。质坚。气微，味微苦涩。

2. 地榆炭　表面焦黑色，内部棕褐色。质脆，味焦苦涩。

【炮制作用】

1. 地榆　味甘，性寒。归肺、胃、膀胱经。具有凉血止血，清热利尿，生津止渴的功效。生品以凉血解毒力胜。用于血热便血，痔疮出血，热毒恶疮，烧伤，烫伤等症。治湿热带下，常与椿根皮等同用，如《妇人大全良方》地榆膏；治湿热痢疾，常与黄连等同用，如地榆汤；若痢疾反复不愈，大肠虚滑，则与诃子等同用，如《普济方》地榆丸；治热毒恶疮，常与银花等同用，能解毒疗疮，亦可单味应用，如《小儿卫生总微论方》治小儿面疮赤肿痛方；治烫伤、湿疹，常与煅石膏、枯矾、黄柏同研粉，亦可单味研粉外用。

2. 地榆炭　经炒炭后味苦，酸涩，微寒，长于收敛止血。常用于各种出血症。治肠风便血，常与槐花等同用，如《沈氏尊生书》地榆散；治崩漏、尿血，常与茜草炭，生地黄炭、血余炭等同用，能凉血止血。

【传承轨迹】唐代有炙制法。宋代有醋炒、炒制等方法。明代增加了煨制、酒洗、酒炒的方法。清代又增加了炒黑止血、酒拌后炒黑用的炮制方法。近代炮制方法还有醋炒、酒炒、盐水炒等。

【研究摘要】地榆中含有鞣质、三萜皂苷、酚酸、糖类等成分。

地榆粉或地榆炭粉给小鼠灌胃，均能明显缩短凝血和出血时间，地榆粉外用治疗兔、狗实验性烫伤有一定的疗效；地榆水浸剂与醇浸剂都具有抗炎消肿作用，能促进伤口早期愈合；地榆水煎剂给鸽灌胃可抑制洋地黄引起的催吐作用；地榆对人子宫颈癌JTC26 株有抑制作用；对金黄色葡萄球菌、乙型溶血性链球菌、肺炎球菌、脑膜炎双球菌与白喉杆菌、痢疾杆菌、大肠杆菌、伤寒杆菌、副伤寒杆菌、铜绿假单胞菌、人型结核杆菌以及某些致病真菌、亚洲甲型流感病毒都有抑制作用；地榆对麻醉兔有暂时性轻度降压作用，能显著增强对蛋白质的消化能力。

地榆炒炭后止血作用增强，能缩短小鼠出血时间和凝血时间，对血小板有良好的促凝作用，且对于伤寒杆菌、肺炎双球菌、大肠杆菌等具有抑制作用。炒炭则以 150℃烘制品止血效果为佳，但凝血时间以 175℃、220℃烘制为好；地榆炭混悬液对大肠杆菌和痢疾杆菌均有一定的抑制作用，且作用比生品略强。

白茅根

【药材来源】本品为禾本科植物白茅 Imperata cylindrica Beauv. var. major（Nees）C.E.Hubb. 的干燥根茎。春、秋二季采挖，除去地上部分及泥土，洗净，干燥，除去须根及膜质叶鞘，捆成小把。

【特色炮制】

1. 蜜白茅根　剉，蜜炙炒（明·《鲁府禁方》）。

2. 枣制白茅根　细剉，三十两，青州枣二十个，擘破，水二升同煮变色炒令色变，拣去枣及黑者不用，用好者十五两（明·《普济方》）。

3. 盐白茅根　取茅根段，用大火炒至外黑色存性，喷入食盐水，取出即可。茅根片10 段，食盐 5 两，水适量（《中药炮制经验集成》·1974）。

【法定炮制】

1. 白茅根　取原药材，除去杂质，洗净，微润，切段，干燥。除去碎屑。

2. 茅根炭　取茅根段，用中火加热，炒至焦褐色，喷淋少许清水，灭尽火星，取出，晾干。

【成品性状】

1. 白茅根 为圆柱形短段。表面黄白色或淡黄色，微有光泽，具纵皱纹，节明显。稍突起，呈浅黄棕色。体轻，质略脆但不易折断。切断面中空，皮部白色，多有裂隙，放射状排列，中柱淡黄色，易与皮部剥离。气微，味微甜。

2. 茅根炭 形如白茅根，表面黑褐色至黑色，具纵皱纹，有的可见淡棕色稍隆起的节。略具焦香气，味苦。

【炮制作用】

1. 白茅根 味甘，性寒。归肺、胃、膀胱经。具有凉血止血，清热利尿，生津止渴的功效。生品具有凉血止血，清热利尿的功能。常用于血热妄行的多种出血症，热淋，小便不利，水肿，湿热黄疸，热盛烦渴，胃热呕哕及肺热咳嗽。治血热妄行，常与牡丹皮等同用，能清热凉血；治肺热咳喘，常与桑白皮同用，如《太平圣惠方》如神散；治胃热呕哕，常与葛根同用，如《沈氏尊生书》茅葛汤；治热结水肿，常与杏仁等同用，如《太平圣惠方》杏仁散。治湿热黄疸，常与栀子等同用，如《普济方》茅根散。

2. 茅根炭 经炒炭后味涩，寒性减弱。清热凉血作用轻微，止血作用增强，专用于出血证，并偏于收敛止血，常用于出血证较急者。治吐血、衄血，常与旱莲草等同用，如《十药神书》十灰散；治热淋尿血，常与小蓟等同用，能通淋止血。

【传承轨迹】元代有蜜炒、炒炭存性的方法。明代增加有炒黄、与青州枣同煮后炒、蜜炙炒、捣汁用等方法。清代有炒黑用的炮制方法。近代炮制方法还有煅炭、炒焦等。

【研究摘要】 茅根中含有三萜类、有机酸、茅根糖（约18.8%）及可溶性钙、多种钾盐。

动物实验证明，白茅根不同提取物对阿霉素肾病大鼠有不同程度的保护作用，其中乙酸乙酯部位组作用最强，其作用机制可能是通过降低 TGF-β1 以及 NF-κBp65 的表达，抑制 TNF-α 的活性，进而改善阿霉素肾病大鼠肾组织病变；茅根的水煎液具有显著的降压和利尿作用，其利尿作用可能与其含有多种钾盐有关。有抗菌抗病毒作用，对结核杆菌的生长有抑制作用，对肺炎球菌、卡他球菌、流感杆菌、金黄色葡萄球菌及福氏、宋内氏痢疾杆菌均有抑制作用；有一定的抗 HBV 病毒能力；提取物对小鼠有镇咳祛痰作用。

白茅根炒炭后止血作用比生品强，出血时间和凝血时间均比炒炭前缩短。白茅根经炒炭后，鞣质含量明显升高；同时，除 Cd、Co、Cu 含量有所降低外，其余元素如 Zn、Pb、Mn、Cr、P、Fe、K、Ca 等均明显增加。茅根炭比生品有较强的止血作用，更能促进血凝。

以茅根的止血作用为指标，对茅根炭的炮制工艺进行优选，结果表明，茅根炭的最佳炮制工艺为 170℃、烘制 16 分钟，该炮制品的多种无机元素含量明显升高。

大　蓟

【药材来源】本品为菊科植物蓟 *Cirsium japonicum* Fisch. ex DC. 的干燥地上部分。

夏、秋二季花开时采割地上部分，除去杂质，晒干。

【特色炮制】

1. 醋大蓟 取大蓟加水闷软，切1分长段，置锅中用微火炒热后，加醋炒干至微焦黑色为度。大蓟1斤，醋3两（《中药炮制经验集成》·1974）。

2. 童便制大蓟 曝干，每一斤以童子小便五升浸一伏时，取出曝干（明·《奇效良方》）。

【法定炮制】

1. 大蓟 取原药材，除去杂质，抢水洗净，润软，切段，低温干燥，筛去碎屑。

2. 大蓟炭 取大蓟段，用武火加热，炒至表面焦黑色，喷淋少许清水，灭尽火星，取出，晾干。

【成品性状】

1. 大蓟 呈不规则的段。茎短圆柱形，表面绿褐色，有数条纵棱，被丝状毛；切面灰白色，髓部疏松或中空。叶皱缩，多破碎，边缘具不等长的针刺；两面均具灰白色丝状毛。头状花序多破碎。气微，味淡。

2. 大蓟炭 呈不规则的段。表面黑褐色。质地疏脆，断面棕黑色。气焦香。

【炮制作用】

1. 大蓟 味甘、苦，性凉。归心、肝经。具有凉血止血，祛瘀消肿的功效。生品以凉血消肿力胜，常用于热淋，痈肿疮毒及热邪偏盛的出血证。治疮痈肿毒、肠腹瘀积疼痛，可单用，尤以鲜品为佳，亦可与金银花、地榆牛膝捣汁调服；治恶肿、恶疮、瘀肿热痛，以鲜品捣烂外敷，或与乳香、明矾、地丁等同用；治血热出血、血热妄行之吐血、衄血、崩中下血者，用鲜大蓟根或叶捣汁服用，亦可配伍鲜地黄汁、白茅根等同用，如《重订严氏济生方》大蓟汁饮。

2. 大蓟炭 经炒炭后凉性减弱，收敛止血作用增强。用于吐血、呕血、咯血、嗽血等出血较急剧者。治火气上冲，迫血妄行而致的吐血、咯血、呕血，与侧柏炭、白茅根炭、丹皮炭等同用，如《十药神书》十灰散。治下焦结热，尿血成淋，崩漏下血以及堕胎出血者，以本品配蒲黄炭、莲房炭、陈棕炭等同用。

【传承轨迹】唐代有切制、捣汁、酒渍等炮制方法。宋代增加了焙制。金元时期增有烧炭。明代有剉碎和童便制。清代新增了酒洗法和酒洗童便复制法。近代炮制方法还有鲜大蓟切段，炒焦法、醋炙法等。

【研究摘要】大蓟中含有三萜、甾体、挥发油、长链炔醇、黄酮和黄酮苷及大蓟菊糖、丁香苷、绿原酸、尿苷等化合物。

大蓟炒炭后，多种无机元素含量均较生品有所升高，但鞣质含量降低。通过对大蓟炭 HPLC 图谱与大蓟 HPLC 图谱比较，前者在55分钟后产生了2个新的主峰。

动物实验表明，大蓟炭确能缩短出血和凝血时间。通过对大蓟炭各部位止血作用比较研究发现，黄酮类部位具有明显的止血作用，认为其中发挥主要止血作用成分应为柳穿鱼黄素而非柳穿鱼叶苷。

以外观性状、凝血时间、浸出物三者为指标，用正交实验法对大蓟炭的炮制工艺进行优选，结果表明，大蓟炭的最佳炮制工艺为 190℃炒制 11 分钟，该炮制品的多种宏量元素及微量元素含量明显升高。

小　蓟

【药材来源】本品为菊科植物刺儿菜 *Cirsium setosum*（Willd.）MB. 的干燥地上部分。夏秋二季花开时采割，除去杂质，晒干。

【特色炮制】

1. 烧制小蓟　烧存性，为灰（明·《万氏女科》）。

2. 童便制小蓟　童便拌微焙（清·《握灵本草》）。

3. 酒小蓟　酒洗（清·《本草汇》）。

【法定炮制】

1. 小蓟　取原药材，除去杂质，洗净，稍润，切段，干燥，筛去碎屑。

2. 小蓟炭　取小蓟段，用武火加热，炒至表面黑褐色，喷淋少许清水，熄灭火星，取出，晾干。

【成品性状】

1. 小蓟　呈不规则的段。茎呈圆柱形，表面灰绿色或带紫色，具纵棱和白色柔毛。切面中空。叶片多皱缩或破碎，叶齿尖具针刺；两面均具白色柔毛。头状花序，总苞钟状；花紫红色。气微，味苦。

2. 小蓟炭　形如小蓟段，外表黑褐色，内黄褐色；质松脆；具焦香气，味苦。

【炮制作用】

1. 小蓟　味甘、苦，性凉。归心、肝经。具有凉血，止血，祛瘀消肿的功效。生品具有凉血，止血，祛瘀消痈的功能。治痈肿疮毒，血热、火热郁结不散的热毒疮痈，可单味内服或外敷，也可与地丁、金银花、乳香等同用；治血热出血，火热亢盛，热伤脉络所致的血热妄行之吐血、衄血、咯血、尿血等，可鲜用捣汁内服，也可与生地黄、白茅根等配伍应用，取其凉血止血之功。

2. 小蓟炭　经炒炭后增强止血作用。小蓟生品和炒炭品各自的擅长、用法与大蓟情况相似，二者常配伍应用。治尿血、血淋，下焦结热，小便涩痛或尿血成淋者，与生地黄、滑石等同用，如《重订严氏济生方》小蓟饮子。治呕血、咯血以及血热夹瘀所致吐血、咯血、衄血等，常与丹皮炭、侧柏炭、大黄炭等同用。

【传承轨迹】唐代有捣取自然汁、酒渍、细切等炮制方法。宋代补充为切研。元代新增了烧制存性："烧灰存性，研极细末，用纸包，碗盖于地上一夕，出火毒。"清又有了童便炙制和酒洗炮制法。近代炮制方法还有炒焦法、扣锅煅法等。

【研究摘要】小蓟主含黄酮类、有机酸类、生物碱及皂苷等类成分。

小蓟中止血有效成分主要为黄酮类、有机酸类成分，包括蒙花苷、芦丁、刺槐素、绿原酸、咖啡酸等。小蓟炒炭后蒙花苷、芦丁、绿原酸含量呈显著性降低。

动物实验证明，小蓟炭确能缩短出血时间和凝血时间。以止血作用为指标，采用正交试验法对小蓟炭的炮制工艺进行了优选。结果表明，小蓟炭炮制的最佳工艺是温度

260℃，炒制 5 分钟，在此条件下炮制小蓟炭具有显著缩短小鼠凝血时间的作用。

牡丹皮

【药材来源】本品为毛茛科植物牡丹 *Paeonia suffruticosa* Andr. 的干燥根皮。秋季采挖根部，除去细根，剥取根皮，晒干。

【特色炮制】

1. 酒牡丹皮 采得后，日干，用铜刀劈破，去骨了，细剉如大豆许，用清酒拌蒸，从巳至未出，日干用（宋·《重修政和经史证类备用本草》）。

2. 鳖血制牡丹皮 将丹皮放盆内，将鲜鳖血注入，搅拌均匀，使药片颜色通红，取出晾干即可（《中药炮制经验集成》·1974）。

【法定炮制】

1. 牡丹皮 取原药材，除去杂质，抢水洗净，润透，切薄片，晒干，筛去碎屑。

2. 牡丹皮炭 取净牡丹皮片，用中火加热，炒至表面黑褐色，喷淋少许清水，灭尽火星，取出，晾干。

【成品性状】

1. 丹皮 呈圆形或半圆形的薄片，外表面灰褐色或黄褐色，栓皮脱落处呈粉红色；内表面淡灰黄色或淡棕色，常见发亮的结晶；切断面呈淡粉红色；质硬而脆，粉性；气芳香，味微苦而涩。

2. 丹皮炭 呈黑褐色，气香，味微苦而涩。

【炮制作用】

1. 牡丹皮 味苦、辛，性微寒。归心、肝、肾经。具有清热凉血，活血散瘀的功效。生品长于清热凉血，活血散瘀。用于温毒发斑或发疹，阴虚发热，无汗骨蒸，肠痈，痈肿疮毒，肝火头痛，经闭，痛经，跌仆损伤。治热入营血所致之高热舌绛，神昏谵语，斑疹吐衄，常以本品与犀角（水牛角代）、生地黄、赤芍等配伍，如《备急千金要方》犀角地黄汤；治阴虚发热，骨蒸劳热而无汗，配伍青蒿、鳖甲、知母、生地黄等，如《温病条辨》青蒿鳖甲汤；治瘀血经闭，癥瘕积聚，与桃仁等配伍，如《金匮要略》桂枝茯苓丸；治跌仆损伤之瘀血肿痛，可与赤芍、续断等配伍，如《证治准绳》牡丹皮散。

2. 牡丹皮炭 经炒炭后清热凉血作用较弱，具有止血凉血作用，常用于血热出血。治血热妄行之吐血、呕血、咯血、嗽血等，常与茜草炭、山栀炭、大黄炭、棕榈炭等配伍，如《十药神书》十灰散。

【传承轨迹】汉代有去心，梁代有槌破去心的方法。南北朝刘宋时有"去骨了，细剉如大豆许，用清酒拌蒸，从巳至未出，日干用"等法。宋代则有"去心及粗皮，酒浸一宿"。元代则出现"烧灰存性"用和"剉细用"。明代有酒洗炒法。清代有炒焦等炮制方法。近代炮制方法还有炒黄、炒焦、酒蒸、酒炒等。

【研究摘要】牡丹皮中含有牡丹酚、牡丹酚苷、牡丹酚原苷和牡丹酚新苷，还含有芍药苷、氧化芍药苷、苯甲酰芍药苷、苯甲酰氧化芍药苷和鞣质等成分。

　　研究表明，丹木（丹皮根木质部）中所含化学成分与丹皮相似，并且细根的丹皮酚和单萜苷均较粗根为高。丹木仅占全根重的 10%，丹皮和全根在相同条件下进行提取，总提取物收率相近似。对牡丹皮在切片前软化处理中丹皮酚的损失情况进行研究，结果表明，其损失量为：水淋法＜水洗法＜水浸泡 24 小时淋润＜浸泡至软。干燥时阴干又比烘干损失小。实验表明，各炮制品中丹皮酚的含量比生品均有下降，尤以丹皮炭损失最多，其丹皮酚的含量为生品的 1/5 ～ 1/4，可能由于丹皮酚易挥发所致。采用高效液相色谱法，对不同工艺条件炮制丹皮炭中丹皮酚的含量进行测定，结果表明，随着炮制温度的升高和加热时间的延长，丹皮酚的含量逐渐降低，没食子酸和 5- 羟甲基糠醛含量随炒制时间和炒制温度的增加而增加，但当增至一定程度后开始降低；黄酮类成分槲皮素、山奈素、异鼠李素等含量下降。丹皮炮制后，丹皮苷含量比生品增加，炒炭后鞣质含量增加不明显，但具有强致癌作用的成分苯并（α）芘含量大幅度下降。不同炮制方法对牡丹皮中成分的影响研究结果表明，丹皮酚、芍药苷、总黄酮及总多糖在不同炮制品中含量排序分别为酒炙品＞生品＞炒黄品＞炒焦品＞炒炭品，炒黄品＞生品＞酒炙品＞炒焦品＞炒炭品，酒炙品＞生品＞炒黄品＞炒焦品＞炒炭品，生品＞酒炙品＞炒黄品＞炒焦品＞炒炭品。

　　近代药理研究表明，牡丹皮具有抗菌消炎、保肝护肾、降血糖、抗心律失常等作用。丹木与丹皮水提取液对血小板聚集的抑制作用、抑制纤维蛋白酶原活性及抗纤维蛋白原作用等药理活性相同。甲醇提取液对抑制纤维蛋白溶酶活性及抗纤维蛋白原的作用，丹木比丹皮强。

乌　梅

【药材来源】本品为蔷薇科植物梅 Prunus mume（Sieb.）Sieb. et Zucc. 的干燥近成熟果实。夏季果实近成熟时采收，低温烘干后闷至颜色变黑。

【特色炮制】

1. 醋乌梅　取净乌梅或乌梅肉，用米醋拌匀，闷润至醋被吸尽，置适宜容器内，密闭，隔水加热 2 ～ 4 小时，取出，干燥。每 100kg 净乌梅或乌梅肉，用米醋 10kg（《河南省中药饮片炮制规范》·2005）。

2. 盐乌梅　白霜梅即青梅，用盐水浸之，日晒夜浸，十日后即有霜起乃成（清·《本草便读》）。

【法定炮制】

1. 乌梅　取原药材，除去杂质，洗净，干燥。

2. 乌梅肉　取净乌梅，用清水润软或蒸软后，去核，干燥，筛去碎屑。

3. 乌梅炭　取净乌梅或乌梅肉，用武火加热，炒至皮肉鼓起，取出，晾凉，筛去碎屑。

【成品性状】

1. 乌梅　呈不规则的类球形或扁形，直径 1.5 ～ 3cm。表面乌黑色或棕黑色，皱缩不平，果肉柔软。果核坚硬，椭圆形，棕黄色，内含淡黄色种子 1 粒。味极酸。

2. 乌梅肉 为不规则扁卵形块状，呈乌黑色或棕黑色，质柔软，气特异，味极酸。

3. 乌梅炭 形如乌梅，皮肉鼓起发泡，质较脆，表面焦黑色，味酸兼苦。

【炮制作用】

1. 乌梅 味酸、涩，平。归肝、脾、大肠经。具有敛肺，涩肠，生津安蛔的功效。生品长于生津止渴，敛肺止咳，安蛔。多用于虚热消渴，肺虚久咳，蛔厥腹痛。

2. 乌梅肉 经去核后功效和适用范围与乌梅同，因去核用肉，故作用更强。治消渴证烦渴多饮，常与天花粉、葛根等同用，如《沈氏尊生书》玉泉丸。治肺虚久咳，常与杏仁等同用，如《世医得效方》一服散。

3. 乌梅炭 经炒炭后长于涩肠止泻，止血，常用于久泻、久痢以及便血、崩漏下血等。治久泻久痢，《补缺肘后方》以本品与黄连同用做丸；治天行下痢不能食，配伍黄连、炮姜等同用；治泄泻日久，滑脱不禁，有涩肠止泻、益气理脾之功，如《证治准绳》固肠丸，原方未要求炮制，若方中乌梅炒炭则能增强涩肠固脱作用。用乌梅炒炭存性，醋米糊为丸治大便下血，见《重订严氏济生方》方；治小便尿血，见《本草纲目》方。

【传承轨迹】汉代有醋浸一宿去核蒸熟的方法。晋代有炙制。唐代有蜜醋渍蒸、蒸制、熬制等法。宋代有制炭、焙、炒焦等炮制方法。元代有煮法。明代用醋煮、酒浸、蜜拌蒸等法。清代则用麸炒、盐水浸的方法。近代炮制方法以炒黄、炒焦、炒炭、醋制、蒸制、酒炙为主。

【研究摘要】乌梅中含有机酸、黄酮、萜类、甾醇、脂类、挥发性成分、生物碱、糖类等。

研究表明，乌梅生品中有机酸和鞣质的含量最高，乌梅炭随着制炭程度的加深，其含量逐渐降低。有机酸和鞣质含量最高的乌梅生品无凝血作用，乌梅中鞣质与有机酸的含量高低与其凝血作用的强弱不成平行关系。

乌梅主要有抑菌、镇咳、安蛔、抗肿瘤、抗过敏、抗氧化等作用。通过炭末法小鼠小肠推进运动试验，小鼠眼眶静脉丛取血测定血糖值及试管法体外抗菌试验，对乌梅、乌梅肉、乌梅炭、苹果酸、枸橼酸进行药理作用研究。结果表明，乌梅、乌梅炭、乌梅肉、苹果酸均能明显提高小鼠小肠炭末推进百分率；乌梅炭、乌梅肉、苹果酸、枸橼酸可使正常小鼠血糖降低；乌梅、乌梅炭、乌梅肉、苹果酸、枸橼酸对金黄色葡萄球菌、大肠杆菌、铜绿假单胞菌、白色念珠菌有不同程度的抑菌作用。对乌梅生品及其不同制炭品止血作用研究表明，炒炭品及烘炭品水煎液均能显著缩短小鼠出血、凝血时间，增加血小板数量，而生品则无此效果。乌梅与乌梅炭石油醚提取部位无明显凝血作用，乌梅炭氯仿、醋酸乙酯等提取部位凝血作用显著，乌梅炭氯仿提取部位为最佳活性部位。

鸡 冠 花

【药材来源】本品为苋科植物鸡冠花 *Celosia cristata* L. 的干燥花序。秋季花盛开时采收，晒干。

【特色炮制】

1. 醋炙鸡冠花 取净鸡冠花段，照醋炙法炒干。每100kg鸡冠花，用醋15kg（《四川省中药饮片炮制规范》·2002）。

2. 酒鸡冠花 取净鸡冠花，照酒炙法炒至微干（《河南省中药饮片炮制规范》·2005）。

【法定炮制】

1. 鸡冠花 取原药材，除去杂质及残茎，切段。

2. 鸡冠花炭 取净鸡冠花段，用中火加热，炒至表面焦黑色，喷淋少许清水，灭尽火星，取出，晾干。

【成品性状】

1. 鸡冠花 为不规则的块段。扁平，有的呈鸡冠状。表面红色、紫红色或黄白色。可见黑色扁圆肾形的种子。气微，味淡。

2. 鸡冠花炭 形如鸡冠花。表面黑褐色，内部焦褐色。可见黑色种子。具焦香气，味苦。

【炮制作用】

1. 鸡冠花 味甘、涩，性凉。归肝、大肠经。具有收涩止血、止带、止痢的功效。生品性凉，收涩之中兼有清热作用，多用于湿热带下，湿热痢疾，湿热便血和痔血。治赤白带下，常与椿根皮、土茯苓等同用；久痢赤白者，则配石榴皮、罂粟壳、赤石脂等药物；治痔漏疮疡，痔疮肛边肿痛，延久不愈，变成漏疮，以本品配风眼草煎水洗患处，取其清热收敛之功，如《御药院方》鸡冠散；治疮疖痈肿可鲜用，捣烂外敷，也可与它药配伍，水煎外洗，如《卫生宝鉴》淋泽鸡冠散；治伤寒鼻衄不止，配麝香、生地黄汁同用，如《太平圣惠方》鸡冠花散。

2. 鸡冠花炭 经炒炭后凉性减弱，收涩作用增强。常用于吐血、便血、崩漏反复不愈及带下，久痢不止。治肠风下血、痔漏出血、痔疮下血及肠风下血，配棕榈炭、羌活等，如《太平圣惠方》鸡冠花散；治崩漏，月经过多者，可单用本品研末冲服；对脾虚冲任不固者，可配党参、黄芪等；若为血热崩滑、月经过多，可配生地黄、山栀子以凉血清热。

【传承轨迹】宋代有微炒和焙令香的方法。明代多沿用微炒的方法。清代有烧灰或烧灰存性及炒法。近代炮制方法有炒黄、炒炭、醋炙、酒炙等。

【研究摘要】鸡冠花活性成分主要有黄酮类、皂苷等化合物。

鸡冠花炮制后，糠酸的量均有不同程度的增加。鸡冠花炒炭前后无机元素的种类不变，炒炭后除了钙含量明显升高，钠的含量明显降低之外，其余各无机元素含量变化不明显。

莲 房

【药材来源】本品为睡莲科植物莲 *Nelumbo nucifera* Gaertn. 的干燥花托。秋季果实成熟时采收，除去果实，晒干。

【特色炮制】

1. 煅莲房 取净莲房碎块，置铁锅内，上面扣一较小口径的锅。两锅结合处用盐泥封固，盖锅上贴一白纸条或放数粒大米，并压重物。用文武火加热，至白纸或大米呈焦黄色为度，停火，待凉后取出（《河南省中药饮片炮制规范》·2005）。

2. 炒莲房 取净莲房，置锅中，用武火炒至表面呈黑色，内部焦褐色（但须存性），取出，喷水灭火，晾干（《吉林省中药饮片炮制规范》·1986）。

【法定炮制】

1. 莲房 取原药材，除去杂质，切碎。

2. 莲房炭 取净莲房碎块，用武火加热，炒至外表焦黑色，内部棕褐色，喷淋少许清水，灭尽火星，取出晾干。

【成品性状】

1. 莲房 呈不规则的小块，表面灰棕色至紫棕色，具皱纹，有的可见圆形孔洞。质疏松，气微，味微涩。

2. 莲房炭 表面焦黑色，内部焦褐色。

【炮制作用】

1. 莲房 味苦、涩，性温。归肝经。具有化瘀止血的功效。生品化瘀之力偏胜，止血力较弱。多用于胎衣不下，痔疮及产后恶露不绝。治胎衣不下，用本品甜酒煎服，方见《岭南采药录》；治疗痔疮，方见《疡科选粹》莲房枳壳汤。

2. 莲房炭 经炒炭后收涩力增强，临床多用。常用于崩漏、尿血、痔血等下部出血证。治血崩，方见《儒门事亲》莲壳散、《温热经解》莲房饮方；治经血不止，方见《妇人经验方》瑞莲散。

【传承轨迹】宋代有去茎，煅灰。明代有炒法。近代炒炭是主流炮制方法。

【研究摘要】莲房含生物碱、黄酮、酚类等成分。生物碱类主要有 N- 乙酰 - 荷叶碱、N- 乙酰 - 番荔枝碱等。黄酮类主要有金丝桃苷、腊梅苷、槲皮素等。酚类主要有原花青素类。还含有胡萝卜素、硫胺素、核黄素、烟酸、抗坏血酸等。

近代研究表明，莲房原花青素具有抗氧化、肿瘤抑制、改善记忆、保护心脑血管系统、调节血脂、抗辐射等多方面的作用。对不同产地及采收期对莲房中原花青素量的影响研究表明，宜选用与莲子采收保持一致的成熟莲房，采摘后宜采用烘干或阴干法干燥处理，不宜置烈日下暴晒。研究表明，莲房经炒炭或煅炭后，金丝桃苷含量下降，而槲皮素含量显著增加。说明加热炮制对莲房中金丝桃苷和槲皮素含量有显著影响。金丝桃苷的熔点为 197 ~ 199℃，其苷元为槲皮素，槲皮素熔点为 315 ~ 317℃，槲皮素对热比较稳定，莲房制炭后槲皮素含量显著升高，可能与金丝桃苷受热后分解生成槲皮素有关。

体外试验表明，莲房水提取物对金黄色葡萄球菌有抑制作用；莲房还能缩短出血时间，炒炭后效果更好。

【附注】莲房也可用焖煅法制炭，功效与炒炭相同，均作莲房炭用。

第九章　固体辅料炒法 ▷▷▷

固体辅料炒法是指将饮片与某些固体辅料同炒的炮制方法，属于加辅料炒法的一部分。加辅料炒法包括固体辅料炒法和固体辅料烫法。根据所用辅料不同，固体辅料炒法包括麸炒、米炒和土炒等。固体辅料炒的主要目的是降低毒性，缓和药性，增强疗效和矫臭矫味等。

第一节　麸炒法

饮片用麦麸熏炒的方法称为麸炒，也称麦麸炒或麸皮炒。麸炒时多使用干燥且中等细度的净麸皮，称清麸炒或净麸炒；若麦麸先用蜂蜜水或红糖水制过，则称为蜜麸炒或糖麸炒。麸炒历史悠久，早在《雷公炮炙论》就记载了枳壳："用时，先去瓤，以麸炒过，待麸焦黑，遂出"。明代《本草蒙筌》有"麦麸皮制抑酷性勿伤上膈"的记载。麸炒法多适用于补脾胃以及作用峻烈，有刺激性或者有不良气味的药物。

麦麸为禾本科植物小麦的种皮，呈淡黄色。主含淀粉、蛋白质及维生素等。一般不应含残留面粉，所以又叫做麸皮。麦麸味甘、淡，性平，具有和中益脾的作用，与补脾胃的中药共制可协同增效。且富含纤维，加热易产生烟气熏染饮片，从而赋色矫味。

（一）炮制方法

1. 净麸炒　先用中火或武火将锅烧热，再将麦麸均匀撒入热锅中，至起烟时迅速投入药物，快速翻动，并适当控制火力，炒至药物表呈黄色或深黄色时取出，筛去麦麸，摊晾。每 100kg 药物，用麦麸 10 ~ 15kg。

2. 蜜麸炒　先用中火或武火将锅烧热，再将蜜麸均匀撒入热锅中，至起烟时迅速投入药物，快速翻动，并适当控制火力，炒至药物表面金黄色或老黄色时取出，筛去麦麸，摊晾。每 100kg 药物，用蜜麸 10kg。

蜜麸的制备方法：将麸皮与炼蜜水（炼蜜加适量热水稀释）拌匀，搓散，干燥或文火炒至不粘手为度，过筛，摊晾。每 100kg 麸皮，用熟蜜 20 ~ 30kg。

3. 糖麸炒　先用中火或武火将锅烧热，再将糖麸均匀撒入热锅中，至起烟时迅速投入药物，快速翻动，并适当控制火力，炒至药物表面颜色加深时取出，筛去糖麸，摊晾。每 100kg 药物，用糖麸 10kg。

糖麸的制备方法：将红糖（或砂糖）放入锅内，加水溶解（糖、水比例为 2:1），加热炼至满锅鱼眼泡时，加入麦麸，炒至亮黄色略粘手（手捏为团，揉之即散）为度，过筛，摊晾。每 100kg 麸皮，用红糖（或砂糖）30 ~ 40kg。

（二）炮制目的

1. 增强疗效 具有补脾作用的药物，如山药，白术等麸炒后可增强补脾作用。

2. 缓和药性 某些药物作用峻烈，燥性明显，如枳实麸炒后可缓和其破气作用，苍术麸炒后缓和其辛燥之性。

3. 矫臭矫味 利用麦麸炒时产生的焦香气，可除去某些药物的不良气味，如僵蚕等。

（三）注意事项

1. 药物麸炒之前，须充分干燥，否则炒制时容易粘麸。

2. 注意火力适当。麸炒一般用中火或武火，并要求锅底受热均匀。锅要预热好，可先取少量麦麸"试锅"，以"麸下烟起"为度，否则药物成品易色泽晦暗。

3. 翻炒时速度要快，充分利用麦麸焦化产生的烟气熏炒药物，否则药物色泽不均匀。

4. 麸炒火候以"麸焦药黄"为度，药物达到标准时要迅速出锅，并及时筛去麦麸，否则炮制品易颜色过重。

5. 麦麸用量要适当。麦麸量少则烟气不足，达不到熏炒要求；麦麸量多则造成浪费。

6. 尽管麸炒后中药燥性或辛散耗气之性有所减弱，但阴虚内热及气虚多汗者忌用，脾胃虚弱及孕妇慎用。

苍 术

【药材来源】 本品为菊科植物茅苍术 *Atractylodes lancea*（Thunb.）DC. 或北苍术 *Atractylodes chinensis*（DC.）Koidz. 的干燥根茎。春、秋二季采挖，除去泥沙，晒干，撞去须根。

【特色炮制】

1. 焦苍术 取苍术片置热锅内，用中火加热，炒至焦褐色时，喷淋少许清水，再用文火炒干，取出放凉，筛去碎屑（《湖北省中药饮片炮制规范》·2009）。

2. 土炒苍术 将灶心土粉置热锅内炒至滑利，倒入苍术片，用中火炒至闻到苍术固有香气为度，取出，筛去土，放凉。每 100kg 苍术片，用灶心土粉 30kg（《河南省中药饮片炮制规范》·2005）。

3. 米泔水制苍术 取净苍术片，照米泔水炙法用文火炒至微黄色，取出，干燥（《福建省中药饮片炮制规范》·2012）。

【法定炮制】

1. 苍术 取原药材，除去杂质，洗净，润透，切厚片，干燥。

2. 麸炒苍术 先将锅用中火加热，撒入麦麸即刻烟起，随即投入苍术片，迅速翻动，炒至表面呈深黄色时，取出，筛去麦麸，放凉。每100kg苍术片，用麦麸10kg。

【成品性状】

1. 苍术 呈不规则类圆形或条形厚片。外表皮灰棕色至黄棕色，有皱纹，有时可见根痕。切面黄白色或灰白色，散有多数橙黄色或棕红色油室，有的可析出白色细针状结晶。气香特异，味微甘、辛、苦。

2. 麸炒苍术 形如苍术片，表面深黄色，散有多数棕褐色油室，有焦香气。

【炮制作用】

1. 苍术 味辛、苦，性温。归脾、胃、肝经。生品温燥而辛烈，燥湿、祛风、散寒力强。用于风湿痹痛，肌肤麻木不仁，脚膝疼痛，风寒感冒，肢体疼痛，湿温发热，肢节酸痛。治风湿痹痛，常与薏苡仁等同用，如《类证治裁》薏苡仁汤；治湿温感冒，常与黄柏同用，如《丹溪心法》二妙散。

2. 麸炒苍术 经麸炒后辛味减弱，缓和燥性，气变芳香，增强了健脾和胃的作用，用于脾胃不和，痰饮停滞，脘腹痞满，青盲，雀目。治脾胃不和，常与厚朴、陈皮、炙甘草同用，如《太平惠民和剂局方》平胃散；治痰饮停滞，常与大枣、麻油为丸；若暑邪内阻，宜加藿香、半夏以祛暑邪，如《太平惠民和剂局方》金不换散；治青盲、雀目，常与白术等同用，如《证治准绳》二术散。

【传承轨迹】唐代始有米汁浸炒、醋煮的方法。宋代增有炒黄、米泔浸后麸炒、米泔浸后醋炒、皂角煮后盐水炒、米泔水浸后葱白罨再炒黄、米泔浸后盐炒、土炒等炮制方法。金、元时代增加了用多种辅料制，如米泔水浸、椒炒、盐炒、醋煮、酒煮、茴香炒、茱萸炒、猪苓炒、童便浸、东流水浸焙以及米泔浸后乌头、川楝子同炒焦黄，川椒、破故纸、陈皮、酒浸后炒，酒或醋浸炒等。明代有制炭、蒸法、茱萸制、土米泔并制、姜汁炒、桑椹取汁制、米泔浸后牡蛎粉炒、米泔浸后黑豆蜜酒人乳并制、米泔浸后再用土、水浸，并与脂麻粳米糠拌炒等。清代增加了九蒸九晒法、炒焦法、土炒炭法和烘制等方法。近代炮制方法主要有（蜜）麸炒、土炒、炒黄、炒焦、炒炭、米泔水制等。

【研究摘要】苍术含挥发油，其中主要成分为苍术酮、苍术素、茅术醇及 β-桉油醇。

苍术所含挥发油少量对青蛙有镇静作用，同时使脊髓反射功能亢进，较大量可使中枢神经抑制，终致呼吸麻痹而死亡，可见过量苍术挥发油对生物体是有害的。

苍术经清炒或麸炒后，挥发油的含量降低，比旋度、折光率、比重均有所改变，但其挥发油的组分无明显变化。采用GC-MS方法分析南北苍术麸炒前后的超临界CO_2萃取物，结果表明，苍术经麸炒后，所含成分在质的方面变化不明显，但相对含量发生了变化：低沸点成分含量降低，高沸点成分含量上升。南苍术和北苍术麸炒前后HPLC特征图谱中成分的种类变化较小，主要是各成分的含量及成分间的比例关系差异明显，其中苍术素含量炮制后均明显降低。

分别用水和米泔水浸泡苍术并分析其挥发油，结果米泔水制品挥发油中苍术酮、苍术醇较常水制品低，而茅术醇和 β-桉油醇相对百分含量升高，但两者对家兔离体肠管的作用相同。

选用小鼠大黄致脾虚模型，观察苍术不同炮制品（麸炒、米泔水制）对其作用的影响。结果各炮制品组较生品组均能明显增加脾虚小鼠体重，改善小鼠脾虚症状，抑制炭末在小肠中的推进率，减轻泄泻程度，延长游泳时间，且以麸炒及泔润炒的作用更为明显，而生品作用不明显，表明苍术麸炒与泔润炒品有较强的健脾作用。

僵　蚕

【药材来源】本品为蚕蛾科昆虫家蚕 *Bombyx mori* Linnaeus 4～5 龄的幼虫感染（或人工接种）白僵菌 *Beauveria bassiana*（Bals.）Vuillant 而致死的干燥虫体。多于春、秋季生产，将感染白僵菌病死的蚕干燥。

【特色炮制】

1. 蜜麸炒僵蚕　将原药淘净，干燥，除去茧衣及灰屑，照麸炒法炒至表面棕黄色，筛去麸皮（上海所用麸皮均为蜜炙皮）（《上海市中药饮片炮制规范》·2008）。

2. 姜润麸炒僵蚕　取净僵蚕，用生姜汁拌匀，闷润至吸尽姜汁，再用麦麸炒至深黄色、透焦香气时，取出，摊晾。每 100kg 僵蚕，用生姜 20kg、麦麸 10kg（《江西省中药饮片炮制规范》·2008）。

3. 甘草、生姜煮制僵蚕　取净僵蚕，与甘草、生姜煎汤，拌匀，置锅内，用文火炒至汁液被吸尽。每 100kg 僵蚕，用甘草 7kg，生姜 10kg（《福建省中药饮片炮制规范》·2012）。

【法定炮制】

1. 僵蚕　取原药材，淘洗后干燥，除去杂质。

2. 麸炒僵蚕　先将锅用中火加热，撒入麦麸即刻烟起，随即投入僵蚕，迅速翻动，炒至表面呈黄色时取出，筛去麦麸，放凉。每 100kg 僵蚕，用麦麸 10kg。

【成品性状】

1. 僵蚕　为圆柱形，多弯曲皱缩，表面灰黄色；被有白色粉霜，质硬而脆，易折断；断面棕黄色，有光泽；气微腥，味微咸。

2. 麸炒僵蚕　表面黄色，腥气减弱。

【炮制作用】

1. 僵蚕　味咸、辛，性平。归肝、肺、胃经。生品辛散之力较强，药力较猛。用于惊痫抽搐，风疹瘙痒，肝风头痛。治风热头痛、喉痛，风热上攻，头痛目赤，迎风流泪者，可与桑叶等同用，如《证治准绳》白僵蚕散；治风热喉痛，声音嘶哑，可与荆芥等同用，如《咽喉秘旨》六味汤；治中风面瘫，风痰中络，经脉痹阻所致口眼㖞斜，半身不遂，常与全蝎等同用，如《杨氏家藏书》牵正散。

2. 麸炒僵蚕　经麸炒后疏风解表之力稍减，长于化痰散结。用于瘰疬痰核，中风失音。同时有助于除去生僵蚕虫体上的菌丝和分泌物，矫正气味，便于粉碎和服用。治惊痫抽搐、发热惊风痉挛夹痰热者，与全蝎等配伍，如《寿世保元》千金散；治热甚痰壅气粗者，则配牛黄等同用；治小儿惊风、小儿高热惊风者，可与桑叶、钩藤等配用，若系脾虚久泻，慢惊抽搐，则需加配党参、白术、茯苓等补气健脾之品。小儿脐风或破伤风者，可单用研末并外敷脐部或与蝉蜕、全蝎、天麻、天南星等同用。

【传承轨迹】南北朝刘宋时代始有米泔制。唐代增有炒制、熬制。宋代又增加了姜汁制、面炒制、酒炒、灰炮、麸炒、蜜制、盐制、油制等。明代出现了醋制。清代增加了糯米炒、制炭、红枣制等炮制方法。近代炮制方法主要有（蜜）麸炒、姜炙、姜润麸炒、姜润蒸制及甘草、生姜煮制等。

【研究摘要】僵蚕含蛋白质、脂肪、多种氨基酸、酶及微量元素等，其体表的白色粉状物中含草酸铵。

僵蚕生品、清炒和麸炒三种炮制品的水溶性浸出物含量有显著差异，以清炒含量最高，麸炒次之，生品最低。采用聚丙烯酰胺凝胶电泳测定僵蚕的生品与麸炒品的蛋白质区带图谱，结果表明，生僵蚕有 3 条谱带，麸炒品有 1 条谱带，说明僵蚕麸炒对蛋白质有明显影响。

草酸铵是僵蚕息风止痉、抗惊厥的有效成分。草酸铵含量顺序为：生品＞麸炒品＞蜜麸炒品＞清炒品＞姜麸炒品＞姜炙品＞糖麸炒品。但生品中过多的草酸铵容易引起人体血氮升高，从而导致患者昏迷和抽搐，经过炮制后可以适度降低草酸铵的含量，减少其副作用，确保临床用药安全。

枳　壳

【药材来源】本品为芸香科植物酸橙 *Citrus aurantium* L. 及其栽培变种的干燥未成熟果实。7 月果皮尚绿时采收，自中部横切为两半，晒干或低温干燥。

【特色炮制】

1. 蜜麸炒枳壳　取生枳壳，照麸炒法用蜜炙麸皮炒至淡黄色，筛去蜜炙麸皮及脱落的瓤核（《上海市中药饮片炮制规范》·2008）。

2. 盐炙枳壳　取枳壳片，照盐炙法炒至盐水被均匀吸收，取出，放凉（《福建省中药饮片炮制规范》·2012）。

【法定炮制】

1. 枳壳　取原药材，除去杂质，洗净，润透，切薄片，干燥后筛去碎落的瓤核。

2. 麸炒枳壳　先将锅用中火加热，撒入麦麸即刻烟起，随即投入枳壳片，迅速翻动，炒至色变深时取出，筛去麦麸，放凉。每 100kg 枳壳片，用麦麸 10kg。

【成品性状】

1. 枳壳　呈不规则弧状条形薄片。切面外果皮棕褐色至褐色，中果皮黄白色至黄棕色，近外缘有 1 ～ 2 列点状油室，内侧有的有少量紫褐色瓤囊。气清香，味苦而微酸。

2. 麸炒枳壳　形如枳壳片，色较深，偶有焦斑。

【炮制作用】

1. 枳壳　味苦、辛、酸，性温。归脾、胃经。生品辛燥，作用较强，偏于行气宽中除胀。用于气实壅满所致之脘腹胀痛或胁肋胀痛，瘀滞疼痛；子宫下垂，脱肛，胃下垂。治胁肋胀痛，常与白术等同用，如《本事方》枳壳散；治瘀血疼痛，常与五灵脂、桃仁、延胡索等同用，如《医林改错》膈下逐瘀汤。

2. 麸炒枳壳 经麸炒后可缓和其峻烈之性，偏于理气健胃消食。用于宿食停滞，呕逆嗳气，风疹瘙痒。治肝气郁结，脘腹胀痛，痞满不畅，里急后重，如《儒门事亲》木香槟榔丸；治胃气不和，脾失健运，呕逆嗳气，不思饮食，大肠气滞，里急后重，如《婴童百问》宽肠枳壳汤；治产后劳累或中气不足的子宫脱垂，或久泻脱肛，常与黄芪等同用，如《山东医刊》枳壳益气汤。

【传承轨迹】南北朝刘宋时代始有麸炒。唐代增有炙。宋代又增醋制、制炭、炙去穰、炒制、酒制、浆水制、米泔浸后麸炒、面炒等炮制方法。金元时代有炒制、麸炒、面炒、火炮、煨等法。明代有炒制、米炒、萝卜制、巴豆制、米泔水浸、四炒枳壳、面炒、麸炒、巴豆醋制、煨制、槐花炒等方法。清代有麸炒、酒炒、蒸制、醋炒、盐炙、蜜水炒、炒黑等。近代炮制方法有（蜜）麸炒、炒黄、炒焦、炒炭、蜜制、盐制等。

【研究摘要】枳壳主含挥发油（主要为柠檬烯）、黄酮类成分（主要为柚皮苷、橙皮苷、新橙皮苷等）及生物碱成分（主要为辛弗林和 N- 甲基酪胺等）。

对不同产地枳壳饮片炮制前后挥发油气相色谱 - 质谱联用（GC–MS）分析结果表明：在 4 个主产地品种中，经过炮制后，柠檬烯含量均呈增加趋势。挥发油种类及含量发生明显变化，都有新成分增加，同时还存在部分化合物含量增加或减少的现象。

枳壳及其果瓤和中心柱三种不同药用部位均含挥发油、柚皮苷及具有升压作用的辛弗林和 N- 甲基酪胺。但果瓤和中心柱中前两种成分含量甚少。枳壳瓤约占整个药材重量的 20%，并极易发霉变质和虫蛀，水煎液味极苦酸涩，不堪入口，因此传统炮制中将枳壳瓤作为质次部分和非药用部位除去是有科学道理的。用高效液相色谱（HPLC）法对枳壳不同炮制品中柚皮苷、橙皮苷和新橙皮苷含量进行测定，结果表明：枳壳经药典麸炒法炮制和樟帮法炮制后，其中的柚皮苷和橙皮苷含量下降较多，而新橙皮苷的含量下降则不明显。

枳壳和麸炒枳壳水煎液对兔离体肠管、兔离体子宫及小白鼠胃肠运动均有影响，但麸炒品水煎液作用强度低于生品，从而减缓了枳壳对肠道平滑肌的刺激，这点符合古人"麸皮制其燥性而和胃"及有关文献对枳壳生用峻烈、麸炒略缓的记载。

以柚皮苷含量、新橙皮苷含量、橙皮苷含量、色度差为指标，用正交试验法研究樟帮枳壳蜜麸炒工艺，结果表明：炮制温度、炮制时间为主要影响因素。炮制温度与柚皮苷含量之间存在显著的负相关，柚皮苷含量、橙皮苷含量、新橙皮苷含量之间存在正相关。色度差与柚皮苷含量和新橙皮苷含量之间存在显著的负相关，饮片色度差越小，即饮片色泽越接近标准饮片的色泽，柚皮苷和新橙皮苷的含量就越高，由此说明枳壳传统樟帮炮制工艺中以色泽来控制饮片的质量具有一定的科学性。

枳 实

【药材来源】本品为芸香科植物酸橙 *Citrus aurantium* L. 及其栽培变种或甜橙 *Citrus sinensis* Osbeck 的干燥幼果。5 ~ 6 月收集自落的果实，除去杂质，自中部横切为两半，晒干或低温干燥，较小者直接晒干或低温干燥。

【特色炮制】

1. 蜜麸炒枳实　取生枳实，照麸炒法用蜜炙麸皮炒至淡黄色，筛去炙麸皮（《上海市中药饮片炮制规范》·2008）。

2. 砂烫枳实　取河砂，置热锅内，用武火 180 ～ 220℃炒至灵活状态，加入净枳实，烫至表面鼓起，稍有裂隙时，取出，筛去河砂，晾凉（《北京市中药饮片炮制规范》·2008）。

3. 蜜炙枳实　取枳实，与炼蜜拌匀，稍闷，炒至不粘手时，取出，摊晾。每枳实100kg，用炼蜜 15 ～ 20kg（《浙江省中药炮制规范》·2005）。

【法定炮制】

1. 枳实　取原药材，除去杂质，洗净，润透，切薄片，干燥。

2. 麸炒枳实　先将锅用中火加热，撒入麦麸即刻烟起，随即投入枳实片，迅速翻动，炒至色深时取出，筛去麦麸，放凉。每 100kg 枳实片，用麦麸 10kg。

【成品性状】

1. 枳实　呈不规则弧状条形或圆形薄片。切面外果皮黑绿色至暗棕绿色，中果皮部分黄白色至黄棕色，近外缘有 1 ～ 2 列点状油室，条片内侧或圆片中央具棕褐色瓤囊。气清香，味苦、微酸。

2. 麸炒枳实　切面黄色，略有焦斑，质脆易折断，气焦香，味较弱。

【炮制作用】

1. 枳实　味苦、辛、酸，性微温。归脾、胃经。生品性较峻烈，以破气化痰为主，但破气作用强烈，有损伤正气之虑，适宜气壮邪实者。用于胸痹、痰饮，近年亦用于胃下垂。治胸痹，常与薤白等同用，如《金匮要略》枳实薤白桂枝汤；治痰饮，常与半夏、天南星等同用，如《济生方》导痰汤；治痰阻心窍，常与胆南星等同用，如《济生方》涤痰汤。

2. 麸炒枳实　经麸炒后可缓和其峻烈之性，以免损伤正气，以散结消痞力胜。用于食积胃脘痞满，积滞便秘，湿热泻痢。治胃脘痞满，常与厚朴等同用，如《兰室秘藏》枳实消痞丸；治湿热内阻，饮食积滞，下痢或泄泻腹部疼痛，与大黄、黄连、神曲等同用，如《内外伤辨惑论》枳实导滞丸；治气滞便秘，常与大黄等同用，如《伤寒论》大承气汤。

【传承轨迹】汉代有去穰炒、制炭、炙等。梁代有去核炙。唐代有熬制、炒黄、制炭等。宋代有麸炒、面炒、煨、醋炒等方法。元代有面炒黄切片。明代有米泔浸后麸炒、蜜炙、面炒、姜汁炒、饭上蒸、炒黑、焙制等。清代有酒炒、麸炒、土炒等。近代炮制方法除（蜜）麸炒外，尚有炒黄、炒焦、炒炭、砂烫、蜜炙等。

【研究摘要】枳实主含挥发油（主要为柠檬烯）、黄酮类成分（主要为柚皮苷、橙皮苷、新橙皮苷等）及生物碱成分（主要为辛弗林和 N- 甲基酪胺等）等。

枳实经不同方法炮制（麸炒、醋炙）后，柠檬烯的含量呈下降趋势，其中麸炒品含量降低了约 1/2。比较枳实生品及不同炮制品中橙皮苷、辛弗林、柚皮苷和新橙皮苷的含量，结果表明，橙皮苷含量由高到低依次为：醋炙品＞酒炙品＞炒炭品＞砂炒品＞

生品＞土炒品＞麸炒品；辛弗林含量由高到低依次为：醋炙品＞生品＞麸炒品＞砂炒品＞土炒品＞炒炭品＞酒炙品；柚皮苷含量由高到低依次为：炒黄品＞麸炒品＞醋制品＞蜜炙品＞生品＞砂炒品＞炒炭品，新橙皮苷含量由高到低依次为：生品＞炒黄品＞麸炒品＞醋炙品＞蜜炙品＞砂炒品＞炒炭品。

枳实 4 年贮存期与 0 年贮存期比较：辛弗林、挥发油含量明显降低，水溶性浸出物，醇溶性浸出物也均有降低。相同贮存期的麸炒枳实，辛弗林含量亦有差异，RSD＞5%。说明贮存期和炮制过程对麸炒枳实的成分均有影响。

枳实挥发油使肠蠕动频率增加，振幅降低，肠蠕动收缩张力加强，舒张不完全，平滑肌处于痉挛状态。麸炒后，挥发油减少，减弱枳实对肠道平滑肌的刺激，这符合古人"麸皮制去燥性而和胃"及"生用峻烈，麸炒略缓"的记载。

另外，从麸炒枳实中分离得到的单体化合物对肠平滑肌条收缩幅度有明显的抑制作用，能够在钙离子依赖性磷酸化条件下抑制肌球蛋白轻链磷酸化程度和肌球蛋白 Mg^{2+}-ATPase 活性，并且能够直接抑制肌球蛋白轻链激酶的表达，从而起到抑制平滑肌收缩的作用。

薏苡仁

【药材来源】本品为禾本科植物薏苡 Coix lacryma-jobi L. var. mayuen（Roman.）Stapf 的干燥成熟种仁。秋季果实成熟时采割植株，晒干，打下果实，再晒干，除去外壳、黄褐色种皮及杂质，收集种仁。

【特色炮制】

1. 米炒薏苡仁　以滚水泡湿，同糯米文火炒，待米黄去米（宋·《太平惠民和剂局方》）。

2. 姜汁制薏苡仁　姜汁拌炒（清·《本草逢原》）。

【法定炮制】

1. 薏苡仁　取原药材，除去杂质，筛去灰屑。

2. 麸炒薏苡仁　先将锅烧热，撒入麦麸即刻烟起，再投入薏苡仁，用中火炒至微黄色，微鼓起，取出，筛去麦麸即得。每 100kg 薏苡仁，用麦麸 15kg。

【成品性状】

1. 薏苡仁　呈宽卵圆形或长椭圆形，长 4～8mm，宽 3～6mm；表面乳白色，光滑，偶有残存的黄褐色种皮；一端钝圆，另一端较宽而微凹，有 1 个淡棕色种脐；背面圆凸，腹面有 1 条较宽而深的纵沟；质坚实，断面白色，粉性；气微，味微甜。

2. 麸炒薏苡仁　微鼓起，表面黄色。

【炮制作用】

1. 薏苡仁　生品偏寒凉，长于利水渗湿，清热排脓，除痹止痛。可用于小便不利，水肿，脚气，肺痈，肠痈，风湿痹痛，筋脉挛急及湿温病在气分。治水肿，脚气，常与附子、败酱草同用，如《金匮要略》薏苡附子败酱散；治湿邪阻滞，肢体重着，骨节疼痛，肌肤麻木不仁，常与苍术、独活、羌活等同用，如《类证治裁》之薏苡仁汤；治肺痈肠痛，可单用本品；治肺痈时，可与苇茎、冬瓜仁、桃仁同用，如《备急千金要方》苇茎汤；治肠痈，与丹皮、桃仁、败酱同用，如《医宗金鉴》薏苡汤。

2. 麸炒薏苡仁 经炒后寒凉之性偏于平和，长于健脾止泻，可用于脾虚泄泻，纳少腹胀。治脾虚泄泻，可用本品与人参等药同用，如《太平惠民和剂局方》参苓白术散。

【传承轨迹】南北朝刘宋时代有糯米炒和盐汤煮的方法。宋代有微炒黄和糯米炒等。明代又有盐炒的方法。清代增加了土炒、姜汁拌炒、拌水蒸透等炮制方法。近代炮制方法还有炒焦、蒸后砂烫、蒸制、土炒等。

【研究摘要】薏苡仁含薏苡仁酯、薏苡素、脂肪油、氨基酸等成分。

薏苡仁油能抑制青蛙骨骼肌的收缩，对离体蛙心有兴奋作用，大剂量时能抑制呼吸中枢、扩张肺血管，对离体兔肠管具低浓度兴奋，高浓度先兴奋后抑制作用，能降低兔血清钙浓度；薏苡仁水提取物有镇痛、解热、抗炎及降血糖作用；薏苡仁还具有抗癌及增强体液免疫功能的作用。

有研究比较了不同炮制方法对薏苡仁煎液的影响，结果表明，沉淀物高度、比重及蒸发剩余物其数值皆按麸炒薏苡仁、炒薏苡仁、生薏苡仁、爆薏苡仁的顺序增大。爆薏苡仁数值最大，且远高于其他炮制品。这说明同样多的生药材，用爆花的方法炮制，得到的水煎成分最多。

第二节　土炒法

土炒法是指将饮片与定量的灶心土（伏龙肝）粉共同加热，并不断翻动拌炒至一定程度的方法。

土炒所用的土通常为灶心土，为久经柴草熏烧的锅底所对灶心之土，色赤如肝，又称伏龙肝。将烧结的灶心土块，用刀削去焦黑部分及杂质，所余焦黄部分粉碎成细粉，过筛即得灶心土粉。成品灶心土为红褐色、质细软的粉末，有烟熏气，味淡。灶心土主含硅酸盐、钙盐及多种碱性氧化物。古代也用东壁土及陈壁土。目前，炮制用土除灶心土外，也可用深层黄土或阳坡黄土，也有用赤石脂代替者。

灶心土味辛，性温，具有温中和胃、止血、止呕、涩肠止泻的作用。明代《本草蒙筌》载："陈壁土制，窃真气骤补中焦。"土炒法适用于炮制补脾止泻的中药。

（一）炮制方法

将细土粉置锅内，用中火加热，炒至土呈灵活状态时，随即投入药物拌炒，炒至药物表面均匀挂上一层土粉，并透出土香气时，取出，筛去土粉，放凉。

土的用量一般为：每100kg药物，用灶心土25～30kg。

（二）炮制作用

1. 增强疗效 土炒后增强补脾止泻作用，如山药、白术等。

2. 缓和药性或降低副作用 土炒消除某些药物的滑肠作用，如当归等。

（三）注意事项

1. 灶心土要预先碾成细粉，加热炒至灵活状态时，投入药物后，要适当调节火力，并勤加翻动，防止药物烫焦。

2. 用土炒制同种药物时，灶心土可连续使用，若土色变深时，应及时更换新土。

山　药

【药材来源】本品为薯蓣科植物薯蓣 *Dioscorea opposita* Thunb. 的干燥根茎。冬季茎叶枯萎后采挖，切去根头，洗净，除去外皮和须根，干燥，习称"毛山药"；也有选择肥大顺直的干燥山药，置清水中，浸至无干心，闷透，切齐两端，用木板搓成圆柱状，晒干，打光，习称"光山药"；或除去外皮，趁鲜切厚片，干燥，称为"山药片"。

【特色炮制】

1. 蜜麸炒山药　取生山药用蜜炙麸皮拌炒至微黄色，筛去麸皮（《上海市中药饮片炮制规范》·2008）。

2. 土炒山药　先将土粉用中火加热至灵活状态，再投入山药片拌炒，至表面均匀挂上土粉时，取出，筛去剩余土粉，放凉。每100kg山药片，用灶心土30kg（《河南省中药饮片炮制规范》·2005）。

3. 米炒山药　取米加水润湿，撒匀于锅底，加热至米冒烟时，投入净山药片，不断翻动，炒至片面微黄色，取出，筛去米。每100kg山药片，用米12.5kg（《湖北省中药饮片炮制规范》·2009）。

【法定炮制】

1. 山药　取原药材，除去杂质，大小分开，泡润至透，切厚片，干燥。

2. 麸炒山药　先将锅预热，撒入麦麸，待其冒烟时投入山药片，用中火加热，不断翻炒至黄色时，取出，筛去麦麸，放凉。每100kg山药片，用麦麸10kg。

注意事项：①山药切片以春秋季为宜，在水处理过程中，防止发黏变质，切片后宜及时干燥。②土粉经加热后逐渐变色，因此炒山药的土稍显黑色时及时换新土，以保持药色美观。

【成品性状】

1. 山药　类圆形厚片，表面白色或淡黄色，周边显浅黄白色，质地坚脆，粉性；无臭，味淡、微酸。

2. 麸炒山药　如毛山药片或光山药片，切面黄白色或微黄色，偶见焦斑，略有焦香气。

【炮制作用】

1. 山药　性平，味甘。归脾、肺、肾经。生品以补肾生精，益肺阴为主。用于肾虚遗精，尿频，肺虚喘咳、阴虚消渴。治阴虚消渴，常与黄芪等同用，如《医学衷中参西录》玉液汤；治虚痨咳嗽，常与阿胶等同用，如《金匮要略》薯蓣丸。

2. 麸炒山药　经麸炒后以补脾健胃为主。用于脾虚食少，泄泻便溏，白带过多。治脾虚厌食，常与人参、白术、茯苓等同用，如《太平惠民和剂局方》参苓白术散；治梦遗滑精，常与芡实等同用，如《景岳全书》必元煎；治尿频、遗尿，常与益智仁、乌药同用，如《妇人良方》缩泉丸；治白带绵下，常与白术等同用，如《傅青主女科》完带汤。

【传承轨迹】 南北朝刘宋时代有蒸法。唐代有熟者和蜜法。宋代增加了姜炙、炒黄、酒浸、酒蒸、酒煎等。金、元时代有白矾水浸焙和酒浸、火炮法。明、清时代又增加了姜汁浸炒、乳汁浸、葱盐炒黄姜汁拌蒸、酒炒、乳汁拌微焙、醋煮、乳汁蒸、炒焦、土炒、盐水炒等炮制方法。近代炮制方法有（蜜）麸炒、土炒、米炒、炒黄等。

【研究摘要】 山药主含薯蓣皂苷元、皂苷、黏液质、氨基酸及淀粉等。山药能刺激小肠运动，促进肠道排空，具有助消化作用；可降低血糖，预防和治疗四氧嘧啶引起的小鼠糖尿病；能增强机体免疫力；有显著的常压耐缺氧作用；有滋补和延缓衰老作用。

生山药及清炒、土炒、麸炒等四种饮片煎剂对家兔离体肠管节律性活动均有明显作用。对脾虚大鼠有一定的治疗作用。而山药生品、麸炒品及土炒品还能增强小鼠的非特异性免疫功能，其中生品又强于麸炒品和土炒品，所以补气宜用生品。山药经土炒、清炒和麸炒法炮制后，其主要活性成分薯蓣皂苷元的溶出量显著提高，土炒和清炒品比生品高约3倍，麸炒品比生品高2倍多。对不同产地山药及其麸炒品中尿囊素的含量进行测定，结果麸炒品中尿囊素含量较生山药均有所上升。山药经不同方法炮制后，水溶性和醇溶性浸出物含量均有所增高。其中，土炒山药含量最高，麸炒山药和炒山药含量相近。

山药经炮制后薯蓣皂苷元溶出量显著增高；人体必需氨基酸含量及总磷脂的含量却降低；土炒品除了Co元素以外，各种微量元素含量均大大升高，而麸炒品中某些微量元素含量却降低。

白　术

【药材来源】 本品为菊科植物白术 *Atractylodes macrocephala* Koidz. 的干燥根茎。冬季下部叶枯黄、上部叶变脆时采挖，除去泥沙，烘干或晒干，再除去须根。

【特色炮制】

1. 土炒白术 取灶心土（伏龙肝）粉置锅内，用中火炒热，倒入白术片，拌炒至表面挂土色，有香气逸出时，取出，筛去土粉，放凉。每100kg白术片，用灶心土20kg（《全国中药炮制规范》·1988）。

2. 蒸制白术 将原药洗净，置蒸具内，蒸至外黑内呈棕褐色，晒或晾至外干内润，切厚片，将蒸时所得汁水拌入，干燥，筛去灰屑（《上海市中药饮片炮制规范》·2008）。

3. 米炒白术 取白术片，照米炒法炒至米成黑色、白术片呈焦黄色为度。每100kg白术片，用米12kg（《河南省中药饮片炮制规范》·2005）。

【法定炮制】

1. 白术 取原药材，除去杂质，洗净，润透，切厚片，干燥。

2. 麸炒白术 将蜜炙麸皮撒入热锅内，待冒烟时加入白术片，炒至黄棕色、逸出焦香气，取出，筛去蜜炙麸皮。每100kg白术片，用蜜炙麸皮10kg。

【成品性状】

1. 白术　为不规则厚片，表面黄白色或淡黄棕色，粗糙不平，中间色较深，有放射状纹理和棕黄色的点状油室散在，周边灰棕色或灰黄色，有皱纹和瘤状突起。质坚实，气清香，味甘、微辛，嚼之略带黏性。

2. 麸炒白术　表面黄棕色或棕褐色，偶见焦斑，有焦香气。

【炮制作用】

1. 白术　生品以健脾燥湿、利水消肿为主，用于痰饮，水肿，以及风湿痹痛。治四肢浮肿，常与茯苓等同用，如《伤寒论》五苓散；治水饮内停，常与桂枝等同用，如《伤寒论》苓桂术甘汤；治风湿痹痛，常与附子等同用，如《金匮要略》白术附子汤。

2. 麸炒白术　经麸炒后能缓和燥性，借麸入中，增强健脾、消胀作用。用于脾胃不和，运化失常，食少胀满倦怠乏力，表虚自汗。治脾虚食滞，常与枳实同用，如《脾胃论》枳术丸；治中气下陷，常与黄芪、人参、升麻等同用，如《脾胃论》补中益气汤；治表虚自汗，常与黄芪、防风同用，如《世医得效方》玉屏风散；治胎动不安，常与川芎、黄芩、当归等同用，如当归散。

【传承轨迹】唐代有熬黄、土炒。宋代有炮、炒黄、米泔浸、米泔水浸后麸炒、醋浸炒、煨制、焙制、米泔浸后炒等。元代有用黄芪、石斛、牡蛎、麸皮各微炒黄色，去余药，只用白术的方法。明代增加了蜜炒，水煮，绿豆炒，附子、生姜、醋煮、酒制、乳汁制，米泔浸后黄土拌九蒸九晒，盐水炒，面炒，炒焦，米泔浸后土蒸切片，蜜水拌匀炒，姜汁炒等多种辅料制的方法。清代又增加了枳实煎水渍炒、酒拌蒸、米泔浸后麦芽拌炒、香附煎水渍炒，紫苏、薄荷、黄芩、肉桂汤煮，蜜水拌蒸，烧存性，米制，陈皮汁制等炮制方法。近代炮制方法主要有（蜜）麸炒、土炒、炒焦、炒炭、米炒、米泔水制、蒸制等。

【研究摘要】白术主含挥发油（约1.5%），其主要成分为苍术酮、苍术醇等；白术的内酯类化合物为白术活性成分之一，有白术内酯Ⅰ、白术内酯Ⅱ、白术内酯Ⅲ、双白术内酯等。

白术所含有的内酯类成分和挥发性成分在炮制前后变化明显，不同炮制品变化不同。苍术酮结构不稳定可转化为白术内酯类成分。白术经过炮制后挥发油含量有所减少，煎剂的挥发油减少更多。麸炒品的成分有所增加，尤其是内酯类成分含量增加，提示生品含挥发油较多，可用于燥湿，而炒制品则可缓和其燥性，并用内酯类或其他成分达到和胃或消导等作用。

药理研究表明，白术内酯具有与白术健脾运脾相一致的功效；而白术炮制后，其健脾作用增强，是由于在加热炒制的过程中苍术酮氧化生成白术内酯的缘故。对白术生品及不同炮制品中还原糖和水溶性糖含量进行测定，结果除清炒品外，白术炮制后还原糖含量增加，基本上是随着炮制程度的升高而增高。水溶性糖的含量，则除清炒品较生品稍高外，其余炮制品含量均较生品降低。

麸炒白术水煎液使大鼠饮水量减少，但利水作用弱于生品；麸炒白术品较生品能更好地降低脾虚大鼠血清中生长抑素、血管活性肠肽，促进胃排空，兴奋回肠和胆囊收缩，促进胃肠蠕动，调节消化液分泌，进而缓解脾虚症状；白术麸炒品较生品能更好地促进脾虚大鼠胃泌素、P物质、胆碱酯酶、一氧化氮分泌，从而改善黏膜局部供血，保护胃黏膜，促进胃酸分泌、胃肠蠕动，进而缓解以泄泻为表证的脾虚症状。

第三节　米炒法

米炒法是指将饮片与大米同炒的方法。

米炒法所用的米常为稻米。古代多用糯米，也有用粳米的，近代多用粳米或籼米。稻米为禾本科植物粳稻、籼稻或糯稻的种仁，主要含有淀粉（75%以上）、蛋白质（约8%）、脂肪（0.5%～1.0%）、矿物质，尚含少量的 B 族维生素、多种无机盐及糖类。稻米味甘，性平，入脾、胃经，具有补中益气、健脾和胃、除烦止渴、止泻痢的作用。

南北朝《雷公炮炙论》就有糯米、小麻子同炒的记载。米炒法适用于某些补中益气的中药及某些具有毒性的昆虫类中药。

（一）炮制方法

1. 米拌炒法　先将锅烧热，加入定量的米，用中火加热，炒至冒烟时，投入药物，拌炒至一定程度，取出，筛去米，放凉。

2. 米上炒法　先将锅烧热，加入湿米平贴于锅内，用中火加热，炒至冒烟时，投入药物，轻轻翻动米上药物，至所需程度，取出，筛去米，放凉。

米的用量一般为：每 100kg 药物，用米 20kg。

（二）炮制目的

1. 增强疗效　米炒时产生焦香味从而增强药物的健脾和中作用，如党参等。

2. 降低药物毒性　米能吸附某些药物的毒性成分，故能降低药物的毒性，如斑蝥、红娘子等。

3. 矫正不良气味　昆虫类药物多有腥臭味，米炒能矫正不良气味，如斑蝥等。

（三）注意事项

米炒出锅标准常以"米焦药黄"为度，此时米有出锅指示剂的作用；如炮制昆虫类药物时，通常以米的色泽观察火候，炒至米变焦黄或焦褐色为度；炮制植物类药物时，更要观察药物色泽变化，炒至黄色为度。

斑　蝥

【药材来源】本品为芫青科昆虫南方大斑蝥 *Mylabris phalerata* Pallas 或黄黑小斑蝥 *Mylabris cichorii* Linnaeus 的干燥虫体。夏、秋二季捕捉，闷死或烫死，晒干。

【特色炮制】

1. 甘草水润米炒斑蝥　取生斑蝥，除尽头、翅、足，用甘草水浸泡 2 小时，捞出晒干，与米拌炒，至米呈深黄色，取出，筛去米。每 100kg 斑蝥，用米或糯米 50kg，甘草 20kg 熬水（《广西壮族自治区中药饮片炮制规范》·2007）。

2. 烘制斑蝥　取净斑蝥，置恒温干燥箱内，120℃加热 35 分钟，取出，放凉［《山东省中药饮片炮制规范》（下册）·2012］。

【法定炮制】

1. 斑蝥　取原药材，除去杂质。

2. 米炒斑蝥　取净斑蝥与米同置热锅内，用中火拌炒至米呈黄棕色，取出，筛去米，除去头、足、翅，放凉。每 100kg 斑蝥，用米 20kg。

注意事项：斑蝥在炮制和研粉加工时，操作人员应戴眼罩或防毒面具进行操作，以保护眼、鼻黏膜免受其损伤，炒制后的米要妥善处理，以免伤害人畜，发生意外事故。

【成品性状】

1. 斑蝥　为除去头、足、翅的干燥躯体，略呈长圆形，背部有 3 条黄色或棕黄色的纹，胸腹部乌黑色，有特殊臭气。

2. 米炒斑蝥　微挂火色，略呈光泽，臭味轻微。

【炮制作用】

1. 斑蝥　味辛，性热。有大毒。归肝、胃、肾经。生斑蝥多外用，毒性较大，以攻毒蚀疮为主。用于瘰疬瘘疮，痈疽肿毒，顽癣瘙痒。治瘰疬疮瘘，常与白矾、青黛、麝香研末外敷，如生肌干脓散；亦可与大蒜捣膏外贴，能攻毒拔脓；治顽癣瘙痒，捣末与蜂蜜调敷能使皮肤发泡，可用于皮癣、白斑等，如《外台秘要》治顽癣方。

2. 米炒斑蝥　经米炒后，降低其毒性，矫正其气味，可内服。以通经，破癥散结为主。用于经闭癥瘕，狂犬咬伤，瘰疬，肝癌，胃癌。治经闭、癥瘕，常与桃仁、大黄共研细末，酒糊为丸，如《济阴纲目》斑蝥通经丸；治肝癌、胃癌，常用鸡蛋打一小孔，放入净斑蝥 2 只，烤熟去斑蝥，食蛋，每天 1 只；或提取斑蝥素压成片剂，可用于肝癌、胃癌及多种癌症。

【传承轨迹】晋代有炙、炒、烧令烟尽炮制方法。南北朝刘宋时代有糯米与小麻子同炒法。宋代有酒制、麸炒、豆面炒、醋煮、醋炙、巴豆与米同炒法。明代出现了牡蛎炒、麦面炒、麸炒去头足翅的记载。清代又增加了蒸制、米泔制、土炒等。近代炮制方法主要有米或糯米炒、甘草水润米炒及烘制等。

【研究摘要】斑蝥主含斑蝥素、脂肪、树脂、蚁酸及色素等。

斑蝥中的有毒物质为斑蝥素，对皮肤、黏膜有强烈的刺激性，能引起充血、发赤和起泡。口服毒性很大，可引起口咽部灼烧感、恶心、呕吐、腹部绞痛、血尿及中毒性肾炎等症。往往引起肾功能衰竭或循环衰竭而致死亡。故斑蝥生品不内服，只能作外用，口服必须经过炮制。

斑蝥的毒性及刺激性与其所含的斑蝥素和甲酸有关，从斑蝥素的理化特性而言，以米炒较为适宜，由于斑蝥素在 84℃开始升华，其升华点为 110℃，正适合于斑蝥素升华，又不致温度太高使斑蝥焦化。当斑蝥与米同炒时，由于斑蝥均匀受热，使斑蝥素部分升华而含量降低，从而使其毒性降低。研究表明，总斑蝥素含量下降了54.54%～59.15%，其次，斑蝥呈乌黑色，单炒难以判断炮制火候，而米炒可准确地指示炮制程度。

斑蝥头足翅中总斑蝥素的含量为0.61%，远低于去掉头足翅的生品饮片，且占比重大约为30%。斑蝥不同部位中微量元素Mg、Zn、Cu等含量，去头足翅与未去者及头、翅部位比较依次升高，而有害元素Pb却依次降低。

通过米炒和其他加热处理，可使斑蝥的LD_{50}升高。能显著降低其毒性，对大鼠的肾脏毒性亦有一定的降低。但对体重与肝脏毒性均无明显影响。

采用低浓度的氢氧化钠溶液炮制斑蝥，可使斑蝥素在虫体内转化成斑蝥酸钠，经药理实验证明，不但毒性降低，且保留和提高体内外抗肿瘤作用，并均优于米炒法。

党　参

【药材来源】本品为桔梗科植物党参 Codonopsis pilosula（Franch.）Nannf .、素花党参 Codonopsis pilosula Nannf. var. modesta（Nannf.）L.T.Shen 或 川 党 参 Codonopsis tangshen Oliv. 的干燥根。秋季采挖，洗净，晒干。

【特色炮制】

1. 蜜炙党参　取炼蜜用适量沸水稀释后，与党参片拌匀，闷透，置炒制容器内，用文火加热，不断翻炒至黄棕色，不粘手时取出。放凉。每100kg党参片，用炼蜜20kg（《河南省中药饮片炮制规范》·2005）。

2. 麸炒党参　将锅烧热，撒入麦麸，待其冒烟时，投入净党参片，用中火加热，不断翻炒至呈深黄色时取出，筛去麦麸，放凉。每100kg党参，用麦麸10kg（《湖北省中药饮片炮制规范》·2009）。

3. 土炒党参　取净党参片，照土炒法炒至挂土，有香气溢出。每100kg党参片，用灶心土30kg（《河南省中药饮片炮制规范》·2005）。

【法定炮制】

1. 党参　取原药材，除去杂质，洗净，润透，切厚片，干燥。

2. 米炒党参　将米用中火加热，炒至冒烟时，投入党参片拌炒，至党参呈黄色时取出，筛去米，放凉。每100kg党参片，用米20kg。

【成品性状】

1. 党参　为椭圆形或类圆形的厚片，表面黄棕色或灰棕色，有裂隙或菊花纹，中央有淡黄色圆心。周边淡黄白色至黄棕色，有纵皱纹。质稍硬或略带韧性，有特殊香气，味微甜。

2. 米党参　形如党参片，表面深黄色，偶有焦斑。

【炮制作用】

1. 党参　味甘，性平。归脾、肺经。生品擅长益气生津。常用于气津两伤或气血两亏。治气阴两伤，常与北沙参，龙眼肉同用，如《得配本草》上党参膏；治气血两亏，常与熟地黄同用，如《中药成方集》两仪膏。

2. 米炒党参　经米炒后气变清香，能增强和胃、健脾止泻作用。多用于脾胃虚弱，食少，便溏。治脾虚泄泻，常与白术、干姜、炙甘草同用，如《伤寒论》理中汤。

【传承轨迹】清代有蜜炙、蜜拌蒸熟及米炒等炮制法，去皮时要用"竹刀刮"。近代主要炮制方法有（糯）米炒、蜜炙、炒黄、麸炒、土炒、蒸制，此外，还有灶心土炒制、蜜麸皮炒制、糯米酒炙制、赤石脂炒制、米汤浸后蒸熟等。

【研究摘要】党参主含皂苷、微量生物碱、菊糖及植物甾醇。党参米炒后可产生 5-羟甲基糠醛。

党参经米炒后挥发油总量降低，挥发油中各成分的含量比例也发生了变化。生党参中相对峰面积大于 10% 的物质有愈创木二烯、2,8- 莰烷二醇、1-[6- 羟基 -2-（1- 甲基乙烯基）-7- 苯并呋喃基] 乙酮。

采用炭粒廓清实验和抗疲劳实验，比较了党参生品、蜜炙品、米炒品的补气作用，结果在提高小白鼠巨噬细胞吞噬能力和抗疲劳能力方面，蜜炙党参强于生党参和米炒党参，而米炒党参又弱于生党参。因此，蜜炙能增强补中的作用。

第十章　固体辅料烫法 ▷▷▷▷

固体辅料烫法是指将饮片与某些固体辅料共同加热，掩埋拌炒，烫至药物鼓起、质地变酥松的炮制方法，简称烫法，属于加辅料炒法。

固体辅料烫法常用的辅料有河砂、滑石粉、蛤粉等，分别称为砂烫或砂炒、滑石粉烫或滑石粉炒及蛤粉烫或蛤粉炒等。与麸炒、米炒及土炒等固体辅料炒法相比，固体辅料烫法的特点是辅料用量大，操作温度根据药物不同差异比较大，如马钱子毒性大，炮制所需温度比较高，而胶类、甲片类等中药含蛋白质及氨基酸类等成分，温度要适中。烫法的炮制作用主要是利用固体辅料的中间传热作用，使药物受热均匀，成品饮片色泽一致，外观质量好。通过掩埋翻炒，高温加热，使药物膨胀鼓起，质地酥松，从而便于粉碎，便于制剂。同时，改变或缓和药性，达到降低毒性或刺激性、矫臭矫味、便于服用的目的。

第一节　砂烫法

将饮片与热砂共同拌炒的方法称为砂烫，亦称砂炒。炮制用砂可以是清砂或者油砂。用河砂作中间传热体拌炒药物，由于质地坚硬，传热快，与药物接触面积较大，可使坚硬的药物受热均匀，又因砂炒火力强，温度高，适用于炒制质地坚硬的药物。

将某些药物砂烫后趁热投入冷的淬液中浸淬一定时间，称为烫淬，可使药物吸收液体辅料，增强疗效；也使药物质地更加疏松、酥脆易碎；还可以起到清洗作用去掉杂质，达到清洁药物的目的；并能矫味矫臭。

（一）炮制方法

1. 河砂及油砂的制备　将河砂筛去粗大的石子和极细者，只取中等细的河砂，以水洗净残存泥土，干燥，备用。或将合乎要求的干燥河砂，置锅内加热，用锅铲沾少许食用植物油，继续加热拌炒，至油烟散尽为度，此时砂色泽均匀，乌黑发亮。油砂滑利，炒制时不易粘连药物。

2. 砂烫操作方法　将河砂或油砂置锅内，用武火加热至滑利状态，翻动灵活时，投入药物，不断翻炒，并适当调整火力，至药物质地酥脆或鼓起，外表呈黄色或较原色加深时迅速出锅，及时筛去河砂，放凉。需要烫淬的饮片要趁热进行，所需淬液以能够淹没药物为度。砂的用量宜多不宜少，一般以能掩埋药物，并有部分剩余为宜。

（二）炮制目的

1. 利于煎煮和粉碎，提高药效 某些质地坚硬的药物，经砂烫后变酥脆，利于煎出有效成分，提高药效；也利于进一步粉碎加工。如鳖甲等。

2. 降低毒性 某些毒性药物经高温砂烫，部分毒性成分被破坏，毒性降低。如马钱子等。

3. 矫味矫臭 某些具不良气味的药物，经砂烫后其不良气味可得到一定程度的矫正。如脐带、刺猬皮等。

4. 利于净制 有些药物附带绒毛等非药用部分，经砂烫后易于除去绒毛。如狗脊、骨碎补等。

（三）注意事项

1. 河砂可反复使用，但要专用，可重复使用次数暂无具体规定。用过的砂需将残留在其中的杂质除去再使用。

2. 若反复使用油砂时，每次均需添加适量食用植物油进行油砂再制备，以保持油砂滑利感。

3. 砂烫操作时火力控制很重要，砂温过低，药物不易烫酥；砂温过高，容易烫焦药物。河砂比热较大，保持热量能力较强，不可一直采用武火加热。炒制过程中若砂温过高，可降低火力，并添加适量冷砂。

4. 当药物烫至符合要求时，应迅速出锅，立即筛去河砂，摊晾，防止烫焦或粘砂。

马钱子

【药材来源】本品为马钱科植物马钱 *Strychnos nux-vomica* L. 的干燥成熟种子。冬季采收成熟果实，取出种子，晒干。

【特色炮制】

1. 绿豆煮马钱子 取净马钱子与绿豆同置锅内，加水适量，煮 8 小时，捞出，除去绿豆，刮去皮毛，微凉，切顶刀片 0.6mm 厚，晒干。每 100kg 马钱子片，用绿豆 24kg（《河南省中药饮片炮制规范》· 2005）。

2. 醋制马钱子 按油炸制法未加油前处理，不用晾去水分，置陶器内，加醋 6 倍量，用文火煮 6 ~ 8 小时，弃去醋液，晾至八成干，置锅中，用砂炒法，不断翻动。炒至体积膨胀，并转变成褐黄色（注意不要炒至焦黑色），取出摊晾（《广西壮族自治区中药饮片炮制规范》· 2007）。

3. 油制马钱子 取净马钱子，加水煮沸，取出，再用水浸泡，捞出，刮去皮毛，微凉，切顶刀片 0.6mm 厚，晒干。另取麻油置锅内，加热至沸，倒入马钱子片，用文火炸至黄色为度，取出，放凉。每 100kg 马钱子片，用麻油 60kg（《河南中药饮片炮制规范》· 2005）。

【法定炮制】

1. 马钱子 取原药材，除去杂质，筛去灰屑。

2. 制马钱子 将砂置热锅内，用武火加热至灵活状态时，投入大小一致的马钱子，不断翻动，至两面均膨胀鼓起，边缘较厚，表面棕褐色或深棕色，内部红褐色，并起小泡，质坚脆时，取出，筛去砂子，放凉。亦可供制马钱子粉用。

3. 马钱子粉 取砂烫马钱子，粉碎成细粉，测定士的宁含量后，加适量淀粉，使含量符合规定，混匀，即得。

【成品性状】

1. 生马钱子 呈纽扣状圆板形，常一面隆起，一面稍凹下，直径 1.5 ~ 3cm，厚 0.3 ~ 0.6 cm。表面密被灰棕或灰绿色绢状茸毛，自中间向四周呈辐射状排列，有丝样光泽。边缘稍隆起，较厚，有突起的珠孔，底面中心有突起的圆点状种脐。质坚硬，平行剖面可见淡黄白色胚乳，角质状，子叶心形，叶脉 5 ~ 7 条。气微，味极苦。

2. 制马钱子 形如马钱子，两面均膨胀鼓起，边缘较厚。表面棕褐色或深棕色，质坚脆，平行剖面可见棕褐色或深棕色的胚乳，内壁见数量不等的小泡。微有香气，味极苦。砂烫马钱子中间略鼓，表面棕褐色，断面红褐色，中间有裂隙，质坚脆，无臭，味苦。油炸马钱子中间略鼓，表面老黄色，质坚脆，有油香气，味苦。

3. 马钱子粉 为黄褐色粉末。气微香，味极苦。

【炮制作用】

1. 马钱子 味苦，性温；有大毒。归肝、脾经。具有通络止痛，散结消肿的功能。生马钱子毒性剧烈，而且质地坚硬，仅供外用。治痈疽初起，瘰疬结核，或关节肿痛，或跌仆瘀血凝滞之肿痛，常与乳香、没药同研细粉，外敷患处；制备外用制剂，用于局部肿痛或痈疽初起，如"伤湿止痛膏"。

2. 制马钱子 经砂烫或油炸炮制后毒性降低，质地酥脆，亦易粉碎，可供内服，常制成丸散应用。多用于风湿痹痛，跌打损伤，骨折瘀痛，痈疽疮毒，瘰疬，痰核，麻木瘫痪。治跌伤肿痛，常与乳香、没药、穿山甲等同用，如《救生苦海》马钱散；治风湿疼痛，常与牛膝、乳香、羌活等同用，如《御药院方》疏风定痛丸；治疗寒湿瘀阻经络所致的腰椎间盘突出症、坐骨神经痛、腰肌劳损、腰肌纤维炎等，常与川牛膝、乳香、没药、土鳖虫等同用，如《中国药典》腰痛宁胶囊；治喉痹肿痛，常与山豆根、青木香各等份研末吹喉，能消痹止痛；现多用于治疗多种癌症及风湿疼痛。

3. 马钱子粉 苦，温；有大毒。归肝、脾经。通络止痛，散结消肿。用于跌打损伤，骨折肿痛，风湿顽痹，麻木瘫痪，痈疽疮毒，咽喉肿痛。可以通过剂量控制毒性，多供制剂用。

【传承轨迹】 明代始有豆腐制、牛油炸、油炸、炒黑等法。清代有炒焦、香油炸、油煮、炙炭存性、土炒、甘草水煮、切片炒研等炮制方法。近代炮制方法有砂烫、麻油制、甘草制、童便制、绿豆制等，以砂烫为主。

【研究摘要】 马钱子主含生物碱，其中以番木鳖碱（即士的宁）和马钱子碱为多，还有伪番木鳖碱、伪马钱子碱、异番木碱、异马钱子碱等生物碱和马钱子苷。其中士的宁和马钱子碱既是有效成分也是有毒成分。

《中国药典》规定马钱子炮制无须去毛刮皮，只砂烫即可。去除毛皮的光马钱子表面呈浅白色，而泛油变质者呈棕褐色，颜色较深，对比明显，因此去除毛皮有助于剔除变质马钱子，利于保证疗效。

马钱子经炮制后士的宁、马钱子碱含量均有不同程度下降，马钱子碱下降明显，士的宁下降较少。马钱子碱的药理强度仅为士的宁的1/40，通过炮制可除去疗效较差而毒性较大的马钱子碱。炮制时的高温条件促使士的宁和马钱子碱的氧化分解，在相同条件下，马钱子碱比士的宁更易分解破坏。

从生品和砂烫、油炸炮制品的生物碱种类鉴别可以看出，炮制后马钱子增加了异马钱子碱、2-羟基-3-甲氧基士的宁、异马钱子氮氧化物、异士的宁氮氧化物4种生物碱，其生物碱的种类增加了，但其总生物碱的含量下降甚微，与生品比较，损失率只有1.4%～7.9%，而LD_{50}和生品比较则下降了48.5%～52.2%，毒性的下降与生物碱的减少并不呈平行关系。此外，经过砂烫、油炸等法炮制后，马钱子苷含量均大幅度下降，可能是经高温加热后，马钱子苷被破坏所致。马钱子砂烫后水煎液中锌、锰、钙、铁、磷等24种微量元素含量明显增高，而汞等9种有害元素含量大大降低。这些研究为马钱子炮制降低毒性提供了一定依据。砂烫、油炸可使马钱子的绒毛焦枯，质地酥脆，便于去毛和粉碎。

各种炮制方法均能降低马钱子的毒性，若从总生物碱的得率综合考虑，醋制、醋制砂烫、尿泡、甘草制炮制品得率较低，并且费时、费料，而砂烫、油炸法炮制品生物碱得率高。又以砂烫法最为简便、经济、易于生产。

毒性降低的程度主要与加热的温度和时间有关，砂烫在270℃以上，士的宁含量开始降低，时间越长，程度越老，含量也愈低；砂烫在280℃，士的宁的含量降低26.10%，毒性亦降低；但砂烫在220℃，即使通过延长时间，达到了外观要求，士的宁含量也基本不降低，毒性也不能降低。据研究，马钱子砂烫230～240℃、3～4分钟时，士的宁转化了10%～15%，马钱子碱转化了30%～35%，此时士的宁和马钱子碱的异型和氮氧化合物含量最高。如果低于该温度和时间，士的宁则不易转化成异型和氮氧化合物，减少甚微；如果高于该温度和延长时间，其中生物碱及其他成分一同被破坏，故认为该温度和炮制时间是最佳的。

显然，士的宁不是马钱子中唯一的有效和有毒成分，不能以士的宁含量为标准，用减量生用的办法使用马钱子，但通过控制士的宁的含量来控制马钱子的毒性是有意义的。马钱子用量安全限度研究证明，含马钱子的中成药，一次服用剂量士的宁含量控制在6mg左右比较适宜。

通过近代发酵技术，以马钱子为药性基质，分别选用20余种真菌、朱红栓菌进行固体发酵；或者采用红栓菌进行液体发酵，均可达到减毒增效的目的。此外，在临床使用过程中，马钱子配伍生姜、甘草、生地黄、熟地黄、赤芍、白芍、肉桂、桂枝、苏木等中药，也可以达到减毒增效的目的。

【注意】孕妇禁用；不宜多服久服及生用；运动员慎用；有毒成分能经皮肤吸收，

外用不宜大面积涂敷。

骨碎补

【药材来源】本品为水龙骨科植物槲蕨 *Drynaria fortunei*（Kunze）J.Sm. 的干燥根茎。全年均可采挖，除去泥沙，干燥，或再燎去茸毛（鳞片）。

【特色炮制】

1. 酒制骨碎补 取烫骨碎补，照酒炙法用白酒炒至干（《重庆市中药饮片炮制规范及标准》·2006）。

2. 盐制骨碎补 取烫骨碎补，照盐水炙法炒至干（《重庆市中药饮片炮制规范及标准》·2006）。

【法定炮制】

1. 骨碎补 取原药材，除去非药用部分及杂质，洗净润透，切片干燥。

2. 烫骨碎补 先将砂置锅内，加热炒至滑利感，容易翻动时，投入骨碎补，不断翻动至鼓起，表面红棕色，绒毛呈焦黄色时，取出筛去砂、放凉、撞去绒毛。

【成品性状】

1. 骨碎补 呈不规则厚片。表面深棕色至棕褐色，常残留细小棕色的鳞片，有的可见圆形的叶痕。切面红棕色，黄色的维管束点状排列成环。气微，味淡、微涩。

2. 烫骨碎补 形如骨碎补厚片，体膨大鼓起，质轻、酥松。

【炮制作用】

1. 骨碎补 味苦，性温。归肝、肾经。具有补肾强骨，续伤止痛的功能。生品密被鳞片，不易除净，且质地坚硬而韧，不利于粉碎和煎出有效成分，临床较少应用。治斑秃，常与斑蝥同用，酒浸擦患处，用于初起白痢，瘙痒难忍，久则发枯脱落形成斑秃。

2. 烫骨碎补 砂烫后质地松脆，易于除去鳞片，便于调剂和制剂，有利于煎出有效成分，以补肾强骨、续伤止痛为主。用于肾虚腰痛，耳鸣，牙痛，跌打损伤，瘀血肿痛，伤筋断骨，痛不可忍。治肾虚腰痛，常与熟地黄、山茱萸、牡丹皮等同用，如《本草汇言》加味地黄汤；治跌打损伤，常与自然铜、没药、红花等同用，如《太平圣惠方》骨碎补散；治跌打损伤，瘀血疼痛，闪腰岔气，常与乳香、没药、红花、三七等同用，如《中国药典》跌打活血散。

【传承轨迹】南北朝刘宋时代始有蜜拌润后蒸。唐代有炒制、姜制等。宋代又增火炮，盐水炒，燎去毛、酒拌蒸，酒浸炒、焙制等。明代有炒黑、炙制等法。清代有蒸焙、蜜水焙、酒炒等。近代炮制方法有砂烫、烫后酒炙或盐炙等。

【研究摘要】骨碎补主含柚皮苷、二氢黄酮苷等。

研究发现骨碎补的砂烫品及烘制品中的柚皮苷含量均高于生品，清炒品也比生品略高，说明骨碎补经去毛净制后，可提高总黄酮及柚皮苷的含量；经砂烫、砂烫酒制及砂烫盐制后，虽然并不影响总黄酮及柚皮苷含量，但是由于经炮制后，药物质变酥脆，却有利于有效成分的溶出。

对骨碎补砂烫品、酒炙品、盐炙品化学成分的差异进行进一步研究比较后发现：骨碎补经炮制后柚皮苷含量变化不大，但是其他主要化学成分如 1-咖啡酰葡萄糖苷、表没食子儿茶素、新北美圣草苷和圣草次苷等含量发生了较大变化，这些可能是骨碎补不同炮制品临床功效存在差异的主要原因。与生品比较，烫品和盐品中的 1-咖啡酰葡萄糖苷和表没食子儿茶素均显著降低，可能与这 2 种化合物在高温条件下不稳定，容易发生降解有关。3 种炮制品中的新北美圣草苷含量显著降低，而圣草次苷含量显著升高，这可能与新北美圣草苷和圣草次苷存在互变异构有关。

以总黄酮含量、煎出物含量、膨胀率等指标，结合收率、去毛、形态与色泽等传统指标，优选的砂烫骨碎补炮制工艺为用 6 倍油砂、210℃、加热炮制 3 分钟。以柚皮苷、总黄酮和煎出物含量等多指标评价综合评分法优选砂烫骨碎补的炮制工艺，得到的工艺参数与以上相同。

将骨碎补的传统砂烫法改为：180℃烘箱烘烤 10 分钟，至全部鼓起，撞去毛或经砂烫后的骨碎补放入糖衣锅或滚筒式炒药机中，转动磨擦后，撞断绒毛，取出，筛净。新法可提高饮片质量及工作效率。

砂烫与盐烫骨碎补的比较试验结果表明：除收率盐烫骨碎补略小于砂烫骨碎补外，柚皮苷、总黄酮、煎出物量、膨胀率、收率、去毛情况、色泽等指标及各指标的转换值之和盐烫工艺均优于砂烫工艺。

鸡 内 金

【药材来源】本品为雉科动物家鸡 *Gallus gallus domesticus* Brisson 的干燥沙囊内壁。杀鸡后，取出鸡肫，立刻剥下内壁，洗净，干燥。

【特色炮制】

1. 盐炙鸡内金　取净鸡内金，照盐炙法炒至鼓起，取出，干燥。每 100kg 鸡内金，用盐 2kg（《湖北省中药饮片炮制规范》·2009）。

2. 鸡内金粉　取鸡内金，洗净，干燥，粉碎成细粉（《四川省中药饮片炮制规范》·2015）。

【法定炮制】

1. 鸡内金　取原药材，除去杂质，洗净，干燥。

2. 炒鸡内金　将净鸡内金置热锅内，用中火加热，炒至表面焦黄色，取出，放凉。

3. 砂烫鸡内金　取砂子置锅内，用中火加热至灵活状态，投入大小一致的鸡内金，不断翻动，炒至鼓起卷曲、酥脆、呈深黄色时取出，筛去砂子，放凉。

4. 醋鸡内金　将鸡内金压碎，置锅内用文火加热，炒至鼓起，喷醋，取出，干燥。每 100kg 鸡内金，用醋 15kg。

注意事项：砂烫鸡内金宜用中火，选用中粗河砂进行炒制，否则成品会出现粘砂现象。

【成品性状】

1. 鸡内金　不规则的卷状片，表面黄色、黄褐色或黄绿色，片薄而半透明，具明显的条状皱纹；质脆，易碎，断面角质样；气微腥，味微苦。

2. 炒鸡内金 表面暗黄褐色或焦黄色，用放大镜观察，显颗粒状或微细泡状。轻折即断，断面有光泽。

3. 醋鸡内金 褐黄色，鼓起，略有醋气。

【炮制作用】

1. 鸡内金 味甘，性平。归脾、胃、小肠、膀胱经。具有健胃消食，涩精止遗的功能。生品长于攻积，通淋化石。用于泌尿系结石和胆道结石。治食滞不消成痞，常与枳实等配伍；治砂石淋证，湿热互结酿成砂石，小便淋漓疼痛，或夹有砂石者，与金钱草、冬葵子、木通、朴硝等同用，如《医学衷中参西录》砂淋丸；治小儿疰夏，脾胃虚弱或气阴不足，常于夏季炎热时发作者，多用生鸡内金、牛蒡子、生山药、玄参、白术等药组方水煎服。

2. 炒鸡内金、砂烫鸡内金 经炒（或砂炒）后质地酥脆，便于粉碎，并增强健脾消积的作用。用于消化不良，食积不化，肝虚泄泻及小儿疳积。治消化不良和食积不化，如《备急千金要方》（卷十六）独用本品治消化不良，反胃噎食；治小儿疳积，可与白术等健脾益气之药同用；治脬气不固，膀胱虚弱，或肾气不足，夜间遗尿或小便频数，与桑螵蛸、益智仁、石菖蒲同用，如《太平圣惠方》（卷七）之鸡腱胵散和《圣藏经验方》之鸡腱胵丸；治小儿泄泻，以鸡内金、炒白术与煨熟的苹果肉混成糊状治疗婴幼儿腹泻。

3. 醋鸡内金 质酥易碎，矫正不良气味。有疏肝助脾的作用，用于脾胃虚弱，脘腹胀满。治肝脾失调，消化失常，腹满鼓胀，常用醋鸡内金配以白术、柴胡、陈皮等，如《医学衷中参西录》之鸡胵汤。

【传承轨迹】宋代始有净洗阴干、炙制、蜜炙、焙制、麸炒、煅制等。明代又出现了酒制、炒制法。清代增加了猪胆汁制等。近代炮制方法有单炒、砂烫、醋制等。

【研究摘要】清炒和醋制鸡内金中的微量元素含量略有升高，铅含量降低。清炒后水解氨基酸略降低，但7种人体必需氨基酸含量基本不变。醋制品水解氨基酸略有升高。两种炮制品都显著地增加了微量元素的溶出率，有利于人体的吸收利用。

通过比色法测定生内金、清炒、炒焦、砂炒、醋炒品中淀粉酶的比活力，结果醋内金中淀粉酶的比活力最高，清炒法较接近，砂炒法最低。表明鸡内金醋炒法对其中的淀粉酶活力破坏最小，且醋制后质地酥脆，易于煎出。

鸡内金经清炒、砂烫、醋制、烘制后，水和乙醇浸出物含量均较生品有所增加；氯仿浸出物、清炒和烘制品也高于生品。亚硝酸盐含量，清炒、烘制和砂烫均较生品明显降低（$P < 0.05$），可能是由于加热使有毒的亚硝酸盐转化为硝酸盐之故，经综合分析认为，烘制鸡内金为最佳制品，因其不但利于煎出有效成分，有毒成分含量最低，而且具有易于炮制的优点。用聚丙烯酰胺凝胶电泳测定鸡内金的蛋白质区带图谱，结果鸡内金生品中的8条谱带，在砂炒后完全消失，证明砂炒对鸡内金蛋白质影响较大。

鸡内金生品及不同炮制品的混悬剂，给小鼠灌胃30分钟内，小鼠胃中游离酸、总酸、胃蛋白酶基本无变化，而灌胃60分钟后，则各项指标显著增高，其中砂烫、烘制品优于其他炮制品。而对肠胃推进功能有增强趋势，但不显著（$P > 0.05$）。以上实验结果表明，鸡内金的消食作用出现缓慢，但较持久。可见并不是药物在胃内的局部作用或直接刺激肠胃运动引起的，可能是药物消化后进入血液循环刺激胃腺分泌增加而引起间接助消化作用。

狗　脊

【药材来源】本品为蚌壳蕨科植物金毛狗脊 *Cibotium barometz*（L.）J.Sm. 的干燥根茎。秋、冬二季采挖，除去泥沙，干燥；或去硬根、叶柄及金黄色绒毛，切厚片，干燥，为"生狗脊片"；蒸后，晒至六七成干，切厚片，干燥，为"熟狗脊片"。

【特色炮制】

1. 盐炙狗脊　取狗脊片，除去杂质及绒毛，加盐水拌匀，照盐制法炒干。每100kg狗脊，用食盐2kg（《四川省中药饮片炮制规范》·2015）。

2. 酒蒸狗脊　取净狗脊片置蒸笼内，用武火加热，蒸4～6小时，停火，闷6～8小时，取出，干燥。每100kg狗脊片，用黄酒15kg（《河南省中药饮片炮制规范》·2005）。

【法定炮制】

1. 狗脊　取原药材，除去杂质；未切片者，浸泡，润透，切厚片（或蒸软后切片），干燥，筛去碎屑。

2. 砂烫狗脊　将砂置热锅内，用武火加热至灵活状态时，投入狗脊片，不断翻动，炒至鼓起，鳞片呈焦褐色时取出，筛去砂，放凉，除去残存绒毛。

【成品性状】

1. 狗脊　本品为不规则的椭圆形或圆形厚片，切面浅棕色，较平滑，近边缘1～4mm处有一条棕黄色隆起的木质部环纹或条纹，中间浅棕色，满布小点，周边不整齐，偶有金黄色绒毛残留；质脆，易折断，有粉性。味微涩。

2. 砂烫狗脊　稍鼓起，质松脆，表面棕褐色，无绒毛。

【炮制作用】

1. 生狗脊　味苦、甘，性温。归肝、肾经。具有补肝肾，强腰膝，祛风湿的功能。但因质地坚硬，并在边缘覆有金黄色绒毛，不易除去，临床较少应用。以祛风湿，利关节为主，用于风寒湿痹，关节疼痛，屈伸不利。如治风湿痹痛的狗脊散（《太平圣惠方》）及肾虚腰痛的肾气丸（《古今录验方》）。

2. 砂烫狗脊　狗脊经砂烫后质变酥脆，便于粉碎和煎出有效成分，也便于除去残存绒毛。以补肝肾，强筋骨为主。用于肝肾不足或冲任虚寒的腰痛脚软，遗精，遗尿，妇女带下等。治肝肾虚损兼有风寒湿邪所致的腰痛脊强、不能俯仰，或足膝软弱、关节不利等症，可用狗脊与杜仲、川续断、熟地黄、海风藤等药配伍，取其补肝肾、壮筋骨、强腰膝之功能。如《太平圣惠方》狗脊丸；治妇女冲任虚寒、带下纯白，即用本品与鹿茸、白蔹为丸，温酒空心服下，如《普济方》中白蔹丸。

【传承轨迹】南北朝刘宋时代始有酒拌蒸。宋代有火燎去毛、酥炙去毛、去毛醋炙、炙去毛后焙制、酒浸蒸、爁制、火炮等。明、清时代增加了去毛净后米醋煮、炒去毛净、火煅后去毛用肉、炙制、酒浸、酒浸炒去毛等。近代炮制方法有砂烫、（酒）蒸制、盐炙、黑豆汁煮制等。

【研究摘要】狗脊根茎主含挥发油、黄酮、淀粉和有机酸等成分。其中挥发油的主要成分是高级脂肪酸，其含量最高的是十六酸和十八碳二烯酸，炮制后这两种成分明显增加，尤其是单蒸和酒蒸品，可能是异构体的转化所致。十六酸具抗炎作用，十八碳二烯酸具降血脂作用，也可能与狗脊祛风湿止痛作用有关。炮制后 1,3- 苯间二氮杂环戊烯和十五碳酸均未检出，异十六酸在单蒸和酒蒸品中亦未检出，而在酒蒸品中却增加了异十八碳二烯和十八碳酸，炮制后刺激性缓和可能与杂环等化合物的未检出有关。狗脊砂烫炮制后多糖含量显著增加，与其抗骨质疏松作用增强可能存在着一定的相关性。总酚酸含量均有不同程度的降低，推测可能与羟基酸对热不稳定，加热易发生脱水反应有关。

从狗脊的砂烫品及升华物中分离到生品中不存在的 5- 羟甲基糠醛，而酒制、盐制、单蒸者 5- 羟甲基糠醛浓度很低。5- 羟甲基糠醛是由葡萄糖或果糖加热脱水所致，与地黄炮制后变化有相似之处。薄层色谱比较发现，砂烫后产生了 5- 羟甲基糠醛和双〔5- 甲酰基糠基〕醚。

狗脊及其不同炮制品均能对抗凝血酶诱导的兔血小板聚集作用，而砂烫品的作用最强。狗脊能够改善佐剂性关节炎大鼠及肾阳虚佐剂性关节炎大鼠血液流变性，通过活血化瘀起到一定的治疗作用，而且砂烫炮制后作用增强。

鳖 甲

【药材来源】本品为鳖科动物鳖 *Trionyx sinensis* Wiegmann 的背甲。全年均可捕捉，以秋、冬二季为多，捕捉后杀死，置沸水中烫至背甲上的硬皮能剥落时，取出，剥取背甲，除去残肉，晒干。

【特色炮制】

1. 蛤粉炒制 剉作片子，蛤粉相和，于铫内炒香黄色（宋·《圣济总录》）。

2. 酥制 用酥炙黄为末，无酥以醋炙代之（清·《温热经纬》）。

【法定炮制】

1. 鳖甲 取原药材，置蒸锅内，沸水蒸 45 分钟，取出，放入热水中，立即用硬刷除去皮肉，洗净，干燥。

2. 醋鳖甲 先将砂置锅内，武火加热，砂炒至灵活状态时，投入大小分档的净鳖甲，炒至酥脆，外表呈淡黄色，取出，筛去砂，趁热投入醋液中稍浸，捞出，干燥，捣碎。每 100kg 鳖甲，用醋 20kg。

【成品性状】

1. 鳖甲 药材呈椭圆形或卵圆形，背面隆起，长 10 ~ 15cm，宽 9 ~ 14cm。外表面黑褐色或墨绿色，略有光泽，具细网状皱纹和灰黄色或灰白色斑点，中间有一条纵棱，两侧各有左右对称的横凹纹 8 条，外皮脱落后，可见锯齿状嵌接缝。内表面类白色，中部有突起的脊椎骨，颈骨向内卷曲，两侧各有肋骨 8 条，伸出边缘。净制破碎后呈不规则的碎片，外表面黑褐色或墨绿色，内表面类白色，质坚硬，气腥，味淡。

2. 醋鳖甲　表面黄色，质酥脆，略具醋气。

【炮制作用】

1. 鳖甲　味咸，性微寒。归肝、肾经。具有滋阴潜阳，软坚散结，退热除蒸的功能。养阴清热，潜阳息风之力较强，多用于热病伤阴或内伤虚热，虚风内动。鳖甲质地坚硬，有腥臭气，入汤剂宜先煎久煎。治外邪传里伤阴之风劳，配伍秦艽等药，如《卫生宝鉴》秦艽鳖甲散；治手足瘛疭，常与白芍、干地黄、麦冬、阿胶等同用，如《温病条辨》二甲复脉汤、三甲复脉汤、大定风珠。

2. 醋鳖甲　砂炒醋淬后，质变酥脆，易于粉碎及煎出有效成分，并能矫臭矫味。醋制还能增强药物入肝消积，软坚散结的作用。常用于癥瘕积聚，月经停闭。治虚热骨蒸较重而阴虚轻者，常配伍地骨皮等，如《证治准绳》清骨散。治癥瘕、疟疾，疟疾日久不愈，则胁下痞硬成块，常与大黄、桃仁等同用，如《金匮要略》鳖甲煎丸；治癥瘕、经闭，常与活血化瘀药同用，如《太平圣惠方》鳖甲丸。

【传承轨迹】汉代始有炙制。南北朝刘宋时代增有醋制、童便制。唐代又增有制炭，烧灰捣、筛为散的方法。宋代增有蛤粉炒，童便浸炙，醋硇砂炙、醋浸反复炙。元代出现了醋淬、醋煮。明代有童便酒醋炙，酒洗醋炒、桃仁酒醋反复制。清代增有酥炙等。近代炮制方法主要有砂烫醋淬等。

【研究摘要】鳖甲主含动物胶、角蛋白、维生素 D、蛋白质以及天冬氨酸、丝氨酸、甘氨酸等 17 种氨基酸，还含有铁、铜、锌、镁、磷等微量元素。鳖甲炮制前后蛋白质含量基本相近，但炮制后煎出率显著增高，煎煮 3 小时后，蛋白质煎出量，钙的煎出率均大大高于生品。另外鳖甲炮制前后 Zn、Fe、Se 及 Ca 的含量明显增高。

采用双缩脲反应 – 酶联免疫检测仪对肽类快速定量法，测定鳖甲炮制前后肽类含量差异，结果醋鳖甲总肽含量明显高于生鳖甲总肽含量，说明醋制法可提高鳖甲有效成分溶出度。

醋鳖甲抗肝纤维化效果优于生鳖甲，研究表明，生鳖甲与醋鳖甲抗肝纤维化有效物质部位 HPCE 指纹图谱峰面积与指纹峰数量都有非常大的差异性，醋鳖甲指纹峰比生鳖甲多，醋鳖甲中含有新活性五肽 HGRFG 指纹峰，为醋鳖甲治疗肝纤维化提供了有效科学依据。

净制时采用食用菌法操作，净制品中游离氨基酸，醇溶性浸出物均高于传统炮制品。微量元素 Cr、Cu、Fe、Ca 含量也均高于传统炮制品，而有毒的 As、Pb 含量低于传统炮制品。

龟　甲

【药材来源】本品为龟科动物乌龟 *Chinemys reevesii*（Gray）的背甲及腹甲。全年均可捕捉，以秋、冬二季为多，捕捉后杀死，或用沸水烫死，剥取背甲和腹甲，除去残肉，晒干。

【特色炮制】

1. 油制　麻油炙黄（清·《洞天奥旨》）。

2. 酥制　涂酥，炙令黄（宋·《太平圣惠方》）。

【法定炮制】

1. 龟甲　取原药材，置蒸锅内，沸水蒸45分钟，取出，放入热水中，立即用硬刷除净皮肉，洗净，干燥。

2. 醋龟甲　先将砂置锅内，武火加热至灵活状态，投入大小分开的净龟甲，炒至质酥表面淡黄色时，取出，筛去砂子，立即投入醋中淬之，捞出，干燥，用时捣碎。每100kg龟甲，用醋20kg。

【成品性状】

1. 龟甲　为不规则的小碎块，表面淡黄色或黄白色，有放射状纹理。内面黄白色，边缘呈锯齿状，质坚硬，可自骨板缝处断裂。气微腥，味微咸。

2. 醋龟甲　呈不规则的块状。背甲盾片略呈拱状隆起，腹甲盾片呈平板状，大小不一。表面黄色或棕褐色，有的可见深棕褐色斑点，有不规则纹理。内表面棕黄色或棕褐色，边缘有的呈锯齿状。断面不平整，有的有蜂窝状小孔。质松脆。气微腥，味微咸，微有醋香气。

【炮制作用】

1. 龟甲　味咸、甘，性微寒。归肝、肾、心经。具有滋阴潜阳，益肾强骨，养血补心的功能。龟甲质地坚硬，有腥气，功善滋阴潜阳，用于肝风内动，肝阳上亢。治内中风证所致头目眩晕，与牛膝等同用，如《医学衷中参西录》镇肝息风汤；治虚风内动，与鳖甲同用，如《温病条辨》大定风珠和三甲复脉汤。

2. 醋龟甲　砂炒醋淬后质变酥脆，易于粉碎，利于煎出有效成分，并能矫臭矫味。以补肾健骨、滋阴止血力胜，常用于劳热咯血，脚膝痿弱，潮热盗汗，痔疮肿痛。治阴虚发热，与熟地黄等同用，如《丹溪心法》大补阴丸；治筋骨萎弱，行步乏力，小儿囟门不合，与熟地黄、知母、白芍、狗骨等同用，如《丹溪心法》虎潜丸；若属阴阳俱虚、精血同亏，与鹿角、枸杞子、人参同用，如《医便》龟鹿二仙胶；治失眠健忘，阴血亏虚，心神失养，与龙骨等同用，如《备急千金要方》孔子大圣知枕中方，以及《圣济总录》龟甲散；治崩中漏下，常与黄柏等同用，如《医学入门》固经丸。

【传承轨迹】唐代始有炙制。宋代增有酥炙、醋炙、酒制、酒醋制、煅制、童便制等法。元代增有酒浸法。明代增有脂制、火炮酒炙等制法。清代增加了油制、熬制。近代主要炮制方法有砂烫醋淬等。

【研究摘要】龟甲主含骨胶原和多种氨基酸，如天门冬氨酸、苏氨酸、丝氨酸、谷氨酸、甘氨酸、脯氨酸、胱氨酸、缬氨酸、赖氨酸等；还含铬、锰、铜、锌、磷、镁、铁、钾、钙等多种无机元素。

龟背甲和龟腹甲的化学成分基本相同，仅含量上有所差异。例如，微量元素锌和锰的含量，龟腹甲明显高于龟背甲，而砂炒醋淬品的煎出物含量也是龟腹甲高。龟上甲的砂炒品、砂炒醋淬品的煎出量高于生品；总氨基酸含量、总含氮量顺序均是：砂炒醋淬品＞砂炒品＞生品；说明砂炒醋淬龟甲有助于其成分的溶出。

在净制工艺方面，传统的水浸泡去除筋膜残肉，受季节气候影响很大。一般夏季浸泡需 20 天左右，冬季浸泡需 30 天以上。由于药物在浸泡过程中，大量细菌生长繁殖，导致药物腐烂发臭，影响了药物疗效。若采用煮、刮等方法炮制生龟甲，其胶原蛋白含量会大幅度降低，导致浸出物含量测定降低。为此进行了工艺改进研究，主要分为热解法和酶解法两大类。热解法主要用蒸法、高压蒸法、水煮法、水煮闷法和砂炒法处理。酶解法则采用蛋白酶法、酵母菌法和猪胰脏法处理。用食用菌炮制龟甲，游离氨基酸、水解后氨基酸、总含氮量、水浸出物、醇浸出物和灰分含量均高于传统法，对人体有害的砷、铅含量低于传统法，认为改进后的质量优于传统法。

不同温度、不同时间所得的炮制品，其有效成分煎出率不同，温度太低或时间太短，龟甲酥脆度不够，煎出率就低；反之，温度太高或时间太长，龟甲过于酥脆或近于焦化，可供煎出的物质受到破坏，煎出率亦低。

穿山甲

【药材来源】本品为鲮鲤科动物穿山甲 *Manis pentadactyla* Linnaeus 的鳞甲。收集鳞甲，洗净，晒干。

【特色炮制】

1. 蚌粉炒制 剉碎蚌粉炒（宋·《普济本事方》）。

2. 蛤粉炒制 蛤粉炒去粉（宋·《太平惠民和剂局方》）。

3. 油制 油煎过为末（明·《本草纲目》）。

【法定炮制】

1. 穿山甲 取原药材，除去杂质，洗净，干燥。

2. 炮山甲 取砂置热锅内，用武火加热至灵活状态时，投入大小一致的净穿山甲片，拌炒至鼓起，呈金黄色时，取出，筛去砂子，放凉。

3. 醋山甲 取砂置热锅内，用武火加热至灵活状态时，投入大小一致的净穿山甲片，拌炒至鼓起，呈金黄色时，取出，筛去砂子，趁热倒入醋液中，略浸，捞出，晒干。每 100kg 穿山甲，用醋 30kg。

【成品性状】

1. 穿山甲 呈扇面形、三角形或盾形，大小不一，中央较厚，边缘较薄；外表青黑色，有纵纹多条，底部边缘有数条横线纹；内表面色浅较润滑，中部有一条弓形的横向棱线；角质，微透明，坚韧有弹性，不易折断；气微腥，味咸。

2. 炮山甲 鼓起，呈卷曲状，金黄色，质酥脆，易碎，气微腥，味咸。

3. 醋山甲 全体膨胀呈卷曲状，黄色，质松脆，易碎，有醋味。

【炮制作用】

1. 穿山甲 咸，微寒。归肝、胃经。具有通经下乳，消肿排脓，搜风通络的功能。穿山甲质地坚硬，不易煎煮和粉碎，并有腥臭气，临床一般不生用。

2. 炮山甲（炮甲珠） 砂炒质变酥脆，易于粉碎及煎出有效成分。擅于消肿排脓，搜风通络；用于痈疽肿毒，风湿痹痛。治风湿痹痛，筋脉拘挛，与羌活、防风等同用，如《类证治裁》透痉解挛汤；治痈疽肿毒，痈毒初起，赤肿焮痛，与金银花、天花粉等同用，如《外科发挥》仙方活命饮；若疮疡脓成未溃者，可配伍黄芪等同用，如《外科正宗》透脓散。

3. 醋山甲 砂炒醋淬后质变酥脆，易于粉碎及煎出有效成分，矫正其腥臭之气。通经下乳力强，用于经闭不通，乳汁不下。治经闭、癥瘕，小腹疼痛，与川芎、赤芍、当归等同用，如《校注妇人良方》穿山甲散。治乳汁不下，与王不留行相须为用，或配伍黄芪、木通等，如《卫生宝鉴》涌泉散；治跌打损伤，瘀血肿痛，配伍天花粉、当归等，如《医学发明》复方活血散。

【传承轨迹】唐代始有烧灰法、炒黄法。宋代增有炙黄、童便浸炙、炙焦、醋浸炒、蚌粉炒、蛤粉炒、酒制、土炒等。元代增有石灰炒制、酥制、火炮法。明代出现了桑灰制、热灰炮焦、谷芒灰炒、土炒、醋炙、麸炒、石灰炒、皂角灰制、油煎、砂土炒等。清代增加了乳制、红花牙皂紫草节苏木制等。近代主要炮制方法有砂烫及砂烫醋淬等。

【研究摘要】穿山甲主含蛋白质和钙，还含人体必需的氨基酸及微量元素。

穿山甲炮制前后的化学成分基本相同，但炮制后L-丝-L-酪环二肽和D-丝-L-酪环二肽两种成分的含量显著增高，说明炮制对药物疗效的增强具有一定的意义。

以蛋白质为指标，穿山甲各炮制品的煎煮液和释放液中的蛋白质含量均明显高于生品。这表明穿山甲炮制后不仅易于粉碎，且煎煮量及体外溶出量均明显增加，因此穿山甲需炮制后入药是合理的。

穿山甲生品与不同炮制品煎液中总浸出物、总蛋白质和钙的含量由高到低顺序是：醋淬品＞砂炒品＞生品。因此认为醋淬品质量为最好，砂炒品次之，生品不应直接入药。

采用卧式炒药机炮制穿山甲，利用中速转动搅拌，锅内温度120℃左右，只需8～12分钟，同样能达到炮制品的成品性状。有实验证明在230～250℃炮制的穿山甲外观性状较好，水煎出率及蛋白质含量较高，但醋山甲蛋白质含量稍低于烫山甲。

以"鼓起，卷曲，呈金黄色或棕黄色，质酥脆"为标准，优选微波炮制穿山甲的最佳工艺条件。结果：微波炮制穿山甲的最佳工艺条件为100%的微波火力，烘烤3.5分钟。与砂烫法比较，微波法炮制品的水溶性浸出物、蛋白质含量和成品率均较高。

对炮山甲二氧化硫残留量超标原因进行研究发现，炮山甲二氧化硫残留量超标与炮制辅料、产地无关，与自身存在的微量元素硫有关。超标过程主要发生在砂炒环节中。炮山甲二氧化硫残留量限度标准是否需要提高有待进一步研究。

第二节 滑石粉烫法

滑石粉烫法是指将饮片与热滑石粉共同拌炒的方法，亦称滑石粉炒法。

滑石粉为单斜晶系鳞片状或斜方柱状的硅酸盐类矿物滑石，经精选净化、粉碎、干燥而制得，为白色或类白色、细微、无砂性的粉末，手摸有滑腻感。滑石粉性味甘寒。能利尿，清热，解暑。滑石粉质地细腻，传热缓慢，与药物接触面大。中药炮制常用滑石粉作中间传热体拌炒药物，可使药物受热均匀，适用于韧性较大的动物类药物的炮制。

（一）炮制方法

将滑石粉置热锅内，加热至灵活状态时，投入药物，不断翻炒至质地松泡，酥脆，颜色加深时，取出，筛去滑石粉，放凉。

每100kg药物，用滑石粉30 ~ 50倍。

（二）炮制目的

1. 使药物质地酥脆，便于粉碎 如水蛭等。

2. 消除不良因素，便于调剂 如刺猬皮等。

3. 矫臭矫味 如刺猬皮等。

4. 使药物质地松泡，利于煎煮，提高药效 如鱼鳔等。

（三）注意事项

滑石粉烫一般用中火，操作时适当调节火力，防止药物生熟不均或焦化。如温度过高时，可酌加冷滑石粉调节。少量炮制时辅料用量宜多不宜少，要以能掩埋药物，并剩余部分为宜。滑石粉可反复使用，色泽变灰暗时应及时更换，以免影响成品外观色泽。

刺猬皮

【药材来源】本品为刺猬科动物刺猬 *Erinaceus europaeus* L. 的皮。捕捉后，将皮剥下，除去肉脂，撒上一层石灰，于通风处阴干。

【特色炮制】

醋炙刺猬皮 取净刺猬皮块，置锅内炒热，再洒醋2 ~ 3次于药上，用微火炒干，放凉。每100kg刺猬皮，用醋10kg（《江西省中药饮片炮制规范》·2008）。

【法定炮制】

1. 刺猬皮 取原药材用碱水浸泡，将污垢洗刷干净，再用清水洗净，润透，切成小块干燥。

2. 滑石粉烫刺猬皮 将滑石粉置锅内，加热至灵活状态时，投入刺猬皮不断翻炒，烫至刺尖卷曲焦黄，质地发泡时，取出，筛去滑石粉，放凉。每100kg刺猬皮，用滑石粉50kg。

3. 砂烫刺猬皮 将砂置热锅内，加热至砂滑利容易翻动时，投入刺猬皮，不断翻动，烫至刺尖卷曲焦黄，质地发泡时，取出，筛去砂，放凉。另有烫至上述程度，筛去砂后立即倾入醋液中稍浸，捞出干燥。每100kg刺猬皮，用河砂50kg。

【炮制作用】

1. 刺猬皮 味苦，性平。归胃、大肠经。具有止血行瘀，固精缩尿，止痛的功能。因腥臊气味较浓，很少生用。

2. 炒刺猬皮 经炒制后质地松泡酥脆，便于煎煮和粉碎，并能矫臭矫味，临床多用此炮制品。用于胃痛吐食，痔漏下血，遗精，遗尿。治便血、痔漏，常与木贼同用；治肠风便血，与当归、槐角、黄连同用，如《杨氏家藏方》刺猬散、《圣济总录》猬皮丸；治遗精、遗尿，常与益智仁、龙骨等同用，能固精缩尿。

3. 砂烫醋淬刺猬皮 砂炒醋浸后便于煎煮和粉碎，增强散瘀止痛之效，尤能矫味矫臭。治胃脘疼痛，常与延胡索、木香、白芍等同用，能化瘀止痛。

【传承轨迹】汉代始有酒煮法。晋代出现制炭法。唐代又有炒令黑、炙制、熬制等法。宋代增加炒黄、煅黑存性、炙令黄等方法。明代增加麸炒、酥制、煮制、蛤粉炒的方法。清代增加土炒，酒、醋、童便制等方法。近代炮制方法还有单炒、炒炭、酒制、油制、甘草汤浸等，主要炮制方法为滑石粉烫、砂烫及醋淬。

【研究摘要】刺猬皮上层主含角质蛋白，下层主含胶原与其他蛋白质、脂肪、钙盐。

刺猬皮含蛋白质、钙盐等，经炒后由于高温的作用，使钙盐生成氧化钙，收涩之性大增。内服后在胃酸的作用下形成中溶性钙盐，从而增加人体内钙的含量，促进血凝，增强收敛止血作用。临床用于治疗烫伤、胃痛、痔疮、痔疮出血、乳糜尿等。

水 蛭

【药材来源】本品为水蛭科动物蚂蟥 *Whitmania Pigra* Whitman、水蛭 *Hirudo nipponica* Whitman 或柳叶蚂蟥 *Whitmania acranulata* Whitman 干燥全体。夏、秋二季捕捉，用沸水烫死、晒干或低温干燥。

【特色炮制】

1. 酒润麸炒水蛭 取净水蛭段，用黄酒拌匀，闷润。将麦麸皮撒入热锅内，待冒烟时，倒入酒润水蛭段，拌炒至表面呈黄色，有特殊气味逸出时，迅速取出，筛去焦麦麸，放凉。每100kg水蛭段，用黄酒10kg、麦麸皮10kg［《山东省中药饮片炮制规范》（上册）·2012］。

2. 酒炙水蛭 取净水蛭段，照酒炙法，用文火炒至微黄色。每100kg水蛭，用黄酒20kg（《四川省中药饮片炮制规范》·2015）。

3. 水蛭粉 取净水蛭，置超微粉碎机中，粉碎成超微粉［《山东省中药饮片炮制规范》（上册）·2012］。

【法定炮制】

1. 水蛭 取水蛭，洗净，闷软，切段，晒干。

2. 烫水蛭 取滑石粉置锅内，加热炒至灵活状态时，投入水蛭段，勤加翻动，拌炒至微鼓起，呈黄棕色时取出，筛去滑石粉，放凉。每100kg水蛭，用滑石粉40kg。

【成品性状】

1. 水蛭　为不规则小段，长 10 ~ 15mm，扁平，有环纹，背部呈褐色，腹部黄棕色，质韧，有腥气。

2. 烫水蛭　呈不规则扁块状或扁圆柱形，略鼓起，表面棕黄色至黑褐色，附有少量白色滑石粉。断面松泡，灰白色至焦黄色。气微腥。

【炮制作用】

1. 水蛭　性平，味咸、苦。有小毒。归肝经。具有破血逐瘀、通经的功能。生品有毒，质韧，不易粉碎，多入煎剂，以破血逐瘀为主。治血滞结块，常与虻虫、大黄、桃仁等同用，如《金匮要略》抵当汤。

2. 烫水蛭　烫制后能降低毒性，质地酥脆，利于粉碎，多入丸散。治经闭腹痛，常与熟地黄、虻虫、桃仁等同用，如《妇人良方》地黄通经丸；治跌损瘀血，常与大黄、牵牛子同用，如《济生方》夺命散。

【传承轨迹】汉代始有熬制、暖水洗去腥。宋代增有微炒令微黄；微煨令黄；炒焦；水浸去血、子，米炒；石灰炒过再熬；米泔浸一宿后暴干，以冬猪脂煎令焦黄，焙干；麝香制等。元代增加了盐炒。明代出现了炙制。清代增加了香油炒焦的方法。近代炮制方法还有单炒、石灰炒、砂烫、蜜炙、米泔水制、油酥炙、醋煮等，主要以滑石粉或砂烫、酒炙、酒润麸炒为主。

【研究摘要】水蛭主含蛋白质。新鲜水蛭唾液腺中含水蛭素、伪水蛭素、肝素、抗血栓素等。水蛭粉经水解后已分离出 19 种氨基酸，总含量达 49.38%。此外，还含有 28 种无机元素。

水蛭清炒品与砂炒品氨基酸总量、人体必需氨基酸总量均较生品大为降低，而滑石粉炒后其氨基酸总量增至 66.7%，人体必需氨基酸总量增至 59.9%。氨基酸在人体内直接参与合成各种酶、激素，发挥着特殊的生理功能。作为破血逐瘀药，临床应用以滑石粉炒为宜。

生水蛭灌胃具有显著延长小鼠凝血时间、出血时间和体内抗血栓作用；制水蛭（酒润麸炒）能使出血时间延长，但对凝血时间和体内血栓形成无明显影响；烫水蛭对凝血时间、出血时间和体内血栓形成均无明显作用。但生水蛭、制水蛭、烫水蛭体外均有溶解纤维蛋白作用。另据报道，温浸或冷提的水蛭生粉提取液的抗凝作用均显著优于宽体金线蛭，煎煮或炮制后的水蛭生粉提取液抗凝作用剧减。烫制后抗凝活性降低。

水蛭生品、烫品或制品（酒润麸制）灌胃高脂血症大鼠 10 天，均可纠正血浆脂蛋白紊乱，对巴豆油诱发的小鼠耳壳肿胀均有显著抑制作用，均能明显减轻小鼠腹腔毛细血管的通透性，其作用强度烫品＞制品＞生品。经研究提出"酒润麸炒法"，既能达到便于粉碎、矫味去腥的目的，又能增强活血化瘀作用。

对水蛭不同炮制品（生水蛭、酒制水蛭、滑石粉烫水蛭、冻干水蛭）中水溶性蛋白的差异性进行研究，采用考马斯亮蓝法测定水溶性蛋白质含量，SDS-PAGE 比较各样品中的蛋白的种类和丰度差异性；以生物检定技术为基础，检查水蛭及其炮制品的抗凝血酶活性。蛋白含量测定结果为：冻干水蛭＞生水蛭＞酒制水蛭＞滑石粉烫制水蛭，说明高温炮制导致水蛭中蛋白含量降低。抗凝活性测定结果表明：生水蛭与冻干水蛭相近，高于酒制水蛭和滑石粉烫炒水蛭，滑石粉烫炒水蛭最低，说明高温炮制可造成水蛭的抗凝血作用减弱。

分别采用水提取法和仿生提取法研究水蛭不同炮制品（水蛭清水吊干品、滑石粉烫制品、酒浸闷烘品）的体外抗凝活性，发现采用水提取法时，活化部分凝血酶时间（APTT）、凝血酶原时间（PT）、凝血酶时间（TT）、抗凝血酶活性4种指标结果均显示，滑石粉烫制或酒浸闷烘后水蛭的抗凝活性降低，活性顺序为：清水吊干品＞酒浸闷烘品＞滑石粉烫制品，此结果与水蛭不同炮制品水提物蛋白含量顺序一致；而采用仿生提取法时，除滑石粉烫制后APTT缩短外，其他结果均显示炮制使水蛭抗凝活性升高，且活性顺序为酒浸闷烘品＞滑石粉烫制品＞清水吊干品，认为仿生提取法与水提取法相比更符合水蛭口服后在人体内的吸收过程，结果更具科学性，所以，传统的炮制方法不仅可以矫味矫臭，还可增强水蛭的抗凝活性作用。

生水蛭、烫水蛭、制水蛭24小时内给小鼠灌胃3次，给药剂量相当于药典规定成人每日3g量的200倍，未见毒性反应与死亡。

采用液氮快速冷冻和冷冻干燥技术研究低温炮制工艺对水蛭水溶性蛋白组成及其纤溶活性的影响，结果证明：在防止水蛭中蛋白质类活性成分的降解、变性与失活方面，低温炮制工艺优于传统炮制工艺。

第三节　蛤粉烫法

蛤粉烫法是指将饮片与热蛤粉同炒的方法，亦称蛤粉炒法。

蛤粉为帘蛤科动物文蛤、青蛤等的贝壳，经煅制粉碎后的灰白色粉末。主要成分为氧化钙等。蛤粉性味咸，寒。有清热利湿，软坚化痰的功能。以蛤粉烫制药物时，火力较砂烫弱，辅料粒度软细，传热作用较砂缓慢，能使药物缓慢受热，膨胀鼓起，并能除去药物的腥味，亦增强疗效。尤适用于胶类药物的炮制。

（一）炮制方法

将研细过筛后的蛤粉置锅内，用中火加热至灵活状态时，投入药物不断翻炒，至鼓起、内部疏松、无溏心时，取出，筛去蛤粉，放凉即得。

每100kg胶丁，用蛤粉30～50kg，尤其少量手工炮制要以能掩埋药物，并有适量剩余为宜。

（二）炮制目的

1. 使药物质地变脆，便于调剂和制剂　如鹿角胶等。

2. 降低药物的滋腻之性，矫正不良之气味　如阿胶等。

3. 增强药物清热化痰的功效　如阿胶等。

（三）注意事项

1. 胶块软化一般采用干热法，也有采用水润法。

2. 先捣碎或切成立方丁，再烫制。务必分档烫制，以免生熟不匀。

3. 投入药物后，翻炒要迅速而均匀，火力及温度适中。药物入锅时，若温度过低则出现表皮皱裂；烫制时温度过高易烫焦糊，甚至炭化；温度过低易留有"溏心"。

4. 蛤粉可反复使用数次，至色变灰暗时更换。

阿　胶

【药材来源】本品为马科动物驴 *Equus asinus* L. 的干燥皮经煎煮、浓缩制成的固体胶。

【特色炮制】

蒲黄炒阿胶　将蒲黄置锅内，加热至稍变色时，投入阿胶丁，不断翻炒至阿胶鼓起成圆球形，内无溏心时，取出，筛去蒲黄，放凉。每 100kg 阿胶，用蒲黄 24 ~ 30kg（《河南省中药饮片炮制规范》·2005）。

【法定炮制】

1. 阿胶　取阿胶捣成碎块；或置文火上烘软，趁热切成 1cm 左右的丁块。

2. 阿胶珠　取阿胶，烘软，切成 1cm 左右的丁。将蛤粉置锅内，加热至灵活状态时，投入阿胶丁，不断翻炒，至鼓起成圆球形，内无溏心，取出，筛去蛤粉，放凉。

【成品性状】

1. 阿胶　为长方块或小方块，呈黑色或黑褐色，有光泽，质硬，断面光亮，对光照视呈棕色半透明；气微，味微甘。

2. 阿胶珠　呈类球形，表面棕黄色或灰白色，附有白色粉末。体轻，质酥，易碎。断面中空或多孔状，淡黄色至棕色，气微，味微甜。

【炮制作用】

1. 阿胶　味甘，性平。归肺、肝、肾经。生用其性滋腻，且具有腥气，有碍脾之弊。善于滋阴补血，用于热病伤阴，心烦不眠，血不养筋或肝风内动，手足瘈疭。宜入汤剂。治虚烦不眠，常与黄连、鸡子黄、白芍等同用，如《伤寒论》黄连阿胶汤；治手足抽动，常与钩藤、鸡子黄、生牡蛎等同用，如《通俗伤寒论》阿胶鸡子黄汤。

2. 阿胶珠　经蛤粉烫制后降低了滋腻之性，质泡易于粉碎，有养阴润肺、化痰之效，用于肺痨日久，伤及阴血。治肺痨燥咳，常与杏仁、马兜铃、牛蒡子等同用，如《小儿药证直诀》阿胶散。

【传承轨迹】汉代始有炙令尽沸。南北朝刘宋时代增有猪脂浸炙。唐代出现了炙珠、炒制、熬制。宋代增加了麸炒、蛤粉炒制、米炒制、蚌粉炒珠、面炒制、蒸制、炒黄等方法。元增有火炮法。明代增有酥制、草灰炒制、酒制等方法。清代又增加了牡蛎粉炒制、葱姜汁制、煮胶法、蒲黄炒、童便制、土炒制等。近代炮制方法多用蛤粉烫，也有用滑石粉烫和蒲黄炒等。

【研究摘要】阿胶多由骨胶原及其部分水解产物组成，总氮量为 16%，含 17 种氨基酸、糖胺聚糖类 – 硫酸皮肤素及 K、Mg、Ca 等 18 种微量元素。阿胶含甘氨酸最多，其次为脯氨酸，不同的产地含量不一。

对不同炮制方法的阿胶进行了总氮、氨基酸测定以及烊化速率、溶出度的比较，结果表明：阿胶丁、烤阿胶珠、烫阿胶珠的含氮量无明显差异；阿胶丁烊化速率低，溶出慢，完全溶化需 30 分钟以上，服用不便；炮制后大多数氨基酸无破坏，阿胶丁氨基酸总量为 63.55%，阿胶珠氨基酸总量为 78.13%，可能是炒珠后水分降低之故，同时烫珠温度可达 140℃，肽键易断裂，亦使氨基酸含量提高，但烫炒受热时间短，氨基酸种类并无变化。其微量元素的含量因厂家不同而有明显差别。

以总氮量为指标，对微波炮制阿胶珠工艺进行单因素和正交实验考察，优选出微波炮制阿胶珠的最佳工艺：阿胶丁大小为 0.5cm×0.5cm×0.6cm，微波强度为高火，微波时间为 4 分钟，加水量为 15mL。微波制阿胶珠的含水量明显低于生品和蛤粉炒阿胶珠，可能是导致微波制阿胶珠总氮量高于其他两种的主要原因。阿胶、蛤粉炒阿胶珠和微波制阿胶珠都富含 16 种氨基酸，其中包括人体所需的七种必需氨基酸和儿童所需的氨基酸；微波制阿胶珠所含锰、铜和锌元素的含量均高于生品和蛤粉炒阿胶珠。实验表明，阿胶及不同炮制品均有补血和增强免疫作用。

第十一章　酒制法、醋制法、姜制法 ▷▷▷▷

酒制法、醋制法、姜制法是在炮制过程中添加一定量酒、醋、姜作为辅料的炮制方法。由于酒、醋、姜均味辛性散，含有挥发性成分，因此将此类方法放在一起介绍。饮片加入辅料酒、醋、姜炮制后，在性味、功效、作用趋向、归经和理化性质方面均能发生某些变化，起到改变药性、降低毒性、抑制偏性、增强疗效、矫臭矫味和使有效成分易于溶出等作用，从而最大限度地发挥疗效。

将净选或切制后的饮片，加入一定量的液体辅料拌炒，使辅料逐渐渗入药物组织内部的炮制方法称为炙法。炙法与加辅料炒法在操作方法上基本相似，但二者又有区别。加辅料炒法使用固体辅料，掩埋翻炒使药物受热均匀或辅料黏附在药物表面共同入药；而炙法则是用液体辅料，拌匀闷润使辅料渗入药物内部发挥作用。加辅料炒的温度较高，一般用中火或武火，在锅内翻炒时间较短，药物表面颜色变黄或加深；炙法所用温度较低，一般用文火，在锅内翻炒时间稍长，以药物炒干为宜。在炮制作用上，二者各有不同，炒法以缓性为主，炙法以增效为要。

第一节　酒制法

将净选或切制后的药物，加入一定量的黄酒或白酒炮制的方法称为酒制法。酒制的方法出现比较早，《神农本草经》就有酒煮刺猬皮。唐以前有酒洗、酒浸、酒蒸、酒炒等，以后又出现了酒炖等方法，"酒制升提""借酒力以上腾也"是早期酒制作用的阐述。《新修本草》载"诸酒醇醨不同，惟米酒入药用"，故古代炮制用酒均为黄酒，古称清酒、米酒。近代炮制用酒有黄酒、白酒两大类。炙药多用黄酒，酒炖、酒蒸也多用黄酒，浸药多用白酒。酒味甘、苦、辛，性温热，气味芳香，能升能散，具有活血通络、祛风散寒、宣行药势、升提药力、矫味去腥的作用。

酒含有乙醇，乙醇是良好的溶媒，能溶解大多数有机物，如生物碱、苷、鞣质、有机酸、挥发油、树脂、糖类等。此外，还能提高某些无机成分的溶解度，酒中所含的酯类等醇香物质可矫正异味，同时动物类药物的腥膻气味如三甲胺、氨基戊醛类等成分，可随酒炙过程而挥发。

（一）炮制方法

1. 酒炙法　将净饮片与定量酒拌匀，闷润至酒被吸尽，用文火炒干，取出放凉。此法简称润炒法。适用于大多数中药饮片。个别质地疏松的饮片可以先炒至一定程度，再喷洒定量酒，用文火炒干，取出放凉，此法简称喷炒法。如酒五灵脂。

酒的用量：一般为每 100kg 净饮片，用黄酒 10 ~ 20kg。

2. 酒炖法　将净饮片或净药材与定量黄酒拌匀，置容器中密闭后隔水炖至一定时间，使其色泽质地均达到要求时，取出直接干燥或切片后干燥。如熟大黄。

酒的用量：每 100kg 净药材或饮片，用黄酒 30 ~ 50kg。

3. 酒煮法　将净饮片加定量黄酒，再加入适量的水煮至药透水尽。如清宁片的制作。

酒的用量：一般为每 100kg 净饮片，用黄酒 10 ~ 20kg。

4. 酒浸法　将净饮片置适宜的容器中，加入定量的白酒或黄酒，浸渍一定的时间，然后低温干燥的方法。如蟾酥。

古代尚有酒洗法，如酒洗大黄、酒洗当归等，现已少用。

（二）炮制目的

酒制多用于活血祛瘀、祛风通络的中药增强药效；也用于性味过于苦寒中药，改缓药性；还用于有腥气的动物药矫味矫臭。

1. 升提药力，引药上行　苦寒药物性本沉降，多用于清中下焦湿热，酒制后不仅缓和寒性，免伤阳气，并借酒升提之力，引药上行，清上焦之热，如黄连、大黄等。

2. 增强疗效　活血通络的药物经酒制后，酒渗入饮片内部与药物起协同作用，增强其活血通络的作用，如当归、川芎、牛膝等；酒炙后有助于有效成分的溶出，而增加疗效。

3. 矫味矫臭　具有腥臭气味的药物经酒制后，能起到矫臭矫味作用，利于服用，如乌梢蛇、蕲蛇等。

（三）注意事项

在用酒闷润浸渍的过程中，容器上面应加盖，以防酒的迅速挥发。加热炒炙时，火力不宜大，翻动宜勤，一般炒至近干，颜色加深时，即可取出。酒炖时，宜采用药物与酒拌匀密闭后隔水加热的方法。

大　黄

【药材来源】本品为蓼科植物掌叶大黄 *Rheum palmatum* L.、唐古特大黄 *Rheum tanguticum* Maxim. ex Balf. 或药用大黄 *Rheum offcinale* Baill. 的干燥根及根茎。秋末茎叶枯萎或次春发芽前采挖，除去细根，刮去外皮，切瓣或段，绳穿成串干燥或直接干燥。

【特色炮制】

1. 醋大黄　取净大黄片，加定量米醋拌匀，润透，用文火炒至表面微带焦斑时，取出，放凉。每 100kg 大黄片，用米醋 10kg（《山东省中药饮片炮制规范》·2012）。

2. 蜜大黄　取净大黄片，照蜜炙法，炒至不粘手为度。每 100kg 大黄片，用炼蜜 18kg（《河南省中药饮片炮制规范》·2005）。

【法定炮制】

1. 大黄 取原药材，除去杂质，大小分档，洗净，润透，切厚片或块，晾干，筛去碎屑。

2. 酒大黄 取净大黄片，加定量黄酒拌匀，润透，用文火炒干，取出晾凉。每 100kg 大黄片，用黄酒 10kg。

3. 熟大黄 取净大黄块，加定量黄酒拌匀，隔水炖至大黄内外均呈黑褐色时，取出干燥。每 100kg 大黄块，用黄酒 30～50kg。

4. 大黄炭 取净大黄片，用武火炒至外表呈焦黑色，内部为焦褐色时，喷洒清水少许，熄灭火星，取出晾干。

5. 清宁片 取净大黄片或块，置煮制容器内，加水满过药面，用武火加热，煮烂时，加入黄酒（100：30）搅拌，再煮成泥状，取出晒干，粉碎，过 100 目筛，取细粉，再与黄酒、炼蜜混合成团块状，置笼屉内蒸至透，取出揉匀，搓成直径约 14mm 的圆条，于 50～55℃低温干燥，烘至七成干时，装入容器内，闷约 10 天至内外湿度一致，手摸有挺劲，取出，切厚片，晾干，筛去碎屑。每 100kg 大黄片或块，用黄酒 75kg，炼蜜 40kg。

【成品性状】

1. 大黄 呈不规则类圆形厚片或块，大小不等。外表皮黄棕色或棕褐色，有纵皱纹及疙瘩状隆起。切面黄棕色至淡红棕色，较平坦，有明显散在或排列成环的星点，有空隙。

2. 酒大黄 形如大黄片，表面深棕黄色，有的可见焦斑。微有酒香气。

3. 熟大黄 呈不规则的块片，表面黑色，断面中间隐约可见放射状纹理，质坚硬，气微香。

4. 大黄炭 形如大黄片，表面焦黑色，内部深棕色或焦褐色，具焦香气。

5. 清宁片 为圆形厚片，乌黑色；有香气，味微苦、甘。

【炮制作用】

1. 大黄 味苦，性寒。归脾、胃、大肠、肝、心包经。苦寒沉降，气味重浊，走而不守，直达下焦，泻下作用峻烈，具有攻积导滞、泻火解毒、逐瘀通经、利湿退黄的功能。治热结便秘，潮热谵语，配厚朴、枳实，如《伤寒论》大承气汤；治结胸热实，心下痛，与芒硝、甘遂等同用，如《伤寒论》大陷胸汤；治热痈肿毒，配朴硝、白及，粉末调涂，如《景岳全书》大黄揭毒散。

2. 酒大黄 苦寒泻下作用稍缓，增强活血化瘀作用，并借酒升提之性，引药上行，善清上焦血分热毒。治打扑内伤，瘀血在腹，如《圣济总录》大黄散；治蓄血，瘀热在里，配水蛭、桃仁等，如《伤寒论》抵当汤；治眼暴热痛，头肿起，与黄芩、栀仁等同用，如《圣济总录》大黄汤。

3. 熟大黄 经长时间酒炖或蒸后泻下作用缓和，腹痛之副作用减轻，活血祛瘀之功增强。治瘀血停滞、胸胁、疼痛等，配伍杏仁等，如《三因方》鸡鸣散；治瘀血内停、腹部肿块、月经停闭，同桃仁、䗪虫等药配伍，如《金匮要略》大黄䗪虫丸。

4. 大黄炭 泻下作用极微，并有凉血化瘀止血作用。用于血热有瘀出血。治热邪伤络，血不循经，呕吐、咯血等，配伍茜草炭等，如《十药神书》十灰散。

5. 清宁片 泻下作用缓和，具缓泻而不伤气、逐瘀而不败正之功。用于饮食停滞、口燥舌干、大便秘结之年老体弱、久病患者，可单用。

【传承轨迹】汉代有炮熟、酒洗、酒浸、蒸制等方法。唐代有炒制、制炭、醋煎制、湿纸裹煨等法。宋代有九蒸九暴干、酒浸炒、蜜焙、醋炒、姜制、湿纸裹蒸、酒蒸、醋蒸、麸煨蒸、童便制、米泔浸等。明、清以后又增加了酒煮、醋煨、黄连吴萸制等。近代主要的炮制方法有酒炙、酒蒸、醋炙、炒炭、清蒸等。

【研究摘要】大黄主含蒽醌类衍生物、二蒽酮衍生物及鞣质等，结合型蒽醌衍生物及番泻苷为主要泻下成分，而鞣质为收敛、止血的主要有效成分。

炮制能降低大黄的副作用，在临床应用中，生大黄的主要副作用是引起腹痛、恶心、呕吐等胃肠道反应，而熟大黄在应用中则无上述消化道不适反应，说明适宜的炮制程度可消除这一副作用。

酒大黄、醋大黄、熟大黄三者的醇溶性浸出物和水溶性浸出物与生大黄比较均有所提高；酒大黄和熟大黄中多糖含量较生品有所增加，且酒炙对大黄中多糖的含量影响较大；大黄炭和醋大黄中多糖含量较生品有所降低，且醋炙对大黄中多糖的含量影响较大；炮制后结合性蒽醌含量下降，大黄生、酒、醋饮片中儿茶素的含量接近，而熟大黄和大黄炭中未检测到；有研究发现，熟大黄、大黄炭与生大黄相比变化显著，具泻下作用的蒽醌苷总量分别降低了 55% 和 95%，相反，蒽醌苷元总量分别增加了 75% 和 46%。另外，熟大黄和大黄炭中没食子酸的含量显著增加，分别为生大黄 2.4 倍和 1.3 倍。

泻下和解热药理实验结果显示生大黄作用最强，而熟大黄和大黄炭基本无泻下作用。酒炒大黄泻下效力比生品降低 30%，熟大黄（酒炖）、清宁片降低 95%，大黄炭无泻下作用。炮制对大黄解热作用无明显影响，但生大黄和酒大黄解热作用高于熟大黄和大黄炭，大黄可抑制 Na^+–K^+–ATP 酶的活性，减少 ATP 分解，使产能下降，为解热机理之一。无论动物解热实验还是临床某些病例均显示：服用大黄生品或制品后体温下降时间早于泻下出现时间。说明解热和泻下作用，不是一种物质，而是不同成分在发挥作用。解热成分似比泻下成分对热更稳定。

体外抑菌实验表明，大黄生品、制品煎剂对金黄色葡萄球菌、铜绿假单胞菌、痢疾杆菌、伤寒杆菌、大肠杆菌等菌种均有一定抑制作用。对金黄色葡萄球菌最敏感。不同炮制品抑菌活性各有特点，酒炒与酒炖大黄保持了与生品相近的抑菌效力，特别是对金黄色葡萄球菌、痢疾杆菌、伤寒杆菌等抑制作用较好。为临床应用熟大黄等制品治疗肠伤寒、痢疾等细菌感染疾病提供了科学依据。选择治疗痢疾进行临床验证比较，生、熟大黄两组，便常规转阴与便培养转阴天数基本一致，但从副作用及机体一般情况恢复快慢来看，以熟大黄为优。其他炮制品如醋炒大黄、石灰炒大黄及大黄炭对痢疾杆菌、伤寒杆菌的抑制作用明显减弱，但对铜绿假单胞菌、金黄色葡萄球菌仍保持较好抑制作用。这为临床外用石灰大黄、大黄炭治疗烧伤、烫伤提供了科学依据。

对大鼠关节肿、巴豆油诱发小鼠耳部炎症及棉球肉芽肿等模型，酒炒大黄消炎作用与生大黄近似，熟大黄、大黄炭消炎作用减弱。但在临床应用中，熟大黄（酒炖）在治疗成人及儿童化脓性扁桃体炎时，不仅有较好的解热抑菌作用，还显示了较好的消炎作用。

生大黄、熟大黄、大黄炭内服，对实验性胃溃疡的出血和出血灶的发生均有良好的止血和预防作用。生大黄在治疗上消化道出血临床验证中显示止血速度快、作用好等优点，在止血天数上明显优于熟大黄（酒炖），但熟大黄胃肠道副作用小，较生大黄更受患者欢迎。

生大黄水煎液仅对血液流变学部分指标（低切、中切、血沉、RBC 聚集）有一定作用，白酒炙后对血液流变学各项指标均有显著作用，作用比生品显著增强，故认为酒制可增强大黄的活血作用。

急性与亚急性毒性实验表明，熟大黄和大黄炭的毒性显著减弱。炮制可减弱生大黄抑制胃酸分泌和消化酶活性的作用，熟大黄、大黄炭、清宁片达到了消除或缓和"苦寒败胃"的副作用。炮制能缓和大黄的泻下作用，对不需要攻下的大黄适应证患者，特别是年老体弱、婴幼儿、孕妇及长期服药者，既可排除其肠内积滞，又可降低其"伤阴血"的副作用。

黄　连

【药材来源】本品为毛茛科植物黄连 *Coptis chinensis* Franch.、三角叶黄连 *Coptis deltoidea* C.Y.Cheng et Hsiao 或云连 *Coptis teeta* Wall. 的干燥根茎。以上三种分别习称"味连""雅连""云连"。秋季采挖，除去须根和泥沙，干燥，撞去残留须根。

【特色炮制】

1. 土炒黄连　取净黄连，用灶心土细粉炒至闻到黄连固有香气，筛去多余的土。每100kg 黄连，用灶心土 30kg（《河南省中药饮片炮制规范》· 2005）。

2. 胆黄连　取净黄连，加入胆汁，搅拌均匀，稍润，置锅内，用文火加热，炒干，出锅，放凉。用时捣碎。每 100kg 净黄连，用胆汁 6kg（《甘肃省中药炮制规范》· 2009）。

【法定炮制】

1. 黄连　取原药材，除去杂质，洗净，润透，切薄片，晾干，筛去碎屑。或用时捣碎。

2. 酒黄连　取净黄连片，加定量黄酒拌匀，润透，用文火炒干，取出晾凉。每100kg 黄连片，用黄酒 12.5kg。

3. 姜黄连　取净黄连片，加定量生姜汁拌匀，润透，用文火炒干，取出晾凉。每100kg 黄连片，用鲜生姜 12.5kg 或干姜 4kg。

4. 萸黄连　取定量吴茱萸加适量水，煎煮取汁，除去吴茱萸，药液与净黄连片拌匀，润透，用文火炒干，取出晾凉。每 100kg 黄连片，用吴茱萸 10kg。

【成品性状】

1. 黄连　呈不规则的薄片或碎块，黄色，周边暗黄色，粗糙，附有残存细小须根，质坚硬，气微，味极苦。

2. 酒黄连　形如黄连，表面色泽加深，味苦，略具酒气。

3. 姜黄连　形如黄连片，表面棕黄色，味苦，略具姜的辛辣味。

4. 萸黄连　形如黄连片，表面暗黄色，味苦，略具吴茱萸辛辣味。

【炮制作用】

1. 黄连　味苦，性寒。归心、脾、胃、肝、胆、大肠经。具泻火解毒、清热燥湿的功能，以泻心经实热见长。治热病、热盛火炽、壮热、烦躁，甚至神昏谵语，与葛根、黄芩同用，如《伤寒论》葛根芩连汤；治胃热吐血，配黄芩、大黄，如《金匮要略》泻心汤；治痈肿疮毒，配黄芩、连翘同用，如《外科正宗》黄连解毒汤。

2. 酒黄连　寒性缓和，引药上行，善清上焦风热，散风止痛，清热通便，泻头目之火。治头晕脑胀、口舌生疮、咽喉红肿、牙肿火眼，如《中国药典》黄连上清丸；治目赤肿痛、口舌生疮，如《证治准绳》黄连天花粉丸。

3. 姜黄连　寒性缓和，清胃热，和胃止呕作用较强。治脘腹疼痛、嗳气吞酸，与盐吴萸同用，如《四川省药品标准》萸连片；治湿热中阻、胃失和降、呕吐、泄泻，如《证治准绳》香姜散。

4. 萸黄连　寒而不滞，清气分湿热，散肝胆郁火，止痢止痛作用增强。用治湿热痢疾腹痛。治痢疾，里急后重，腹痛泄泻，与木香、槟榔同用，如《太平惠民和剂局方》大香连丸以及《中国药典》香连丸。

【传承轨迹】唐代有润切和熬。宋代除沿用唐代的炒法外，还出现了微炒、炒焦、制炭、酒炒、酒蒸、姜炒、蜜制、蜜炒制、麸炒、吴茱萸制等。元代增加了土炒、童便制等。明清增加了醋制、盐制、乳制、茱萸益智制、黄土姜酒蜜制、胆汁制、槐花炒、酒萸制等。近代主要的炮制方法有酒炙、姜炙、吴茱萸炙等。

【研究摘要】黄连含小檗碱、黄连碱、掌叶防己碱、药根碱、甲基黄连碱、木兰花碱等多种生物碱。

黄连切制时，宜在水温较低时进行，并尽量减少在水中的浸润时间，否则宜损失药效。目前实际应用中，黄连多在用时捣碎，以避免在切制过程中成分的流失。

炮制对黄连化学成分有一定影响，随着炮制温度升高，黄连中小檗碱含量有所降低，但炮制可提高小檗碱在水中的溶出率。也有研究表明，不同辅料炮制黄连中生物碱含量变化不同，以辛热辅料（酒、姜、吴茱萸汁）炮制的黄连其总生物碱的量普遍高于寒凉辅料（胆汁、盐）炮制的黄连，说明药性与成分变化存在一定关联性。随着炮制温度升高，部分盐酸小檗碱转化成小檗红碱，从而使小檗碱的含量降低。同时，掌叶防己碱、药根碱等结构发生变化。

黄连具有抗菌、抗病毒、抗炎、抗溃疡、预防肿瘤和抑制中枢神经等多种药理作用，生黄连对乙醇致小鼠胃黏膜损伤有保护作用，姜黄连保护作用更强。黄连经酒、姜汁、吴茱萸汁炮制后，仍有不同程度的抗菌活性，且均出现了炮制前未有的对铜绿假单胞菌的抑制作用。此外，黄连经姜汁制后对变形杆菌的抑制作用增强，并优于其他炮制品。

萸黄连水煎液中总生物碱、小檗碱、巴马汀含量均降低，认为这与吴茱萸制黄连降低黄连寒性的传统认识吻合。

黄连中季胺碱类成分不耐热，加热炮制后含量降低，因此治心肌缺血、心悸胸痛宜用生黄连。

当 归

【药材来源】本品为伞形科植物当归 *Angelica sinensis*（Oliv.）Diels 的干燥根。秋末采挖，除去须根和泥沙，待水分稍蒸发后，捆成小把，上棚，用烟火慢慢熏干。

【特色炮制】

1. 当归头 取原药材，除去杂质，洗净，稍润，将当归头部分切下 4～6 片（薄片），晒干或低温干燥（有取当归头部分，纵向切薄片）。筛去碎屑［《北京市中药饮片切制规范》（上）·1974］。

2. 当归身 取原药材，除去杂质，洗净，润透，去根皮，取当归身部分，切薄片，晒干或低温干燥。筛去碎屑（《上海市中药饮片炮制规范》·1980）。

3. 当归尾 取原药材，除去杂质，洗净，润透，取须根部分，切片，晒干或低温干燥。筛去碎屑（《北京市中药饮片切制规范》·1974）。

【法定炮制】

1. 当归（全当归） 取原药材，除去杂质，洗净，稍润，切薄片，晒干或低温干燥。筛去碎屑。

2. 酒当归 取净当归片，加定量黄酒拌匀，润透，用文火炒干，取出晾凉。每100kg 当归片，用黄酒 10kg。

【成品性状】

1. 当归（全当归） 呈类圆形、椭圆形或不规则薄片。外表皮黄棕色至棕褐色。切而黄白色或淡棕黄色，平坦，有裂隙，中间有浅棕色的形成层环，并有多数棕色的油点，香气浓郁，味甘、辛、微苦。

2. 酒当归 形如当归片，切面深黄色或浅棕黄色，略有焦斑。香气浓郁，并略有酒香气。

【炮制作用】

1. 当归 味甘、辛，性温。归肝、心、脾经。具有补血、调经、润肠通便的功能。可用于血虚萎黄，眩晕心悸，月经不调，肠燥便秘，痈疽疮疡。治血虚便秘，常与桃仁、生地黄、火麻仁等同用，如《沈氏尊生书》润肠丸；治老年肾虚血亏之肠燥便秘，常与肉苁蓉、枳壳、牛膝等同用，如《景岳全书》济川煎；治痈疽疮肿，常与黄芪同用，如《验方新编》治疮毒日久而疮重体虚之神仙枣；治心脾两虚，思虑过度，劳伤心脾，气血不足，心悸怔忡，健忘不眠，盗汗虚热，食少体倦，配黄芪、白术、龙眼肉等同用，如《济生方》归脾汤。

2. 酒当归 活血通经，祛瘀止痛作用增强。用于经闭痛经，风湿痹痛，跌仆损伤，瘀血肿痛。对瘀血闭阻之痛经、闭经，加用桃仁、红花等，如《医宗金鉴》之桃红四物汤；对血虚寒滞之月经不调或痛经者，常与吴茱萸、桂枝、人参、川芎等同用，如《金匮要略》之温经汤。治肝郁气滞、气血逆乱导致月经不调或痛经，与柴胡、芍药、白术、茯苓等同用，如《太平惠民和剂局方》逍遥散；治跌打损伤、骨折筋伤、瘀血肿痛，常与炮山甲、酒大黄、桃仁等同用，如《医学发明》之复元活血汤；治肝火上升，两目涩痛，午后至夜尤甚，则常与酒香附、夏枯草、白芍同用，如《审视瑶函》四物补肝散。

【传承轨迹】 南齐有炒法。唐代有酒。宋代有酒洗、酒润、米拌炒、酒拌、酒炒、醋炒等。元代有头止血、身和血、梢破血之说。明、清增加了酒蒸、酒煮、童便制、盐水炒、姜汁浸、姜汁炒、米泔浸炒、土炒、制炭、黑豆汁制、吴茱萸制、芍药汁制等。近代主要炮制方法有酒炙、土炒、炒炭等。

【研究摘要】 当归主要含挥发油、有机酸、多糖类、核苷等成分。

当归头、身、尾作用不同，三部分挥发油含量、比重、折光率、含糖量、旋光度，以及水分、灰分均无明显差别，但微量元素的含量有差别。有实验表明，归头中的钙、铜、锌最高，归尾中钾、铁含量高。挥发油含量，归尾比归头高，但挥发油中藁本内酯含量，却以归尾中最低。阿魏酸含量以归尾最高，归身次之，归头最低。这与传统经验认为归尾破血的经验相吻合。

当归经炮制后阿魏酸、藁本内酯和总挥发油的含量均有不同程度的降低，挥发油含量依次为酒当归>当归>土炒当归>当归炭；阿魏酸含量依次为生当归≈酒当归>当归炭；藁本内酯的含量依次为当归炭>酒当归>生当归。当归不同炮制品还原性糖含量依次为：酒炒当归>当归>炒当归>土炒当归>当归炭，水溶性糖的含量为：酒炒当归>当归>土炒当归>炒当归>当归炭。

当归及其提取物有显著扩张冠脉作用，增加冠脉血流量，心肌耗氧量显著下降，对血小板聚集有明显的抑制作用。当归对子宫具有"双向"调节作用，当归高沸点挥发油对子宫呈抑制作用，而当归水溶性和醇溶性成分对离体子宫有兴奋作用。当归头、身、尾三种煎剂均有明显兴奋家兔子宫平滑肌的作用，但三者之间无明显差异。

【附注】 传统习惯止血用当归头，如治血崩不止的当归头散（《杏苑生春》）；补血用归身，如治血虚烦躁的当归补血汤（《兰室秘藏》）；破血用当归尾，如治月经逆行从口鼻出（《简单便方》）；补血活血用全当归，如治痔漏及脱肛便血的连归丸（《医学入门》）。

川　芎

【药材来源】 本品为伞形科植物川芎 *Ligusticum chuanxiong* Hort. 的干燥根茎。夏季当茎上的节盘显著突出，并略带紫色时采挖，除去泥沙，晒后烘干，再去须根。

【特色炮制】

1. 蒸川芎　取川芎，除去杂质，分开大小，洗净，润透切片后蒸透或蒸透后切片，干燥（《福建省中药饮片炮制规范》·2012）。

2. 制川芎　取生川芎加适量水浸泡，再将川芎连水或适量酒一同倒入锅内煮至川芎吸尽原汁透心后，取出晒至八九成干，然后放入缸内密闭闷软，切厚片或薄片，干燥。每100kg川芎用酒25kg（《广西壮族自治区中药饮片炮制规范》·2007）。

3. 麸炒川芎 取川芎片，照麸炒法，炒至表面呈黄色。每100kg川芎片，用麸皮18kg（《河南省中药饮片炮制规范》·2005）。

【法定炮制】

1. 川芎 取原药材，除去杂质，大小分档，洗净，略泡，润透，切薄片，干燥。筛去碎屑。

1. 酒川芎 取净川芎片，加定量黄酒拌匀，润透，用文火炒干，表面棕黄色时，取出晾凉。每100kg川芎片，用黄酒10kg。

【成品性状】

1. 川芎 为不规则的厚片，外表皮黄褐色，有皱缩纹，切面黄白色或灰黄色，具有明显波状环纹或多角形纹理，散有黄棕色油点。质坚实。气浓香，味苦、辛，微甜。

2. 酒川芎 形如川芎片，色泽加深，偶见焦斑，质坚脆，略具酒气。

【炮制作用】

1. 川芎 具有活血行气、祛风止痛的功能。用于月经不调，经闭痛经，癥瘕腹痛，胸胁刺痛，跌仆肿痛，头痛，风湿痹痛。治胁肋疼痛，肝气郁结，血行不畅，胁肋疼痛，与柴胡、香附、枳壳等配伍，如《景岳全书》柴胡疏肝散；治胸膈痞闷，脘腹胀满，吞酸呕吐，与香附等配伍，如《丹溪心法》之越鞠丸；治瘀血停滞，胸胁刺痛，与桃仁等同用，如《医林改错》血府逐瘀汤；治头痛，外感风寒，目眩鼻塞，配细辛、防风等同用，如《太平惠民和剂局方》川芎茶调散；治疮疡成浓而不溃，配黄芪、当归、皂角刺等同用，如《外科正宗》托里消毒散。

2. 酒川芎 引药上行，活血行气止痛作用增强。多用于血瘀头痛，偏头痛，风寒湿痹，产后瘀阻腹痛等。治风寒湿痹，肢体关节疼痛，可与羌活等配伍，如《医学心悟》蠲痹汤；治寒痹剧痛，筋骨拘挛，与独活、天麻、当归等同用，如《普济方》通痹散；治经闭腹痛，血瘀经闭，腹中结块疼痛，配莪术、桂枝，如《普济方》六合汤；治头面上部血瘀之证，可与赤芍、桃仁、红花等配伍，如《医林改错》之通窍活血汤。

【传承轨迹】唐代有熬制法。宋代有微炒、醋炒、米泔水浸、焙制、煅制、酒炒等方法。元代有米水炒、茶水炒、童便浸。明、清除沿用元代以前的炮制方法外，增加了清蒸、盐水煮、盐酒炙、煅炭、蜜炙、药汁制等。近代主要的炮制方法有酒炙等。

【研究摘要】川芎主要含有挥发油、生物碱、酚性物质、有机酸、内酯等成分。

川芎炮制后挥发油含量降低，挥发油含量依次为：生品＞酒炙品＞醋炙品＞炒黄品＞酒煮品。川芎经醋制或酒制后，阿魏酸、藁本内酯、丁基苯酞、丁烯基苯酞等4种成分的含量均明显降低，清炒法含量最低。

川芎嗪有抗血小板聚集，扩张小动脉，改善微循环和活血化瘀作用。阿魏酸具有抗血小板聚集，抑制血小板5-羟色胺释放，抑制血小板血栓素的生成，增强前列腺素活性，镇痛，缓解血管痉挛等作用。

川芎具有活血，改善微循环，扩张血管，保护血管内皮细胞等作用。川芎黄酒炙、白酒炙后的水煎液和生川芎醇提液均有明显降低全血黏度、血浆黏度、红细胞压积、血沉、血浆总蛋白、纤维蛋白原、红细胞电泳、红细胞聚集指数等作用；白酒炙川芎与白酒组比较，除血沉外各指标均有显著性差异，说明酒炙确能增强川芎活血作用。

牛　膝

【药材来源】本品为苋科植物牛膝 *Achyranthes bidentata* Bl. 的干燥根。冬季茎叶枯萎时采挖，除去须根和泥沙，捆成小把，晒至干皱后，将顶端切齐，晒干。

【特色炮制】

盐牛膝　取净牛膝段，加定量盐水拌匀，润透，用文火炒干，取出晾凉。每 100kg 牛膝，用食盐 2kg（《河南省中药饮片炮制规范》·2005）。

【法定炮制】

1. 牛膝　取原药材，除去杂质，大小分档，洗净，润透，除去芦头，切段，晒干。

2. 酒牛膝　取净牛膝段，加定量黄酒拌匀，润透，用文火炒干，至表面颜色加深时，取出晾凉。每 100kg 牛膝段，用黄酒 10kg。

【成品性状】

1. 牛膝　呈圆柱形的段。外表皮灰黄色或淡棕色，有微细的纵皱纹及横长皮孔。质硬脆，易折断，受潮变软。切面平坦，淡棕色或棕色，略呈角质样而油润。气微，味微甜而稍苦涩。

2. 酒牛膝　形如牛膝段，表面色略深，偶见焦斑。微有酒香气。

【炮制作用】

1. 牛膝　味苦、酸，性平。归肝、肾经。具有逐瘀通经、补肝肾、强筋骨、利尿通淋、引血下行的功效。用于胎衣不下，肝阳眩晕，火热上逆。治胃火炽盛、火邪上炎、齿龈肿痛等，如加味消胃散；治尿血、小便不利、尿道涩痛，与当归、瞿麦、通草、滑石等配伍，如《备急千金要方》牛膝汤；治吐血、衄血、齿痛、口舌生疮以及头痛眩晕，如《景岳全书》玉女煎。

2. 酒牛膝　补肝肾、强筋骨、祛瘀止痛作用增强。用于腰膝酸痛，筋骨无力，经闭癥瘕。治肝肾两亏、腰部疼痛、风寒湿痹，如《备急千金要方》独活寄生汤。

【传承轨迹】晋代有酒渍服。刘宋时，有黄精汁制。唐代有酒浸法。宋代增加了酒煮、酒熬膏、酒炒、酒洗、盐水炒、制炭、炙制、炒制等方法，并加用生地黄等作为炮制辅料。明、清又增加了酒拌、酒蒸、炒炭、盐酒制等。近代主要的炮制方法有酒炙、盐炙等。

【研究摘要】牛膝主要含牛膝多糖、皂苷类、植物甾酮类及黄酮类成分。

牛膝经酒炙后蜕皮甾酮含量升高，且蜕皮甾酮含量与炮制所用酒的浓度成正比；酒牛膝可明显降低牛膝对 EB 病毒的激活活性，盐牛膝无此作用。酒牛膝急性毒性剂量与生品接近，盐牛膝毒性明显增加。

采用小鼠扭体法、热板法对牛膝不同炮制品的镇痛作用比较，结果表明，酒炙牛膝镇痛作用强而持久。以小鼠由巴豆油所致的耳肿进行抗炎作用比较，结果显示，酒炙牛膝抗炎作用最显著。

续 断

【药材来源】本品为川续断科植物川续断 *Dipsacus asper* Wall. ex Henry 的干燥根。秋季采挖，除去根头和须根，用微火烘至半干，堆置"发汗"至内部变绿色时，再烘干。

【特色炮制】

1. 续断炭 取续断片，置锅内，用武火炒至片面呈黑褐色为度，喷淋清水适量，灭尽火星，取出放凉（《河南省中药饮片炮制规范》·2005）。

2. 酒麸制续断 取续断片，用酒拌匀稍闷，待吸尽酒，用麸炒至微黄色，筛去麸，放凉。每100kg续断片，用白酒12kg（《湖南中药材炮制规范》·1999）。

【法定炮制】

1. 续断 取原药材，洗净，润透，切薄片，干燥。筛去碎屑。

2. 酒续断 取净续断片，加定量黄酒拌匀，润透，用文火炒干，至微黑色时，取出晾凉。每100kg续断，用黄酒12kg。

3. 盐续断 取净续断片，加定量盐水拌匀，润透，用文火炒干，取出晾凉。每100kg续断，用食盐2kg。

【成品性状】

1. 续断 呈类圆形或椭圆形的厚片。外表皮灰褐色至黄褐色，有纵皱。切面皮部墨绿色或棕褐色，木部灰黄色或黄褐色，可见放射状排列的导管束纹，形成层部位多有深色环。气微，味苦、微甜而涩。

2. 酒续断 形如续断片，表面浅黑色或灰褐色，略有酒香气。

3. 盐续断 形如续断片，表面黑褐色，味微咸。

【炮制作用】

1. 续断 味苦、辛，性微温。归肝、肾经。具有补肝肾，强筋骨，续折伤，止崩漏的功能。用于腰膝酸软，风湿痹痛，跌仆损伤，筋伤骨折，胎漏。治腰痛脚弱，遗精，崩漏，如《扶寿精方》续断丸；治崩漏经多，胎漏下血，胎动欲坠，如《医学衷中参西录》寿胎丸；治跌打损伤，金疮，痈疽溃疡，如接骨散。

2. 酒续断 增强通血脉，续筋骨，止崩漏作用。多用于崩漏经多，胎漏下血，跌打损伤，乳痈肿痛。治乳痈，以川续断（酒浸炒）八两，蒲公英四两研末，早晚各服三钱，温开水送服，如《本草汇言》治乳痈方。临床常与蒲公英同用，治疗乳痈；与当归、川芎、麻黄、穿山甲同用治疗乳汁不行。

3. 盐续断 引药下行，增强补肝肾、强腰膝的作用。用于腰背酸痛，足膝软弱。治肝肾不足，治腰痛脚弱，如《妇人良方》续断丸。

【传承轨迹】刘宋时代有酒浸法。唐代有米泔制法。宋代有酒浸、酒浸炒、焙制等。元代有面制法。明、清增加了酒洗、酒拌、酒蒸、酒煎、炒制等。近代主要炮制方法有酒炒、盐水炒等。

【研究摘要】 续断主要含皂苷类、生物碱类、挥发油等成分。

与续断生品比较，盐制续断中总生物碱含量较高，而清炒续断和酒炙续断中总生物碱的含量相对较低。炮制后川续断皂苷Ⅵ的含量较生品有所增加。

续断浸膏、总生物碱及挥发油对未孕或妊娠小鼠子宫皆有显著的抑制收缩作用。浸膏与挥发油能显著抑制妊娠小鼠离体子宫的自发收缩频率，续断生物碱能显著抑制妊娠大鼠在体子宫平滑肌自发收缩活动。续断具有良好的免疫增强作用；水煎剂对5种痢疾杆菌均有不同程度的抑制作用。

丹　参

【药材来源】 本品为唇形科植物丹参 *Salvia miltiorrhiza* Bge. 的干燥根及根茎。春、秋二季采挖，除去泥沙，干燥。

【特色炮制】

1. 猪心血拌丹参 取生丹参用鲜猪心血、黄酒混合液拌匀，使之吸尽，干燥。每100g生丹参，用鲜猪心3只取血，加黄酒30g混匀（《上海市中药饮片炮制规范》·2008）。

2. 丹参炭 取丹参片，置热锅内，武火炒至黑色，内部呈焦黑色，取出，放凉（《河南省中药饮片炮制规范》·2005）。

【法定炮制】

1. 丹参 取原药材，除去杂质及残茎，洗净，润透，切厚片，干燥。筛去碎屑。

2. 酒丹参 取净丹参片，加定量黄酒拌匀，润透，用文火炒干，取出晾凉。每100kg丹参，用黄酒10kg。

【成品性状】

1. 丹参 呈类圆形或椭圆形的厚片。外表皮棕红色或暗棕红色，粗糙，具纵皱纹。切面有裂隙或略平整而致密，有的呈角质样，皮部棕红色，木部灰黄色或紫褐色，有黄白色放射状纹理。气微，味微苦涩。

2. 酒丹参 形如丹参片，表面红褐色，略具酒香气。

【炮制作用】

1. 丹参 味苦，性微寒。归心、肝经。临床多生用。具祛瘀止痛，活血通经，清心除烦，通血脉的功能。善调妇女经脉不匀，因其性偏寒凉，故多用于血热瘀滞所致的疮痈，产后瘀滞疼痛，经闭腹痛，心腹疼痛及肢体疼痛。治温热病热入营血所致心悸怔忡、失眠，如《温病条辨》清营汤；治疮痈肿痛，与金银花、连翘等配伍使用。

2. 酒丹参 活血祛瘀、调经止痛作用增强，寒凉之性缓和。多用于月经不调，血滞经闭，恶露不下，心胸疼痛，癥瘕积聚，风湿痹痛。治气滞血瘀，心胃诸痛，如《时方歌括》丹参饮；治气血凝滞，心腹疼痛，跌打瘀肿，内外疮疡，以及癥瘕积聚，如《医学衷中参西录》活络效灵丹；治胸憋闷，心绞痛，如《中国药典》复方丹参片；治气滞血瘀，胸闷，心悸气短，如《中国药典》冠心丹参片。

【传承轨迹】 唐代有熬令紫色。宋代有炒制、炙制、焙制等方法。明、清有酒洗、酒浸、酒炒、酒蒸、猪心拌炒等。近代主要的炮制方法有酒炙等。

【研究摘要】丹参中化学成分主要为脂溶性成分丹参酮类、丹参酮醌类、丹参内酯类等，水溶性成分丹参素、原儿茶醛、迷迭香酸、紫草酸及丹酚酸类等。

对丹参饮片及其不同炮制品中水溶性总酚的含量测定结果表明，丹参饮片经酒、醋炙或炒炭后，水溶性总酚浸出量显著增高，尤以丹参炭最为显著，为生品的 5 倍多。说明丹参经酒、醋等辅料炮制后，能显著提高丹参水溶性总酚浸出量。这一点与文献所载，酒制助其活血调经，能增强活血、镇痛作用是相符的。酒蒸、醋制和米炒均显著提高了丹参饮片中多糖的含量，而丹参炭中多糖的含量则显著降低。丹参经加热炮制后丹参酮 II_A 含量明显降低，经水洗后丹酚酸含量亦会降低，有人对不同炮制方法中的丹酚酸 B 含量进行了比较，结果：酒丹参＞醋丹参＞丹参。

丹参具有保护血管内皮细胞、抗心律失常、抗动脉粥样硬化、改善微循环、保护心肌、抑制和解除血小板聚集、增加冠脉流量、提高机体耐缺氧能力、抑制胶原纤维的产生和促进纤维蛋白的降解、抗炎、抗脂质过氧化和清除自由基，以及保护肝细胞、抗肺纤维化等作用。

通过对比实验，观察生丹参、酒丹参、醋炒丹参三种不同炮制品对由四氯化碳造成家兔急性肝损伤，中毒性肝炎模型的 ARP（谷丙转氨酶）变化，肝脏病理学改变的影响，结果表明：生品、酒炙品对兔模型的 ARP 升高具有显著的降低作用，尤以生品为优，而醋炒丹参作用不显著。肝脏病理学观察结果与此相一致。

白 芍

【药材来源】本品为毛茛科植物芍药 *Paeonia lactiflora* Pall. 的干燥根。夏、秋二季采挖，洗净，除去头尾和细根，置沸水中煮后除去外皮或去皮后再煮，晒干。

【特色炮制】

1.醋白芍 取净白芍片，加定量米醋拌匀，润透，用文火炒干，取出晾凉。每 100kg 白芍，用米醋 20kg（《安徽省中药饮片炮制规范》·2005）。

2.土炒白芍 取伏龙肝细粉置热锅内，用中火炒至灵活状态时，加入白芍片，炒至表面挂土色，取出，筛去土粉，摊晾。每 100kg 白芍，用灶心土粉 30kg（《北京市中药饮片炮制规范》·2008）。

3.麸炒白芍 取定量麦麸，用中火加热，待冒烟时投入净白芍片，炒至表面黄色时，取出，筛去麦麸，放凉。每 100kg 白芍，用麦麸 10kg（《安徽省中药饮片炮制规范》·2005）。

【法定炮制】

1.白芍 取原药材，除去杂质，大小分档，洗净，浸泡至六七成透时，取出，润透，切薄片，干燥。筛去碎屑。

2.炒白芍 取净白芍片，用文火炒至表面微黄色，取出，晾凉。筛去碎屑。

3.酒白芍 取净白芍片，加定量黄酒拌匀，润透，用文火炒干，取出晾凉。每 100kg 白芍，用黄酒 15kg。

【成品性状】

1. 白芍 呈类圆形薄片。表面淡棕红色或类白色，平滑。切面类白色或微带棕红色，形成层环明显，可见稍隆起的筋脉纹呈放射状排列。气微，味微苦、酸。

2. 炒白芍 形如白芍片，表面微黄色或淡棕黄色，有的可见焦斑。气微香。

3. 酒白芍 形如白芍片，表面微黄色或淡棕黄色，有的可见焦斑。微有酒香气。

【炮制作用】

1. 白芍 味苦、酸，性微寒。归肝、脾经。具有养血调经、敛阴止汗、柔肝止痛、平抑肝阳的功能。多用于肝阳上亢，头痛，眩晕，耳鸣，阴虚发热，烦躁易怒。治头晕目眩，与怀牛膝、代赭石、生牡蛎等同用，如《医学衷中参西录》镇肝息风汤。治肝阳上亢，头晕目眩，耳鸣目胀，心悸健忘，烦躁不安，亦可与山药、龙骨、牡蛎等同用，如《医学衷中参西录》建瓴汤。治冲任虚损，血虚而滞，月经不调或痛经，脐痛硬块，崩中漏下，与当归、川芎、熟地黄同用，如《太平惠民和剂局方》之四物汤。

2. 炒白芍 寒性缓和，以养血和营、敛阴止汗为主。用于血虚萎黄，腹痛泻泄，自汗盗汗。治妊娠痢疾，与炒黄芩、炒黄连、土炒白术等同用，如《万氏女科》之当归黄芩芍药汤。

3. 酒白芍 酸寒伐肝之性降低，入血分，善于调经止血，柔肝止痛。用于肝郁血虚，胁痛腹痛，月经不调，四肢挛痛。

【传承轨迹】汉代有切。南北朝时期有蜜水拌蒸。唐代有熬令黄。宋代有微炒、炒焦、焙制、煮制、酒炒等。元代有酒浸、酒制、炒炭、米水浸炒等。明、清增加了酒蒸、米炒、土炒、煨制、煅炭等。近代主要的炮制方法有酒炒、醋炒、炒黄、土炒等。

【研究摘要】白芍含芍药苷、氧化芍药苷、芍药内酯苷及挥发油等成分。

以浸出物、芍药苷和芍药内酯苷的含量为指标，对蒸法、煮法、闷润法、浸泡、减压冷浸法五种软化方法进行比较，结果闷润法及蒸法软化白芍药材质量优于其他加工方法。白芍经炮制后，芍药苷含量呈降低趋势，含量依次为：白芍＞酒白芍＞麸炒白芍，芍药内酯苷及苯甲酰芍药苷含量均有所升高：麸炒白芍＞酒白芍＞白芍。

白芍不同炮制品均可增加小鼠痛阈值，抑制醋酸所致扭体反应，其中酒白芍、醋白芍的作用更为显著。

生品、清炒品、酒炒品、醋炒品及麸炒品 5 种白芍炮制品的水煎液均能使离体兔肠自发性收缩活动的振幅加大，剂量增加，作用加强，且以醋制品作用最强。对氯化钡引起的兔肠收缩加强，生品有明显的拮抗作用，剂量增大，作用加强。其他炮制品对氯化钡的拮抗作用不明显。对肾上腺素引起的肠管活动抑制，除生品和麸炒品作用不明显外，清炒品、酒炒品、醋炒品均有不同程度的拮抗作用，并随剂量增加而作用加强，尤以醋制品拮抗作用为最明显。

白芍炒炭后，凝血时间缩短 50%。临床上用白芍炭治疗晚期血吸虫病、食管静脉破裂出血有一定疗效。

地　龙

【药材来源】本品为钜蚓科动物参环毛蚓 *Pheretima aspergillum*（E.Perrier）、通俗环毛蚓 *Pheretima vulgaris* Chen、威廉环毛蚓 *Pheretima guillelmi*（Michaelsen）或栉盲环毛蚓 *Pheretima pectinifera* Michaelsen 的干燥体。前一种习称"广地龙"，后三种习称"沪地龙"。广地龙春季至秋季捕捉，沪地龙夏季捕捉，及时剖开腹部，除去内脏和泥沙，洗净，晒干或低温干燥。

【特色炮制】

1. 炒地龙　先将洁净细砂置锅内炒热，加入制地龙段拌炒至黄色松脆为度，取出，筛去砂子，放凉（《广西壮族自治区中药饮片炮制规范》·2007）。

2. 制地龙　除去杂质，用水或甘草水洗净，沥干，切段，干燥或用砂炒至卷曲。每100kg 地龙，用甘草 2.5kg（煎水适量）（《湖北省中药饮片炮制规范》·2009）。

【法定炮制】

1. 地龙　取原药材，除去杂质，洗净，切段，干燥，筛去碎屑。

2. 酒地龙　取净地龙段，加定量黄酒拌匀，润透，用文火炒干，表面呈棕色时，取出晾凉。每 100kg 地龙，用黄酒 12.5kg。

【成品性状】

1. 地龙　广地龙为薄片状小段，边缘略卷，具环节，背部棕褐色至紫灰色，腹部浅黄棕色，生殖坏较光亮，体轻，略呈革质，质韧不易折断，气腥，味微咸；沪地龙为不规则碎段，棕褐色或黄褐色，多皱缩不平，体轻，质脆易折断，肉薄。

2. 酒地龙　形如地龙段，棕色，偶见焦斑，略具酒气。

【炮制作用】

1. 地龙　味咸，性寒。归肝、脾、膀胱经。鲜品和生品具有息风止痉，祛热定惊，平喘，通络，利尿的功能。治壮热烦躁，惊痫抽搐，可单用鲜品绞汁或干品水煎服，现用治高热惊痫抽搐或乙型脑炎高热不退；治头痛眩晕，肝阳上亢之头痛眩晕，常以本品与石决明、黄芩、夏枯草等同用，现多用于治高血压属肝阳上亢型。治痈疡肿毒，乳痈肿痛，下肢溃疡，水火烫伤及肿毒疔疮，取活蚯蚓白糖浸出液或与白糖共捣烂，涂敷患处，有一定疗效。

2. 酒地龙　通经活络作用增强，利于粉碎和解腥矫味，便于内服外用。用于偏正头痛，寒湿痹痛，骨折肿痛。治风寒湿痹，关节屈伸不利疼痛，与川乌、草乌、天南星、乳香等温经活血止痛药同用，如《太平惠民和剂局方》小活络丹；治气虚血滞，经络不利所致的中风后遗症，半身不遂，与黄芪、当归、川芎、红花等同用，如《医林改错》补阳还五汤；治急性腰腿损伤疼痛，可与归尾、苏木、桃仁、肉桂等同用，如《证治准绳》地龙散。

【传承轨迹】宋代有炙干为末、熬制、煅炭、微炒、醋炙、焙制等方法。元代增加了酒浸、油炙、酒炒等方法。明、清以后又增加了蛤粉炒、盐制、炒炭等方法。近代主要炮制方法有酒炙、醋炙等。

【研究摘要】地龙含溶血成分蚯蚓素，含解热成分蚯蚓解热碱，含有毒成分蚯蚓毒素，还含丁二酸及黄嘌呤等。其中丁二酸和黄嘌呤为平喘的有效成分。

据研究，地龙生品不利于成分的煎出，同时腥味太大，不利于服用，需炒后入药，但对成分有一定损失。醋制品的水煎液所含成分较生品、酒制品、清炒品及砂烫品为高，且醋可去腥，并能协同增效，故认为以醋炒为宜。广地龙不同炮制品中次黄嘌呤和肌苷含量较生品有较大的差异，次黄嘌呤含量依次为：蛤粉制＞黄酒制＞白酒制＞醋制＞净制品，而各炮制品中肌苷含量与次黄嘌呤含量的高低顺序则相反。

比较地龙各炮制品的药理作用，结果显示：地龙热浸液、酒地龙热浸液对大鼠血液黏度均能降低，尤以酒地龙作用显著。降低大鼠红细胞压积尤以广地龙与酒地龙为佳。体外抗血栓的溶解作用强弱顺序：酒地龙＞广地龙＞沪地龙。

乌 梢 蛇

【药材来源】本品为游蛇科动物乌梢蛇 *Zaocys dhumnades*（Cantor）的干燥体。多于夏、秋二季捕捉，剖开腹部或先剥皮留头尾，除去内脏，盘成圆盘状，干燥。

【特色炮制】

酥制乌梢蛇　取酥油置炒药锅内，加热融化，加入净乌梢蛇，用文火加热，炒至油吸尽为度，出锅，放凉。每100kg净乌梢蛇，用酥油40kg（《甘肃省中药炮制规范》·2009）。

【法定炮制】

1. 乌梢蛇　取原药材，除去头及鳞片，切寸段。

2. 乌梢蛇肉　去头及鳞片后，用黄酒闷透，除去皮骨，干燥。

3. 酒乌梢蛇　取净乌梢蛇段，加定量黄酒拌匀，润透，用文火炒干，至表面微黄色时，取出晾凉。每100kg乌梢蛇，用黄酒20kg。

【成品性状】

1. 乌梢蛇　呈段状，表皮黑褐色或绿黑色，无光泽，切面黄白色或灰棕色。质坚硬，气腥，味淡。

2. 乌梢蛇肉　呈段片状，无皮骨，肉厚柔软，黄白色或灰黑色。质韧，气腥，略有酒气。

3. 酒乌梢蛇　形如乌梢蛇段，棕褐色或黑色，略有酒气。

【炮制作用】

1. 乌梢蛇　味甘，性平。归肝经。具有祛风、通络、止痉的功能。治风湿痹痛，筋脉拘挛，口眼歪斜，肢体麻木，中风不遂，如《太平圣惠方》乌蛇丸。

2. 乌梢蛇肉　为除去有毒部位和非药用部位的饮片，功效与酒乌梢蛇相似。乌梢蛇头部有毒，除去头部能消除毒性。鳞与骨刺为非药用部分，亦应除去。

3. 酒乌梢蛇　祛风、通络、止痉作用增强。多用于风湿痹痛，肢体麻木，筋脉拘急，中风，口眼歪斜，半身不遂，痉挛抽搐，惊厥，皮肤顽癣等。治破伤风，项颈紧硬，身体强直，如《圣济总录》定命散；治紫白癜风，用乌梢蛇肉（酒炙）配伍枳壳、天麻、牛膝等，用酒浸，密封七日，温服。

【传承轨迹】唐代有炙去头尾，取肉炙过。宋代增加了酒炙制、醋制、焙制、酒焙制、酒煨制、酥制、药汁制、酒煮制、烧制等法。清代又增加了酒蒸制、清蒸制法。近代主要炮制方法有酒浸、酒炙等。

【研究摘要】乌梢蛇全体含赖氨酸、亮氨酸、天门冬氨酸等17种氨基酸成分以及脂肪和蛋白质。

乌梢蛇酒制可使不溶于水的脂类成分容易煎出，提高其抗惊厥作用，同时可防止乌梢蛇霉烂、变质、虫蛀。对乌梢蛇炮制工艺研究，有用酒醋共炙法，也有用黄酒拌匀放容器内加盖低温干燥的，也有先蒸再油炒后加酒和麸炒酒炙等改进的炮制方法。

水煎剂或醇提液有显著的抗炎、镇痛和抗惊厥作用，醇提取液尚能对抗小鼠戊四氮惊厥的发生，其抗惊厥作用强度相当于25mg/kg的苯巴比妥钠。

乌梢蛇的头与皮部是品种鉴定的主要依据，产地加工时应该保留，以供鉴别。另有人认为乌梢蛇为无毒蛇，头部无毒腺，为节约药材，炮制时可保留头部。

蟾 酥

【药材来源】本品为蟾科动物中华大蟾蜍 *Bufo bufo gargarizans* Cantor 和黑眶蟾蜍 *Bufo melanostictus* Schneider 的干燥品及分泌物。多于夏秋二季捕捉蟾蜍，洗净，挤取耳后腺及皮肤腺的白色浆液，加工，干燥。

【特色炮制】

乳制蟾酥 取净蟾酥，捣碎，加定量鲜牛奶浸渍，时常搅拌，至稠膏状，干燥，粉碎。每100kg蟾酥，用鲜牛奶200kg（《安徽省中药饮片炮制规范》·2005）。

【法定炮制】

蟾酥粉 取蟾酥，捣碎，加白酒浸渍，时常搅动至呈稠膏状，干燥，粉碎。每10kg蟾酥，用白酒20kg。

生品质硬难碎，并且对操作者有刺激性，故用白酒浸渍，便于制粉，降低毒性。因蟾酥粉末对人体裸露部分和黏膜有很强的刺激，在研制蟾酥细粉时，应采取适当的防护措施，并应防止吸入而中毒。

【成品性状】

1. 蟾酥 呈扁圆形团块状或片状，棕褐色或红棕色。团块状者质坚，不易折断，断面棕褐色，角质状，微有光泽；片状者质脆，易碎，断面红棕色，半透明。气微腥，味初甜而后有持久的麻辣感，粉末嗅之作嚏。

2. 蟾酥粉 为棕褐色粉末。

【炮制作用】

1. 生蟾酥 味辛，性温。有毒。归心经。具有解毒、止痛、开窍醒神的功能。用于痈疽疔疮，咽喉肿痛，中暑神昏，痧胀腹痛吐泻。作用峻烈，临床用量极小，多制成丸散剂内服或外用。外用不可入目。治痈疽疔疮，发背痈疽，无名肿毒，恶毒疔疮，配伍穿山甲、朱砂、麝香等研细末，外敷内贴，如《济生方》蟾酥丹、《保命集》针头散；

治瘰疬结核，瘰疬窦道流脓，配伍白丁香、寒水石、巴豆等同用，研末炼蜜为丸，纳入针窍中，脓尽为度，如《医学正传》蟾酥膏；五官科手术的黏膜麻醉，以本品配伍生川乌、生草乌、生半夏、生南星等为末，烧酒调敷患处，可使局部麻木不痛，现临床以上方为基础加减应用，亦可用于恶性肿瘤剧痛。

2.蟾酥粉 经酒炙后毒性降低，多用于发背，疔疮，痈毒，咽喉肿痛。治咽喉肿痛、烂喉丹痧、喉风、乳蛾，配伍牛黄、雄黄、麝香、冰片、珍珠等同用，如《喉科心法》六神丸；治肝癌，以之与天龙、龙葵、藤梨根、夏枯草等配伍；治肠癌，以之与白花蛇舌草、蛇莓等配伍；治白血病，以之与三尖杉、肿节风等合用；治痧胀腹痛吐泻、昏厥、夏伤暑湿秽浊不正之气及饮食不洁所致的痧胀腹痛吐泻，甚则昏厥者，常与苍术、麝香、丁香、雄黄同用为丸，用时吹入鼻中，如《集验简易良方》蟾酥丸。

【传承轨迹】宋代有铁上焙焦、酒浸、酒炖、汤浸等方法。明、清以后增加了乳汁制。近代主要的炮制方法有研粉、白酒制和乳浸等。

【研究摘要】蟾酥中含有大量的蟾蜍毒素类物质，蟾蜍二烯内酯为其主要成分，具有强心活性。此外蟾酥中还含有蟾毒色胺类、肾上腺素、γ–氨基丁酸、辛二酸、吗啡等化学成分。

蟾酥酒浸干燥后，容易粉碎，蟾酥在酒制前后成分无明显变化，但酒制后提高了总强心甾含量。对蟾酥3种炮制品中脂蟾毒配基含量进行研究，结果生蟾酥＞酒制品＞乳制品。另有以蟾毒灵、羟基华蟾素毒基、脂蟾毒配基、华蟾素毒基4种成分为指标，对蟾酥滑石粉制、酒制、乳制三种不同方法进行研究，结果发现上述4种成分总含量变化不大，但随着辅料量的增加，这些成分含量均下降，当辅料量增至2倍时，成分含量变化较小。此外，对不同炮制品急性毒性实验，结果发现毒性大小依次为：滑石粉炮制品＞鲜牛奶炮制品＞60%乙醇炮制品，酒浸制品的毒性低于生品。

第二节　醋制法

将净选或切制后的饮片，加入一定量的醋炮制的方法称为醋制法。醋味酸、苦，性温。主入肝经血分，具有引药入肝、理气、止血、行水、消肿、解毒、散瘀止痛、矫味矫臭等作用。《本草纲目拾遗》称醋"破血行，除癥块坚积，消食，杀恶毒，破结气，心中酸水痰饮"。《本草备要》称醋"散瘀、解毒、下气、消食、开胃气"。《本草蒙筌》谓"用醋注肝经且资住痛"。《本草从新》称"生用可以消诸毒，行湿气；制用可宣阳，平肝，敛气镇风，散邪发汗"。"酸入肝"，"凡诸药宜入肝者，须以醋拌炒制"。故醋制法多用于疏肝解郁、散结止痛、攻下逐水的药物。

炮制用食醋即可，但以米醋为佳，且陈久者良。醋中含有乙酸，能和碱类成分结合成盐，增加有效成分在水中的溶解度；能促进钙、磷、铁等成分的溶出；能促使苷类成分的分解，降低对人体的伤害。

（一）炮制方法

1. 醋炙法 将净饮片分档后与定量醋拌匀，闷润，用文火炒干，取出放凉。此法简称润炒法。大多数中药饮片都可以采用这种方法，其优点是能使醋渗入药物组织内部。树脂类及动物粪便类药物可以先将净饮片炒至一定程度，再喷洒定量醋，用文火炒干，取出放凉。此法简称喷炒法。如醋乳香和醋五灵脂。

醋的用量：一般为每100kg净饮片，用米醋10～20kg。最多不超过50kg。

2. 醋煮法 将净饮片加定量米醋拌匀闷润，加入适量的水煮至药透水尽。如醋延胡索。

醋的用量：每100kg净药材或饮片，用米醋20kg。

（二）炮制目的

醋制能引药入肝经，用于疏肝散结，理气解郁止痛，可增强疗效；用于攻下逐水类中药，缓和药性，也能矫味矫臭，便于服用。

1. 引药入肝经，增强止痛的作用 如延胡索、三棱、莪术、乳香、没药、五灵脂、自然铜等活血祛瘀止痛药，香附、青皮、柴胡等理气止痛药，经醋制后可引药入肝经，以增强其止痛的作用。

2. 缓和药性，消减其副作用 如大戟、甘遂、芫花、商陆等峻下逐水药，经醋制后可降低毒性，缓和峻下作用。

3. 矫臭矫味 如五灵脂、乳香、没药等。

（三）注意事项

1. 醋炒炙前宜将药材按大小分类，以便控制火候，炒时勤翻动以免粘锅而引起焦糊。

2. 树脂类药材醋炒炙后出锅要快，以免熔化粘锅，摊晾时应勤加翻动，以免相互粘连结成团块。

3. 醋煮中药，要注意加水量和煮沸的时间，做到药透水尽为宜。

柴 胡

【药材来源】本品为伞形科植物柴胡 *Bupleurum chinense* DC. 或狭叶柴胡 *Bupleurum scorzonerifolium* Willd. 的干燥根。按性状不同，分别习称"北柴胡"及"南柴胡"。春、秋二季采挖，除去茎叶和泥沙，干燥。

【特色炮制】

1. 鳖血柴胡 取净柴胡片，加定量洁净鳖血拌匀，润透，用文火炒干，取出晾凉。每100kg柴胡，用鳖血12.5kg（《河南省中药饮片炮制规范》·2005）。

2. 酒柴胡 取柴胡片，加定量黄酒，闷润，炒至黄色。每100kg柴胡，用米醋12kg（《河南省中药饮片炮制规范》·2005）。

3. 蜜柴胡 取柴胡片，加入蜂蜜拌匀，闷润，文火炒至深黄色，取出，放凉（《河南省中药饮片炮制规范》·2005）。

【法定炮制】

1. 柴胡 取原药材，除去残茎及杂质，洗净，润透，切厚片，干燥。筛去碎屑。

2. 醋柴胡 取净柴胡片，加定量米醋拌匀，润透，用文火炒干，取出晾凉。每100kg柴胡，用米醋10kg。

【成品性状】

1. 柴胡 北柴胡片呈不规则厚片，外表皮黑褐色或浅棕色，具纵向皱纹及支根痕。切面淡黄白色，纤维性。质硬。气微香，味微苦。南柴胡片呈类圆形或不规则片。外表皮红棕色或黑褐色。有时可见根头处具细密环纹或有细毛状枯叶纤维。切面黄白色，平坦。具败油气。

2. 醋柴胡 醋北柴胡片形如北柴胡片，表面淡棕黄色，微有醋香气，味微苦；醋南柴胡片形如南柴胡片，微有醋香气。

【炮制作用】

1. 柴胡 味辛、苦，性微寒。归肝胆、肺经。具疏散退热，疏肝解郁，升举阳气的功能。生品升散作用较强，善解表退热。治邪在半表半里，寒热往来，心烦喜呕，与黄芩、半夏等同用，如《伤寒论》小柴胡汤；治疟邪内伏，热重寒轻，如《济生方》清脾饮；治中气下陷，少气倦怠，配升麻、黄芪等，如《脾胃论》补中益气汤。

2. 醋柴胡 疏肝止痛作用增强，升散之性缓和。多用于肝郁气滞的胁肋胀痛，腹痛及月经不调。治肝气郁结，血行不畅，胁肋疼痛，与白芍、川芎等同用，如《景岳全书》柴胡疏肝散。

【传承轨迹】唐代有熬法。宋代有焙制法。元代有酒拌制、酒炒制。明、清以后除沿用元代以前的炮制方法外，增加有醋炒制、炒制、炙制、蜜制、鳖血制。近代主要炮制方法有醋炙、鳖血炙、鳖血黄酒炙等。

【研究摘要】柴胡主要含有挥发油、柴胡皂苷、多糖类成分。

柴胡挥发油清轻上浮，能解表退热。不同炮制品之间挥发油含量顺序为：柴胡＞酒柴胡＞醋柴胡，柴胡在炮制时挥发油损失严重，故醋制可影响柴胡的解热作用，这也与古人所谓"外感生用，勿令犯火，便少效"的说法一致。所以临床上解表退热多用生柴胡，疏肝解郁常用制柴胡。另柴胡中含有 α-菠菜甾醇，这种成分有较强的发汗解表作用，炮制受热时易挥发，因此生柴胡的发汗解表作用强于炮制品，故和解少阳、升举阳气应生用。柴胡醋制后，一方面可使菠菜甾醇的含量降低，和解表里作用减轻；另一方面可使柴胡皂苷 E、F、G 等在酸性条件下水解生成糖和苷元，从而增强疏肝理气止痛作用。所以临床上解表退热多用生柴胡，疏肝解郁常用制柴胡。

柴胡皂苷有明显的中枢抑制、抗炎、特异性阻碍胆碱酯酶和显著的利尿作用，不同炮制方法对柴胡皂苷含量影响有明显差异。柴胡总皂苷含量：鳖血制品＞醋制品＞生品，原因可能是在炮制过程中辅料与温度的共同作用，促使某些非皂苷类成分转化为皂苷类成分，从而使炮制品总皂苷含量高于生品。

以泌胆功能为指标，观察了生柴胡、炒柴胡、醋炙柴胡、醋拌柴胡的水煎剂对麻醉大鼠胆汁流量的影响，结果表明：醋炙柴胡能明显增强胆汁的分泌量，醋拌品也有增强胆汁分泌趋向，证明了柴胡经醋炙后能增强其疏肝解郁作用。醋炙柴胡和醋拌柴胡能显著降低中毒小鼠的血清谷丙转氨酶，各给药组均有轻度减轻肝损伤的保肝作用。柴胡及其不同炮制品对小鼠二甲苯所致的耳壳炎症均有一定程度的抑制作用，其中酒炙品的抗炎作用优于生品和醋炙品。

将药理学研究结果结合古典医药书籍可得出：治疗外感病宜选用生柴胡，由于生柴胡中含有较高的柴胡多糖和 α－菠菜甾醇，可增强发汗和提高免疫力。治疗肝系病（包括肝胆病、头痛、月经不调、痛经、胃及十二指肠溃疡、痢疾、胆汁返流性胃炎等以及因肝的生理功能障碍所引起的喉部神经官能症、冠心病、乳腺增生等），应选用醋柴胡或酒柴胡，醋柴胡重养肝柔肝，偏于补；酒柴胡重行气活血，偏于泻。治疗疟疾发热、骨蒸劳热、午后潮热等肝肾阴虚之证，可选醋柴胡或鳖血柴胡，取其引药入肝和养肝柔肝之功，以增强入阴血清虚热作用。南、北柴胡的各炮制品基本安全低毒，炮制对南、北柴胡药材安全剂量范围大小有一定影响。

莪　术

【药材来源】本品为姜科植物蓬莪术 *Curcuma Phaeocaulis* Val.、广西莪术 *Curcuma kwangsiensis* S.G.Lee et C. F.Liang 或温郁金 *Curcuma wenyujin* Y.H.chen et C.Ling 的干燥根茎。后者习称"温莪术"。冬季茎叶枯萎后采挖，洗净，蒸或煮至透心，晒干或低温干燥后除去须根和杂质。

【特色炮制】

1. 酒醋制莪术　莪术一味与酒醋煎服（清·《握灵本草》）。

2. 油制莪术　麻油煎，乘热切片子（宋·《类编朱氏集验医方》）。

【法定炮制】

1. 莪术　取原材料，除去杂质，略泡，洗净，蒸软后切薄片，干燥。筛去碎屑。

2. 醋制莪术

（1）取净莪术片，加定量醋拌匀，润透，用文火炒干，至微黄色，略具焦斑时，取出晾凉。每100kg 莪术，用醋 20～40kg。

（2）取净莪术片，加定量醋与适量水（淹过药面），煮至醋尽透心，取出晾至半干，切厚片，干燥。每100kg 莪术，用醋 20～40kg。

【成品性状】

1. 莪术　呈类圆形或椭圆形的厚片。外表皮灰黄色或灰棕色，有时可见环节或须根痕。切面黄绿色、黄棕色或棕褐色，内皮层环纹明显，散在"筋脉"小点。气微香，味微苦而辛。

2. 醋莪术　形如莪术片，色泽加深，角质状，有醋香气。

【炮制作用】

1. 莪术　味辛、苦，性温。归肝、脾经。具有行气破血、行气止痛的功效，为气中血药。治饮食积滞，胸腹痞满胀痛，呕吐酸水，如《临床常用中药手册》蓬术丸；治痰瘀互结，脾痞胁痛，如《观聚方要补》芫花莪术丸。

2. 醋莪术　主入肝经血分，散瘀止痛作用增强。治胁下癥块，如《中药临床应用》莪棱逐瘀汤；治心腹疼痛，胁下胀痛，如《临床常用中药手册》金铃泻肝汤；治疟母、食癥、痰癖、饮癖，如《幼科发挥》消癖丸；治瘀滞经闭，与当归、川芎等配用，如《证治准绳》莪术散。

【传承轨迹】南北朝刘宋时代有醋磨。宋代有煨制、酒磨、酒醋制、火炮、醋炒、酒炒、醋煮、油制、巴豆制。明、清又增加有醋煨、虻虫制，羊血或鸡血炙制、蒸制。近代主要的炮制方法有醋炙、醋煮等。

【研究摘要】莪术主要含有挥发油 1% ~ 1.5%，油中主要成分为倍半萜类。也含有姜黄素、去氢姜黄素二酮等。

挥发油还具有抗肿瘤、抗病毒、抗菌、抗凝血和保肝等多种作用。莪术中姜黄素类成分为其活血化瘀主要活性成分。姜黄素还有抗癌、抗早孕、抗凝血、抗氧化和保肝等广泛的药理活性，且毒性低。挥发油类和姜黄素类成分是莪术镇痛抗炎的主要活性成分。莪术的不同炮制品均有显著的镇痛抗炎作用，其中以醋煮莪术作用较强。生莪术、醋煮莪术、醋炙莪术均具一定的抗血小板聚集、抗凝血及调节血液流变性作用。其中以醋炙品作用较为明显。生莪术、醋莪术给药组均可不同程度地改善大鼠肝纤维化程度，醋莪术作用效果明显优于生莪术。

甘 遂

【药材来源】本品为大戟科植物甘遂 *Euphorbia kansui* T.N.Liou ex T.P.Wang 的干燥块根。春季开花前或秋末茎叶枯萎后采挖，撞去外皮，晒干。

【特色炮制】

1. 醋煮甘遂　取净甘遂，照醋煮法煮至中央无白心，取出，放凉。每 100kg 甘遂，用醋 50kg（《河南省中药饮片炮制规范》·2005）。

2. 制甘遂　将生甘遂漂 3 ~ 5 日，每日换水 2 次，至内无干心，洗净，取出置于锅内，加水和豆腐同煮（水须过药面），煮至内无白心，取出，除去豆腐，晒或晾至外干内润，切厚片，干燥，筛去灰屑。每 100kg 甘遂，用豆腐 50kg（《上海市中药饮片炮制规范》·2008）。

【法定炮制】

1. 生甘遂　取原药材，除去杂质，洗净，晒干。

2. 醋甘遂　取净甘遂，加定量米醋拌匀，润透，文火炒干，取出晾凉。每 100kg 甘遂，用米醋 30 ~ 50kg。

【成品性状】

1. 生甘遂　为椭圆形、长圆柱形或连珠形。表面类白色或黄白色，凹陷处有棕色外皮残留。质脆，易折断，断面粉性，白色，木部微显放射状纹理。长圆柱状者纤维性较强。气微，味微甘而辣。

2. 醋甘遂　形如生甘遂，表面黄色至棕黄色，偶有焦斑。略有醋香气，味微酸而辣。

【炮制作用】

1. 生甘遂　味苦，性寒。有毒。归肺、肾、大肠经。具有泻水逐饮，消肿散结的功效。药力峻烈，苦寒有毒，易伤正气，临床上多不作内服，限于外敷。治湿热肿痛，痈肿疮毒，以甘遂末调水外敷，有消肿散结作用。甘遂传统用散剂方有泻下作用，汤剂泻下缓和。

2. 醋甘遂　毒性减低，峻泻作用缓和。用于腹水胀满，痰饮积聚，气逆喘咳，风痰癫痫，二便不利。治水肿腹满，与牵牛同用，如《圣济总录》二气汤；治水湿壅阻，气机不利，腹水胀满，如《景岳全书》舟车丸；治风痰癫痫，如《济生方》遂心丹。近代用于治疗重型肠梗阻，肠腔积液，甘遂与大黄、厚朴、桃仁等同用，如甘遂通结汤。

【传承轨迹】南北朝刘宋时代有用甘草、荠制。唐代有熬制。宋代有火炮、炒制、麸炒、酥制、醋制、脂麻制、湿纸裹煨等。金元时代增加了水煮制、面煮制等。明、清又增加了面炒制、焙制、炙制等。近代主要炮制方法有醋炙、面煨等。

【研究摘要】甘遂主要含有萜类、甾体类和香豆素类化合物。

甘遂炮制增效、减毒的物质基础应与有毒成分的消失、转化或含量减少有关。近代研究发现，甘遂炮制后，成分的种类没有明显变化，但大部分成分含量下降且不同成分间的含量比例发生了改变。醋制和加热均能使甘遂中的二萜类成分下降，并且醋制因素的影响要大于加热因素对炮制的影响，如果醋制的同时又加热，炮制效果最为明显。

甘遂具有抗肿瘤、抗生育、抗病毒、利尿等药理作用，对黏膜、皮肤和胃肠道有强烈的刺激性和毒性，临床表现其有效性是泻下作用，其毒性是泻下作用猛烈和对皮肤黏膜的刺激。故临床使用剂量十分有限，过量则引起腹痛、腹泻，严重时会出现剧烈呕吐、血压下降、脱水和呼吸衰竭等症状。

甘遂主要通过刺激肠管，增加肠蠕动而产生泻下作用，生甘遂作用强而毒性大，醋制后泻下作用和毒性均减轻；峻泻作用的减弱可能是由于醋制加热过程中乙酸与甾醇缩水成酯，甾醇类物质含量降低甚至消失所致。甘遂提取物给豚鼠腹腔或肌肉注射均有引产作用；甘遂中巨大戟二萜醇类化合物能提高免疫复合物对巨噬细胞的结合能力，并呈剂量依赖关系；甘遂萜酯 A、B 有镇痛作用。

京 大 戟

【药材来源】本品为大戟科植物大戟 *Euphorbia pekinensis* Rupr. 的干燥根。秋、冬二季采挖，洗净，晒干。

【特色炮制】

煨京大戟　取面粉，加水适量，制成适宜的团块，然后将京大戟逐个包裹，置炉旁煨至面皮呈焦黄色，取出，剥去面皮，趁热切厚片放凉。每 100kg 京大戟，用面粉 50kg（《河南省中药饮片炮制规范》·2005）。

【法定炮制】

1. 京大戟 取原药材，除去杂质，洗净，润透，切厚片，晒干，筛去碎屑。

2. 醋京大戟

（1）取净大戟片，加入定量的米醋拌匀，闷润至醋被吸尽后，置炒制容器内，用文火加热，炒干，取出晾凉，筛去碎屑。每 100kg 大戟片，用米醋 30kg。

（2）取净大戟药材，置煮制容器内，加入定量的米醋与适量水，浸润 1 ~ 2 小时，用文火加热，煮至醋液被吸尽，内无白心时，取出，晾至六七成干时，切厚片，干燥，筛去碎屑。每 100kg 大戟药材，用米醋 30kg。

【成品性状】

1. 京大戟 呈不规则的长圆形或圆形厚片。外表面灰棕色或棕褐色，粗糙，有纵皱纹、横向皮孔样突起及支根痕。质坚硬，不易折断，断面类白色或淡黄色，纤维性。气微，味微苦涩。

2. 醋京大戟 形如生京大戟片，色泽加深。略有醋香气。

【炮制作用】

1. 京大戟 味苦，性寒。有毒。归肺、脾、肾经。具有泻水逐饮，消肿散结的功能。泻下力猛，多外用。治痈肿疮毒，本品具消肿散结之功，如《临床常用中药手册》大软膏；治蛇虫咬伤，与山蘑菇、千金子、麝香共研成散剂，内服外敷，如《片玉新书》紫金锭。

2. 醋京大戟 毒性降低，峻泻作用缓和。用于水饮泛溢所致的水肿喘满、胸腹积水及痰饮结聚等。治水肿、腹水、胸胁停饮，以本品配干姜，如《圣济总录》大戟散；治疗水肿，与甘遂、芫花等同用，如《伤寒论》十枣汤、《景岳全书》舟车丸、《三因方》控涎丹，亦可单味应用。

【传承轨迹】 唐代有炒制法。宋代有煨制、麸炒制、煮制、浆水制、米泔水浸制、酒制等。金代增加了醋煮制。明、清又增加了蒸制、盐水炒制。近代主要的炮制方法有醋制等。

【研究摘要】 京大戟主要含大戟苷，生物碱，大戟色素体 A、B、C 等。

京大戟为有毒中药，其毒性主要表现为肝肾毒性及肠细胞毒性。但经醋制后，其毒性显著降低，同时，泻下与利尿作用减弱，抗炎作用增强。有报道，京大戟经醋制后，其 LD_{50} 与生品比较，毒性显著降低（$P<0.05$）。京大戟中所含的二萜类是其毒性作用的成分。加热和酸性条件下可能会使二萜类结构遭到破坏，从而降低药材的毒性。

京大戟刺激肠管，引起肠蠕动增加而具泻下作用；有明显的降压作用；对金黄色葡萄球菌、铜绿假单胞菌、痢疾杆菌、肺炎链球菌及溶血性链球菌均有抑制作用；对水疱性口炎病毒和细小核糖核酸病毒亦有对抗作用。临床用于治疗急性肾炎、流行性腮腺炎。

京大戟与甘草配伍是禁忌，属十八反之列。动物实验证明，小鼠腹腔注射京大戟、甘草乙醇浸出液或灌服煎剂，可增加京大戟的毒性。

芫 花

【药材来源】本品为瑞香科植物芫花 *Daphne genkwa* Sieb.et Zucc. 的干燥花蕾。春季花未开放时采收，除去杂质，干燥。

【特色炮制】

醋煮芫花 取净芫花，照醋煮法煮至醋尽，芫花微干。每100kg芫花，用醋48kg（《河南省中药饮片炮制规范》·2005）。

【法定炮制】

1.芫花 取原药材，除去杂质。

2.醋芫花 取净芫花，加定量米醋拌匀，润透，用文火炒至微干，取出干燥。每100kg芫花，用醋30kg。

【成品性状】

1.芫花 为小棒槌状，多弯曲；花被筒表面淡紫色或灰绿色，密被短柔毛，先端4裂，裂片淡紫色或黄棕色。质软。气微，味甘、微辛。

2.醋芫花 形如生芫花，表面微黄色，微有醋香气。

【炮制作用】

1.芫花 味苦、辛。有毒。归肺、脾、肾经。具有泻水逐饮，解毒杀虫的功能。因峻泻逐水力较猛，且毒性大，较少内服，多外用。治头疮、白秃、顽癣，可研末调膏外用。治牙痛，以芫花末搽痛处，如《魏氏家藏方》芫花散。

2.醋芫花 毒性降低，缓和泻下作用和腹痛症状。多用于胸腹积水，水肿胀满，痰饮积聚，气逆喘咳，二便不利等。治水病，通身微肿，腹大，饮食不消等，与甘遂、大黄等同用，如《圣济总录》小消化丸；治蛊胀，与枳壳配伍，如《普济方》枳壳丸；治痰瘀咳嗽，如《补缺肘后方》以芫花与大枣同煮，食枣。近代用以治疗慢性气管炎属于寒湿型者。

【传承轨迹】汉代有熬制法。唐代有炒制法。宋代有醋炒、酒炒、醋煮、醋炙、制炭等。明、清增加了醋煨、醋泡焙、捣汁浸线等。近代主要炮制方法有醋炙、醋煮等。

【研究摘要】芫花中含有二萜原甲酸内酯类、黄酮类及挥发油等。

二萜原甲酸内酯类成分芫花酯甲等具有较强的毒性，对皮肤、黏膜的刺激性作用强烈，并能直接兴奋子宫平滑肌，具有引产作用，芫花经醋炙后可大幅度降低芫花酯甲的含量；芫花烯具有抗白血病和抗肿瘤活性；芫花素和羟基芫花素等黄酮类成分具有镇咳、祛痰、平喘、抗菌等作用；挥发油具有泻下作用和毒副作用。脂肪油对皮肤有强烈的刺激性作用，内服能刺激消化系统，引起呕吐、剧烈腹泻等副作用。用醋炒后，可除掉一部分脂肪油，毒性降低，副作用减少。

不同芫花炮制品中黄酮类成分芫花素含量由高至低依次是：生品＞醋炙品＞高压蒸品＞清蒸品＞醋煮品＞水煮品。利尿作用强度依次为：醋炙品＞生品＞高压蒸品＞清蒸品＞醋煮品

醋炙芫花比生芫花对小白鼠的 LD_{50} 提高了1倍，初步证明了醋炙芫花确能减低芫

花的毒性。对生芫花与醋炙芫花做毒性比较研究，结果表明：急性毒性芫花醇浸剂较大，而水浸剂和水煎剂较小，且 3 种制剂中生芫花的毒性均较醋芫花大。在水浸剂和水煎剂中，生芫花的毒性较醋芫花大 1 倍；而在醇浸剂中，生芫花的毒性较醋芫花大 7 倍。

延 胡 索

【药材来源】本品为罂粟科植物延胡索 *Corydalis yanhusuo* W.T.Wang 的干燥块茎。夏初茎叶枯萎时采挖，除去须根，洗净，置沸水中煮至恰无白心时，取出，晒干。

【特色炮制】

酒延胡索 取净延胡索片或碎块，喷洒黄酒，拌匀，使之吸尽，炒至微具焦斑，筛尽灰屑。每 100kg 延胡索，用黄酒 25kg（《上海市中药饮片炮制规范》·2008）。

【法定炮制】

1. 延胡索 取原药材，除去杂质，洗净，润透，切厚片，干燥。筛去碎屑，或洗净干燥后捣碎。

2. 醋延胡索

（1）取净延胡索片，加定量米醋拌匀，润透，用文火炒干，取出晾凉。每 100kg 延胡索，用醋 20kg。

（2）取净延胡索，加定量米醋与适量水，以浸过药面为宜，用文火煮至透心，水干时取出，切厚片，干燥，或干燥后捣碎。或取净延胡索，加定量米醋拌匀，至醋被吸尽后，蒸至透心，取出，切厚片干燥或干燥后捣碎。每 100kg 延胡索，用醋 20 ~ 30kg。

【成品性状】

1. 延胡索 呈不规则的圆形厚片，外表皮黄色或黄褐色，有不规则网状皱纹。切面黄色，角质样，具蜡样光泽。气微，味苦。

2. 醋延胡索 形如延胡索厚片，表面和切面黄褐色，质较硬。微具醋香气。

【炮制作用】

1. 延胡索 味辛、苦，性温。归肝、脾经。具有活血、利气、止痛的功能。用于胸胁、脘腹疼痛，经闭痛经，产后瘀阻，跌仆肿痛等。生品止痛有效成分不易煎出，效果欠佳，故临床少用汤剂，入散剂为宜。治心血瘀滞胸痛，可单味研末服；治月经停闭，瘀血阻滞，小腹疼痛拒按，如《济生方》延胡索散；治胸痹心痛，可加入瓜蒌半夏薤白汤中以增活血行气止痛之功。

2. 醋延胡索 行气止痛作用增强。广泛用于身体各部位的多种疼痛证候。治气血凝滞，经期腹痛，与丹参、醋五灵脂等同用，如《中国药典》妇女痛经丸；治气滞血瘀的胃痛、胁痛，与白芷配伍，如《中国药典》元胡止痛片。

【传承轨迹】宋代有炒制、醋炒制、米炒制、熬制、醋煮制、盐炒制等法。明、清以后，除沿用宋代的炮制方法外，增加了煨炒制、醋纸包煨制、醋润蒸制、酒煮制。近代主要炮制方法有醋炙、醋蒸、醋煮、酒炙等。

【研究摘要】延胡索主要含有生物碱，尚含有淀粉、黏液质、树脂、挥发油等。

延胡索镇痛的有效成分为生物碱，但游离生物碱难溶于水，醋制可使生物碱生成盐，易溶于水，提高煎出率，增强疗效，证实了醋制延胡索的科学性，也与传统认为醋制增强其止痛作用相吻合。

延胡索中季铵碱具有降压、增加冠脉流量的作用，炮制后含量降低，故应用于冠心病，多用生品。醋炙、酒炙均能提高延胡索生物碱和延胡索乙素的煎出量，增强镇痛和镇静作用。有实验证明，延胡索拌醋晾干，不加热优于加热，季铵碱的破坏减少，值得深入研究。

延胡索醋品的抗炎作用较生品强；醋制后小鼠眼底血和眼球玻璃体中 Cu、Zn、Mn 含量增加；小鼠血清、肝脏中 THP 含量醋品高于生品，醋制能促进 THP 在肝脏和血清的富集。

青 皮

【药材来源】本品为芸香科植物橘 *Citrus reticulata* Blanco 及其栽培变种的干燥幼果或未成熟果实的果皮。5～6月收集自落的幼果，晒干，习称"个青皮"；7～8月采收未成熟的果实，在果皮上纵剖成四瓣至基部，除尽瓤瓣，晒干，习称"四花青皮"。

【特色炮制】

1. 麸炒青皮 取定量麸皮，撒入热锅内，用武火炒至冒烟时，投入四花青皮小块，迅速翻动，炒至表面棕黄色至黑绿色，取出，稍渥，筛去麸皮，即得。每100kg净四花青皮，用麸皮 70～100kg（《云南省中药饮片标准》·2005）。

2. 蜜麸炒青皮 取生青皮，照蜜炙法，用蜜炙麸皮拌炒至黄色，筛去麸皮（《上海市中药饮片炮制规范》·2008）。

【法定炮制】

1. 青皮 取原药材，除去杂质，洗净，闷润，切厚片或切丝，及时干燥。

2. 醋青皮 取净青皮片或丝，加定量米醋拌匀，润透，用文火炒干，取出晾凉。每100kg青皮，用醋 10kg。

【成品性状】

1. 青皮 呈类圆形厚片或不规则丝状，外表皮灰绿色或墨绿色，密生多数油室，切面黄白色或淡黄棕色，有时可见瓤囊8～10瓣，淡棕色。气香，味苦、辛。

2. 醋青皮 形如青皮片或丝，色泽加深，略有醋香气，味苦、辛。

【炮制作用】

1. 青皮 味苦、辛，性温。归肝、胆、胃经。具有疏肝破气，消积化滞的功能。辛散破气力强，疏肝之中兼有发汗作用，以破气消积为主。治湿痰咳嗽，胸膈满闷，恶心呕吐，如《中国药典》二陈丸。

2. 醋青皮 消除发汗作用，缓和辛烈之性，使用时免伤伐正气，引药入肝经，增强疏肝止痛，消积化滞的作用。治湿邪中阻，脾胃不和，脘腹胀满，如《太平惠民和剂局方》平胃散；治寒疝腹痛，可配伍乌药、小茴香、木香等，如《医学发明》天台乌药散；治食积气滞，胃脘痞闷胀痛，常与山楂、麦芽、神曲等配伍，如《沈氏尊生书》青皮丸。

【传承轨迹】唐代有去白炒。宋代增加了面炒制、麸炒制、焙制、巴豆制、醋熬制。元代有水蛭炒制。明、清时期增加有火炮、制炭、斑蝥炒制、醋洗、醋炒、盐制、酒制、蜜制、蒸制、炙制等。近代主要炮制方法有醋炙等。

【研究摘要】青皮中主要含有挥发油和黄酮类成分。青皮中挥发油主要含有右旋柠檬烯（占挥发油总量的 45.8%）、芳樟醇、月桂烯、α-蒎烯等；黄酮类成分中有橙皮苷、柚皮苷、柚皮芸香苷等，另还含有辛弗林、N-甲基酪胺等成分。四花青皮较个青皮挥发油含量高，二者相差 5 倍。

青皮中挥发油对胃肠道有温和刺激作用，能促进消化液分泌和排除肠内积气；柠檬烯为祛痰的主要有效成分；辛弗林是青皮升压、抗休克的主要有效成分。青皮能明显抑制肠管平滑肌而有解痉作用；对抗组织胺引起的支气管收缩而平喘，有效成分为对羟弗林；青皮对胆囊平滑肌呈舒张作用而有利胆功效。此外青皮还有改善呼吸的作用。

三　棱

【药材来源】本品为黑三棱科植物黑三棱 *Sparganium stoloniferum* Buch.–Ham. 的干燥块茎。冬季至次年春采挖，洗净，削去外皮，晒干。

【特色炮制】

1. 酒三棱　除去杂质，浸泡，润透，切薄片，干燥。加入水、黄酒闷 4 小时，取出；照麸炒法炒至黄色，取出，筛去麸皮。每 100kg 三棱，用黄酒 5kg、水适量（《四川省中药饮片炮制规范》·2015）。

2. 麸炒三棱　取麦麸置锅内，炒至冒烟时，加入净三棱片，炒至黄色。每 100kg 三棱，用麦麸 15kg（《重庆市中药饮片炮制规范及标准》·2006）。

【法定炮制】

1. 三棱　取原药材，除去杂质，浸泡润透，切薄片，干燥。筛去碎屑。

2. 醋三棱　取净三棱片，加定量米醋拌匀，润透，用文火炒干，取出晾凉。每 100kg 三棱，用醋 20kg。

【成品性状】

1. 三棱　呈类圆形的薄片，外表皮灰棕色，切面灰白色或黄白色，粗糙，有多数明显的细筋脉点。气微，味淡，嚼之微有麻辣感。

2. 醋三棱　形如三棱片，切面黄色至黄棕色，偶见焦黄斑，微有醋香气。

【炮制作用】

1. 三棱　味辛、苦，性平。归肝、脾经。具有破血行气，消积止痛的功能。为血中气药，破血行气之力较强（体质虚弱者不宜使用）。用于血滞经闭，产后瘀滞腹痛，癥瘕结聚，食积痰滞，脘腹胀痛，慢性肝炎或迁延性肝炎等。治食积气滞，脘腹胀痛，多与莪术、青皮、麦芽配伍。

2. 醋三棱　主入血分，增强破瘀散结、止痛的作用。用于瘀滞经闭腹痛，癥瘕结聚，心腹疼痛，胁下胀痛等。治瘀血内阻，月经停闭，小腹疼痛，如《太平圣惠方》三棱丸；治胁下症块疼痛，如莪术逐瘀汤。

【传承轨迹】唐代有炮法。宋代有煨制、醋炙制、纸煨制、制炭、醋煮、醋浸、米煮制、煮制。元代有酒炒制、酒浸制、巴豆制。明、清时期增加了蒸制、面煨制、乌头制、干漆制等。近代主要炮制方法有醋炙、醋蒸、醋煮等。

【研究摘要】三棱中含有的化学成分有黄酮类、挥发油类等。

近代药理研究表明，三棱总黄酮具有较强的抗血小板聚集、抗血栓和镇痛作用。三棱的乙酸乙酯提取物有降糖活性。采用小鼠扭体法、热板法对三棱不同炮制品（醋炙、醋煮、醋蒸）及不同炮制品的氯仿及正丁醇提取物进行镇痛作用研究，结果表明，三棱醋制品及醋制后的提取物较生品镇痛作用明显增强，这与传统中医理论认为醋制后增强散瘀止血作用相吻合，而醋制品中的醋炙三棱镇痛作用强而持久。三棱不同炮制品（生品、清蒸品、醋炒品、醋煮品、麸炒品）均能显著地抑制血小板聚集，其中醋炒品抑制血小板聚集的作用最强，高于生品11%左右，而麸炒品作用强度低于生品；三棱醋制品同生品的抗凝血作用基本一致，与对照组比较有显著差异，而其他炮制品作用不明显。

五灵脂

【药材来源】本品为鼯鼠科动物复齿鼯鼠 *Trogopterus xanthipes* Milne-Edwards 的干燥粪便。

【特色炮制】

1. 酒五灵脂　取净五灵脂，用文火炒至有腥气溢出、色黄黑时，立即取出，趁热均匀喷定量黄酒，晾干。每100kg五灵脂，用黄酒12～18kg（《河南省中药饮片炮制规范》·2005）。

2. 姜汁制五灵脂　姜汁制，另研（元·《丹溪心法》）。

【法定炮制】

1. 五灵脂　取原药材，除去杂质，将块大者砸成小块。

2. 醋五灵脂　取净五灵脂，用文火微炒，随即喷醋，再炒至微干，焦黑色时，取出晾凉。每100kg五灵脂，用醋10kg。

【成品性状】

1. 五灵脂　呈长椭圆形颗粒或不规则块状，大小不一，表面黑棕色或灰棕色。质疏松或有黏性，气腥臭。

2. 醋五灵脂　形如五灵脂颗粒或块，外表黑褐色，表面有光泽，质轻松。略具醋气。

【炮制作用】

1. 五灵脂　味咸、甘，性温。归肝经。具有散瘀止痛作用，但气味腥臭，较少内服。外敷可治虫蛇咬伤。

2. 醋五灵脂　可引药入肝经，增强散瘀止痛之功，又可矫臭矫味。治气血凝滞，经期腹痛，与醋元胡等同用，如《中国药典》元胡止痛片；治血滞心腹作痛，与草果、没药等配伍，如《医宗必读》手拈散；治气滞血瘀，胃脘胀痛，如《中国药典》九气拈痛丸。

【传承轨迹】宋代有醋炒、醋熬、酒研、微炒法。元代有姜制、烧法。明、清有土炒、制炭、煮法。近代炮制方法以酒炒、醋炒为主。

【研究摘要】本品含儿茶酚、苯甲酸、尿嘧啶、五灵脂酸、尿囊素、熊果酸、微量元素等。

五灵脂经炮制后可降低原药材中铝的含量而减少毒性。五灵脂水提取物体外可显著抑制由二磷酸腺苷、胶原所诱导的家兔血小板聚集，在体外可促进纤维蛋白的溶解；五灵脂煎剂可以显著增加麻醉犬冠脉流量，降低冠脉阻力，对实验性微循环障碍有良好改善作用；增强机体免疫功能；对金黄色葡萄球菌、卡他球菌、结核杆菌、铜绿假单胞菌有较强的抑制作用；有抗炎、抗胃溃疡、缓解平滑肌痉挛的作用。

五灵脂对大鼠胃黏膜有保护作用，机制是抑制胃酸分泌，调节改善胃黏膜血流，增加了胃黏膜的防御功能。五灵脂在治疗血栓、胃溃疡、妇科疾病和延缓衰老方面也有重要作用。

乳 香

【药材来源】本品为橄榄科植物乳香树 *Boswellia carterii* Birdw. 及同属植物 *Boswellia bhaw-dajiana* Birdw. 树皮渗出的树脂。分为索马里乳香和埃塞俄比亚乳香，每种乳香又分为乳香珠和原乳香。

【特色炮制】

1. 制乳香 取净乳香，放入沸水中，待全部熔化后，除去漂浮的杂质，过滤，将滤液再浓缩成稠胶状，倒出，压扁，切成小块（《安徽省中药饮片炮制规范》·2005）。

2. 去油乳香 取净乳香，大者砸成小块。置锅内，用文火炒至油尽为度，取出，放凉（《河南省中药饮片炮制规范》·2005）。

【法定炮制】

1. 乳香 取原药材，除去杂质，将大块者砸碎。

2. 醋乳香 取净乳香，用中火炒至表面微熔时喷醋，再炒至表面明亮（出油），迅速出锅，摊开晾凉。每 100kg 乳香，用醋 10kg。

【成品性状】

1. 乳香 呈不规则乳头状小颗粒或小团块状，表面黄白色，半透明，被有黄白色粉尘，久存则颜色加深，质坚脆，有黏性，遇热软化。具特异香气，味微苦。

2. 醋乳香 形如乳香颗粒或块，表面深黄色，显油亮，略有醋香气。

【炮制作用】

1. 乳香 味辛、苦，性温。归心、肝、脾经。具有活血定痛，消肿生肌的功能。气味辛烈，对胃的刺激较强，易引起呕吐，多用于瘀血肿痛或外用。治跌打损伤，血瘀疼痛，如《良方集腋》七厘散；治疮疡破久不收口，以本品配没药，共研细末，即海浮散。

2. 醋乳香 增强活血止痛、收敛生肌的功效，缓和刺激性，利于服用，便于粉碎，并可矫臭矫味。治疽痈肿毒，坚硬疼痛，如《外科全生集》醒消丸；治疗肠痈，可配伍红藤、紫花地丁、连翘、金银花等，如红藤煎；治风寒湿痹，配伍羌活、秦艽、当归、海风藤等，如《百一选方》蠲痹汤。

【传承轨迹】唐代有研法。宋代有炒制、米制、姜制、醋制、酒制、竹叶制、去油制法。明、清时代增加了煮制、煅制、焙制、炙制、乳制、黄连制、灯心制等。近代主要炮制方法有醋炙、炒黄、炒熔、炒去油等。

【研究摘要】乳香主要含有树脂、树胶和挥发油。

目前对乳香镇痛作用的主成分是乳香树脂还是乳香挥发油，认识上尚未统一。有报道认为，乳香挥发油为其镇痛的有效成分，挥发油的主要成分为乙酸辛酯。生乳香乙酸辛酯和辛醇的含量较多，经不同方法炮制后，挥发油的组分及含量均有不同程度的变化，分子量较大的组分含量有所减少，而分子量较小的组分含量有所增加。挥发油及树脂的含量随炮制程度的不同而有不同程度的下降。研究表明，乳香挥发油既是活血止痛的有效成分，又是具有刺激性成分，因此，制定乳香饮片的质量标准很有必要。以120℃烘乳香代替炒乳香，既可除去大部分挥发油，符合用药要求，又减少了乳香树脂的损失。

乳香炮制后抗炎作用强弱顺序为：清炒品＞醋炙品＞生品。

没　药

【药材来源】本品为橄榄科植物地丁树 *Commiphora myrrha* Engl. 或哈地丁树 *Commiphora molmol* Engl. 的干燥树脂。分为天然没药和胶质没药。

【特色炮制】

1. 去油没药 取净没药，大者砸成小块。置锅内，用文火炒至油尽为度，取出，放凉（《河南省中药饮片炮制规范》·2005）。

2. 煮制没药 取没药粗粉略炒后，加水煮成稀糊状，再用微火煮40～50分钟，至厚胶状压平，切半寸块即可（《中药炮制经验集成》·1974）。

【法定炮制】

1. 没药 取原药材，砸成小块，除去杂质。

2. 醋没药 取净没药块，用文火炒至表面微熔化时喷醋，边喷边炒，至表面呈现明亮光泽时迅速出锅，摊开晾凉。每100kg没药，用醋10kg。

【成品性状】

1. 没药 呈颗粒状或不规则碎块状，表面红棕色或黄棕色，表面粗糙，无光泽，附有粉尘。质坚脆。有特异香气，味苦而微辛。

2. 醋没药 呈不规则小块或类圆形颗粒状，表面黑褐色或棕褐色，显油亮光泽，具特异香气，略有醋香气，味苦而微辛。

【炮制作用】

1. 没药 味辛、苦，性平。归心、肝、脾经。具有活血止痛，消肿生肌的功能。因气味浓烈，对胃有一定的刺激性，容易引起恶心、呕吐，故多外用。治疮疡疼痛不可忍，如《外科发挥》乳香定痛散。

2. 醋没药　增强活血止痛、收敛生肌的作用，缓和刺激性，便于服用，易于粉碎，并能矫臭矫味。治血瘀气滞较重之胃痛，如《奇效良方》手粘散；治妇女月经不通，如《太平圣惠方》没药丸；治一切心腹疼痛不可忍，如《宣明论方》没药散。

【传承轨迹】唐代有研法。宋代有童便制、蒸制、酒制、去油制。明代、清代增加有炒制、灯心炒、童便酒制等。近代主要炮制方法有醋炙、炒黄、炒去油等。

【研究摘要】没药主要含有挥发油、树脂等成分。包括萜类、甾体、黄酮、木质素等。

挥发油既是没药的有效成分又为刺激性成分，炮制的目的主要是为去除一部分挥发油，减轻刺激性，易于粉碎，增强其活血化瘀、消肿止痛的作用。没药有抗肿瘤、止痛、抗菌消炎、活血、防治冠心病等作用；能对肿瘤细胞产生细胞毒性，但对正常细胞有保护作用，毒副作用小，对胃肠道有一定的刺激性，偶见过敏反应。

第三节　姜制法

将净选或切制后的药物，加入一定量姜汁拌炒的方法称为姜炙法。生姜味辛，性温。升腾发散而走表，能发表，散寒，温中，止呕，开痰，解毒。药物经姜汁制后能抑制其寒性，增强疗效，降低毒性。因此，姜炙法多用于祛痰止咳、降逆止呕以及有刺激性的药物。

（一）炮制方法

1. 姜炙　将药物于一定量的姜汁拌匀，闷润，使姜汁渗入药物内部，然后置锅内，用文火炒至一定程度，取出放凉。或者将药物与姜汁拌匀，待姜汁被吸尽后，干燥。

姜汁制备方法如下：

（1）榨汁　将生姜洗净切碎，置适宜容器内捣烂，加适量水，压榨取汁，残渣再加水共捣，又压榨取汁，如此反复 2 ~ 3 次，合并姜汁，备用。

（2）煎汁　取净生姜片或干姜片，置锅内，加适量水煮，过滤，残渣再加水共煮，又过滤，合并两次滤液，适当浓缩，取出备用。

2. 姜汤煮　鲜姜片煮汤，加入药物煮约 2 小时，待姜汤基本吸尽，干燥。

生姜的用量一般为 100kg 药物用生姜 10kg。用干姜煎汁，用量为生姜的 1/3。

（二）炮制目的

1. 制其寒性　如竹茹、黄连等药物经姜炙后能增强化痰止呕，抑制苦寒之性。故"有姜炙温散而开痰"之说。

2. 缓和副作用，增强疗效　如厚朴，对咽喉有一定刺激性，姜制可缓和其刺激性，并增强温中化湿的作用。

（三）注意事项

1. 制备姜汁时水的用量不宜太多，最后所得的姜汁与生姜的比例以 1∶1 为宜。

2. 药物与姜汁拌匀后，要充分闷润，姜汁完全吸收后用文火炒干。

厚　朴

【药材来源】本品为木兰科植物厚朴 *Magnolia officinalis* Rehd. et Wils. 或凹叶厚朴 *Magnolia officinalis* Rehd. et Wils. var. *biloba* Rehd. et Wils. 的干燥干皮、根皮及枝皮。4～6 月剥取根皮和枝皮直接阴干；干皮置沸水中微煮后，堆置阴湿处，"发汗"至内表面变紫褐色或棕褐色时，蒸软，取出，卷成筒状，干燥。

【特色炮制】

1. 酥制厚朴　去粗皮，用酥炙过，每修一斤用酥四两，炙了细剉用（明・《炮炙大法》）。

2. 姜汁蒸厚朴　取生姜磨汁，拌厚朴蒸透，切片，焙至八成干，用瓦缸封固 6～10 个月（可以减去辛辣味）即可（《中药炮制经验集成》・1974）。

【法定炮制】

1. 厚朴　原药材，刮去粗皮，洗净，润透，切丝，干燥。

2. 姜厚朴　取净厚朴丝，加姜汁拌匀，润透，置锅内文火加热，炒干，取出，放凉。或取生姜片，加水与厚朴同煮至水尽，取出厚朴，切丝，干燥。每 100kg 厚朴，用生姜 10kg 或干姜 3kg。

【成品性状】

1. 厚朴　呈弯曲的丝条状或单、双卷筒状。外表面灰褐色。内表面紫棕色或深紫褐色，较平滑，切面颗粒性，有油性。气香，味辛辣微苦。

2. 姜厚朴　形如厚朴丝，表面灰褐色，偶见焦斑。略具姜的辛辣气味。

【炮制作用】

1. 厚朴　味苦、辛，性温。归脾、胃、肺、大肠经。具有燥湿消痰，下气除满的功效。用于燥湿伤中、脘痞吐泻、食积气滞、腹胀便秘、痰饮喘咳。生品辛味峻烈，对咽喉有刺激性，故一般内服都不生用。治咳逆气喘，常与杏仁、桂枝、生姜等同用，如《伤寒论》桂枝加厚朴杏仁汤；治胸闷烦躁，与麻黄、杏仁、细辛等同用，如《金匮要略》厚朴麻黄汤。

2. 姜厚朴　可消除对咽喉的刺激性，并可增强宽中和胃的功效。多用于湿阻气滞，脘腹胀满或呕吐泻痢，积滞便秘，痰饮喘咳，梅核气。治痞满胀痛，常与草豆蔻、陈皮、干姜等同用，如《内外伤辨惑论》厚朴温中汤；治中虚腹满者，宜与人参、半夏等同用，如《伤寒论》厚朴生姜半夏甘草人参汤；治腹中痛泻，常与枳实、木香、诃子等同用，如《保命集》厚朴枳实汤；治实热便秘，与大黄、枳实等同用，如《伤寒论》小承气汤。

【传承轨迹】汉代有去皮炙法。唐代有姜汁炙。宋代有生姜枣制，糯米粥制。明代还有炒、盐炒、煮制、醋炙、酥炙及姜汁浸后炒干醇醋淬透再炒、酒浸炒等。清代尚有醋炒。近代主要炮制方法有姜炙、姜汤煮、姜汁浸等。

【研究摘要】厚朴主要含有木质素类、挥发油、生物碱类等成分。木质素类成分主要有厚朴酚、和厚朴酚、四氢厚朴酚、异厚朴酚等；挥发油类成分有 α、β、γ-桉叶醇等；生物碱类成分有厚朴碱、柳叶木兰花碱、木兰剑毒碱、白兰花碱等。

厚朴炮制后其组织结构发生变化，有利于厚朴酚的溶出；加热炮制和辅料姜对厚朴酚的溶出也有影响，以加热炮制的影响更明显，辅料姜可提高厚朴酚的含量，但其用量多少对厚朴酚的含量影响不大。

采用大鼠幽门结扎型及应激型二种急性实验性胃溃疡模型，研究厚朴生品、姜制品及清炒品的抗溃疡作用。结果表明，大鼠口服100%生品厚朴煎剂，100%姜制厚朴煎剂均有抗幽门结扎型溃疡、抗应激性溃疡的作用。其中姜制厚朴作用较优。这说明传统炮制理论是科学的。

对厚朴生品、清炒品、姜炙品、姜煮品、姜浸品中的厚朴酚进行含量测定。结果表明，清炒品含量最高；三种姜制品亦高于生品，其中又以姜炙品含量最高。样品计重时，扣除炮制失重和水分仍得到以上相同的结果。加热和加姜对厚朴酚的溶出均有影响，但以加热的影响更突出。辅料生姜可使厚朴酚含量增高，但其用量多少对厚朴酚含量影响不大。炮制品厚朴酚增加的原因可能是厚朴炮制后其组织结构有所改变，从而有利于厚朴酚的溶出。炮制后药材中挥发油成分组成未发生明显变化，总体含量减少。

在姜厚朴中检测出了炮制辅料生姜的化学成分：姜黄烯和姜烯。厚朴生品与姜炙品水煎液均可促进小鼠胃排空机能，姜炙品水煎液对小鼠胃排空机能的促进作用强于生品水煎液。姜厚朴小肠推进作用弱于净厚朴，抗盐酸性溃疡作用强于净厚朴，抗番泻叶腹泻和抗炎作用二者无明显差异。

对厚朴未经炮制与经过不同炮制方法加工炮制的饮片，通过高效液相色谱法分析其有效成分厚朴酚、和厚朴酚、木兰箭毒碱的变化，发现未经发汗的干品具有较强的药理和毒理作用，经发汗后得到厚朴原药材其药理和毒理作用减弱，其性变为缓和。清炒对有效成分木兰箭毒碱的破坏较大，姜炙由于姜汁中水分的作用，温度相对较低，对有效成分木兰箭毒碱的破坏相对较小。

竹 茹

【药材来源】本品为禾本科植物青秆竹 *Bambusa tuldoides* Munro、大头典竹 *Sinocalamus beecheyanus*（Munro）McClure var. *pubescens* P. F. Li 或 淡 竹 *Phyllostachys nigra*（Lodd.）Munro var. *henonis*（Mitf.）Stapf ex Rendle 的茎秆的干燥中间层。全年均可采制，取新鲜茎，除去外皮，将稍带绿色的中间层刮成丝条，或削成薄片，捆扎成束，阴干。前者称"散竹茹"，后者称"齐竹茹"。

【特色炮制】

麸炒竹茹 先将锅烧热，放入麦麸，炒至冒烟，加入竹茹翻炒至黄色或色变深，取出，筛去麦麸即可。每100kg净竹茹，用麦麸10kg（《广东省中药饮片炮制规范》·2010）。

【法定炮制】

1. 竹茹　取原药材，除去杂质，揉成小团或切段。

2. 姜竹茹　取净竹茹团，加姜汁拌匀，稍压平，置锅内，文火加热，焙至两面显黄色焦斑，取出，晒干。每 100kg 竹茹，用生姜 10kg。

【成品性状】

1. 竹茹　呈弯曲丝条状小段或小团，呈浅绿色或黄绿色，质柔软而轻松，有弹性，气微，味淡。

2. 姜竹茹　形如竹茹，表面黄色。微有姜香气。

【炮制作用】

1. 竹茹　味甘、性微寒。归肺、胃、心、胆经。具有清热化痰、除烦、止呕的功能。多用于痰热咳嗽或痰火内扰，心烦不安。治肺热咳嗽，常与黄芩、瓜蒌、芦根、牛蒡子等同用；治肺热咯血，可与栀子、茅根、黄芩、侧柏叶炭等药同用，取其清肺化痰止血的作用。

2. 姜竹茹　能增加降逆止呕的功效，多用于呕哕、呃逆。治胃虚有热，气逆不降之呃逆及干呕等症，常与橘皮、大枣等配伍，如《金匮要略》橘皮竹茹汤；治胃热呕逆而属气阴两虚者，可配伍赤茯苓、橘皮等，如《济生方》橘皮竹茹汤；治妊娠恶阻，恶心呕吐，恶闻食气，食后即吐，常与黄芩、白术、苏梗等配伍，取其安胎和胃作用；治胆胃不和，痰热内扰之虚烦不眠，呕吐呃逆，惊悸不宁等，常与半夏等药配伍，如《三因极一病证方论》温胆汤。

【传承轨迹】　宋代有炒令焦、微炒。清代有醋浸和姜汁的记载。近代主要炮制方法有姜炙等。

【研究摘要】　竹茹含生物碱、鞣质、皂苷、有机酸、还原糖、三萜、17 种氨基酸和 19 种微量元素。

竹茹姜制后，无机元素含量增加的有 22 种，减少的有 10 种。植物类中药四性与微量元素的关系的初步研究提示，用炮制方法改变药性的过程，实际上是增加或减少药物中微量元素含量的过程。药物炮制后，元素含量增加，药性就趋向于温（热）性；炮制后元素含量减少，则药性趋向于寒（凉）性。竹茹经炮制后多糖含量略有下降。竹茹姜炙后易变色，不易贮存，故应临时制备。

草　果

【药材来源】本品为姜科植物草果 *Amomum tsao-ko* Crevost et Lemaire 的干燥成熟果实。秋季果实成熟时采收，除去杂质，晒干或低温干燥。

【特色炮制】

1. 烫草果仁　取净草果仁，照砂烫法（炮制通则）炒至焦黄色、鼓起，用时捣碎（《河南省中药饮片炮制规范》·2005）。

2. 煨草果仁　取生麦麸撒入锅中，加热待冒烟时，加入净草果仁，拌炒至表面棕黑色，微有焦斑时，取出，筛去麸屑，放凉（《江苏省中药饮片炮制规范》·2002）。

【法定炮制】

1.炒草果仁 取原药材，除去杂质，置锅内，用武火炒至果皮呈焦黄色，鼓起为度，取出，稍凉，去壳取仁。

2.姜草果仁 取净草果仁，加姜汁拌匀加热，炒干，放凉。每100kg草果仁，用生姜10kg。

【成品性状】

1.草果仁 呈不规则的多角形颗粒。表面红棕色，偶附有淡黄色薄膜状的假种皮。质坚硬。具有特异香气，味辛辣微苦。

2.姜草果仁 形如草果仁，棕褐色，偶见焦斑。有特异香气，味辛辣、微苦。

【炮制作用】

1.草果仁 味辛，性温。归脾、胃经。具有燥湿散寒的功能。常用于疟疾、瘟疫初起。治痰饮积聚，常与南星、半夏、茯苓等同用，如《奇效良方》驱痰饮子；治瘟疫，常与黄芩、知母、槟榔等同用，如《瘟疫论》达原饮。

2.姜草果仁 燥烈之性有所缓和，温胃止呕之力增强。多用于寒湿阻滞脾胃，脘腹胀满疼痛、呕吐。治疟疾，常与柴胡、黄芩、半夏等同用，如《济生方》清脾饮；治久疟不愈，憎寒少热，不思饮食，大便溏泄，则常与附子同用，如《济生方》果附汤；治心腹冷痛，常与丁香、高良姜、厚朴等同用，如《证类准绳》草果饮；治饮食停滞，与厚朴、鸡内金、陈皮等同用，如《太平惠民和剂局方》草果饮；治痰饮呕逆，与陈皮、厚朴、苍术等同用，如《太平惠民和剂局方》草果平胃散。

【传承轨迹】 宋代有面裹煨、火炮、去壳炒等。明代有炒存性和茴香制的方法。清代则有煨、醋煮和姜制。近代主要炮制方法有姜炙等。

【研究摘要】 草果主要含挥发油，还含有锌、铜、铁、镍、锰、钴等微量元素。

草果炮制后的水煎液中铅元素含量有所下降，炒草果比姜炙草果更明显。锌、铜、镍等元素的含量均增加，其中以姜炙草果最高，炒草果次之。

生草果、炒草果、姜草果均可拮抗肾上腺素（Adr）引起的回肠运动抑制和乙酰胆碱（Ach）引起的回肠痉挛，生、炒草果表现为紧张性下降，振幅逐渐加大，但未能恢复到原来的水平，而姜草果在给药后出现瞬时的紧张性加强，随后减弱，振幅加大，说明其中以姜草果的作用较佳。

生草果、炒草果、姜炙草果均可显著减少由醋酸腹腔注射引起的小鼠扭体次数，且以姜草果效果最佳。说明草果姜制后可使药理作用增强。

第十二章　盐制法、蜜制法、油制法 ▷▷▷▷

炮制过程中以食盐、蜂蜜或者食用油为辅料的炮制方法，历史悠久，起到相资为制，增强疗效的作用。

第一节　盐制法

将净选的药材或切制后的饮片，以食盐为辅料的炮制方法，称为盐制法。盐制法多用于补肾固精，治疝，利尿，泻相火的药物。盐制最早见于《雷公炮炙论》，记载石决明盐水煮，蓖麻子盐汤煮半日。《名医别录》食盐为中品，味咸，性寒，具有清热凉血、软坚散结、润燥通便、强筋骨以及防腐、矫味的作用。《本草蒙筌》曰："入盐走肾脏仍仗软坚。"盐制引药入肾经，可增强补肝肾、滋阴降火、疗疝止痛及利尿的功效。

中药盐制传统多用大盐、海盐，现多用精制食盐，可配成为食盐澄清的水溶液。食盐主要含氯化钠及微量氯化镁、氯化钙、氯化钾、碘化钠等。氯化钠是维持人体组织的正常渗透压必不可少的物质。入胃能促进胃液分泌，并能促进蛋白质的吸收，由胃肠吸收入血而走肾脏，使肾脏的泌尿机能旺盛，宣化膀胱，使利尿作用增加。

李时珍曰："盐为百病之主，百病无不用之，服补肾药用盐汤者，咸归肾，引药气入本脏也；补心药用盐炒者，心苦虚以咸补之也；补脾药用盐炒之者，虚则补其母，脾乃心之子也。"同时，历代医药学家也认识到盐的应用禁忌，如宋代寇宗奭指出："病喘嗽人及水肿者，宜全禁之。"李时珍也明确指出："喘嗽、水肿、消渴者，盐为大忌。"一般认为对部分脾肾阳虚和肾阳虚衰的水肿患者，不宜用盐炙中药治疗，因为水肿与钠离子的代谢有关。

（一）炮制方法

1. 盐炙法　将净选的药材或切制后的饮片，加入定量食盐水溶液拌炒的炮制方法，称为盐炙法。

制备食盐水：取定量食盐，加入食盐量 4 ~ 5 倍的开水溶解，至食盐全部溶化，过滤，备用。食盐用量：每 100kg 中药，用食盐 2kg。

①先拌盐水后炒药法：取适量食盐水与中药拌匀，闷润，盐水被吸尽后，用文火炒至一定程度，取出，放凉。

②先炒药后加盐水法：先将中药置锅内，炒至一定程度，再喷淋食盐水，文火炒干，取出，放凉。含黏液质较多的中药一般用此法。如车前子、知母等，因这类中药遇

水容易发黏，盐水不易渗入，炒时又容易粘锅。故需先将药物加热除去部分水分，使中药质地变疏松，再喷洒盐水，以利于盐水渗入。

2. 盐粒拌炒法 以原盐粒为辅料进行拌炒法的一种。将适量的原盐（粗盐粒）置锅内，用文武火加热翻炒至150℃时，将净药材或切制品放入锅内，继续翻炒至药材表面颜色加深，质酥脆，取出，筛去食盐粒，放凉。如盐粒拌炒牛膝。

3. 盐水拌蒸法 用淡盐水与药材或饮片拌匀后闷润至吸收完全，置笼中蒸透，取出干燥。如盐巴戟天。

4. 盐水腌渍法 多用于产地加工。鲜药材用淡盐水盐渍后干燥。如盐附子、盐肉苁蓉。

（二）炮制作用

1. 引药下行 入肾经，增强补益肝肾的作用，故有"盐制走肾"之说。盐炙增强疗效，一般补肾药如杜仲、巴戟天、补骨脂等，经盐炙后能增强补肝肾的作用。小茴香、荔枝核、橘核等，盐炙后可增强疗疝止痛的功效。车前子、泽泻等利水渗湿药，经盐炙后可借助其润下之功，以增强利尿作用。

2. 增强滋阴降火作用 如知母、黄柏等盐炙后，可起协同作用，增强滋阴降火清血热的作用。

3. 矫臭矫味，防腐 产地加工用盐防止药物腐烂。

（三）注意事项

1. 溶化食盐时，加水量视药物的吸水情况而定，一般为食盐用量的4～5倍。

2. 盐炙法火力宜小，采用第二种方法时更应控制火力，若火力过大，加入盐水后，水分迅速蒸发，食盐即黏附在锅上，达不到盐炙目的。

3. 盐炙药物，一般以炒干即可，但也有些药物需炒至规定程度，如杜仲应炒至焦黑色，丝易断为度。

4. 盐炙、盐蒸、盐渍等方法一定要严格控制盐的用量。

杜　仲

【药材来源】本品为杜仲科植物杜仲 *Eucommia ulmoides* oliv. 的干燥树皮。4～6月剥取，刮去粗皮，堆置"发汗"至内皮呈紫褐色，晒干。

【特色炮制】

1. 酥制杜仲 修治，削去粗皮，每十六两用酥一两，蜜三两，和涂火炙，以尽为度，剉细用（宋·《重修政和经史证类备用本草》）。

2. 姜汁制杜仲 凡使，先去上粗皮令净，以生姜汁涂炙令香熟，令无丝为度，或只剉碎以姜汁拌炒，令丝绝亦得（宋·《太平惠民和剂局方》）。

3. 姜蜜制杜仲 三两去粗皮，切碎，用生姜汁一两，同蜜少许一半，炒断丝（明·《奇效良方》）。

【法定炮制】

1. 杜仲 取原药材，刮去粗皮、洗净、润透，切丝或块，干燥。

2. 盐杜仲

（1）取杜仲块，置锅内用武火炒至焦黑色，丝易断，用盐水喷洒，取出，放凉。每100kg 杜仲，用食盐 2kg。

（2）取砂置锅内，加热至一定程度，倒入杜仲块，武火炒至断丝，取出，筛去砂，趁热喷匀盐水，晾干。每100kg 杜仲，用食盐 2kg。

（3）取杜仲块，加食盐水拌匀吸尽后，置锅内，用武火炒至黑色，丝易断时，用水喷洒灭火星，取出，放凉。每100kg 杜仲，用食盐 2kg。

【成品性状】

1. 杜仲 为厚薄不一，10～15mm 的小方块，或呈丝状；外表面淡棕色或灰褐色，有明显的皱纹或纵裂槽纹；内表面黯紫色，光滑；切断面有细密、银白色、富弹性的橡胶丝，质脆；气微，味稍苦。

2. 盐杜仲 形如杜仲块或丝，表面黑褐色，内表面褐色，折断时胶丝弹性较差。味微咸。

【炮制作用】

1. 杜仲 味甘，性温，归肝、肾经。生杜仲偏于益肝舒筋，具有补肝肾、强筋骨、安胎的功效。生杜仲较少应用，一般仅用于浸酒，如治卒腰痛的杜仲酒《外台秘要》。

2. 盐杜仲 经盐炙后引药入肾，直达下焦，温而不燥，增强补肝肾、强筋骨、安胎的作用。常用于肝肾不足，腰膝酸痛，筋骨无力，头晕目眩，妊娠漏血，胎动不安。治肾虚腰痛，起坐不利，膝软乏力，如《中国药典》青娥丸；治肝肾亏虚，胎动不安，如《证治准绳》杜仲丸；治中风筋脉挛急，腰膝无力，如《圣济总录》杜仲饮；治高血压症，如《中国药典》杜仲降压片。

【传承轨迹】南北朝刘宋时代载有酥蜜炙法。梁代有去皮法。宋代有去皮炙、姜汁炙、盐水炒、蜜炙、酒拌炒焦、炒令黑、麸炒等炮制法。也有以"炒断丝"作为火候判断。明代增加了姜蜜炒、糯米同炒、去皮醋炙等法，清代又增加了童便浸焙等法。近代炮制方法以杜仲炭、盐杜仲、砂烫杜仲为主，其中盐杜仲又分为盐水炒、盐砂炒、盐水蒸。

【研究摘要】杜仲含有杜仲胶、木质素及其苷类、环烯醚萜类、酚类及氨基酸等。

杜仲各炮制品浸出物含量以盐炙品最高，盐炙砂烫品次之，生品最低。砂烫品绿原酸含量高于炒盐杜仲；盐炙后，有毒元素铅的含量下降，锌、锰、铁、钙、磷 6 种元素含量均升高。经炮制后松脂醇二葡萄糖苷含量升高，不同炮制品之间含量无明显差异。磷脂总量下降，溶血磷脂酰胆碱和磷脂酸的含量比例增高，而其他磷脂组分则有所降低，提示可能有一些磷脂酰胆碱氧化转变成溶血磷脂酰胆碱，以及部分其他磷脂分解生成磷脂酸。

杜仲盐炙和炒炭后松脂醇二葡萄糖质量分数约分别下降 30%、85%；京尼平、京尼平苷和京尼平苷酸质量分数盐炙后分别降低 25%、40%、40%，炒炭后分别降低 98%、

70%、70%；盐炙和炒炭后绿原酸质量分数分别下降 40%、75%；槲皮素质量分数分别降低 60%、50%。杜仲盐制后总氨基酸和总多糖的含量均有增加，而总黄酮、环烯醚萜和木脂素糖苷类成分的含量降低，有些木脂素苷元含量增加。

生杜仲、盐杜仲炭和砂烫盐杜仲均能使兔、狗血压明显下降，杜仲炭和砂烫品作用强度基本一致，均比生杜仲强；其煎剂比酊剂强；用醇提取后的残渣水煎剂仍有降压作用。杜仲生品、炒炭、砂烫三种制品均可减缓大鼠离体子宫的自发活动，杜仲炭和砂烫品对子宫的作用均比生品强；盐杜仲对中孕小鼠痉挛性收缩的拮抗作用增加，对垂体后叶引起的子宫痉挛性收缩的拮抗作用减弱；杜仲能使多种动物离体子宫自主收缩减弱，并拮抗子宫收缩剂的作用而解痉，盐制品又强于生品，这与中医用杜仲，特别是用盐杜仲治胎动不安相一致，盐制杜仲可明显促进雄性动物的生长发育，增加动物生长峰值期的生长量并使生长期相应缩短。

药代动力学试验表明，杜仲盐炙后有助于促进京尼平苷酸的吸收。

杜仲未去粗皮块的煎出率比去粗皮块低，粗皮占药材的 20% 以上，故杜仲应去粗皮入药，杜仲切制规格对总成分的煎出率大小依次是横丝＞纵丝＞丁＞条＞带粗皮块。传统的炮制要求是断丝而不焦化，用文火比武火好，武火炒断丝表面须呈焦黑色，损耗率大；文火炒至表面深褐色即可断丝，损耗率小。采用烘制、砂烫、煅炭的炮制方法，对成品收率、绿原酸含量、水溶性浸物进行比较实验，结果烘制法炮制工艺以断丝为度，温度达 180 ~ 200℃范围内，可达到炮制要求，缩短了受热时间，减少了药效成分的破坏。

巴戟天

【药材来源】 本品为茜草科植物巴戟天 *Morinda officinalis* How 的干燥根。全年均可采挖，洗净，除去须根，晒至六七成干，轻轻捶扁，晒干。

【特色炮制】

1. 炒巴戟天 取净原药材，照蒸法蒸透，趁热除去木心，切段，干燥后置于热锅内，用文火炒至表面色略深，取出，摊开，放凉，即得（《福建省中药饮片炮制规范》· 2012）。

2. 酒制巴戟天 取除去木心的巴戟天，照酒炙法炒至表面呈黄色或灰黄色。每100kg 巴戟天段，用黄酒 12kg（《河南省中药饮片炮制规范》· 2005）。

【法定炮制】

1. 巴戟天 取原药材，除去杂质，洗净，置蒸笼内蒸透，趁热除去木心或用水润透除去木心，切段，干燥。

2. 盐巴戟 取巴戟段，加盐水拌匀，待盐水被吸尽后，用文火炒干。或取净巴戟，加盐水拌匀，蒸透，趁热除去木心，切段，干燥。每 100kg 巴戟天，用食盐 2kg。

3. 制巴戟 取净甘草捣碎，置锅内，加约甘草 5 倍量的水，煎汤两次，去药渣，取甘草汤加入净巴戟天拌匀，煮透，趁热抽去木心，切段，干燥。每 100kg 巴戟天，用甘草 6kg。

【成品性状】

1. 巴戟天 呈扁圆柱形短段或不规则块。表面灰黄色或暗灰色，具纵纹和横裂纹。切面皮部厚，紫色或淡紫色，中空。气微，味甘而微涩。

2. 盐巴戟天 形如巴戟天，质较软润，味微咸。

3. 制巴戟天 形如巴戟天，表面微黄色，味甜。

【炮制作用】

1. 巴戟天 味甘、辛，性微温，归肾、肝经，具有补肾阳、强筋骨、祛风湿的功效，生品多用于肾虚而兼风湿之证。治风寒腰膝酸痛，如《太平圣惠方》巴戟丸。

2. 盐巴戟 经盐制后引药入肾，温而不燥，补肾助阳作用缓和，多服久服无伤阴之弊。常用于阳痿早泄，尿频或失禁，宫冷不孕，月经不调。治阳痿早泄，子宫虚冷，小便失禁、白浊，以本品配伍益智仁、桑螵蛸、菟丝子等，方见《奇效良方》。

3. 制巴戟 经甘草制后增加甘温补益作用，偏于补肾助阳，强筋骨。用于肾气虚损、胸中短气、腰脚疼痛、筋骨无力。治肾虚骨萎，脾虚气虚，如《张氏医通》金刚丸；治月经不调，少腹冷痛，如《太平惠民和剂局方》巴戟丸。

【传承轨迹】南北朝刘宋时代有枸杞、酒、菊花制法。宋代有酒煮、糯米同炒、酒焙、面炒、盐汤浸等方法。元代有酒炒法。明代增加了酒浸、油炒、火炮、炒制、盐水煮、甘草汤浸、枸杞汤浸、盐水泡、甘草汤炒、甘草汁煮等方法。清代又增加了酒洗、酒浸蒸等多种炮制方法，并有"助阳杞子汁浸蒸，去风湿好酒拌炒，摄精金樱子汁拌炒，理肾气菊花同煮"的记述。近代炮制以酒制、盐制和炒法为主。

【研究摘要】巴戟天含糖类、蒽醌类、环烯醚萜苷类化合物，还含有脂类、有机酸、氨基酸类及微量元素等成分。

巴戟天传统用药要求"去心"，研究结果表明，巴戟天根皮和木心所含化学成分存在一定的差异：巴戟天木心中的总糖和多糖含量不足巴戟肉中的一半。研究发现，巴戟天不同炮制品及其木心中多糖含量高低依次为：制巴戟天＞巴戟肉＞盐巴戟天＞巴戟天木心。

药理研究发现，巴戟天补肾壮阳、补肾健脑作用的主要有效部位是所含的低聚糖和蒽醌类成分。巴戟天中的糖类可以提高果蝇性活力，还能显著提高幼虫羽化率，其低聚糖具有促进细胞免疫、抗抑郁等作用，其蒽醌类成分具有抗致癌促进剂的作用等。

补 骨 脂

【药材来源】本品为豆科植物补骨脂 *Psoralea corylifolia* L. 的干燥成熟果实。秋季果实成熟时采收果序，晒干，搓出果实，除去杂质。

【特色炮制】

1. 炒补骨脂 取净补骨脂，照炒法清炒至微鼓起，迸裂并有香气逸出（《湖北省中药饮片炮制规范》·2009）。

2. 芝麻补骨脂 取补骨脂，与黑芝麻拌炒至香气逸出，继续炒至无爆裂声时，取出，筛去黑芝麻，摊晾。每补骨脂100kg，用黑芝麻50kg（《浙江省中药炮制规范》·2005）。

【法定炮制】

1. 补骨脂 取原药材，除去杂质。

2. 盐补骨脂 取净补骨脂，加盐水拌匀，稍闷，用文火炒至微鼓起，迸裂并有香气时，取出，放凉。每100kg补骨脂，用食盐2kg。

【成品性状】

1. 补骨脂 呈肾形，略扁，长3～5mm，宽2～4mm，厚约1.5mm。表面黑色、黑褐色或灰褐色，具细微网状皱纹。顶端圆钝，有一小突起，凹侧有果梗痕。质硬。果皮薄，与种子不易分离；种子1枚，子叶2，黄白色，有油性。气香，味辛、微苦。

2. 盐补骨脂 形如补骨脂。表面黑色或黑褐色，微鼓起。气微香，味微咸。

【炮制作用】

1. 补骨脂 味辛、苦，性温，归肾、脾经。具有温肾壮阳，除湿止痒的功能。生用辛热而燥，不宜长时间服用，服用稍长则有口干、舌燥、喉痛等伤阴症状。多用于制备酊剂、散剂、注射液等，外用治银屑病、白癜风、扁平疣、斑秃。

2. 盐补骨脂 盐炙后引药入肾，增强温肾助阳、纳气、止泻的作用。用于阳痿遗精，遗尿尿频，腰膝冷痛，肾虚作喘，五更泄泻。治肾气虚冷，小便无度，如《魏氏家藏方》破故纸丸；治阳痿，腰膝冷痛，如《本草纲目》补骨脂丸；治脾肾阳虚，五更泄泻，如《证治准绳》四神丸。

【传承轨迹】补骨脂炮制最早见于南北朝："凡使，性本大燥毒，用酒浸一宿后，漉出，却用东流水浸三日三夜，却蒸，从巳至申，出，日干用。"宋代出现了净制，切制，酒制（炒、浸炒、浸蒸），炒制（单炒），同芝麻、斑蝥、酒浸芝麻炒，盐制（炒）。元代出现焙制（酒浸焙）。明代有酒制（蒸、洗、浸麸炒），炒制，焙制，盐酒浸，芝麻焙，盐制（盐酒炒、盐水浸），盐水炒，盐酒浸蒸，药汁制。清代有酒制（酒炒蒸、炒酒浸蒸），盐制，药汁制（胡麻核桃拌蒸），芪术苓甘、七制骨脂，童便乳制。近代炮制以炒法、盐制和炙法为主。

【研究摘要】补骨脂果实、种子含香豆素类、黄酮类、单萜酚类以及挥发油、皂苷、多糖、类脂等成分。

研究表明，补骨脂盐炙后，其水溶性化学成分发生了质的变化，但其主要成分之一的补骨脂素无质的变化。HPLC指纹图谱研究表明，补骨脂炮制前后其所含化学成分的种类基本没有变化，主要色谱峰含量盐炙法以下降为主。

4种具有抗骨质疏松活性的成分补骨脂素、异补骨脂素、补骨脂甲素、补骨脂乙素的总量，盐炙和微波炙品都较生品降低。

黄　柏

【药材来源】本品为芸香科植物黄皮树 *Phellodendron chinense* Schneid. 的干燥树皮，习称"川黄柏"。剥取树皮后，除去粗皮，晒干。

【特色炮制】

1. 蜜炙黄柏　凡使，用刀削上粗皮了，用生蜜水浸半日，漉出，晒干，用蜜涂，文武火炙，令蜜尽为度。凡修事五两，用蜜三两（宋·《重修政和经史证类备用本草》）。

2. 乳汁制黄柏　乳汁浸一昼夜，晒干，炒褐色（明·《景岳全书》）。

3. 酒黄柏　取黄柏丝或块，用黄酒拌匀，稍闷，用文火炒至表面显棕黄色，取出，放凉。每 100kg 黄柏，用黄酒 10kg（《河南省中药饮片炮制规范》·2005）。

【法定炮制】

1. 生黄柏　取原药材，除去杂质，刮去粗皮，洗净，润透，切丝或块，晒干。

2. 盐黄柏　取黄柏丝或块，用盐水拌匀，稍闷，用文火炒干，取出，放凉。每 100kg 黄柏，用食盐 2kg。

3. 黄柏炭　取黄柏丝或块，置锅内，用武火炒至表面焦黑色，内部深褐色或棕黑色，喷洒少许清水，灭净火星，取出，放凉。

【成品性状】

1. 黄柏　呈丝条状。外表面黄褐色或黄棕色。内表面暗黄色或淡棕色，具纵棱纹。切面纤维性，呈裂片状分层，深黄色。味极苦。

2. 盐黄柏　形如黄柏丝，表面深黄色，偶有焦斑。味极苦，微咸。

3. 黄柏炭　形如黄柏丝，表面焦黑色，内部深褐色或棕黑色。体轻，质脆，易折断。味苦涩。

【炮制作用】

1. 黄柏　味苦，性寒，归肾、膀胱经，具有清热燥湿、火解毒功效。生黄柏苦燥，清热燥湿作用较强。治热毒壅盛，痈疽疔疮，红肿疼痛，以本品配伍黄芩、栀子，如《外台秘要》黄连解毒汤；治湿热痢疾，如《伤寒论》白头翁汤；治伤寒身黄，发热，如《伤寒论》栀子柏皮汤；治疮疡疔毒，如《外台秘要》黄连解毒汤；治烫伤火伤，如《世医得效方》黄柏散。

2. 盐黄柏　经盐炙后可引药入肾，缓和苦燥之性，增强滋肾阴、泻相火、退虚热的作用。治肾阴不足，虚火内扰，骨蒸潮热，遗精梦泄，如《医宗金鉴》知柏地黄丸；治婴童肾经火盛，阴硬不软，如《婴童百问》泄肾丸；治阴虚骨蒸，盗汗，遗精，如《中国药典》大补阴丸。

3. 黄柏炭　经炒炭后，清湿热之中兼具涩性，多用于便血、崩漏下血。治便血、崩漏下血兼有热象者，可配伍他药共用。

【传承轨迹】晋代载有剉。南北朝有蜜炙法。唐代有切、去皮炙、蜜炙、醋渍等法。宋代增加了炒、酒炒、盐水炒、炒炭等法。明代又增加了乳汁炒、童便炒。清代还有煅炭、姜制、附子汁制等炮制法。近代炮制方法以炒焦、炒炭、酒制和盐制为主。

【研究摘要】黄柏中含有生物碱、挥发油、黄酮类化合物等。

黄柏经浸泡切丝后，小檗碱明显损失；酒炒、盐炒、清炒品的小檗碱含量变化不大；黄柏炭经高温处理，小檗碱几乎损失殆尽。因此，中医用黄柏炭治疗崩漏等出血症，而不用于治痢疾。随着炮制温度的增加，其原有的生物碱、小檗碱、黄柏碱含量降低，并会生成新的化学成分小檗红碱，其含量随着温度的升高而增加。随着加热炮制程度加大，黄柏的指纹图谱的变化也加大。采用 RPLC/Q-TOF-MS 技术找出黄柏 21 种化学成分在炮制前后具有显著性差异，其中炮制后新生成的物质有 5 种，质量分数增加的物质有 8 种，减少的有 8 种。

生黄柏及不同炮制品均表现出不同程度的抑菌和抗炎作用，但随炒制温度升高，对急性炎症的抑制作用也下降，当炒制温度达 250℃ 时，抗炎作用已极弱。解热实验表明，生品与炮制品的解热作用较弱且缓慢，盐制对黄柏抗痛风作用无显著性影响。通过比较发现，酒炙品中盐酸小檗碱在大鼠上焦组织分布的相对含量较生品有所增加，盐炙品则体现在下焦脏器中相对含量的增加，进而说明了炮制趋向的作用。

以黄柏中小檗碱含量和浸出物为指标，比较烘制与炒制工艺。结果表明，用烘法和炒法炮制的盐黄柏、酒黄柏小檗碱含量基本无差异；水浸出物含量烘制品略低于炒制品，但无明显差异。小檗碱含量烘制品则仅为炒制品的 1/2；但水浸出物两者无明显差异。

荔 枝 核

【药材来源】本品为无患子科植物荔枝 *Litchi chinensis* Sonn. 干燥成熟种子。夏季采摘成熟果实，除去果皮及肉质假种皮，洗净，晒干。

【特色炮制】

1. 荔枝核炭　以核慢火烧存性为末（宋·《本草衍义》）。

2. 炒荔枝核　取荔枝核饮片，用文火炒至表面呈焦棕色，微具焦斑，并有香气逸出时，取出，摊晾，即得（《黑龙江省中药饮片炮制规范》·2012）。

3. 蒸荔枝核　取荔枝核置蒸笼内蒸透心，取出，晒干（《广西壮族自治区中药饮片炮制规范》·2007）。

【法定炮制】

1. 荔枝核　取原药材，除去杂质洗净，晒干，用时捣碎。

2. 盐荔枝核　取净荔枝核，捣碎，加盐水拌匀，润透，用文火炒干，取出，放凉。每 100kg 荔枝核，用食盐 2kg。

【成品性状】

1. 荔枝核　呈长圆形或卵圆形，略扁，长 1.5 ~ 2.2cm，直径 1 ~ 1.5cm；表面棕红色或紫红色，平滑，有光泽，略有凹陷及细波纹；一端有类圆形黄棕色的种脐，直径约 7mm；质硬，子叶 2，棕黄色；气微，味微甘而苦涩。

2. 盐荔枝核　呈碎块状，断面棕褐色，偶见焦斑，味苦涩而微咸。

【炮制作用】

1. 荔枝核　味甘、微苦，性温，归肝、肾经，具有行气散结、祛寒止痛的功效。治胃脘久痛，肝气郁滞，以本品配伍木香、元胡、川楝子等，如《景岳全书》荔枝散。

2. 盐荔枝核　盐炙后引药入肾，增强疗疝止痛的作用。治寒凝气滞所致的疝痛，睾丸肿痛，如《北京市中医成方集》疝气内消丸；治心腹胃脘久痛，屡触屡发，如《景岳全书》荔香散；治肾大如斗，如《医得效方》荔枝散；治血分刺痛，如《妇人良方》蠲痛散。

【传承轨迹】宋代有慢火烧存性和火炮的方法。元代有炒法。明代有炒黄和煨制等法。清代有烧存性、焙制、煨熟和盐水浸炒等炮制方法。近代炮制方法以盐制、炒制和蒸制为主。

【研究摘要】荔枝核中主要含有黄酮类、甾体类、鞣质、萜类、脂肪油、多糖、氨基酸和色素等多种化学成分，其中黄酮类和皂苷类为主要的活性成分。具有抗糖尿病及其并发症、降血脂、抗炎、抗氧化、抗肿瘤、抗病毒、抗肝损伤和纤维化等多种药理活性。

以荔枝核中总黄酮和总皂苷为考察指标，采用 Box-Behnken 效应面法优化恒温烘制法炮制盐荔枝核的工艺参数，优化的烘制工艺参数为：润药时间 30 分钟，烘制温度 142℃，烘制时间 13 分钟。

车前子

【药材来源】本品为车前科植物车前 *Plantago asiatica* L. 或平车前 *Plantago depressa* Willd. 干燥成熟种子。夏、秋二季种子成熟时采收果穗，晒干，搓出种子，除去杂质。

【特色炮制】

1. 酒车前子　酒拌蒸曝（明·《本草必读》）。

2. 蒸车前子　蒸（金·《儒门事亲》）。

3. 炒车前子　取净车前子置锅内，用文火炒至略有爆裂声，并有香气溢出时，取出，放凉（《河南省中药饮片炮制规范》·2005）。

【法定炮制】

1. 车前子　取原药材，除去杂质，筛去灰屑。

2. 盐车前子　取净车前子置锅内，用文火炒至略有爆裂声时，喷洒盐水，炒干，取出，放凉。每 100kg 车前子，用食盐 2kg。

【成品性状】

1. 车前子　呈椭圆形、不规则长圆形或三角状长圆形，略扁，长约 2mm，宽约 1mm；表面黄棕色至黑褐色，有细皱纹，一面有灰白色凹点状种脐。质硬。气微，味淡，嚼之带黏性。

2. 盐车前子　形如车前子，表面黑褐色。气微香，味微咸。

【炮制作用】

1. 车前子　味甘、性微寒，归肝、肾、肺、小肠经，具有清热利尿、渗湿通淋、明目、祛痰的功效。生车前子长于利水通淋。常用于水肿胀满，热淋涩痛。治湿热阻滞膀胱，小便频数，尿道刺痛，以本品配伍清利湿热的中药同用，如《太平惠民和剂局方》八正散。

2. 盐车前子　盐制后泻热利尿而不伤阴，引药下行。用于肾虚脚肿，眼目昏暗，虚劳梦泄。治眼目昏暗或红肿，配伍菊花、龙胆草、黄芩等清肝药使用。

【传承轨迹】宋代有酒浸、微炒、焙制、酒蒸等炮制方法。明代又增加了米泔水浸和酒煮的方法。清代除沿用宋代方法外，又增加了酒炒、青盐水炒等炮制方法。近代炮制方法以盐制、炒法、酒制为主。

【研究摘要】车前子含多种黄酮类成分，以及车前烯醇酸、琥珀酸、腺嘌呤、胆碱等成分。

车前子炮制后，黄酮类成分无质的变化，但含量有差异，炒车前子含量较高，盐车前子次之，生品较低。盐炙前后的车前素含量未见明显差异。

对小鼠腹泻的抑制作用强弱顺序为炒品＞酒品≥盐品，而生品有加重小鼠腹泻的趋势。

临床试验表明，生车前子比清炒品和盐炙品对慢性功能性便秘更有疗效。

知　母

【药材来源】本品为百合科植物知母 *Anemarrhena asphodeloides* Bge. 干燥根茎。春、秋二季采挖，除去地上部分及须根，洗净、晒干，习称"毛知母"。或除去外皮，晒干。

【特色炮制】

1. 炒知母　取知母，除去杂质，用文火加热，炒至表面老黄色，微具焦斑，出锅，放凉（《甘肃省中药炮制规范》·2009）。

2. 酒知母　取黄酒喷淋知母片内，拌匀，稍润。用文火炒至黄色，取出，晾干。每100kg 知母片，用黄酒 15kg（《吉林省中药饮片炮制规范》·1986）。

【法定炮制】

1. 知母　取原药材，除去毛状物及杂质，洗净，润透，切厚片，干燥。

2. 盐知母　取知母片，置锅内，用文火微炒至变色，喷洒盐水，炒干，取出，放凉。每100kg 知母，用食盐 2kg。

【成品性状】

1. 知母　呈不规则类圆形的厚片，外表皮黄棕色或棕色，可见少量残存的黄棕色叶基纤维和凹陷或突起的点状根痕。切面黄白色至黄色。气微，味微甜、略苦，嚼之带黏性。

2. 盐知母　形如知母片，色黄或微带焦斑。味微咸。

【炮制作用】

1. 知母　味苦、甘，性寒，归肺、胃、肾经，具有清热泻火、生津润燥功效。其苦寒而不燥，上能清肺，中能凉胃，下能泻肾火；既能清实热，又可退虚热。生知母苦寒滑利，长于清热泻火、生津润燥，尤善清肺、胃之火。常用于外感热病、高热烦躁、口渴、脉洪大等肺胃实热之症，以及肺热燥咳、痰黄而稠。治肺火喘咳，胃热壅盛，烦渴汗出，以本品配伍石膏、甘草、粳米，如《伤寒论》白虎汤。

2. 盐知母　盐炙后可引药下行，专入肾经，增强滋阴降火的作用，善清虚热。常用于肝肾阴亏，虚火上炎，骨蒸潮热，盗汗遗精。治肺热咳嗽，咯痰黄稠，咽喉干燥，以本品配伍贝母、杏仁、葶苈子、半夏等，如《济生方》二母汤；治胃热，阴伤口干，配伍生山药、生黄芪、生鸡内金、葛根等，如《医学衷中参西录》玉液汤。

【传承轨迹】宋代有煨制、焙制、炒制、酒炒、酒拌炒黑、盐水炒、盐酒拌炒等方法。元代有酒洗、酒浸等方法。明代增加了蜜水拌炒、入乳汁盐酒炒、童便浸、姜汤浸等炮制方法。清代基本上沿用明代以前的炮制方法。近代炮制方法还有炒、麸炒、蜜炙、酒炒等。

【研究摘要】知母中含有甾体皂苷、双苯吡酮、木脂素、黄酮、多糖、有机酸等。

知母盐炙后，新芒果苷、异芒果苷含量减少，芒果苷含量增加。芒果苷含量高低依次为盐炙品＞炒黄品＞酒炙品＞麸炒品＞生品。另有研究表明，多糖含量盐炙品最高，生品最低，知母经炮制后均有利于多糖的溶出。

知母皮对大肠杆菌和金黄色葡萄球菌的抑制作用强于毛知母和光知母。知母盐制后抑制 α-葡萄糖苷酶作用增强。药理试验表明，知母不同炮制品均有抗炎作用，但酒炙、清炒、盐炙品抗炎作用均不及生品；酒炒知母、清炒知母镇静作用比生品明显增强，而盐炙品增强不明显；在同等剂量时知母盐制品通便作用明显强于生品。

【附注】酒炒的目的是引药入血分和降低寒泄之性；麸炒的目的是缓和寒滑之性，适用于脾虚便溏而肺有燥热者。

泽 泻

【药材来源】本品为泽泻科植物泽泻 Alisma orientalis（Sam.）Juzep. 的干燥块茎。冬季茎叶开始枯萎时采挖，洗净，干燥，除去须根及粗皮。

【特色炮制】

1. 酒泽泻 不计多少，细剉，酒浸一宿，漉出，曝干任用也（宋·《重修政和经史证类备用本草》）；或水洗剉作块，无灰酒湿瓦器盛，盖甑酒湿器上蒸，五次剉焙（宋·《集验背疽方》）。

2. 皂角制泽泻 刮去毛，水洗润切，有酒浸。有皂角水浸切焙用。夏月频晒不生虫（明·《仁术便览》）。

3. 麸炒泽泻 先将锅烧热，撒入麦麸，待冒烟时投入泽泻片，不断翻炒，炒至饮片呈黄色时取出，筛去麦麸，放凉。每100kg泽泻，用麦麸10～15kg（《河南省中药饮片炮制规范》·2005）。

【法定炮制】

1. 生泽泻 取原药材，除去杂质，大小分档，浸泡，润透，切厚片，干燥。

2. 盐泽泻 取泽泻片，喷洒盐水，拌匀，闷润，用文火炒至微黄色，取出，放凉。每100kg泽泻，用食盐2kg。

【成品性状】

1. 泽泻 呈圆形或椭圆形厚片。外表皮淡黄色至淡黄棕色，可见细小突起的须根痕。切面黄白色至淡黄色，粉性，有多数细孔。气微，味微苦。

2. 盐泽泻　形如泽泻片，表面淡黄棕色或黄褐色，偶见焦斑。味微咸。

【炮制作用】

1. 泽泻　味甘，性寒，归肾、膀胱经。具有利小便，清湿热的功效。生泽泻偏于健脾利水渗湿，常用于小便不利、水肿、湿热、黄疸、淋浊、湿热带下及高血脂症。治淋证、水肿、黄疸，以本品配伍茵陈、滑石，如《千金方》治湿热黄疸、面目身黄方。

2. 盐泽泻　盐炙后引药下行，并增强泻热作用，利尿而不伤阴。用于阴虚火旺，水热互结，小便不利，腰痛重者。用小剂量于补方中，可泻肾降浊，并防止补药之滋腻。治寒湿壅阻腰府，络脉被阻，腰部重痛，如《圣济总录》泽泻汤；治脚膝痿软，足跟疼痛，如《小儿药证直诀》六味地黄丸。

【传承轨迹】南北刘宋时代有酒浸。宋代有酒浸后炙、微炒、酒浸后蒸等方法。元代有清蒸法。明代增加了皂角水浸焙、蒸焙、煨制、米泔水浸后蒸、米泔浸后炒等方法。清代又增加了盐水拌、盐水炒焦、酒炒、酒拌、酒拌烘等炮制方法。近代主要炮制方法有盐制、麸炒和蜜麸炒等。

【研究摘要】泽泻含多种四环三萜酮醇衍生物、倍半萜类氧化物，还含胆碱、卵磷脂、氨基酸、糖类等。

泽泻经炮制后，其水溶性煎出物均有不同程度的增加，尤以盐制品最高。

泽泻及其有效成分泽泻醇类化合物有利尿作用，有较强的降血脂与抗动脉粥样硬化作用，能改善冠脉血流量，预防心绞痛，有抗脂肪肝、降血糖、抗炎等作用。泽泻麸炒后能增加大鼠血清胃泌素含量，提高十二指肠 Na^+-K^+-ATP 酶活性以及大鼠离体十二指肠肠管的运动功能。大鼠利尿实验证明，生泽泻、酒泽泻、麸炒泽泻均有一定的利尿作用，而盐泽泻几无利尿作用。

益 智 仁

【药材来源】本品为姜科植物益智 *Alpinia oxyphylla* Miq. 的干燥成熟果实。夏、秋间果实由绿变红时采收，晒干或低温干燥。

【特色炮制】

1. 姜益智仁　水浸出肉，姜汁炒（明·《普济方》）。

2. 炒益智仁　取净益智仁，照清炒法（炮制通则）炒至鼓起。用时捣碎（《河南省中药饮片炮制规范》·2005）。

3. 烫益智仁　取净益智仁，照烫法（炮制通则）用砂炒至鼓起。用时捣碎（《河南省中药饮片炮制规范》·2005）。

【法定炮制】

1. 益智仁　先取河砂置锅内，用武火炒热，再加入净益智仁，炒至外壳呈焦黄色鼓起时，取出，筛去砂，趁热碾破外壳，筛取子仁。

2. 盐益智仁　取净益智仁，加盐水拌匀，稍闷，用文火炒干，取出，放凉。每100kg 益智仁，用食盐 2kg。

【成品性状】

1. 益智仁　为集结成团的种子，呈椭圆形，为 3 瓣，中有隔膜。去壳碾压后多数散成不规则的碎块或单粒种子，种子呈不规则的扁圆形，略有钝棱，直径约 3mm；表面灰褐色或灰黄色，破开面呈乳白色；有特异香气，味辛、微苦。

2. 盐益智仁　呈不规则的扁圆形，略有钝棱，直径约 3mm。外表棕褐至黑褐色，质硬，胚乳白色。有特异香气。味辛、微咸。

【炮制作用】

1. 益智仁　益智仁味辛，性温，归脾、肾经。具有温脾止泻，温肾固精的功能。生益智仁燥性较大，功偏燥湿温脾、摄涎唾。常用于脾胃虚寒，腹痛吐泻，涎唾常流。治脾胃虚寒，心腹痞满，呕吐泄利，如《太平惠民和剂局方》益智散；治脾胃虚寒，不能固摄，如《中药临床应用》摄涎秽方。

2. 盐益智仁　盐炙后辛燥之性减弱，专行下焦，长于温肾，固精，缩尿。常用于肾气虚寒的遗精，遗尿，尿频，白浊，寒疝疼痛。治肾气虚寒致膀胱不约，小便频数或遗尿，既可单用本品与食盐同煎服，又可与山药、乌药等同用，如 1983 年《浙江省药品标准》治小便频数、夜卧遗尿的缩泉丸；治寒凝疝痛，连小腹挛搐，如《济生方》益智仁散。

【传承轨迹】唐代有去壳炒的方法。宋代有炒、取仁盐炒用等法。元代用炒、盐水浸炒等方法。明代有盐炒、米泔制、姜汁炒、青盐酒煮、蜜制、焙制、盐水炒、酒炒和炒黑等多种炮制方法。清代有煨法、盐酒炒等。近代炮制方法有蜜制、盐水拌蒸等。

【研究摘要】益智仁含有挥发油、维生素、氨基酸、脂肪酸及无机元素等。

益智仁生品挥发油中有 68 种成分，盐炙品中有 49 种，两者共有成分 33 种。盐炙益智仁与生品比，新增 2 个色谱峰，7 个色谱峰含量发生变化。

益智仁炮制后挥发油含量明显降低，盐炙可除去喇叭茶醇这一潜在的毒性倍半萜类成分，其提取液对番泻叶所致的小鼠腹泻有明显的对抗作用，对正常小鼠的胃排空和小肠推进有明显的抑制作用，初步证明了抑制胃肠运动为其止泻机制之一。其石油醚提取部位具有缩尿作用，盐炙能增强其作用。益智仁生品和盐炙品对乙酰胆碱引起的膀胱逼尿肌兴奋具有显著的拮抗作用，可降低肌条收缩的平均张力，盐炙品效果优于生品，二者均呈剂量依赖性。

沙苑子

【药材来源】本品为豆科植物扁茎黄芪 *Astragalus complanatus* R.Br. 的干燥成熟种子。秋末冬初果实成熟尚未开裂时采割植株，晒干，打下种子，除去杂质，晒干。

【特色炮制】

1. 乳制沙苑子　马乳浸两宿，隔汤蒸一炷香久，取起焙干（明·《证治准绳》）。

2. 炒沙苑子　取净沙苑子，照清炒法炒至鼓起，色略深（《福建省中药饮片炮制规范》·2012）。

3. 酥制沙苑子　酥炙发香，研作末用（明·《本草乘雅半偈》）。

【法定炮制】

1. 沙苑子 取原药材，除去杂质，洗净晒干。

2. 盐沙苑子 取净沙苑子，加盐水拌匀，稍闷，用文火炒干，取出，放凉。每100kg 沙苑子，用食盐 2kg。

【成品性状】

1. 沙苑子 略呈肾形而稍扁，长 2 ~ 2.5mm，宽 1.5 ~ 2mm，厚约 1mm。表面光滑，褐绿色或灰褐色，边缘一侧微凹处具圆形种脐。质坚硬，不易破碎。子叶 2，淡黄色，胚根弯曲，长约 1mm。无臭，味淡，嚼之有豆腥味。

2. 盐沙苑子 形如沙苑子，表面鼓起，深褐绿色或深灰褐色。气微，味微咸，嚼之有豆腥味。

【炮制作用】

1. 沙苑子 味甘，性温，归肝、肾经。具有温补肝肾、固精缩尿、明目的功效。生品益肝明目力强，多用于肝虚目昏。治肝虚目昏或兼头晕头痛，如《吉林中草药》方，配伍茺蔚子、青葙子，治目暗不明；配伍熟地黄、枸杞子、菊花、菟丝子治头昏目花。

2. 盐沙苑子 盐制后药性更为平和，能平补阴阳。引药入肾，增强补肾固精的作用。多用于肾虚腰痛，梦遗滑精，白浊带下。治肾虚，精关不固，梦遗滑精，腰酸腿软，如《医方集解》金锁固精丸。配伍芡实、莲须、龙骨（酥炙）、牡蛎，主治精滑不禁；又可用于尿频，遗尿。

【传承轨迹】 唐代载慢火略炒。明代沿用的方法除炒制外，新方法有焙制、乳制、酒制、蒸制、酥制等多种辅料炮制方法。清代沙苑子的炮制大致沿用明代，有焙、酒蒸制、酒洗、炒等。清代新增了盐炙的炮制方法。近代炮制方法则主要是炒法和盐炙。

【研究摘要】 沙苑子主要含有氨基酸、多肽、蛋白质、酚类、鞣质、甾醇和三萜类成分以及具有明显生理活性的生物碱、黄酮类成分。

以沙苑子苷含量、水浸出物及总黄酮含量为测定指标，采用正交设计考察闷润时间、蒸制时间、加酒量 3 个因素优选沙苑子酒蒸工艺，最佳炮制工艺为：闷润 1 小时，蒸制 3 小时，加酒量 30%。以水浸出物含量、总黄酮含量为考察指标，采用正交试验法，考察加盐量、闷润时间、烘制温度、烘制时间 4 个因素优化盐烘沙苑子炮制工艺，最佳工艺为用 2% 的盐，闷润 1 小时，在 160℃ 条件下烘 4 小时。采用正交试验对 XCYD-750 自控温旋盖电热炒药机炒炙温度、炒炙时间、投料量进行考察，以总黄酮含量、浸出物为考察指标并对两者进行综合加权评分，确定最佳工业化炮制工艺为用药材量 20% 的盐水闷润 4 小时，炒炙温度 160℃，炒炙时间 30 分钟，投料量 20kg。

菟 丝 子

【药材来源】 本品为旋花科植物南方菟丝子 *Cuscuta australis* R.Br. 或菟丝子 *Cuscuta chinensis* Lam. 的干燥成熟种子。秋季果实成熟时采收植株，晒干，打下种子，除去杂质。

【特色炮制】

酒菟丝子饼　取净菟丝子，加适量水煮至开裂，煮时不断搅拌，待水液吸尽，全部显黏丝稠粥状时，加定量黄酒和白面拌匀，制饼，切约 1cm³ 方块，晒干。每 100kg 菟丝子，用黄酒 10kg、面粉 15kg（《贵州省中药饮片炮制规范》·2005）。

【法定炮制】

1. 菟丝子　取原药材，除去杂质，洗净，干燥。

2. 盐菟丝子　取净菟丝子，文火炒至微黄色，微有爆声，加盐水拌炒至干，并有香气透出时，取出晾凉。每 100kg 菟丝子，用食盐 2kg。

3. 炒菟丝子　取净菟丝子，文火炒至微黄色，微有爆声，并有香气透出时，取出晾凉。

【成品性状】

1. 菟丝子　呈类球形，表面灰棕色或黄棕色，粗糙，质坚实，不易以指甲压碎。气微，味淡。

2. 盐菟丝子　形如菟丝子，表面棕黄色，裂开，略有香气。味微咸。

3. 炒菟丝子　形如菟丝子，表面黄棕色，裂开，气微香，味淡。

【炮制作用】

1. 菟丝子　味辛、甘，性平。归肝、肾、脾经。药性偏温，补阳胜于补阴。具有益肾固精，安胎，养肝明目，止泻的功能。多用于煎剂和酊剂中。

2. 盐菟丝子　不温不寒，平补阴阳。引药归肾，补肾固精安胎作用增强。用于阳痿，滑精，遗尿，带下，胎气不固，消渴。治下元虚弱，阳痿早泄，腰膝酸软，如《证治准绳》五子衍宗丸；治心肾不足，小便频数，或余沥不尽等，以本品配伍白茯苓、石莲子，如茯菟丸。

3. 炒菟丝子　功效与生品相似，但经炒黄后可提高煎出效果，便于粉碎，利于制剂，多入丸散。治肝虚目暗，如《太平惠民和剂局方》驻景丸，即由菟丝子、熟地黄、车前子所组成。

【传承轨迹】晋代有酒渍。南北朝刘宋时代有苦酒、黄精汁浸。唐代亦用酒浸法。宋代增加了盐炒、酒蒸、酒浸炒作饼或酒浸炒等方法。明代除沿用前代各法外，又增加了酒煮、炒法、酒煨作饼和米泔淘洗等法。清代基本沿用前法，并有"补肾气，淡盐水拌炒；暖脾胃，黄精汁煮；暖肌肉，酒拌炒；治泄泻，酒米拌炒"的记述。近代炮制主要有炒黄、盐水炒、酒炒、制饼等。

【研究摘要】菟丝子中主要含黄酮、多糖、生物碱类成分等。

菟丝子经清炒和酒制后多糖含量升高；清炒品、盐炒品的黄酮含量也高于菟丝子生品。对菟丝子生品、清炒品、酒炒品、菟丝饼进行浸出物比较。结果表明，炮制品浸出物较生品均有不同程度的增加，而且易于粉碎。不论用冷浸法或是热浸法，其浸出率大小顺序均是：菟丝饼＞酒炒品＞清炒品＞生品；但在冷浸法中，制饼与酒炒的浸出率相差不大；菟丝子煎煮 90 分钟，其煎出物含量高低顺序是：高压蒸煮法＞清炒法＞生品，并且高压蒸煮品煎出物质较黏，清炒品煎出物质脆，生品煎出物黏性大，干后质坚硬。

菟丝子因质地坚硬，制饼的目的是利于煎出有效成分或入丸散剂时易于粉碎。古人制饼是指捣碎后，在容器中自然形成饼状，若加面制饼，则有失原意。特别是夏秋季节，易于酸败生霉，不仅影响疗效，而且对人体有害。认为较恰当的方法是淘洗干净后的菟丝子用酒浸一夜（淹过药面为度），次日加入适量水，煮至开裂，煮时不断搅拌，待水被吸干后，干燥备用。也可用少许水或酒浸后晾制饼或者用适量水煮爆后，晾干制饼。但用水煮时要控制水量，否则，大部分成分流失。

砂 仁

【药材来源】本品为姜科植物阳春砂 *Amomum villosum* Lour.、绿壳砂 *Amomum villosum* Lour. var. *xanthioides* T.L.Wu et Senjen 或海南砂 *Amomum longiligulare* T. L.Wu 的干燥成熟果实。夏、秋间果实成熟时采收，晒干或低温干燥。

【特色炮制】

1. 姜砂仁　姜汁炒（清·《良朋汇集》）。

2. 熟地制砂仁　熟地汁拌蒸用（清·《得配本草》）。

【法定炮制】

1. 砂仁　取原药材，除去杂质，去壳取子，用时捣碎。

2. 盐砂仁　取净砂仁，加盐水拌匀，稍闷，用文火炒干，取出，放凉。每 100kg 砂仁，用食盐 2kg

【成品性状】

1. 砂仁　阳春砂和绿壳砂呈椭圆形或卵圆形，有不明显的三棱，长 1.5 ~ 2cm，直径 1 ~ 1.5cm；表面棕褐色，密生刺状突起，基部常有果梗痕；果皮薄而软；种子集结成团，具三钝棱，中有白色隔膜，将种子团分成三瓣，种子为不规则的多面体，直径 2 ~ 3mm，表面棕红色或黯褐色；气芳香浓烈，味辛凉微苦。海南砂呈长椭圆形或卵圆形，有明显三棱，长 1.5 ~ 2cm，直径 0.8 ~ 1.2cm；表面被片状、分枝的软刺，基部具果梗痕；果皮厚而软；种子团较小，种子直径 1.5 ~ 2mm；气味稍淡。

2. 盐砂仁　颜色加深，辛香气略减，味微咸。

【炮制作用】

1. 砂仁　味辛，性温，归脾、胃、肾经。生品辛香，偏于芳香化湿，行气和胃。具有化湿开胃，温脾止泻，理气安胎的功能。温中调气，能疏通上中下三焦之气，行气调中力强。临床常用于湿浊中阻，脘痞不饥，脾胃虚寒，呕吐泄泻，妊娠恶阻。治脾胃虚弱、湿滞中阻，如《医方集解》香砂六君子汤；治脾胃虚弱，如《太平惠民和剂局方》参苓白术散；治胸膈噎闷，心腹冷痛，如《太平惠民和剂局方》缩砂丸；治妊娠胃虚气逆，呕吐不食，如《济生方》缩砂散。治腹痛痞胀，胃呆食滞等，如《摄生秘剖》香砂枳术丸。

2. 盐砂仁　经盐制后辛燥之性略减，温而不燥，并能引药下行，增强温中暖肾、理气安胎作用。可用于霍乱转筋，胎动不安。治腹痛泄泻，小便频数，如《济生方》缩砂散。治霍乱，单用砂仁末入食盐泡服《本草述》；亦可与藿香、陈皮等配伍治霍乱转筋，呕吐泻泄；治妊娠胎动不安，如《朱氏集验方》铁罩散。

【传承轨迹】宋代有炒法、火煅存性、焙法。明代增加了煨法和酒炒等法。清代除沿用炒法和制炭外，增加了姜汁拌，姜汁炒，盐水浸炒、熟地黄汁拌蒸、萝卜汁浸透后焙燥等炮制方法。近代炮制方法还有微炒、姜汁炒等。

【研究摘要】砂仁的主要成分为挥发油、黄酮类和无机成分。

采用还原能力测定法、超氧阴离子自由基清除法、羟基自由基清除法、DPPH 自由基清除法和总抗氧化能力评估法对砂仁及其炮制品进行体外抗氧化活性测定和评价，砂仁经盐制、姜制后，抗氧化能力增强；其还原力、总抗氧化性能和 DPPH 自由基清除能力从强到弱依次为：姜砂仁＞盐砂仁＞砂仁干品；超氧阴离子自由基清除能力为：姜砂仁＞砂仁干品＞盐砂仁；羟基自由基清除能力为：姜砂仁＞盐砂仁＞砂仁干品。综合 5 种抗氧化指标结果，姜制砂仁的抗氧化活性最好，盐制砂仁总体上好于未经炮制的干品。

以挥发油含量为指标，以食盐用量、闷润时间、炒制温度和炒制时间为考察因素，采用正交试验法，优选盐炙砂仁的炮制工艺为：食盐用量为 2%，闷润时间为 2 小时，炒制温度为 140℃，炒制时间为 15 分钟。砂仁经过炮制其挥发油的含量顺序为生品＞炒黄＞土炒＞麸炒＞炒焦＞炒炭品。

小 茴 香

【药材来源】本品为伞形科植物茴香 *Foeniculum vulgare* Mill. 干燥成熟果实。秋季果实初熟时采割植株，晒干，打下果实，除去杂质。

【特色炮制】

1. 炒小茴香　取净小茴香，照炒黄法炒至表面深黄色，透出气香（《福建省中药饮片炮制规范》·2012）。

2. 酒小茴香　取净小茴香，照酒炙法炒干。每 100kg 小茴香，用黄酒 10kg（《福建省中药饮片炮制规范》·2012）。

【法定炮制】

1. 小茴香　取原药材，除去杂质及残梗，筛去灰屑。

2. 盐小茴香　取净茴香，加盐水拌匀，稍闷，用文火炒至微黄色，香气逸出时，取出，放凉。每 100kg 小茴香，用食盐 2kg。

【成品性状】

1. 小茴香　为双悬果，呈圆柱形，两端稍尖，有的稍弯曲，长 4～8mm，直径 1.5～2.5mm。表面黄绿色或淡黄色，顶端残留有黄棕色突起的花柱基，有的基部有细小的果梗。分果长椭圆形，背面有 5 条隆起的纵棱线，结合面平坦而较宽，具深沟，中央色深，两边色淡，每分果有种子 1 粒。气香特异，味微甜而辛。

2. 盐小茴香　形如小茴香，微鼓起，色泽加深，偶有焦斑。味微咸。

【炮制作用】

1. 小茴香 味辛，性温，归肝、肾、脾、胃经。具有散寒止痛，理气和胃的功效。生品功偏中焦，长于理气调中，和胃止痛。用于胃寒呕吐，小腹冷痛，脘腹胀痛。治胃寒呕吐食少，呃逆，脘腹胀痛，可与干姜、木香等配用；治脾元冷滑，久泄腹痛，如《博济方》大圣散；治小腹冷癖，如《杂病源流犀烛》茴香丸。

2. 盐小茴香 盐炙后辛散作用稍缓，专行下焦，长于温肾祛寒，疗疝止痛。常用于疝气疼痛，睾丸坠痛，肾虚腰痛。治寒凝气滞，疝气疼痛，如《沈氏尊生书》导气汤；治寒疝疼痛，如《景岳全书》暖肝煎；治睾丸肿胀偏坠，如《张氏医通》香橘散；治下元虚冷，腰膝疼痛，消瘦无力，如《太平圣惠方》茴香子丸。

【传承轨迹】宋代有炒、微炒、炒令香、焙、盐炒、青盐拌、黑牵牛制等炮制方法。元代有盐炒香的方法。明代炮制方法有所增加，主要有盐炒熟、斑蝥制、青盐酒制、巴豆制、火炮、酒浸炒、青盐水拌炒、盐楝肉制、略炒、隔纸焙燥等法。清代除沿用盐制、酒制和炒法外，又增加了生姜制、制炭、麸炒、吴萸制等炮制方法。近代炮制方法以炒法、酒制和盐制为主。

【研究摘要】小茴香含脂肪油、挥发油、甾醇及糖苷、氨基酸等。

小茴香生碎品及各种炮制品水浸出物含量均高于生品，挥发油含量均低于生品。

小茴香炮制后促进小白鼠肠蠕动作用稍有降低；盐炙与四制小茴香都可使小白鼠有细软便流出，而生品却无此作用。另有实验表明，小茴香各炮制品均有促进气管增加分泌物的作用，但四制品效果不甚明显。小茴香各炮制品能明显改善大鼠血瘀模型的血液流变学异常，而蜜制改善效果最好。

有报道提出采用盐水浸润烘干法或微炒法炮制小茴香。

第二节 蜜制法

将净选的药材或切制后的饮片，加入定量炼蜜作为辅料的炮制方法称为蜜制法。汉代《金匮要略》就有蜜煎乌头，晋《肘后方》有蜜煎升麻等。古代文献也有记载将药物涂蜜后，用微火炙干。现行多用蜜水拌炒法，即蜜炙法。

蜂蜜性味甘平，具有甘缓益脾、润肺止咳、矫味等作用。蜂蜜虽言性平，实则生用性偏凉，能清热解毒；熟则性偏温，以补脾气、润肺燥之力胜。蜂蜜有调和药性的作用。"蜜炙甘缓难化增益元阳"，用炼蜜炮制药物，能与药物起协同作用，增强药物疗效或起解毒、缓和药性、矫味矫臭等作用。临床用于补脾益气、止咳平喘的中药宜用蜜制，增强其疗效。性味苦劣的中药常用蜜制，起到矫味作用，患者容易接受。

蜜制法所用蜂蜜都要先加热炼制过，目的是除去蜂蜜中的微生物及酶，以免变质；除去水分，由生变熟。其方法为：将蜂蜜置适宜容器内，加热至徐徐沸腾后，改用文火，保持微沸，并除去泡沫及上浮蜡质，然后用罗筛或纱布滤去死蜂、杂质，再倾入锅内，加热至116～118℃，满锅起鱼眼泡，用手捻之有黏性，两指间尚无长白丝出现时，停止加热，迅速出锅。炼蜜的含水量应控制在10%～13%为宜。加热时注意蜂蜜沸腾外溢或焦化，当蜜液微沸时，及时用勺上下搅动，防止外溢。

（一）炮制方法

1. 蜜炙法

（1）先拌蜜后炒药法 取适量炼蜜开水溶解稀释，再与中药拌匀，闷润，使蜜渗入中药组织内部，文火炒至颜色加深，松散不粘手，取出，放凉，存贮。此法一般药物均可采用。

（2）先炒药后加蜜法 先用文火炒至中药颜色加深时，加入已稀释的蜜液翻炒，拌匀，炒至松散不粘手，取出，放凉，存贮。此法用于质地致密的中药，先将中药炒至质地略变酥脆，蜜容易被吸收时再加蜂蜜。

炼蜜用量视药物而定。质地疏松，纤维多的中药用量大；质地坚实，黏性较大中药用量少。一般100kg中药，用炼蜜25kg。

2. 蜜浸渍烘干法
取适量炼蜜开水溶解稀释，与中药饮片拌匀，浸渍吸收，使蜜渗入中药组织内部，置烘箱或烤箱烘干，饮片表面有蜜样光泽。

（二）炮制目的

1. 增强润肺止咳的作用 如百部、款冬花、枇杷叶等药，蜜炙后增强其润肺止咳的作用，故有"蜜炙甘缓而润肺"之说。

2. 增强补脾益气的作用 如黄芪、甘草等药，蜜炙能起协同作用，增强其补中益气的功效。

3. 缓和药性 如麻黄，发汗作用较猛，蜜炙能缓和其发汗力，并可增强其止咳平喘的功效。

4. 矫味和消除副作用 如马兜铃，其味苦劣，对胃有一定的刺激性。蜜炙能增强其止咳作用，并能矫味，避免呕吐。

（三）注意事项

1. 炼蜜不可过老，一般含水量在20%以上，否则黏性太强，不易与药物拌匀。

2. 蜜炙用文火，以免蜂蜜焦化糊锅。炙的时间可稍长，尽量除去水分，避免药物发霉。

3. 经蜜制后的药物要凉后密闭保存，以免吸潮发黏或发酵变质。

黄 芪

【药材来源】本品为豆科植物蒙古黄芪 *Astragalus memdranaceus*（Fisch.）Bge. var. *mongholicus*（Bge.）Hsiao 或膜荚黄芪 *Astragalus membranaceus*（Fisch.）Bge. 的干燥根。春秋二季采挖，除去须根及根头，晒干。

【特色炮制】

1. 米炒黄芪 取大米置锅内，炒至黄色，加入黄芪饮片，用文火炒至表面棕黄色至黄棕色，取出，晾凉，筛去大米及碎屑，即得。每 100kg 黄芪片，用大米 20kg（《云南省中药饮片标准》·2005）。

2. 盐黄芪 取黄芪片，照盐水炙法（炮制通则）炒干。每 100kg 黄芪片，用食盐 1.8kg（《河南省中药饮片炮制规范》·2005）。

3. 九制黄芪 黄芪一斤，用防风一两，先将防风用水十碗煎数沸，漉去防风之渣，泡黄芪二刻，湿透，以火炒之干，再泡透又炒干，以汁干为度，再用北五味三钱煎汤一大碗又泡，半干半湿复炒之，火焙干得地气然后用之（清·《本草新编》）。

【法定炮制】

1. 黄芪 取原药材，除去杂质，洗净、润透，切薄片，干燥。

2. 炙黄芪 取炼蜜加开水稀释后，加入黄芪片中拌匀，稍闷，置锅内，用文火炒至不粘手，取出，放凉。每 100kg 黄芪，用炼蜜 25kg。

【成品性状】

1. 黄芪 为类圆形或椭圆形的厚片，直径 0.5～2cm，表面黄白色，内层有棕色环纹及放射状纹理，外层有曲折裂隙，中心黄色。周边灰黄色或浅棕褐色，有纵皱。质硬而韧，气微，味微甜，嚼之有豆腥气。

2. 炙黄芪 形如黄芪片，表面深黄色，周边表皮黄褐色，滋润，有光泽，略带黏性，味甜，有蜜糖香气。

【炮制作用】

1. 黄芪 味甘，性温，归肺、脾经。具有固表止汗、利尿、托毒生肌、敛疮收口的功效。生品长于益卫固表，托毒生肌，利尿退肿。常用于表卫不固的自汗或体虚易于感冒，气虚水肿，痈疽不溃或溃久不敛。治体虚多汗，身体虚弱则卫气不足而表虚自汗，常与牡蛎、麻黄根、浮小麦等敛汗药同用，如《太平惠民和剂局方》牡蛎散；治易感风邪、恶风者，与白术、防风等同用，如《丹溪心法》之玉屏风散；治痈疽不溃或溃不收口 体虚痈疽，则脓成日久难溃，或疮成无脓，或溃不收口，因其气虚血亏而无生化促进之力，常与当归、川芎、穿山甲等配伍，如《外科正宗》之透脓散。

2. 炙黄芪 蜜炙后甘温而偏润，长于益气补中。多用于脾肺气虚，食少便溏，气短乏力或兼中气下陷之久泻脱肛、子宫下垂以及气虚不能摄血的便血、崩漏等出血证；也可用于气虚便秘。治脾胃虚弱，与党参或人参合用，如《全国中药成药处方集》黄芪膏和参芪膏；对于气虚无力固摄之倦怠乏力、面色㿠白、吐血、便血、崩漏等，与人参、白术、当归等同用，如《校注妇人良方》归脾汤；治中气下陷诸症，与人参、白术、升麻、柴胡等同用，如《脾胃论》补中益气汤；治脾肺气虚证，与党参、紫菀、茯苓、陈皮等配伍，如《千家妙方》肺脾益气汤。

【传承轨迹】南朝宋时有蒸制。宋代有蜜炙、涂蜜炙、蜜汤拌炒、蜜水浸蒸、盐蒸、盐水洗、盐汤浸、炒制、盐水拌炒、盐水浸火炙、无灰酒浸制或酒煮等炮制方法。元代有盐蜜水涂炙。明代增加了白蜜合好酒煮如糊、酒拌炒、姜汁炙、米泔拌炒、桂汤蒸熟等制法。清代新增盐酒炒，防风和北五味分别煎汤复制，川芎合酒煎制，木通、升麻、丹皮、沙参、玉竹、制附子、五味子、防风、蜜糖等九制黄芪，乳制。近代炮制方法有清炒、米炒、酒炙、盐炙、麸炒后盐汤制等。

【研究摘要】黄芪主要含有黄芪甲苷、磷脂类成分及氨基酸等。

黄芪炮制后黄芪甲苷、黄芪中毛蕊异黄酮和芒柄花素含量均比生品含量低。磷脂成分不稳定，在受热情况下容易氧化分解，黄芪蜜炙后磷脂总量下降，蜜炙黄芪较生黄芪磷脂酸和溶血磷脂酰胆碱的含量增高，而其他磷脂组分则有所下降。黄芪各炮制品均含有 17 种以上的氨基酸，所含氨基酸种类相同，但含量差异很大，而且均以天门冬氨酸、谷氨酸、脯氨酸为主。炭粒廓清实验表明，在提高小白鼠巨噬细胞吞噬能力方面，蜜炙黄芪强于生黄芪，具有显著差异。对 2% 的乙酰苯肼诱导的动物血虚、气虚的药理模型进行研究，蜜炙黄芪的补气作用强于生品。生黄芪和蜜炙品均有恢复受损红细胞的变形能力，而蜜炙黄芪对人体受损伤的保护作用又强于生品。蜜炙后黄芪补气作用的增强可能是由于皂苷成分的脱乙酰化和糖苷的水解所致。

研究表明，炒炙温度对黄芪甲苷有显著影响，炒炙时间和投料量对结果无显著影响。用微波法炮制蜜炙黄芪中黄芪甲苷含量高于炒法蜜炙黄芪，正交实验中的微波火力和加热时间对蜜炙黄芪的效果具显著差异，含蜜量对蜜炙黄芪的影响无显著差异。通过对炒蜜炙黄芪和不同温度的烘蜜炙黄芪药理作用进行比较，烘蜜炙黄芪以 70℃或 80℃ 烘制 24 小时后，与传统炒蜜炙黄芪在 LD_{50}、白细胞计数及分类、血红蛋白含量、免疫器官（脾、胸腺、淋巴结）重量、吞噬指数、炭粒廓清率、尿量增加等方面都有相似的结果，无显著差别，故认为烘烤蜜炙黄芪可以代替炒蜜炙黄芪。

甘 草

【药材来源】本品为豆科植物甘草 *Glycyrrhiza uralensis* Fisch，或胀果甘草 *Glycyrrhiza inflata* Bat. 或光果甘草 *Glycyrrhiza glabra* L. 的干燥根和根茎。春、秋二季采挖，除去须根，晒干。

【特色炮制】

1. 火炙甘草 方书炙甘草皆用长流水蘸湿炙之，至熟刮去赤皮（明·《本草纲目》）。

2. 酒酥制甘草 凡使须去头尾尖处，其头尾吐人，每斤皆三寸剉，劈破作六七片，使瓷器中盛。用酒浸蒸从巳至午出暴干，细剉，使一斤用酥七两涂上，炙酥尽为度（宋·《重修政和经史证类备用本草》）。

3. 胆汁制甘草 猪胆汁浸五宿，漉出炙香（宋·《圣济总录》）。

【法定炮制】

1. 甘草 取原药材，除去杂质，大小分开，浸泡至三四成透，闷润至透，切厚片，干燥。

2. 炙甘草 取炼蜜加适量开水稀释后，加入甘草片中拌匀，文火炒至不粘手，取出，放凉。每 100kg 甘草片，用炼蜜 25kg。

【成品性状】

1. 甘草 为类圆形或椭圆形厚片，或斜片。表面黄白色，略显纤维性，中间有一较明显的棕色形成层环纹及放射状纹理，有裂隙，传统称为"菊花心"。周边棕红色、棕色或灰棕色，粗糙，具纵皱纹。质坚，有粉性。气微，味甜而特殊。甘草梢为类圆柱形小段，表面、断面、质地、气味均同甘草片。

2. 炙甘草　呈类圆形或椭圆形切片。外表皮红棕色或灰棕色，微有光泽。切面黄色至深黄色，形成层环明显，射线放射状。略有黏性。具焦香气，味甜。

【炮制作用】

1. 甘草　味甘，性平，归心、肺、胃经。具有补脾益气、清热解毒、祛痰止咳、缓急止痛、调和诸药的功效。生品味甘偏凉，长于泻火解毒，化痰止咳。多用于痰热咳嗽，咽喉肿痛，痈疽疮毒，食物中毒及药物中毒。治咽喉肿痛，与桔梗同用，如《伤寒论》桔梗汤；治肺热咳血，与鼠粘根、桔梗同用，如《沈氏尊生书》甘草鼠粘汤；治痈疽肿毒，与金银花、野菊花、蒲公英等同用，亦可单用熬膏应用，如《普济方》国老膏。

2. 炙甘草　蜜炙后甘温，以补脾和胃、益气复脉力胜。常用于脾胃虚弱，心气不足，脘腹疼痛，筋脉挛急，脉结代。治脾虚泄泻，常与人参、白术、茯苓同用，如《太平惠民和剂局方》四君子汤；治心悸脉代，常与人参、桂枝、生地黄等同用，如《伤寒论》炙甘草汤；治拘挛疼痛，与白芍同用，如《伤寒论》芍药甘草汤；治心下痞满，与黄连、干姜、半夏等同用，如《伤寒论》甘草泻心汤。

【传承轨迹】汉代有炙焦为末、微炒的方法。南北朝刘宋时代有"火炮令内外赤黄"及用酒浸蒸后炙酥尽为度的方法。唐代有炙制、蜜煎法。宋代增加了炒存性、纸裹醋浸煨、淡浆水炙、盐水浸炙、猪胆汁浸炙、油浸炙、爁制、炮、黄泥裹煨等方法。明、清时代又增加了炮后麸炒、蜜炙、酥制、涂麻油炙、姜汁炒、酒炒、长流水浸透炭火炙、粳米拌炒等炮制方法。近代炮制以炙甘草为主。

【研究摘要】甘草主要含有黄酮类化合物甘草酸、甘草苷等。

不同加蜜量的炙甘草若扣除加蜜量，甘草酸含量无明显变化；不扣除加蜜量，甘草酸含量减少 20% 左右，而甘草苷的含量无变化。甘草酸的含量与炮制过程中温度有关，炮制时温度越高，甘草酸含量下降越多。

甘草、炙甘草等饮片的提取物对脾虚小鼠有不同程度的改善作用，炙甘草作用最显著，甘草蜜炙后确能提高其补脾功效，生甘草单纯加热、加入熟蜜或两个因素单纯加合并不能等同于炙甘草。甘草炮制后免疫功能改善作用强于生品，而镇咳及祛痰作用有所降低。在提高小白鼠巨噬细胞吞噬能力、胸腺指数、爬杆时间、延长负重游泳时间方面，炙甘草的作用明显强于生甘草，同时可见醇提取液的药效学作用优于水提取液，甘草炮制前后主治功能有所改变，经蜜炙后可增强补益功能。此外，炙甘草提取液有良好的抗乌头碱诱发的家兔心律失常作用，能增强蟾蜍离体心脏心肌的收缩力，炙甘草在对抗氯化钡诱发大白鼠心律失常方面优于生甘草。用生甘草水煎液、炙甘草水煎液、生甘草水煎液加蜂蜜分别给小白鼠灌胃，测定其痛阈（热板法和扭体法）。结果表明，炙甘草止痛作用非常显著，但不是甘草和蜂蜜的累加作用，而是炮制后发生了某些变化，使作用明显加强。

甘草切片前软化，若用水浸泡透心时间过长，甘草酸和水浸出物的损失可达 50%

或 50% 以上，若用浸润法软化，则甘草酸和水浸出物损失很小，故甘草切片前软化应少泡多润。蜜炙工艺中，蜜水的比例和炒炙温度对甘草的外观性状及甘草酸和甘草苷含量有显著性影响。烘法与炒法炮制的蜜炙甘草的甘草酸含量没有明显的差异，在同等剂量下，两者有相同的促肾上腺皮质激素样作用和拮抗地塞米松对下丘脑－垂体－肾上腺皮质轴的抑制作用，烘制蜜甘草的急性毒性低于炒制蜜甘草的毒性，故认为近代化大生产可用烘法代替手工炒法，有利于统一工艺标准。

紫　菀

【药材来源】本品为菊科植物紫菀 *Aster tataricus* L.f. 的干燥根及根茎。春、秋二季采挖，除去有节的根茎（习称"母根"）和泥沙，编成辫状晒干，或直接晒干。

【特色炮制】

1. 炒紫菀　凡使，先须净洗去土，微炒过，方入药用（宋·《太平惠民和剂局方》）。

2. 醋紫菀　去芦头，醋炒（明·《医学纲目》）。

3. 蒸紫菀　将紫菀置蒸具内，蒸 1 小时，取出，干燥（《上海市中药饮片炮制规范》·2008）。

【法定炮制】

1. 紫菀　取原药材，除去残茎及杂质，洗净，稍润，切厚片或段，干燥。

2. 蜜紫菀　取炼蜜加适量开水稀释后，加入紫菀中拌匀，闷润，文火加热，炒至不粘手，取出，放凉。每 100kg 紫菀，用炼蜜 25kg。

【成品性状】

1. 紫菀　为不规则的厚片或小段，表面灰白色，中部有黄白色的筋脉，周边紫红色或灰红色，有纵皱纹；质柔韧；气微香，味甜，微苦。

2. 蜜紫菀　本品形如紫菀片（段），表面棕褐色或紫棕色。有蜜香气，味甜。

【炮制作用】

1. 紫菀　具有润肺下气，消痰止咳的功能。生品以散寒、降气化痰力胜，能泻肺气之壅滞。多用于风寒咳嗽，痰饮喘咳，小便癃闭。治风寒咳嗽，常与百部、白前、荆芥等同用，如《医学心悟》止嗽散；治寒饮咳嗽，常与麻黄、细辛、射干等同用，如《金匮要略》射干麻黄汤；治小便癃闭，常与车前子、木通、泽泻等同用，如《千金方》治妇人小便卒不得出方。

2. 蜜紫菀　蜜炙后转泻为润，以润肺止咳力胜，多用于肺虚久咳或肺虚咳血。治虚劳久咳，常与百合、贝母、天门冬等同用，如《太平圣惠方》紫菀散；治肺痈咳血，常与阿胶、知母、人参等同用，如《济生拔萃》紫菀汤；治咳呛哮喘，与细辛、麻黄、杏仁等同用，如《张氏医通》冷哮丸。

【传承轨迹】南朝宋有蜜浸火焙用。唐代有炙制。宋代有焙制、微炒。明代有蜜水炒制；去芦头，醋炒；童便洗，姜汁制；酒洗等炮制方法。清代新增蒸用；饭上蒸一次再炒。近代炮制方法还有炒黄、蒸制、麸炒等。

【研究摘要】紫菀主要含有无羁萜，表无羁萜醇，紫菀酮，紫菀皂苷 A、B、C、D、

E、F、G，紫菀五肽，植物甾醇葡萄糖苷及挥发油等。

测定生紫菀、蒸紫菀、炒紫菀、蜜紫菀、醋紫菀、酒紫菀 6 种炮制品中紫菀酮含量，以蜜紫菀中紫菀酮含量为最高，可能是蜜炙紫菀祛痰作用较好的原因之一。此 6 种炮制品均能增加小鼠气管酚红的排泌量，增加大鼠气管排痰量，以蜜紫菀祛痰作用最佳，且呈一定的量效关系。紫菀对浓氨水喷雾法和二氧化硫刺激法所致咳嗽有止咳作用，经蜜炙后其止咳作用更强。

桑白皮

【药材来源】本品为桑科植物桑 *Morus alba* L. 的干燥根皮。主产于安徽、河南、浙江等地。秋末叶落时至次春发芽前采挖根部，刮去黄棕色粗皮，纵向剖开，剥取根皮，晒干。

【特色炮制】

1. 炒桑白皮　取桑白皮，炒至表面微黄色，微具焦斑时，取出，摊晾（《浙江省中药炮制规范》·2005）。

2. 酒桑白皮　刮去红皮，切碎用酒炒微黄色为度（明·《医宗粹言》）。

【法定炮制】

1. 桑白皮　取原药材，除去杂质，洗净，稍润，切丝，干燥。

2. 蜜桑白皮　取炼蜜加适量开水稀释后，加入净桑白皮丝中拌匀，闷润，置锅内，用文火炒至不粘手，取出，放凉。每 100kg 桑白皮，用炼蜜 30kg。

【成品性状】

1. 桑白皮　呈长短不一的丝条状，宽 3～5mm；外表面类白色或淡黄白色，较平坦；内表面黄白色或灰黄色，有细纵纹；切断面纤维性，体轻；质韧；气微，味微甜。

2. 蜜桑白皮　呈不规则的丝条状，表面深黄色或棕黄色，略具光泽，滋润，纤维性强，易纵向撕裂。气微，味甜。

【炮制作用】

1. 桑白皮　味辛、苦，性温，归肺经，生品以散寒、降气化痰力胜，能泻肺气之壅滞。多用于风寒咳嗽，痰饮喘咳。治热嗽痰浓，常与半夏、杏仁、大黄等同用，如《普济方》清肺饮子；治水饮喘咳，常与麻黄、细辛、桂枝等同用，如《本草汇言》桑白皮汤；治诸水肿病，常与生姜皮、茯苓皮、大腹皮等同用，如《中藏经》五皮饮；治坠跌扭伤，常与密陀僧、乌贼骨、黄丹研粉外敷，如《沈氏尊生书》桑白皮散。

2. 蜜桑白皮　蜜炙后寒泻之性缓和，并可增强降气止咳、平喘的作用，偏于润肺止咳，多用于肺虚喘咳，并常与补气药或养阴药合用。治肺热喘咳，常与地骨皮、甘草、粳米同用，如《小儿药证直诀》泻白散；治咳嗽吐血，常与茜草、白茅根、黄芩等同用，清肺止血。治阴虚咳喘，常与沙参、麦冬、天冬等同用，滋阴润肺，止咳平喘。

【传承轨迹】汉代有烧灰存性。南北朝有焙法。唐代有炙令黄黑。宋代有微炙、炒、蜜炙、豆腐制、豆煮等法。明代还有酒炒、麸炒、蜜蒸等法。近代炮制方法还有炒制、焙制等。

【研究摘要】桑白皮主要含有黄酮类成分、桑色呋喃、伞形花内酯、东莨菪素、桑糖朊及具降血压作用的乙酰胆碱类似物成分。

不去除粗皮的桑白皮中东莨菪内酯的含量比去除粗皮的含量高，说明粗皮中也含有有效成分。桑白皮蜜炙后东莨菪内酯质量分数均略有增加。

实验结果表明，蜜炙桑白皮对组胺所引起的豚鼠离体气管条收缩有明显的解痉作用，对组胺所引起的气道痉挛也有明显保护作用，作用强度与炮制前相当；在镇咳、利尿实验中，蜜炙后的桑白皮利尿作用减弱，而镇咳作用增强。

以桑白皮总黄酮含量为指标，采用正交法优化微波光波法炮制蜜桑白皮的工艺，发现影响因素的大小依次为：加热时间＞润蜜时间＞微波大小，其中加热时间的影响具有统计学意义。

百　部

【药材来源】本品为百部科植物直立百部 *Stemona sessilifolia*（Miq.）Miq.、蔓生百部 *Stemona japonica*（Bl.）Miq. 或对叶百部 *Stemona tuberosa* Lour. 的干燥块根。春、秋二季采挖，除去须根，洗净，置沸水中略烫或蒸至无白心，取出，晒干。

【特色炮制】

1. 蒸百部　将百部置蒸具内，上气后蒸 1 小时，取出，干燥，筛去灰屑（《上海市中药饮片炮制规范》·2008）。

2. 炒百部　取百部，炒至表面微具焦斑时，取出，摊晾（《浙江省中药炮制规范》·2005）。

【法定炮制】

1. 百部　取原药材，除去杂质，洗净，润透，切厚片，干燥。

2. 蜜百部　取炼蜜加适量开水稀释后，加入净百部片拌匀，闷透，置锅内，用文火炒至不粘手，取出，放凉。每 100kg 百部，用炼蜜 12.5kg。

【成品性状】

1. 百部　为不规则厚片，或不规则条形斜片；表面黄白色或棕黄色，有深纵皱纹，周边黄白色或淡黄棕色；切面平坦，角质样，有光泽，中央圆形，中柱扁缩；质柔润；气微，味甘、苦。

2. 蜜百部　形同百部片，表面棕黄色或褐棕色，略带焦斑，稍有黏性。味甜。

【炮制作用】

1. 百部　味甘、苦，性微温，归肺经，生品长于止咳化痰、灭虱杀虫。可用于外感咳嗽、疥癣、灭头虱、驱蛲虫。本品对胃有一定刺激性，内服用量不宜过大。外用于头虱、体虱、蛲虫病、阴痒症。治蛲虫，与槟榔共研末，油调敷肛门周围能杀死蛲虫。治虱症，用酒精提取液，外搽患部，可治头虱、体虱、阴虱等症。治疥癣，常与白鲜皮、黄柏、雄黄等同用，调匀为膏，外敷摊贴用，如《疡医大全》百部膏。

2. 蜜百部　蜜炙后，润肺止咳力强，多用于阴虚劳咳。治肺痨咳嗽，常与沙参、地骨皮、百合等同用，如《本草汇言》百部汤；治小儿顿咳，常与麻黄、杏仁等同用，如

《小儿药证直诀》百部丸；治百日咳，常与紫菀、川贝母、白前等同用，能增强润肺止咳作用。

【传承轨迹】南北朝刘宋时代有酒浸的方法。唐代有制汁用、熬制法。宋代增加了炒制、炙制、焙制等方法。明、清时代又增加了酒浸炒、酒洗炒、酒洗、蒸后再炒、蒸焙等炮制方法。近代炮制方法以甘草制、炒法、蜜炙、蒸和酒制为主。

【研究摘要】百部主要含有生物碱等。

百部中含有的生物碱性质不稳定，经蜜炙后生物碱含量均有所下降。不同炮制方法对生物碱含量的影响也不同。炒或烘法炮制的蜜炙百部，其成品色泽、黏度、得率均相似，符合传统标准，故也认为烘法可代替炒法炮制。

白 前

【药材来源】本品为萝摩科植物柳叶白前 *Cynanchum stauntonii* (Decne.) Schltr.ex Levl. 或芫花叶白前 *Cynanchum glaucescens* (Decne.) Hand.–Mazz. 的干燥根茎及根。秋季采挖，洗净，晒干。

【特色炮制】

1. 甘草制白前　先用甘草水浸一伏时后，漉出，去头须了，焙干（宋·《重修政和经史证类备用本草》）。

2. 炒白前　取净白前，置炒制容器内，用中火加热，炒至颜色加深或棕褐色，取出，放凉，筛去碎屑（《广东省中药饮片炮制规范》· 2010 ）。

【法定炮制】

1. 白前　取原药材，除去杂质，洗净，润透，切段，干燥。

2. 蜜白前　取炼蜜加适量开水稀释后，加入白前段拌匀，闷润，置锅内，用文火加炒至不粘手，取出，放凉。每 100kg 白前，用炼蜜 25kg。

【成品性状】

1. 白前　柳叶白前为细圆形小段，表面黄棕色或淡黄色，切面灰黄色或灰白色，中空；质脆易断；气微，味微甘。芫花叶白前为细圆形小段，表面灰绿色或淡黄色，质较硬；气微弱，味微甜。

2. 蜜白前　表面深黄色，微有光泽，略带黏性，味甜。

【炮制作用】

1. 白前　味辛、苦，性微温，归肺经，具有降气、消痰、止咳的功效。生品长于解表理肺，降气化痰。但生用对于胃有一定刺激性，脾胃虚弱者服后可致恶心、呕吐。治风寒咳嗽，常与桔梗、荆芥、百部等同用，如《医学心悟》止嗽散；治久咳上气，常与紫菀、半夏、大戟等同用，如《千金方》白前汤。

2. 蜜白前　蜜炙缓和对胃的刺激性，增强温润之性、润肺降气、化痰止咳作用。治肺虚寒咳，常与款冬花、紫菀、黄芪等同用；治肺燥咳嗽，常与麦冬、桑白皮、生地黄等同用，如《外台秘要》白前汤。

【传承轨迹】南北朝刘宋时代有甘草水浸后焙干的方法。此法一直沿用至清代。

明、清时代又增加了焙制、汤泡去须焙、饭上蒸后炒的炮制方法。近代炮制方法以炒焦和蜜炙为主。

【研究摘要】白前主要含有挥发油、生物碱、脂肪酸、类黄酮、多糖、类固醇、萜类化合物等化学成分。

采用顶空固相微萃取法结合气质联用技术对白前及其炮制品挥发性成分进行分析鉴定，用峰面积归一化法计算各成分的相对百分含量。结果分别从白前和其蜜炙品挥发性成分中分离鉴定出 38 个，43 个成分，分别占总挥发性成分的 88.39%、84.76%。两者共有成分有 12 个，分别占总挥发性成分总量的 16.24%、25.59%。生品中含量最高的是桉油精（20.64%）；蜜炙品中含量最高的是戊酮酸乙酯（8.22%）。

款冬花

【药材来源】本品为菊科植物款冬 *Tussilago farfara* L. 的干燥花蕾。12 月或地冻前尚未出土时采集，除去花梗及泥沙，阴干。

【特色炮制】

1. 款冬花叶制款冬花　须取微见花者，如已芬芳，则无气力，拣去向里裹花蕊壳，并向里实如粟零壳及枝叶，以甘草水浸一宿，却取款冬叶相拌蒸一夜，晒干，去叶用（明·《本草乘雅半偈》）。

2. 甘草制款冬花　去向外裹花零壳、甘草汤浸一宿，待干，揉碎才煎（明·《本草蒙筌》）。

【法定炮制】

1. 款冬花　取原药材，除去杂质及残梗，筛去灰屑。

2. 蜜款冬花　取炼蜜加适量开水稀释后，加入款冬花中拌匀，闷透，置锅内，用文火炒至不粘手，取出，放凉。每 100kg 款冬花，用炼蜜 25kg。

【成品性状】

1. 款冬花　呈长圆棒形，单生或 2～3 个基部连生，长 1～2.5cm，直径 0.5～1cm，上端较粗，下端渐细或带有短梗，外面被有多数鱼鳞状苞片；苞片外表面紫红色或淡红色，内表面密被白色絮状茸毛；体轻，撕开后可见白色茸毛；气香，味微苦而辛。

2. 蜜款冬花　形如款冬花，表面棕黄色或棕褐色，稍带黏性。具蜜香气，味微甜。

【炮制作用】

1. 款冬花　味辛、微苦，性温，归肺经，生品长于散寒止咳，多用于风寒久咳或痰饮燥咳。治肺痈咳嗽，常与甘草、桔梗、薏苡仁同用，如《疮疡经验全书》款冬花汤；治咳喘痰稀，常与杏仁、半夏、五味子等同用，如《普济方》肺寒汤；治暴发咳嗽，常与杏仁、贝母、五味子等同用，如《圣济总录》款冬花汤。

2. 蜜款冬花　蜜炙后药性温润，增强润肺止咳的功效。多用于肺虚久咳或阴虚燥咳。治肺痨咳血，常与百合、麦冬、川贝母同用，如《济生方》百花丸；治喘咳上气，常与人参、杏仁、桂心等同用，如《普济方》款冬花丸。

【传承轨迹】南北朝刘宋时代有甘草水浸后再用款冬花叶制的方法。宋代有炒法和焙法。明代还有甘草水浸和蜜水炒的炮制方法。清代基本沿用前代的方法。近代炮制方法还有炒法、焙法、甘草水浸等。

【研究摘要】款冬花主要含有款冬二醇等甾醇类、芸香苷、金丝桃苷、鞣质、挥发油。

款冬花蜜炙后款冬酮、总生物碱含量升高。

款冬花镇咳成分极性较大，易溶于水和乙醇；祛痰成分极性较小，脂溶性较大。

对生款冬花和蜜款冬花的药理作用进行比较，结果表明，生品升高血压，蜜炙后镇咳，生品醚提物升压作用最强，蜜炙后醚提取物升压作用减弱。

枇杷叶

【药材来源】本品为蔷薇科枇杷 *Eriobotrya japonica*（Thunb.）Lindl. 的干燥叶。全年均可采收，晒至七八成干，扎成小把，再晒。

【特色炮制】

1. 蒸切枇杷叶　取原药材，蒸半小时后，再刷净毛，切丝晒干（《中药炮制经验集成》·1974）。

2. 甘草、酥制枇杷叶　凡使，采得后秤，湿者一叶重一两，干者三叶重一两者，是气足，堪用，使粗布拭上毛令尽，用甘草汤洗一遍，却用绵再拭令干。每一两以酥一分炙之，酥尽为度（宋·《重修政和经史证类备用本草》）。

3. 枣汁制枇杷叶　净刷去毛涂枣汁炙香熟（宋·《圣济总录》）。

【法定炮制】

1. 枇杷叶　取原药材，除去杂质、梗枝及绒毛，喷淋清水，润软，切丝，干燥。

2. 蜜枇杷叶　取炼蜜加适量开水稀释后，加入枇杷叶丝中拌匀，闷润，置锅内，文火炒至不粘手时，取出，放凉。枇杷叶每 100kg，用炼蜜 20kg。

【成品性状】

1. 枇杷叶　呈丝条状。表面灰绿色、黄棕色或红棕色，较光滑。下表面可见绒毛，主脉突出。革质而脆。气微，味微苦。

2. 蜜枇杷叶　形如枇杷叶丝，表面黄棕色或红棕色，微显光泽，略带黏性。具蜜香气，味微甜。

【炮制作用】

1. 枇杷叶　长于清肺止咳，降逆止呕。多用于肺热咳嗽，胃热呕哕或口渴。治热咳喘，常与栀子、桑白皮、沙参等同用，如《医宗金鉴》枇杷清肺饮；治呕吐呃逆，常与半夏、白茅根、生姜等同用，如《普济本事方》枇杷叶饮；治口渴引饮，常与白茅根、麦门冬、木瓜等同用，如《太平惠民和剂局方》枇杷叶散。

2. 蜜枇杷叶　蜜炙后能增强润肺止咳的作用，多用于肺燥咳嗽。治肺燥咳嗽，常与麦门冬、杏仁、阿胶等同用，如《医门法律》清燥救肺汤；治肺虚咳嗽，常与五味子、人参、沙参等同用，能滋肺平喘。

【传承轨迹】晋代载有去毛炙法，以后历代文献都有类似记载。南北朝刘宋时代有甘草汤洗后酥炙法。唐代有蜜炙法。宋代还有枣汁炙法、姜炙法。明清时代基本沿用前法。近代炮制方法还有焙制、姜制和炒制等。

【研究摘要】枇杷叶主要含有皂苷、挥发油和黄酮类成分。

历代本草书籍均认为枇杷叶必须去毛，若去毛不尽，能令人咳。研究表明，枇杷叶的绒毛与叶的化学成分基本相同，绒毛中不含有能致咳或产生其他副作用的特异化学成分，只是叶中皂苷的含量明显高于绒毛中的含量。所以古代本草书籍所谓"去毛不净，射入肺令咳不已"，主要是由于绒毛从呼吸道直接吸入刺激咽喉黏膜而引起咳嗽。但由于在煎煮过程中，绒毛并不易脱落，且在单位体积煎液中，未刷毛的比刷毛的绒毛只略多一点，只要加强过滤，两者绒毛皆能完全除净，因此，枇杷叶作为制膏原料可以不刷毛，只需加强过滤即可。若作细粉原料及汤剂配方，则仍需刷净绒毛，以免直接刺激咽喉而引起咳嗽。

枇杷叶经蜜炙、姜汤煮、姜汁炒等不同方法炮制后，熊果酸含量均有不同程度的提高，其中蜜炙含量仅次于姜汤煮制，升高的原因可能与存在于枇杷叶中的结合型的熊果酸分解或者是其他成分经炮制后转化为熊果酸有关，而熊果酸有很强的抗炎和止咳作用，因此认为临床使用蜜炙枇杷叶有一定科学道理。

麻　黄

【药材来源】本品为麻黄科植物草麻黄 *Ephedra sinica* stapf、中麻黄 *Ephedra intermedia* Schrenk et C.A.Mey. 或木贼麻黄 *Ephedra equisetina* Bge. 的干燥草质茎。秋季采割绿色的草质茎，晒干。

【特色炮制】

醋麻黄　去节，先滚醋汤略浸，片时捞起，以备后用（明·《仁术便览》）。

【法定炮制】

1. 麻黄　取原药材，除去木质茎、残根及杂质，洗净，稍润，切段，干燥。

2. 蜜麻黄　取炼蜜加开水稀释后，加入麻黄段中拌匀，闷透，置于锅内，用文火炒至不粘手，取出，放凉。每100kg麻黄，用炼蜜20kg。

【成品性状】

1. 麻黄　为细圆柱形小段，长10～20mm，直径1～2mm，表面黄绿色，有细纵脊线，手感粗糙，节上有细小鳞片2～3个，质脆，断面中心显红黄色，粉性，气微香，味涩，微苦。

2. 蜜麻黄　形如麻黄段，表面黄色至深黄绿色，略滋润，微显光泽，有蜜糖香气，味微甜。

【炮制作用】

1. 麻黄　味辛、微苦，性温，归肺、膀胱经，具有发汗解表、宣肺平喘、利水消肿的功效。生麻黄发汗解表、利水消肿力强。多用于表寒实证和风水浮肿。但过汗有伤阴亡阳之虑，对体虚患者不宜。治表实无汗，常与桂枝、杏仁、甘草同用，如《伤寒论》

麻黄汤；治风水浮肿，常与石膏、生姜、甘草等同用，如《金匮要略》越婢汤；治湿热黄疸，常与石膏、茵陈、葛根等同用，如《外台秘要》五味汤；治风湿身痛，常与薏苡仁、杏仁、甘草等同用，如《金匮要略》麻黄杏仁薏苡甘草汤；治阴疽痰核，常与白芥子、熟地黄、当归等同用，如《外科全生集》阳和汤。

2. 蜜麻黄 蜜炙后性温偏润，辛散发汗作用缓和，以宣肺平喘力胜。多用于表证较轻，而肺气壅闭，咳嗽气喘较重的患者。如用于咳嗽较甚，痰多胸满；或用于痰喘不得卧，痰多清稀。治风寒咳喘，常与杏仁、甘草等同用，如《太平惠民和剂局方》三拗汤；治痰饮咳喘，常与细辛、干姜、半夏等同用，如《伤寒论》小青龙汤；治痰热喘咳，常与石膏、杏仁、甘草同用，如《伤寒论》麻杏石甘汤。

【传承轨迹】 汉代有去节、碎剉和煮数沸等炮制方法。宋代增加了杵末、酒煎、清炒、沸汤泡、蜜炙等法。元代又有炒黄、烧炭。明代增有炒焦和姜汁浸制、炒黑、沸醋汤浸、酒蜜拌炒焦法等。清代有酒洗、酒煮。近代炮制方法还有麻黄绒、蜜麻黄绒、炒麻黄、生姜甘草复制麻黄等。

【研究摘要】 麻黄主要含有麻黄碱、挥发油等成分。

不同麻黄茎中草质茎生物碱含量最高，木质茎最低，前者为后者的 35 倍以上，过渡茎含量也甚低，约为草质茎的 1/9。从薄层层析结果看，草质茎至少有 5 种生物碱斑点，过渡茎有 2 种生物碱斑点，木质茎不含麻黄碱，仅含少量其他生物碱。故传统炮制要求除去木质茎。麻黄茎中所含的多种麻黄型生物碱主要在节间，尤其是髓部含量最高，节所含生物碱类型与节间相同，含量仅为节间的 1/3，但节的伪麻黄碱含量比节间高；麻黄根主要含有大环精氨类生物碱，麻黄茎主要含有苯丙胺类生物碱，不同类型生物碱作用不同，导致麻黄根和茎功效各异。

麻黄炮制后总生物碱有所下降，炒麻黄下降幅度稍大于蜜麻黄。麻黄炮制后挥发油含量显著降低，降低幅度是蜜炙品＞清炒老品＞清炒嫩品，蜜炙麻黄对挥发油的影响较恒定。麻黄炮制后挥发油中所含成分的种类和各成分含量关系都发生了变化，在蜜炙品中具有平喘作用的 $l-\alpha-$萜品烯醇、2,3,5,6-四甲基吡嗪、石竹烯及具有镇咳祛痰、抗菌、抗病毒作用的柠檬烯、芳樟醇含量增高；在炒麻黄中，以上成分增加更明显，同时发现了具有祛痰作用的菲兰烯。另有研究表明，麻黄蜜炙后挥发性成分异桉叶素、对聚伞花素、D-柠檬烯、桉叶素、$\tau-$萜品烯等含量显著升高，苯甲醛、四甲基吡嗪、对乙烯基茴香醚、$l-\alpha-$松油醇、$\tau-$松油醇等含量均降低。此外，麻黄制绒后挥发油较生麻黄降低了 20.6%，炙麻黄绒较麻黄绒挥发油降低了 51.9%。

麻黄茎的节与节间药理作用一致，均表现出麻黄碱型生物碱的作用，但节比节间作用弱。小鼠毒性实验结果表明，节的毒性大于全节和节间，特别是出现了惊厥现象。故从古至今部分地区要求麻黄去节。但因节仅占全草的 3%，为了简化操作，现在炮制多不去节。麻黄根与茎作用相反，麻黄茎有发汗作用和升压作用，麻黄根有止汗和降压作用。实验表明，麻黄根能使离体心脏收缩力减弱，血压下降，呼吸幅度增大，并能使末梢血管扩张，子宫和肠管平滑肌收缩，故麻黄茎与根应分别入药。

生品麻黄发汗作用最强，发汗作用的主要有效部位是挥发油和醇提部位；蜜炙麻黄的平喘作用最强，平喘的主要有效部位是生物碱和挥发油。炮制对发汗作用的影响主要在于挥发油类的变化，对平喘作用的影响主要在于生物碱和挥发油的变化。小鼠毒性试验结果表明，蜜沫麻黄组和蜜麻黄组的小鼠均无异常反应和死亡。家兔解热实验结果表明，蜜沫麻黄组与生理盐水组比较，有显著差异；与蜜麻黄组比较，则无明显的差异。豚鼠平喘实验结果表明，蜜沫麻黄组和蜜麻黄组与对照组比较，均有非常显著的差异；而蜜沫麻黄组与蜜麻黄组之间则无显著差异。

以盐酸麻黄碱含量、豚鼠平喘潜伏期和外观性状为指标，采用正交试验法麻黄蜜炙炮制工艺进行优选，结果熟蜜量、炮制温度和炒制时间对实验结果均有显著性影响。

百　合

【药材来源】本品为百合科植物卷丹 *Lilium lancifolium* Thunb.、百合 *Lilium brownii* F.E.Brown var. *viridulum* Baker 或细叶百合 *Lilium pumilum* DC. 的干燥肉质鳞叶。秋季采挖，洗净，剥取鳞叶，置沸水中略烫，干燥。

【特色炮制】

1. 酒蒸百合　酒拌蒸（明·《炮炙大法》）。

2. 蜜蒸百合　新百合四两，蜜半盏，和蒸令软（唐·《食疗本草》）。

【法定炮制】

1. 百合　取原药材，除去杂质。

2. 蜜百合　取炼蜜加开水稀释后，加入净百合中拌匀，闷透，置锅内，用文火炒至不粘手，取出，放凉。每 100kg 百合，用炼蜜 5kg。

【成品性状】

1. 百合　为长椭圆形鳞片，表面乳白色、淡黄棕色或微带紫色；有数条纵直平行的白色维管束；顶端稍尖，基部较宽，边缘薄，微向内弯曲；质硬而脆，断面较平坦，角质样，半透明；味微苦。

2. 蜜百合　表面黄色，偶见焦斑，略带黏性，味甜。

【炮制作用】

1. 百合　味甘，性寒，归心、肺经。具有养阴润肺，清心安神的功能。生品以清心安神力胜，常用于热病后余热未清，虚烦惊悸，精神恍惚，失眠多梦。治虚烦惊悸，常与知母或生地黄同用，如《金匮要略》百合知母汤或百合地黄汤；治浮肿腹胀，常与大腹皮、紫苏等同用，如《证治准绳》百合汤；治热病后余热未清，如《金匮要略方论》百合知母汤和百合地黄汤。

2. 蜜百合　蜜炙后润肺止咳作用较强，多用于肺虚久咳或肺痨咳血。治肺虚久咳，常与款冬花同用，如《济生方》百花膏；治肺痨咳血，与生地黄、熟地黄、贝母等同用，如《医方集解》百合固金汤；治肺阴亏损，虚火上炎，如《中药成药制剂手册》百合固金汤。

【传承轨迹】汉代有炙制法。唐代有熬令黄色捣筛为散、蜜半盏和蒸令软的方法。宋代增加了炒制、蒸制等方法。明、清时代除沿用宋以前的炮制方法外，还增加有酒拌蒸的方法。近代炮制以蜜炙为主。

【研究摘要】百合主要含有微量元素、氨基酸、皂苷类、磷脂类、多糖类和生物碱类等。

百合蜜炙后多糖含量增加。用浓氨水喷雾法和二氧化硫刺激法对小鼠的止咳实验表明，百合蜜炙前后均有止咳作用，但蜜炙后止咳效果更好。

将蜜炙百合饮片分别用聚乙烯塑袋包装、真空复合包装和纸塑包装，置温度40℃±2℃，相对湿度75%±5%的条件下保存3个月，比较饮片中豆甾醇、微生物和水分的变化情况。结果发现各包装饮片的豆甾醇的含量基本无变化，聚乙烯塑袋包装的饮片微生物和水分均远高于真空复合包装和纸塑包装，认为真空复合包装和纸塑包装比聚乙烯塑袋包装更能保证蜜炙百合饮片的质量。

金樱子

【药材来源】本品为蔷薇科植物金樱子 *Rosa laevigata* Michx. 的干燥成熟果实。10～11月果实成熟变红时采收，干燥，除去毛刺。

【特色炮制】

1. 蒸金樱子 去子，洗净，捣碎入瓶中，蒸令熟，用汤淋之，取汁，慢火成膏（明·《普济方》）。

2. 盐金樱子 取盐用适量的水溶解，过滤，取滤液喷淋于金樱子肉内，拌匀，稍润，置锅中，用文火炒至黄褐色，取出，晒干。每100kg金樱子肉，用盐2kg（《吉林省中药饮片炮制规范》·1986）。

【法定炮制】

1. 金樱子肉 取原药材，除去杂质，洗净，润透，纵切两瓣，除去毛、核，干燥。

2. 蜜金樱子 取炼蜜加适量开水稀释后，加入金樱子肉中拌匀，闷透，置锅内，用文火炒至不粘手，取出，放凉。每100kg金樱子肉，用炼蜜18kg。

【成品性状】

1. 金樱子肉 本品呈倒卵形纵剖瓣。表面红黄色或红棕色，有突起的棕色小点。顶端有花萼残基，下部渐尖。花托壁厚1～2mm，内面淡黄色，残存淡黄色绒毛。气微，味甘、微涩。

2. 蜜金樱子 本品形如金樱子肉，表面暗棕色，有焦香气，味甜。

【炮制作用】

1. 金樱子 味酸、甘、涩，性平，归肾、膀胱、大肠经。生品酸涩，固涩止脱作用强，多用于遗精，滑精，遗尿，尿频，崩漏，带下。治遗精、滑精，单用金樱子熬成膏内服，如《明医指掌》金樱子膏；治肾虚不摄，遗精白浊或带下，与芡实同用，如《洪氏集验方》水陆二仙丹；治遗尿、尿频，用本品同猪小肚加水煎服治小便频或小便不禁，方见《泉州本草》；治肾虚带下，腰酸耳鸣，白带清稀量多，小腹发凉等症，有温肾固涩止带的作用。治久泻久痢，配伍人参、白术、山药、芡实、五味子，如《景岳全书》秘元煎。

2. 蜜金樱子　偏于甘涩，可以补中涩肠，并避免生品服用有时腹痛的副作用。多用于脾虚久泻、久痢。如用本品配党参，治久虚泄泻、下痢（《泉州本草》）。

【传承轨迹】明代有去核酒浸，酒洗，焙、蒸熟，炒等炮制方法。清代基本上沿用明代的方法，并对炮制作用有较多论述。近代炮制方法有清炒、麸炒、煨制、砂烫、盐制等。

【研究摘要】金樱子主要含有柠檬酸、苹果酸、鞣质、树脂、维生素 C 以及丰富的糖类。

金樱子有效药材部位为果肉。毛、核在药材中占的比例较大，为 44.06%。毛、核所含的成分与金樱子肉一致，但含量较低。水浸出物含量以果肉粉最高，果肉块次之，全金樱子含量甚低。金樱子总黄酮含量从高到低的顺序依次为：砂烫、清炒、生品、麸制、盐制、蜜制，金樱子总黄酮的含量与不同的炮制方法有关，蜜制品含糖量最高，其次为盐制品，水溶性浸出物以烫制品最高，醇溶性浸出物以煨制品最高。

麸炒、蜜炙金樱子水煎剂给大黄所致腹泻小鼠灌胃，有较好的涩肠止泻作用。测定金樱子不同炮制品中的亚硝酸盐含量，结果表明，除麸炒、蜜炙略有增高外，其余炮制品均有所降低，尤以砂烫降低最显著，亚硝酸盐对人体有毒害作用，说明炮制可使其分解或转化。金樱子生品及各炮制品均有一定的缩尿作用，使尿量减少，尿中 Na^+、Cl^- 排泄降低，尤以麸炒、蜜炙最为明显，可能与金樱子中含有大量 K^+ 有关。以小鼠的软、稀便减少率、涩肠比为指标，与对照组比较，发现金樱子麸炒品或蜜炙品能较好地缓解腹泻症状，稀便或软便率降低；对胃肠内容物的固涩作用比较，麸炒品有较好的涩肠作用，其余炮制品有涩肠趋势，但不明显。

旋覆花

【药材来源】本品为菊科植物旋覆花 *Inula japonica* Thunb. 或欧亚旋覆花 *Inula britannica* L. 的干燥头状花序。夏、秋二季花开放时采收，除去杂质，阴干或晒干。

【特色炮制】

1. 蒸旋覆花　凡使，须蒸过入药用（宋·《太平惠民和剂局方》）。

2. 焙旋覆花　去皮及蒂，洗净微焙（明·《本草通玄》）。

3. 炒旋覆花　取旋覆花置热锅中，用微火炒至具焦斑（《中药炮制经验集成》·1974）。

【法定炮制】

1. 旋覆花　取原药材，除去梗、叶及杂质，筛去灰屑。

2. 蜜旋覆花　取炼蜜加适量开水稀释后，加入净旋覆花中拌匀，稍闷，置锅内，用文火炒至不粘手，取出，放凉。每 100kg 旋覆花，用炼蜜 25kg。

【成品性状】

1. 旋覆花　呈扁球形，少有破碎。黄色或黄棕色，花蒂浅绿色。体轻。气微，味微苦。

2. 蜜旋覆花　形如旋覆花，深黄色。手捻稍粘手。具蜜香气，味甜。

【炮制作用】

1. 旋覆花　味苦、辛、咸，性微温，归肺、脾、胃、大肠经。具有降气，消痰，行水，止呕的功能。生品苦辛之味较强，以降气化痰止呕力胜，但止咳作用较弱。多用于痰饮内停的胸膈满闷及胃气上逆的呕吐。治噫气呕逆，常与人参、代赭石等药配伍，如《伤寒论》旋覆代赭汤；治痰饮在胸膈之呕不止，心下痞满，与半夏、茯苓、青皮等配伍，如《产科发蒙》旋覆半夏汤；治噫气呕逆兼有大便秘涩者，常与桔梗、桑白皮、大黄、槟榔等药配伍，如《圣济总录》旋覆花汤；治水肿胀满，脾肾不调，运化失司之水肿胀满，配伍制大戟、制甘遂、槟榔等，如《圣济总录》槟榔丸。

2. 蜜旋覆花　蜜炙后苦辛降逆止呕作用弱于生品，其性偏润，长于润肺止咳，降气平喘，作用偏重于肺。多用于咳嗽痰喘而兼呕恶者。治寒热咳喘，证属寒痰所致者，常与麻黄、苏子、杏仁、厚朴等药同用，如《三因方》旋覆花汤；若属热痰喘咳者，常与桑白皮、前胡、栀子、桔梗等药配伍，取其清化热痰、平喘止咳作用。

【传承轨迹】南北朝刘宋时代有蒸法。此法沿用至清代。宋代增加了炒法。明、清时代又有焙法。近代炮制方法有蜜炙、蒸、清炒、焙制等。

【研究摘要】旋覆花中含有黄酮类、挥发油类、多糖类、三萜和甾体类等。

旋覆花的药理作用主要有抗氧化、抗炎、抗肿瘤、抗增生、抗真菌、预防肝炎等。对于旋覆花的炮制工艺和炮制机理的研究未见报道。

瓜蒌子

【药材来源】本品为葫芦科植物栝楼 *Trichosanthes kirilowii* Maxim. 或双边栝楼 *Trichosanthes rosthornii* Harms 的干燥成熟果实。秋季果实成熟时，连果梗剪下，置通风处阴干，称瓜蒌。将栝楼成熟果实剖开，除去果瓤及种子，阴干，称瓜蒌皮。将栝楼种子洗净，干燥，称瓜蒌子。

【特色炮制】

1. 麸炒瓜蒌子　取瓜蒌仁加麦麸微炒至黄色，筛去麦麸即可，瓜蒌仁 10 斤，麦麸半斤（《中药炮制经验集成》·1974）。

2. 瓜蒌子霜　取净瓜蒌子，碾成泥状，按去油制霜法操作，至松散不黏结为度，研细，即得（《河南省中药饮片炮制规范》·2005）。

【法定炮制】

1. 瓜蒌子　取原药材，除去杂质及干瘪的种子，洗净，干燥。

2. 炒瓜蒌子　取净瓜蒌子置热锅内，用文火炒至鼓起，取出，放凉。

3. 蜜瓜蒌子　取炼蜜加适量开水稀释后，加入净瓜蒌子中拌匀，闷透，置热锅内，用文火炒至不粘手，取出，放凉。每100kg 瓜蒌子，用炼蜜 12kg。

【成品性状】

1. 瓜蒌子　呈扁平卵圆形或扁平椭圆形，长 12 ～ 15mm，宽 6 ～ 10mm，厚约4mm；表面浅棕色或棕褐色，光滑，沿边缘有一圈明显的沟纹；顶端较尖，有种脐，基部钝圆或较狭；种皮坚硬，内种皮灰绿色，膜质；子叶 2 片，黄白色，肥厚，富油性；

气微味淡。双边瓜蒌子较大而扁，长 15 ~ 19mm，宽 8 ~ 10mm，厚约 2.5mm；表面棕褐色，沟纹明显而环边较宽，顶端平截。

2. 炒瓜蒌子　形如瓜蒌子，表面微黄色，偶有焦斑，气略焦香，味淡。

3. 蜜瓜蒌子　形如瓜蒌子，表面深黄色，微显光泽，微香。

【炮制作用】

1. 瓜蒌子　具有润肺化痰，滑肠通便的功能。生品寒滑之性明显，长于润肺化痰，滑肠通便。用于肺热咳嗽，肠燥便秘。治肠燥便秘，常与火麻仁、生白蜜、郁李仁、枳壳等药配伍，取其润肠通便作用。

2. 炒瓜蒌子　炒制后缓和寒性，长于理肺化痰。用于痰饮结阻于肺，气失宣降，咳嗽，胸闷。治肺热咳嗽兼有脾弱便溏，可用本品配伍麦门冬、北沙参、白芍、炒山药、炒扁豆、桔梗等药，取其滋阴润肺、健脾和中的作用。

3. 蜜瓜蒌子　治肠燥津液枯竭者可与玄参、麦门冬、生地黄等养阴润燥药同用。血虚者可与当归、桃仁、生何首乌同用。治胸膈痞满、口苦胁痛，常与柴胡、姜半夏、黄连、桔梗、黄芩、枳实、生姜等药配伍，取其清化热痰、宽胸开膈、和解少阳的作用。如《通俗伤寒论》之柴胡陷胸汤。

【传承轨迹】瓜蒌子的炮制始于南朝刘宋时期的"若修事，去上壳皮革膜并油了"。北朝北周载"炒令香"。宋代用清炒、炒令香熟的方法。明代有去壳膜微炒、乳汁炒香、制霜、蛤粉炒等法。清代有焙制、炒制、麸炒等炮制方法。近代炮制方法有炒焦、麸炒、蜜炙等。

【研究摘要】瓜蒌子含脂肪油，具有致泻作用，制霜后除去脂肪油约 51.29%，从而缓和滑肠致泻的副作用。瓜蒌不同入药部位的致泻作用强弱依次为：瓜蒌仁＞瓜蒌皮＞瓜蒌霜。

瓜蒌注射液有扩张冠脉作用，其作用强弱依次为：瓜蒌皮＞瓜蒌霜＞瓜蒌子＞瓜蒌仁＞瓜蒌种壳；泻下作用强弱依次为：瓜蒌子＞瓜蒌＞瓜蒌皮、瓜蒌子霜；对乙酰胆碱造成的回肠收缩有明显的松弛作用；煎剂对大肠杆菌等革兰阴性肠内致病菌有抑制作用；瓜蒌煎剂可杀死小鼠腹水癌细胞，瓜蒌皮 60% 乙醇提取物作用最强，但种壳和脂肪油无效。另据报道，瓜蒌对肉瘤也有一定的抑制作用。临床用于治疗冠心病、喘息性气管炎及肺心病、哮喘、乳腺增生、乳房纤维腺瘤、带状疱疹等。

第三节　油制法

将净选或切制后的中药与定量的植物油或动物油共同加热处理的方法称为油制法。又称酥炙法。所用的油包括植物油和动物脂（习称动物油）两类。常用的有麻油（芝麻油）、羊脂油。此外，菜油、酥油亦可采用。

中药油制方法的起源可追溯到先秦时期，在《五十二病方》中就有豹膏炙药的记载，豹膏即豹的脂肪。《雷公炮炙论》就记载了淫羊藿用羊脂油炙。麻油炙在古代多为涂酥，《太平圣惠方》有涂酥。《外台秘要》记载油煎杏仁。宋代发展迅速，明、清时期已趋完善。"猪脂油、羊脂油涂烧，咸渗骨容易脆断"，便于粉碎和吸收，同时增强疗效。

（一）炮制方法

1. 油炙 先将羊脂炼油去渣，然后与药材拌匀，文火炒至油被吸净、药材表面油亮时取出，晾凉。

2. 油炸 植物油加热到沸腾，倒入中药，文火炸至一定程度取出，沥去油，碾碎。

3. 油脂涂酥烘烤 动物骨骼锯为段，火上烤热，用酥油涂布，加热烘烤，待酥油透入骨中，再涂再烤，反复操作，至骨质酥脆，放凉，碾碎。

（二）炮制目的

1. 增强疗效 如淫羊藿羊油炙后能增强温肾壮阳作用。

2. 利于粉碎 中药经油炸（或涂酥）后，使其质地酥脆，易于粉碎，如三七、蛤蚧等。

（三）注意事项

1. 油炸温度较高，一定要控制好温度和时间，否则，易将药物炸焦，致使药效降低或丧失。

2. 油脂涂酥中药时，需反复操作至酥脆。

3. 临床用于温肾壮阳的中药，如淫羊藿生品滑利，需用羊油炙炒后使用，温散寒邪、补肾助阳疗效增强。

淫 羊 藿

【药材来源】本品为小檗科植物淫羊藿 *Epimedium brevicornum* Maxim.、箭叶淫羊藿 *Epimedium sagittatum*（Sieb.et Zucc.）Maxim.、柔毛淫羊藿星 *Epimedium pubescens* Maxim.、巫山淫羊藿 *Epimedium wushanense* T.S.Ying 或朝鲜淫羊藿 *Epimedium koreanum* Nakai 的干燥地上部分。夏、秋季茎叶茂盛时采制，除去粗梗及杂质，晒干或阴干。

【特色炮制】

1. 酒淫羊藿 取净淫羊藿，喷洒黄酒拌匀，闷润至透，置锅内，用文火加热，炒干，出锅，放凉。每 100kg 净淫羊藿，用黄酒 10kg（《甘肃省中药炮制规范》·2009）。

2. 盐淫羊藿 取药材，挑选，喷水吸润，切成长段，干燥。将净药材置锅内，用文火炒，边炒边洒食盐水，炒至叶表面绿黄色至黄棕色，取出，晾凉，筛去碎屑，即得。每 1000g 净药材，用食盐 20g（《云南省中药饮片标准》·2005）。

【法定炮制】

1. 淫羊藿 取原药材，除去枝梗，摘取叶片，喷淋清水，稍润，切丝，干燥。

2. 炙淫羊藿 取羊脂油置锅内熔化，加入淫羊藿丝，文火炒至微黄色，均匀有光泽，取出，放凉。每 100kg 淫羊藿，用炼羊脂油 20kg。

【成品性状】

1. 淫羊藿　呈丝片状。上表面绿色、黄绿色或浅黄色，下表面灰绿色，网脉明显，中脉及细脉凸出，边缘具黄色刺毛状细锯齿。近革质。气微，味微苦。

2. 炙淫羊藿　形如淫羊藿丝。表面浅黄色显油亮光泽。微有羊脂油气。

【炮制作用】

1. 淫羊藿　味辛、甘，性温，归肝、肾经。具有补肾阳，强筋骨，祛风湿的功能。生品以祛风湿，坚筋骨力胜。用于风湿痹痛，肢体麻木，筋骨痿软，慢性支气管炎，高血压等。治风寒湿痹，与威灵仙、苍耳子、川芎等同用，如《太平圣惠方》灵仙散。

2. 炙淫羊藿　羊脂油甘温，能温散寒邪，补肾助阳。羊脂油炙淫羊藿能增强温肾助阳作用，多用于阳痿，不孕。治阳痿早泄，与沙苑子、枸杞、山茱萸等同用，如《中药临床应用》羊藿三子汤；治宫冷不孕，与附子、吴茱萸、当归等同用，能增强温肾暖胎的作用。

【传承轨迹】南北朝刘宋时代有羊脂炙法。宋代增加了酒煮、蒸制、酒浸、蜜水炙、鹅脂炙等法。明代增加了醋炒、米泔水浸等法。清代又增加了酒炒、酒焙、酒拌蒸。至清代记载其炮制方法有近20种，其中以羊脂炙法历代一直沿用。近代炮制方法还有米泔水浸、醋炒、酒炒、酒拌蒸、牛乳炙制等。

【研究摘要】淫羊藿含有黄酮、多糖、木脂素、生物碱、挥发油等成分。

淫羊藿总黄酮具有增强免疫，增加冠脉流量，抗血栓，抗衰老等作用。淫羊藿苷具有雄性激素样作用，能扩张血管，降低血压，减低心肌耗氧量。

淫羊藿经羊脂炙后，淫羊藿苷、宝藿苷I的含量增加，而朝藿定A、朝藿定B、朝藿定C的含量降低。

对巫山淫羊藿生品及4种炮制品中总黄酮、淫羊藿苷及绿原酸的含量进行测定，结果表明，总黄酮的含量生品最高，羊脂炙品最低；淫羊藿苷的含量羊脂炙品最高，生品最低；绿原酸的含量盐蒸品最高，羊脂炙品最低。

以血清睾酮含量等为评价指标，将3种制淫羊藿（羊脂油炼制温度与加入量分别为250℃，30%；120℃，30%；120℃，20%）和生淫羊藿经水提取灌胃给药、考察不同样品对肾阳虚大鼠的药理作用。结果3个炮制品均能不同程度地增强温肾壮阳作用，其中以120℃、30%的制淫羊藿增强效果最明显。生品淫羊藿无促进性机能作用，且部分指标还显示有抑制性机能作用，如睾丸和提肛肌称重两项指标，生品组极显著低于空白组。此结果与《神农本草经》记载的"性寒"和《本草纲目》记载的"丈夫久服令人无子"相一致。而炮制品与空白组比较，则有明显的促性机能作用，其作用强度与肌注睾酮组无显著差异，且无注射睾酮后引起的睾丸重量下降现象，并能明显促进睾丸组织的增生与分泌。

对羊脂油炙淫羊藿炮制工艺进行研究，发现120℃加热的炮制品中淫羊藿苷和总黄酮的含量均最高；而其他温度下炮制品中的总黄酮含量略有降低，淫羊藿苷含量均明显增加。

据报道，羊脂油加热熔化后，与淫羊藿丝拌匀后烘干，制品中总黄酮含量高于传统炒法，且工艺条件可以控制。

三 七

【药材来源】本品为五加科植物三七 *Panax notoginseng*（Burk.）F.H.Chen 的干燥根及根茎。秋季开花前采挖，洗净，分开主根、支根及根茎，干燥。支根习称"筋条"，根茎习称"剪口"。

【特色炮制】

蒸三七　采根曝干。以之蒸鸡服，三七渣捣烂入鸡腹，隔汤蒸至鸡烂，去三七食鸡（清·《本草纲目拾遗》）。

【法定炮制】

1. 三七　取原药材，除去杂质。用时捣碎。

2. 三七粉　取三七，洗净，干燥，研细粉。

3. 熟三七　取净三七，打碎，分开大小块，用食用植物油炸至表面棕黄色，取出，沥去油，研细粉。或取三七，洗净，蒸透，取出，及时切片，干燥。

【成品性状】

1. 三七　为圆锥形或纺锤形，上端较粗，下端渐细。外表面土黄色或黄褐色，习称"铜皮"，底部有剪断枝根痕，顶部周围有瘤状突起，习称"狮子头"。质坚实，难折断，断面灰绿色、黄绿色或灰白色，类角质，具蜡样光泽，形成层明显，中心可见放射状纹理，并有裂隙，习称"铁骨"，气微，味苦回甜。

2. 三七粉　呈灰黄色或黄绿色细粉末，气微，味苦回甜。

3. 熟三七　为棕黄色细粉末，略有油气，味微苦。熟三七片为类圆形薄片，表面棕黄色，角质样，有光泽，质坚硬，易折断，气微，味苦回甜。

【炮制作用】

1. 三七　甘，微苦，性温。归肝、胃经。具有散瘀止血，消肿定痛的功能。生品质地坚硬，难于煎煮和粉碎，不宜直接应用。

2. 三七粉　与三七同，以止血化瘀、消肿定痛之力偏胜，止血而不留瘀，化瘀而不会导致出血。常用于各种出血证及跌打损伤，瘀滞肿痛。多吞服或外敷用于创伤出血。治咳血，常与花蕊石、血余炭同用，用于咳血、吐衄及二便出血，如《医学中衷参西录》化血丹；治跌打损伤，常与血竭同用，如《伤科大成》活血止痛汤。

3. 熟三七　油炙或蒸制后，止血化瘀作用较弱，以滋补力胜，可用于身体虚弱，气血不足。治面色苍白，头昏眼花，四肢无力，食欲不振，常与人参、鹿茸同用，如参茸三七片。

【传承轨迹】三七的炮制方法历代文献收载极少，明代始见有末的炮制方法。清代有研用良、焙制的炮制方法。近代炮制方法有油制、蒸制、酒制、黄精汁制等。

【研究摘要】三七含多种人参皂苷和三七皂苷、三七素（止血活性成分）、挥发油、黄酮、多糖、氨基酸、无机元素等成分。

据报道，生三七和熟三七所得粗皂苷，经层析分离，光谱分析表明，二者皂苷成分相似，但熟三七得率低于生三七，并且熟三七的双糖基皂苷含量较低，而单糖基苷得率较高。说明由于高温条件的影响，部分双糖基皂苷发生了降解。

三七经油炸后，总皂苷含量及水浸出物含量均较生品明显降低，总皂苷含量仅为生品的 60% ~ 70%，且随着油炸程度的加深，总皂苷含量急剧下降。生三七粉加工炮制成熟三七粉后，总皂苷含量平均降低了 14.46%，三七皂苷 R_1、人参皂苷 R_1、人参皂苷 Rb_1 的含量分别平均降低了 9.37%、12.72%、9.05%。三七经油炸、黑豆汁蒸制或常压蒸 4 小时、8.5 小时以及 105kPa 蒸 1.5 小时、110kPa 蒸 2 小时后，人参皂苷 Rg_1 和 Rb_1 的含量与三七皂苷 B_1 含量相比，其相对质量分数有不同程度提高。

研究表明，三七粉经高温消毒后则失去止血作用。三七素既是三七的毒性成分，又是止血的活性成分，采用干热处理使三七毒性大为降低，而被作为滋补强壮药使用。

通过研究生、熟三七对大白鼠实验性高血脂水平的影响，发现熟三七能使高脂饲料喂养的大白鼠血清胆固醇、甘油三酯及 β–脂蛋白水平升高，而生三七在一定程度上可减轻其血清胆固醇升高幅度，但降低程度有限。提示三七的药理作用可因其生、熟不同而异。

熟三七皂苷对失血性贫血家兔有一定治疗作用，治疗后第 15 天，红细胞及血红蛋白开始上升，到 20 天已接近正常值，而对照组则未见恢复。以生三七和熟三七总皂苷给小鼠灌胃对肝脏、肾脏和血清蛋白质的合成均有促进作用。皮下注射生三七总皂苷对肾脏放射活性显著抑制，而熟三七总皂苷则显著增强。生三七、蒸三七、油炒制三七的水提物和醇提物能显著延长小鼠悬尾活动时间，显著缩短小鼠游泳持续时间，其中以油炒制三七醇提物作用最为明显，提示三七及其炮制品均具有增强小鼠体力、改善记忆能力和提高耐缺氧能力。

蛤　蚧

【药材来源】本品为壁虎科动物蛤蚧 *Gekko gecko* Linnaeus 除去内脏的干燥体。全年均可捕捉，除去内脏，拭净，用竹片撑开，使全体扁平顺直，低温干燥。

【特色炮制】

1. 酒蛤蚧　凡修事，服之，去甲上、尾上并腹上肉毛，毒在眼，如斯修事了，用酒浸，才干，用纸两重于火上缓隔焙纸炙，待两重纸干焦透后，去纸，取蛤蚧于瓷器中盛，于东舍角畔悬一宿，取用，力可十倍。勿伤尾，效在尾也（南北朝刘宋·《雷公炮炙论》）。

2. 炒蛤蚧　取净蛤蚧投入热砂内，不断翻动，至泡酥，显黄色，取出，筛去沙，研粉（《中药炮制经验集成》·1974）。

【法定炮制】

1. 蛤蚧　原药材，除去鳞片及头足鳞片。

2. 酒蛤蚧　取蛤蚧块，用黄酒拌匀，闷润，待酒被吸尽后，烘干或置炒制容器内，用文火炒干或置钢丝筛上，用文火烤热，喷适量黄酒，再置火上酥制，如此反复多次，至松脆为度，放凉。每 100kg 蛤蚧块，用黄酒 20kg。

3.油酥蛤蚧 取蛤蚧，涂以麻油，用无烟火烤至稍黄质脆，除去头爪及鳞片，切成小块。

【成品性状】

1.蛤蚧 呈不规则的片状小块。表面灰黑色或银灰色，有棕黄色的斑点及鳞甲脱落的痕迹。切面黄白色或灰黄色。脊椎骨和肋骨突起。气腥，味微咸。

2.酒蛤蚧 形如蛤蚧块，微有酒香气，味微咸。

3.油酥蛤蚧 形如蛤蚧块，色稍黄，质较脆，具香酥气。

【炮制作用】

1.蛤蚧 味咸，性平，归肺、肾经。具有补肺益肾、纳气定喘、助阳益精的功效。生蛤蚧以补肺益精、纳气定喘见长。常用于肺虚咳嗽或肾虚作喘。但蛤蚧生品质地柔韧，不易粉碎，临床较少应用。

2.酒蛤蚧 酒制后增强补肾壮阳作用，多用于肾阳不足，精血亏损的阳痿。治阳痿，肾阳不足，精血亏虚，筋骨痿软，阳痿不举，可单用本品酒浸服；或与鹿茸、淫羊藿等同用，具有壮肾阳、益精血功能。

3.油酥蛤蚧 治虚劳咳嗽，与贝母、紫菀、杏仁、鳖甲、桑白皮等同用，如《太平圣惠方》蛤蚧丸；或以蛤蚧一对，配人参、茯苓等，共为细末，治肺痿咳嗽尤佳，如《博济方》蛤蚧散；若肺痨久咳而喘、骨蒸潮热者，配以熟地黄、玄参、胡黄连、西洋参等，以益气补阴、定喘止嗽；治产后气喘、气血两脱，配伍人参、肉桂、熟地黄、麦冬、苏子等，如《辨证录》蛤蚧救喘丹。

【传承轨迹】南北朝时有酒浸焙，至宋代产生诸多新的炮制方法，有酥制、醋制、蜜炙、酒浸酥制、酒蜜涂炙、煅存性、炙制等方法。明代增加了青盐酒炙、酒浸炒的方法。清代有酒洗、酒浸等炮制方法。近代炮制方法还有酒洗、酒焙、酒酥制、酒煮、蜜炙、砂炒等。

【研究摘要】蛤蚧含蛋白质、氨基酸、脂肪、磷脂、微量元素、胆固醇、生物碱类、性激素样物质等。氨基酸测定结果表明，蛤蚧各部位氨基酸总量顺序为：尾部＞体部＞头部＞爪部＞眼部；各部位均未检出胱氨酸；眼部组氨酸、色氨酸的含量明显高于其他部位，谷氨酸的含量也略高于其他各部位均值，眼部其他13种氨基酸的含量均不同程度的低于各部位均值。

蛤蚧含丰富的 Zn、Fe、Mg、Ca 等元素，均与中医"肾"的关系密切。蛤蚧尾 Zn、Fe 含量最高，特别是 Zn 含量高出体部 42 倍多。蛤蚧身 Mg 含量高，头部 Ca 含量高。

蛤蚧头、足、身、尾各混悬液经小鼠口服后，能明显对抗氢化可的松所致免疫抑制作用，能明显提高脾重，并能提高小鼠对静脉注射炭粒廓清指数。蛤蚧身或尾 60%的乙醇提取物，能加强豚鼠白细胞的移动力，增强肺、支气管和腹腔吞噬细胞的吞噬功能。

蛤蚧尾对雄性大鼠精囊和前列腺增重效果较蛤蚧体强。蛤蚧乙醇提取液对大鼠小肠的自由基代谢有着积极的意义。可使大鼠超氧化物歧化酶、谷胱甘肽过氧化物酶和过氧化氢酶活性明显增强，谷胱甘肽水平增强，而过氧化脂质含量明显下降，蛤蚧尾部的作用强于体部。

蛤蚧体及尾的乙醇提取物给豚鼠肌注，可对抗氯化乙酰胆碱所致痉挛性哮喘作用，对豚鼠离体气管也有直接松弛作用。蛤蚧身或尾的60%醇提物，对四氧嘧啶造成的高血糖小鼠有一定降糖作用。

《雷公炮炙论》载"毒在眼，效在尾"，故历代都要去头足。据报道，经用蛤蚧眼和头、足做猴急性和亚急性毒性试验，结果均未见不良反应。化学成分研究也表明，蛤蚧头部并无毒性成分存在。

蛤蚧现多沿用酒制法。将蛤蚧去头、足，用黄酒浸透，置于烘箱内，在110～120℃温度下烘至外表略呈微黄色；或在145℃温度下烘烤，中途喷淋白酒3～4次，酥炙至色黄松脆取出；大生产中可以采用80℃烘烤8小时后，酒淬一次，再烘烤8小时。以上工艺均取得了满意的色泽和酥脆度。江西省多采用滑石粉烫制法炮制蛤蚧，试验结果表明，炮制品中氨基酸总量较《中国药典》酒拌烘干品明显升高，且易于粉碎。

第十三章　煅　法 ▷▷▷▷

　　将净选后的中药直接放于无烟炉火中或适当的耐火容器内进行煅烧的方法，称为煅法。由于煅烧方法与中药性质不同又可分为明煅法和闷煅法（密闭煅），有的中药煅烧受热后，还要趁炽热状态投入规定的液体辅料中淬之，称为煅淬法。煅法适用于矿物、动物骨骼和贝壳类中药的炮制，以及某些植物类中药制炭炮制。

　　煅法始源很早，《五十二病方》中即有用燔法的记载。古文献所采用的"燔""烧""炼"均包含于以后的煅法之中。《神农本草经》对禹馀粮、涅石要求"炼"，贝子则有"烧用之良"的记载。《金匮玉函经》提出："有须烧炼炮炙，生熟有定。"因此，古代文献所采用的"燔""烧""炼"均属煅制工艺。

　　《医学入门》载："诸石火煅红，用醋能为末。"煅法炮制目的是中药经过高温煅烧尤其醋淬后，改变原中药材的性状，除去原药材颗粒间的吸附水和部分硫、砷等易挥发性物质，使中药成分发生氧化、分解等反应，减少或消除毒副作用，并使药粒间出现孔隙，质地变得酥脆，便于粉碎，以利于调剂、制剂和煎出有效成分，从而提高疗效或产生新的药效，更适合临床用药的需要。临床使用矿物类、动物骨骼类、贝壳类中药，需煅制后才能用于临床。

第一节　明煅法

　　中药煅制时，不隔绝空气的方法称为明煅法，又称为直火煅法。适用于矿物类，贝壳类及化石类中药的煅制。

（一）炮制方法

　　1. 敞锅煅　将中药直接放入煅锅内，用武火加热的煅制方法。此法适用于含结晶水的易熔矿物类中药。如白矾等。

　　2. 炉膛煅　将质地坚硬的矿物类中药，直接放于炉火上煅至红透，取出放凉。煅后易碎或煅时爆裂的中药需装入耐火容器或适宜容器内煅透，放凉。

（二）炮制作用

　　1. 使中药酥脆或失去结晶水，便于粉碎和煎出有效成分　如石决明、白矾、龙骨等。

　　2. 增强收敛作用　如牡蛎、赤石脂等。

3. 缓和药性，降低副作用 如寒水石、花蕊石等。

（三）注意事项

1. 中药大小分档，分别煅制，以防生熟不均。

2. 控制适宜的煅制温度和时间，要根据药材的性质而定。如白矾煅制温度过高易使其成分分解，影响质量；龙齿、牡蛎等煅制太久易灰化或变黑。

3. 含结晶水的矿物药煅烧时不可以搅拌。一次煅透，中间不得停火，否则不易煅透，易"夹生"。

4. 有些药物在煅烧时产生溅爆，可在容器上加盖（但不密闭）防爆溅。

白 矾

【药材来源】本品为硫酸盐类矿物明矾石经加工提炼制成。主含含水硫酸铝钾 $[KAl(SO_4)_2 \cdot 12H_2O]$。

【特色炮制】

1. 蜂窠制白矾 将白矾末入蜂房孔内，令满，纸包泥固，煅黄色为末（宋·《重修政和经史证类备用本草》）。

2. 五方草、紫背天葵制白矾 研如粉，于瓷瓶中盛，其瓶盛得三升已来，以六一泥泥，于火畔炙之令干，置研了白矾于瓶内，用五方草、紫背天葵二味自然汁各一镒，旋旋添白矾于中，下火逼令药汁干，用盖子并瓶口，更以泥泥上，下用火 一百斤煅，从巳至未，去火，取白矾瓶出，放冷敲破，取白矾，若经大火一煅，色如银，自然伏火，铢（累）不失，捣细，研如轻粉方用之（宋·《重修政和经史证类备用本草》）。

3. 巴豆制白矾 一两入巴豆二十一粒，锤碎去壳，同煅矾枯去巴豆（宋·《类编朱氏集验医方》）。

【法定炮制】

1. 白矾 取原药材，除去杂质，用时捣碎。

2. 枯矾 取净白矾敲成小块，置锅内，用武火加热熔化，继续煅至膨胀松脆，完全干燥，冷后碾成细粉。

煅制白矾时应一次性煅透，中途不得停火，不要搅拌。否则搅拌后堵塞了水分挥发的通道，导致煅成"僵块"。

【成品性状】

1. 白矾 为不规则的块状或粒状，表面常附着白色粉末。无色、乳白色或淡黄白色，透明或半透明，质重而脆，气微，味微甜而极涩。

2. 枯矾 呈不透明、白色、蜂窝状或海绵状固体块状物或细粉，质轻，疏松，手捻易碎。味淡，有颗粒感。

【炮制作用】

1. 白矾 长于解毒杀虫，清热消痰，燥湿止痒。用于湿疹，疥癣，癫痫，中风，喉痹。外用：可解毒止痒，常制成散剂、洗剂、含漱剂使用，高浓度具有腐蚀性。用于胬肉，痔疮，脱肛。内服有清热消痰作用。治癫狂、中风，常与郁金同用，如《普济本事方》白金丸；治中风暴仆，痰涎涌盛，气闭不通，与皂角同用，如《传家秘宝》稀涎散；治疮痈恶肿，常与黄蜡为丸，能解毒消疮，如《景岳全书》蜡矾丸，若再加雄黄，可治毒虫蛇犬所伤。

2. 枯矾　煅后失去结晶水，酸寒之性降低，涌吐作用减弱，增强了收涩敛疮、止血化腐作用，以燥湿敛疮、止血止泻为主。多用于湿疮湿疹、疥癣、吐血衄血、便血崩漏、久泻久痢、聤耳、阴痒带下、鼻衄、齿衄和鼻息肉等。治久泻久痢，常与诃子同用，如《太平圣惠方》诃黎勒散；治便血崩漏，吐血呕血，常与海螵蛸、儿茶等同用，能收涩止血，可用于衄血吐血，便血崩漏及外伤出血。治聤耳流脓，常与冰片、五倍子同用，能增强燥湿收敛作用，用于急慢性中耳炎，小儿聤耳流脓。

【传承轨迹】汉以前有烧、炼的制法。南北朝有蜂窠制、药汁制。唐代有煅法、飞法。宋代仍有炼制，还有巴豆制。元、明仍以煅炼法为主，还有药制法，如：同硫黄同炒、姜汁浸、铫内飞烊，与陈皮同炒香等。清代尚有麸制法：麸炒黑。近代炮制方法以煅法为主。

【研究摘要】白矾主要含有含水硫酸铝钾 $KAl(SO_4)_2 \cdot 12H_2O$，煅烧后失去结晶水，因此枯矾主要成分为 $KAl(SO_4)_2$。

研究表明，白矾煅制时 50℃开始失重，120℃开始出现大量吸热过程，260℃左右脱水基本完成，300℃开始分解，但 300～600℃之间分解缓慢，至 750℃无水硫酸铝钾脱硫过程大量发生，产生硫酸钾、三氧化二铝及三氧化硫，810℃以后持续熔融，成品水溶性差，出现混浊并有沉淀，故煅制温度应控制在 180～260℃之间。白矾经煅制后不仅失去结晶水，晶型结构也发生了变化，生白矾为立方晶型，枯矾为六方晶型。

用铁锅煅制白矾时，经一系列化学反应能产生红色的三氧化二铁，因白矾是强酸弱碱的盐类，显酸性，能与铁反应，所以紧贴锅底的白矾是红褐色，因此以惰性耐火材料的容器煅制为好。

白矾内服过量能刺激胃黏膜而引起反射性呕吐。外用稀溶液能起消炎收敛防腐作用，浓溶液侵蚀肌肉引起溃烂。煅枯后形成难溶性铝盐，内服后可与黏膜蛋白络合，形成保护膜覆盖于溃疡面上，保护黏膜不再受腐蚀，并有利于黏膜再生，还可抑制黏膜分泌和吸附肠异物。枯矾能和蛋白质反应生成难溶于水的物质而沉淀，减少疮面的渗出物而起收敛生肌作用。

石　膏

【药材来源】本品为硫酸盐类矿物硬石膏族石膏，主含含水硫酸钙（$CaSO_4 \cdot 2HO_2$）。

【特色炮制】

1. 甘草制石膏　先于石臼中捣成粉，以夹物罗过，生甘草水飞过了，水尽令干，重研用之（宋·《重修政和经史证类备用本草》）。

2. 硫黄制石膏　同硫黄煮（元·《世医得效方》）。

3. 醋制石膏　火煅，醋淬七遍，捣碎水飞令极细，方入药用（宋·《太平惠民和剂局方》)。

【法定炮制】

1. 生石膏　打碎，除去杂石，粉碎成粗粉。

2. 煅石膏　取净石膏块，置无烟炉火中或适宜耐火容器内，武火煅至酥松，碾细。

【成品性状】

1. 生石膏　为长块状、板块状或不规则的块状，白色、灰色或淡黄色，纵断面呈纤维状或板状，并有绢丝样光泽，半透明。体重（密度 2.3g/cm³），质硬而松（硬度 2），易打碎，常顺纵纹裂开。无臭，味淡。

2. 煅石膏　为白色粉末或酥松块状物，纹理破坏，表面透出微红色的光泽，崩裂处表面变黯，不透明。体较轻，质软，易碎，捏之成粉。气微，味淡。

【炮制作用】

1. 石膏　具有清热泻火，除烦止渴的功能。生石膏偏于清热泻火，除烦止渴。用于外感热病，高热烦渴，肺热喘咳，胃火亢盛，头痛，牙痛。治热病烦渴，常与知母，生甘草等同用，如《伤寒论》白虎汤；治气血两燔，高热不退而发斑者，常与犀角、玄参等同用，如《温病条辨》化斑汤；治肺热咳喘，常与杏仁、麻黄等同用，如《伤寒论》麻杏石甘汤；治胃火头痛，牙痛，常与熟地黄、知母等同用，如《景岳全书》玉女煎。

2. 煅石膏　经煅后失去结晶水，缓和寒性，免伤脾胃，并增强了收敛生肌作用，以收湿生肌、敛疮止血为主。具收湿，生肌，敛疮，止血的功能。用于溃疡不敛，湿疹瘙痒，水火烫伤，外伤出血。治溃疡不敛，常与红粉同用，如《医宗金鉴》九一丹；治湿疹，烫伤，常与制炉甘石、赤石脂同用，如《疡医大全》三石散；也常单用或配伍青黛、黄柏，能燥湿敛疮，治湿疹。

【传承轨迹】汉代多见碎、研、打碎。南北朝有甘草水飞。唐代有煅、黄泥固封煅过。宋代有炒、煅后飞去石末、火煅醋淬法。明代还有火炮、雪水浸、糖拌炒等。清代多沿用煅、炒、煨等方法。近代炮制方法以煅法为主。

【研究摘要】石膏主要成分为含水硫酸钙，此外尚含有机物、硫化物等杂质。

生石膏为含水硫酸钙，加热至 80～90℃开始失水，至 225℃可全部脱水转化成煅石膏。电镜观察结果表明，生石膏的粉末晶体形状结构整齐而紧密，而煅石膏的粉末结晶形状结构疏松而无规则。炮制前后的石膏红外光谱图、X 射线衍射图谱特征有明显差异。生石膏经加热处理后，煅石膏中 H_2O 的吸收峰消失；煅制后石膏 Ca、Mg、Zn、Na 元素的溶出有明显增加，Al、Se 元素的溶出明显减少。

煅石膏能促进大鼠伤口成纤维细胞和毛细血管的形成，加快肉芽组织增生，从而促进皮肤创口的愈合，具有生肌作用。煅石膏还具有较好的活血化瘀、抗炎消肿等功效，能够显著改善急性软组织损伤的肿胀、瘀斑，促进软组织的修复与再生，其作用机制可能与抑制血清白介素（IL-1）、白介素（IL-6）等炎性因子及抑制前列腺素（PGE_2）的生成有关。生石膏对醋酸致痛以及热致痛均有镇痛作用，煅石膏仅对醋酸致痛有镇痛作用，生石膏、煅石膏均可以减轻大鼠蛋清致足肿胀度，生石膏作用强于煅石膏。

石决明

【药材来源】本品为鲍科动物杂色鲍 *Haliotis diversicolor* Reeve 或皱纹盘鲍 *Haliotis discus hannai* Ino、羊鲍 *Haliotis ovina* Gmelin、澳洲鲍 *Haliotis ruber*（Leach）、耳鲍 *Haliotis asinina* Linnaeus 或白鲍 *Haliotis laevigata*（Donovan）的贝壳。

【特色炮制】

1. 药汁制石决明　凡使（石决明）先去上粗皮，用盐并东流水于大磁器中煮一伏时，漉出，拭干，捣为末，研如粉，却入锅子中，再用五花皮、地榆、阿胶三件，更用东流水于磁器中，如此淘之三度，待干，再研一万匝，方入药中用。凡修事五两，以盐半分取则，第二度煮，用地榆、五花皮、阿胶各十两（宋·《重修政和经史证类备用本草》）。

2. 面裹煨石决明　制，面裹煨熟去皮研粉（宋·《重修政和经史证类备用本草》）。

3. 童便制石决明　煅，童便淬研，水飞用（清·《得配本草》）。

【法定炮制】

1. 石决明　取原药材除去杂质，洗净，干燥，捣碎。

2. 煅石决明　取净石决明置容器内，置无烟炉火中或适宜耐火容器内，武火煅至酥脆，且颜色呈灰白色或青灰色。取出，放凉，碾碎。

【成品性状】

1. 石决明　为不规则的碎块。灰白色，有珍珠样彩色光泽。质坚硬。气微，味微咸。

2. 煅石决明　为不规则的碎块或粗粉。灰白色无光泽，质酥脆。断面呈层状。

【炮制作用】

1. 石决明　具有平肝潜阳，清肝明目的功能。石决明生用偏于平肝潜阳。用于头痛眩晕，惊痫抽搐。治头痛眩晕，常与羚羊角、龟板等同用，如《审视瑶函》羚羊角汤；治肝阳上亢，头痛眩晕，与生地黄、生龙骨等同用，如《医学衷中参西录》镇肝息风汤；治惊痫抽搐，常与天麻、钩藤等同用，如《杂病证治新义》天麻钩藤饮。

2. 煅石决明　煅后咸寒之性降低，平肝潜阳的功效缓和，增强固涩收敛和明目作用，且煅后质地疏松，便于粉碎，有利于外用涂敷撒布，并有利于煎出有效成分。用于目赤，翳障，青盲雀目，痔漏成管。治目赤翳障，视物昏花，青盲雀目，常与胡黄连、决明子等同用，能泻火明目；治肝经实火，青盲内障，与桑叶、菊花等同用，如《证治准绳》石决明散；或与密蒙花、谷精草等同用，治风热目疾，翳膜遮睛。

【传承轨迹】南北朝时炮制方法较多，如去上粗皮，用盐水洗后再加五花皮、地榆、阿胶煮。唐代最早提到面煨。宋代有烧制、煨制、蜜制等方法。元代有煮制。明代增加了盐炒，盐煅，磨汁，醋制，火煅，童便淬等法。清代增加了焙存性。近代炮制方法还有药汁制、烧制、糠煅制、煅淬等。

【研究摘要】石决明含碳酸钙、有机质，及少量镁、铁、硅酸盐、磷酸盐、氯化物和极微量的碘；煅烧后碳酸钙分解，产生氧化钙，有机质则被破坏。还含锌、锰、铬、锶、铜等微量元素；贝壳内层具有珍珠样光泽的角质蛋白，经盐酸水解得 16 种氨基酸。同火候条件下煅制，石决明的外观性状和内在质量的变化规律及主要成分分解情况与牡蛎基本相同。

石决明经煅和醋淬后，煎液中的钙含量显著增高。

煅醋淬石决明煎剂对兔正常血压呈降低作用，生品微有上升趋向，除去钙的煎剂具有明显的升压作用。

800℃以下煅制石决明，水煎液 pH 变化不大，但高温煅制后其水煎液 pH 显著升高，应是 $CaCO_3$ 转化为 CaO 所致，由于 CaO 不是石决明平肝潜阳、明目退翳的药效成分，因此石决明不宜高温煅制，以 300℃左右煅制为宜。

硼　砂

【药材来源】本品为单斜晶系矿物硼砂 Borax 经精制而成的结晶。主含含水四硼酸钠（ $Na_2B_4O_7 \cdot 10H_2O$ ）。

【特色炮制】

1. 醋制硼砂 醋化去石，熬成霜（宋·《太平圣惠方》）。

2. 药汁制硼砂 将竹沥收二钱，萝卜汁拌收二钱，令干共细研入药（明·《本草逢原》）。

3. 水飞硼砂 取硼砂碾成细粉，置乳钵内，加适量清水，研极细成糊状，将面上清水滤出，置日光下晒干即可（《中药炮制经验集成》·1974）。

【法定炮制】

1. 硼砂 取原药材，除去杂质，捣碎或研成细粉。

2. 煅硼砂 取净硼砂适当粉碎成细粒，置锅内武火加热，炒至鼓起小泡无水气挥发和爆鸣声时，呈白色酥松的块状，取出，放凉，碾粉。或置煅锅内武火加热，煅至鼓起小泡成雪白酥松块状，取出，放凉，碾碎。

【成品性状】

1. 硼砂 为不规则块状，无色透明或白色半透明，有玻璃样光泽。质较重易破碎，气无，味甜略带咸。久置失水成白色粉状。

2. 煅硼砂 为白色粉末，不透明，体轻，质疏松，无光泽。

【炮制作用】

1. 硼砂 具有清肺化痰，清热解毒功效。本品多生用、外用。外用清热解毒，内服清肺化痰。内服多作含化剂用，用于口舌生疮，目赤，翳障，咽喉肿痛，咳嗽痰稠。入清热剂中宜用生品，外用性凉可清热解毒、消肿、防腐，可治口舌生疮；内服能治目赤肿痛，常与炉甘石、冰片、玄明粉配制成点眼剂，如《证治准绳》白龙丹；治痰热咳嗽，用于咽喉肿痛、目赤翳障、咳嗽痰稠等，如治疗喉痹的硼砂丹（《张氏医通》）常与瓜蒌、贝母、百部等同用；治顽癣疥疮，常与硇砂等同研末，甘草水送下，能杀虫灭疥；亦可和生葱共捣外敷，治虫蛇咬伤，如《普济方》硼砂散。

2. 煅硼砂 煅制后具有燥湿收敛作用，对局部渗出物易吸收，并且易研成细粉，可避免晶型微粒对敏感部位的刺激性。多用于喉科,以散剂入药。治咽喉肿痛,常与冰片、玄明粉、朱砂等同研细末,吹于患处,如《外科正宗》冰硼散;治鹅口疮,常与雄黄、冰片、甘草同研末蜜水调涂,如《疡医大全》四宝丹。经煅制除去结晶水,增强燥湿收敛的作用,促进溃疡愈合,常作为辅助之品用于吸湿剂中,治溃疡创面有渗出物者,可吸收局部渗出物,减少刺激性,用于喉科散药,如冰麝散(《中医喉科学》)。

【传承轨迹】宋代有研细;汤化去石,熬干;用米醋三升,同芫花末熬成膏,二两,细研,以酒醋各一升,熬如膏。明代有焙、烧、药汁制等法。清代有煅、煮、甘草汤煮等。近代炮制方法以煅法为主,包括明煅和煅淬。

【研究摘要】硼砂主要含四硼酸钠($Na_2B_4O_7 \cdot 10H_2O$),还有少量铅、铜、钙、铝、镁等杂质。

近代研究表明,硼砂煅制时,当温度达80℃时即失去8个结晶水,200℃时失去9个结晶水,340℃时失去全部结晶水,878℃时融熔,因此硼砂煅制温度以350℃为宜,$Na_2B_4O_7$的含量在52.88% ~ 57.57%之间。

花蕊石

【药材来源】本品为变质岩类岩石蛇纹大理岩,主含碳酸钙。

【特色炮制】

1. 醋淬花蕊石 取净花蕊石,装入罐中,置武火上煅至红透,趁热倾入醋中淬透,冷后研碎。每100kg净花蕊石,用醋25kg(《湖北省中药饮片炮制规范》·2009)。

2. 水淬花蕊石 取生花蕊石,煅至红透,取出,投入清水,淬之,随即捞起,放冷,捣成碎粒(《中药炮制经验集成》·1974)。

【法定炮制】

1. 花蕊石 取原药材,除去杂质,洗净,干燥,敲成小块。

2. 煅花蕊石 取净花蕊石,敲成小块,置耐火容器内,用武火加热,煅至红透,取出放凉,碾碎。

【成品性状】

1. 花蕊石 为不规则的碎块,灰白色或黄白色,有黄色或墨绿色或黄绿色多少不等花纹相夹其间,习称"彩晕"(蛇纹石)。对光观察有闪星状光泽。体重,质坚硬,气微,味淡。

2. 煅花蕊石 呈大小不等的颗粒状碎粒,色泽变黯,灰色带有褐色调,仍可见亮星。质变酥脆,轻砸可碎。

【炮制作用】

1. 花蕊石 生品性味酸涩,具有化瘀止血的功能。但质地坚硬很难粉碎。故临床较少应用。治死胎不下,胎死腹中或胞衣不下,或产后败血不尽,血迷血晕者,以本品与牛膝、益母草、桃仁等同用,如《太平惠民和剂局方》花蕊石散;治胃肠出血,吐血、呕血、衄血及二便下血者,以本品配伍血余炭、三七等同用,如《医学衷中参西录》化血丹;用于外伤出血、诸疮出血,如治诸疮出血不止、久不生肌的立应散(《疡科选粹》)。

2. 煅花蕊石　使质地疏松，易于粉碎，且能缓和酸涩之性，消除伤脾伐胃的副作用，有利于内服，故一般煅用。用于咯血、吐血、外伤出血、跌仆伤痛。治吐血、咯血，瘀滞吐血者，可单用本品煅为细末，用酒或醋与童便和服，如《十药神书》花蕊石散；若咯血不止者，又可与白丑、血余炭等合用，如《经验方》之花蕊石白及散；治创伤出血不止者，以本品煅为细末外敷，亦可配伍应用；治诸疮不敛，湿疮湿疹，久不收敛者，配龙骨、乳香、密陀僧等同用，如《证治准绳》平肌散。

【传承轨迹】宋代有烧、醋煅、合硫黄同煅的炮制方法。煅法一直沿用至近代，如元代有烧。明代有煅。清代有硫黄煅。此外，尚有童便煅淬法。近代炮制方法主要以煅法为主。

【研究摘要】花蕊石主含钙、镁的碳酸盐及少量铁盐、铝盐、无机元素和少量酸不溶物等。

花蕊石炮制后的钙离子浓度增大。钙能减低毛细血管的通过性，使血管致密，有防止血浆渗出和促进血液凝固作用，这与其煅制后增强固涩收敛作用相符。炮制前后的花蕊石红外光谱图有明显差异，煅制过程中晶体结构发生了改变。花蕊石生、煅品均含有含量较高的 Ca、Mg、Al、Fe 元素，以 Ca 元素含量为最高；生品经高温煅制后，该类元素含量均有一定程度升高，而 Cu、Zn、Pb 等有害重金属元素含量显著下降。

生花蕊石和煅花蕊石水煎剂能缩短小鼠凝血时间和出血时间，减少出血量，炮制后止血作用略有增强，说明花蕊石炮制后不仅易于粉碎，还能提高疗效。

龙　骨

【药材来源】本品为古代哺乳动物如三趾马、犀类、鹿类、牛类、象类等的骨骼化石或象类门齿的化石，前者习称"龙骨"，后者习称"五花龙骨"。

【特色炮制】

朱砂制龙骨　取净龙骨碎块，喷水少许，微润，用朱砂细粉拌匀，染成红色，干燥。每 100kg 龙骨，用朱砂 2kg（《安徽省中药饮片炮制规范》·2005）。

【法定炮制】

1. 龙骨　取原药材，除去杂质及灰屑，刷净泥土，打碎。

2. 煅龙骨　取净龙骨小块，置耐火容器内，用武火加热，煅至红透，取出放凉，碾碎。

【成品性状】

1. 龙骨　为不规则的碎块，表面类白色，灰白色或浅黄色，有的具蓝灰色或红棕色纹或棕色、黄白色斑点，质硬脆，气微，吸舌力很强。

2. 煅龙骨　呈灰白色或灰褐色。质轻，酥脆易碎，表面显粉性，吸舌力强，

【炮制作用】

1. 龙骨　生品味甘性平，具有镇静安神，收敛固涩的功能。生用镇惊潜阳作用较强，用于怔忡多梦，惊痫，头目眩晕。治惊痫癫狂，与朱砂、胆南星、石菖蒲等同用，

取其镇心安神作用；治失眠怔忡，与牡蛎、酸枣仁等同用，如《伤寒论》柴胡加龙骨牡蛎汤；如治头目眩晕，与生赭石、生牡蛎、生白芍等同用，如《医学衷中参西录》镇肝息风汤。

2. 煅龙骨　煅后能增强收敛固涩、生肌的功效，用于盗汗、自汗、遗精、带下、崩漏、白带、久泻久痢、疮口不敛等。治久泻久痢，泄痢日久不愈，甚至大便失禁，脱肛不收，与诃子等同用，如《证治准绳》之龙骨散；治崩中漏下，或吐血、衄血、耳中出血等，与牡蛎等同用，如《医学衷中参西录》固冲汤；治血崩不止，如《景岳全书》龙骨散；治肾虚遗精，与牡蛎、芡实等配伍，如《医方集解》之金锁固精丸；治虚汗、心虚盗汗者，与牡蛎、黄芪等同用，取其敛汗固脱作用；治疮疡不敛、湿疮痒疹及疮疡溃烂后久不愈合者，可单用本品或与枯矾相配，外敷患处；也可与牛黄、珍珠等同用，如《疡医大全》之八宝丹。

【传承轨迹】晋代有捣碎。南北朝刘宋时期增加了以香草汤浴过，置燕子腹内，悬于井面上一宿，去燕，取骨粉研的炮制方法。宋代有烧赤、煅红研、酒煮焙干、酒浸、醋煮、水飞等法。明代尚有黑豆制法。清代还有以僵蚕、防风、当归、川芎等合炙，竹叶包、水泡湿、火煨等炮制方法。近代炮制方法以煅法和朱砂拌为主。

【研究摘要】龙骨主要含有碳酸钙、磷酸钙及铁、钾、钠、氯等。龙骨煅后能使部分钙盐受热转化为钙的氧化物。龙骨火煅醋淬后，其煎液中钙离子含量明显高于火煅不淬的龙骨，证明煅淬确能显著提高钙离子的煎出率。煅淬龙骨水煎液中 Mg、Zn、Fe、Mn、Cu 等微量元素含量也明显高于生龙骨。

煅龙骨在偏光显微镜下显示原生物结构已碎裂（切片过程也加剧其碎裂），但其生物组织的环带结构依然保存，只是变得纹理不清晰。

牡　蛎

【药材来源】本品为牡蛎科动物长牡蛎 *Ostrea gigas* Thunberg.、大连湾牡蛎 *Ostrea talienwhanensis* Crosse 或近江牡蛎 *Ostrea rivularis* Gould 的贝壳。

【特色炮制】

盐牡蛎　取净牡蛎，置适宜容器内，用武火加热，煅至红透时取出，加盐水拌匀，冷后研碎。每 100kg 牡蛎，用食盐 2kg（《广东省中药饮片炮制规范》·2010）。

【法定炮制】

1. 牡蛎　取原药材，洗净，晒干，碾碎。

2. 煅牡蛎　取净牡蛎，砸成小块，置耐火容器内或无烟炉火上，用武火加热，煅至酥脆时，取出，放凉，碾碎。

【成品性状】

1. 牡蛎　为不规则的碎块。白色。质硬，断面层状。气微，味微咸。

2. 煅牡蛎　为不规则的碎块或粗粉。灰白色。质酥脆，断面层状。

【炮制作用】

1. 牡蛎　味咸性微寒，具有重镇安神、潜阳补阴、软坚散结的功能。生品偏于重镇安神，潜阳补阴。用于惊悸失眠，眩晕耳鸣，瘰疬痰核，癥瘕痞块。治眩晕耳鸣，肝阴不足，肝阳上亢，症见头目眩晕、心悸失眠、烦躁不安及耳鸣者，常与龙骨、龟甲、白芍等同用，如《医学衷中参西录》之镇肝息风汤；治瘰疬、痰核，如《处方集》瘰疬内消丸；治手足瘈疭，热病后真阴被劫，内风暗动，口干咽燥，与白芍、龟甲、生地黄等同用，如《温病条辨》之大定风珠；治火郁结之瘰疬瘿瘤，痰核痞块，常配玄参、贝母等，如《医学心悟》治瘰丸。近年来，临床上又用以治疗肝脾肿大，常与丹参、鳖甲、泽兰等活血软坚药同用。

2. 煅牡蛎 煅后增强收敛固涩作用，燥而兼涩，又能固下焦，除湿浊，敛虚汗。用于自汗盗汗，遗精崩带，胃痛吐酸。治自汗盗汗，气虚不足，配黄芪、麻黄根、浮小麦等，亦可用牡蛎粉单用扑撒汗处，有止汗作用；治遗精滑泄，肾虚精关不固，可与沙苑子、芡实、连翘等配伍，如《医方集解》金锁固精丸；治崩漏带下，常配海螵蛸、棕榈炭等同用，如《医学衷中参西录》固冲汤；治疮疡溃烂，久不收口，以本品与黄丹、枯矾研细粉搽之，如《证治准绳》之牡蛎散。

【传承轨迹】汉代产生熬法。南北朝载："凡修事，先用二十个，东流水，盐一两，煮一伏时，后入火中烧，令通赤，然后入钵中，研如粉用也。"唐代有熬令黄色。五代有"炙令微黄色，熟后研令极细"。宋代有炒黄、炒赤、炒成粉、火煨通赤、煅飞、童便煅制等。明代产生了盐泥煨烧。清朝炮制方法略有减少，主要保留煅法为主，使用的辅料主要有盐、酒和醋，很少用童便。近代炮制方法以煅法为主，包括明煅和煅淬。

【研究摘要】牡蛎主含碳酸钙，并含磷酸钙、硫酸钙、氧化铁、铝、镁、硅等。

牡蛎煅后醋淬品水煎液中钙离子含量高于煅品和生品。生品水煎液中蛋白质的含量略高于醋淬品和煅品。牡蛎经煅后，铁、锰、锌元素的煎出量较生品显著增加。

煅后醋淬品煎剂对兔正常血压呈现降低作用，生品轻微升压，去钙的煎剂具有明显的升压作用。大鼠抗胃溃疡实验表明，牡蛎在 900℃、煅 1 小时的工艺条件下能明显提高抗实验性胃溃疡活性。

蛤 壳

【药材来源】本品为帘蛤科动物文蛤 *Meretrix meretrix* Linnaeus 或青蛤 *Cyclina sinensis* Gmelin 的贝壳。

【特色炮制】

药汁制蛤壳 凡修事（海蛤）一两，于浆水中煮一伏时后，却以地骨皮、柏叶二味，又煮一伏时，后于东流水中淘三遍，拭干，细捣，研如粉，然后用。凡一两，用地骨皮二两，并细剉，以东流水淘取用之（南北朝刘宋·《雷公炮炙论》）。

【法定炮制】

1. 蛤壳 取原药材，洗净，干燥，碾碎或研粉。

2. 煅蛤壳 取净蛤壳，置耐火容器内或无烟炉火上，煅至酥脆，取出放凉，碾碎或研粉。

【成品性状】

1. 蛤壳 为不规则碎片。碎片外面黄褐色或棕红色,可见同心生长纹;内面白色。质坚硬。断面有层纹。气微,味淡。

2. 煅蛤壳 为不规则碎片或粗粉。灰白色,碎片外面有时可见同心生长纹。质酥脆。断面有层纹。

【炮制作用】

1. 蛤壳 味苦咸性平,具有清热化痰,软坚散结,制酸止痛的功能。生用偏于软坚散结,用于瘰疬、瘿瘤、痰核等。治痰热咳喘,痰中带血,常与青黛同用,取其泻肝清肺化痰作用,如《医宗说约》黛蛤散;若邪热不盛者,可改与瓜蒌仁配伍,如《丹溪心法》海蛤丸;治瘿瘤痰核瘰疬,与海藻、海带等配伍,如《证治准绳》含化丸。消瘿瘤,如《古今医鉴》消瘿五海饮。治腹水胀满,咳喘不宁,与防己、葶苈子等配伍,如《圣济总录》圣济海蛤丸。

2. 煅蛤壳 经煅后易于粉碎,增强化痰制酸作用。用于痰火咳嗽,胸胁疼痛,痰中带血,胃痛吞酸。治胃痛泛酸,与煅瓦楞子等配伍;治湿热带浊,与黄柏、椿根皮、车前子等药同用;治湿疹疮疡,与煅石膏、黄柏、青黛、轻粉等药研粉调敷,以敛湿清热,生肌止痒。

【传承轨迹】汉代有杵为散。南北朝刘宋时代出现了药汁制法。唐代有研炼的记载。宋代有烧通赤细研、煅制等方法。金元时代有焙制、炒制法。明代载有醋淬法。清代增加了煨制、童便制等炮制方法。近代炮制方法以煅法为主,还有水飞等。

【研究摘要】蛤壳中主含碳酸钙,此外还含有钠、铝、铁、锶、镁、钡、钴、铬、铜、锌、磷等。

对一系列不同煅制温度的样品进行性状、得率、水浸出物、总钙、水煎液中 Ca^{2+} 含量及水煎液 pH 综合分析,最佳煅制温度为 700 ~ 800 ℃。蛤壳经火煅后,砷含量均有不同程度的降低,与生品相比,砷含量降低 5.05% ~ 100%,表明蛤壳经火煅炮制后可除去或降低毒性。

珍 珠 母

【药材来源】本品为蚌科动物三角帆蚌 *Hyriopsis cumingii*(Lea)、褶纹冠蚌 *Cristaria plicata*(Leach)或珍珠贝科动物马氏珍珠贝 *Pteria martensii*(Dunker)的贝壳。

【特色炮制】

烧珍珠母 原药在铁板上烈火烧 2 小时,取出放冷(《中药炮制经验集成》·1974)。

【法定炮制】

1. 珍珠母 取原药材,除去杂质及灰屑,碾碎。

2. 煅珍珠母 取净珍珠母,置耐火容器内,用武火加热,煅至酥脆,取出放凉,打碎或碾粉。

【成品性状】

1. 珍珠母 呈不规则碎块状,白色或灰白色,有光泽,质硬而重,微臭,味淡。

2. 煅珍珠母 呈不规则细块或粉状，青灰色微显光泽，质酥脆易碎，无臭，味咸。

【炮制作用】

1. 珍珠母 性味咸寒，生品偏重于平肝潜阳，定惊明目。用于头痛眩晕，烦躁失眠，肝热目赤，肝虚目昏。治惊风，癫痫，急慢惊风，癫痫，惊悸，可与牛黄、琥珀、胆南星、天竺黄等同用，如《杂病源流犀烛》金箔镇心丸；治小儿惊啼及夜啼不止，可与伏龙肝、丹砂、麝香同用，如《圣济总录》之真珠丸；治心悸怔忡，可单用冲服或用蜂蜜调服。

2. 煅珍珠母 煅后缓和寒性，增强收敛作用，易于粉碎，细研吞服，能治胃酸过多；同植物油、凡士林调和成油膏，可外涂治疗烫伤。治目赤肿痛，翳障胬肉，与牛黄、熊胆、冰片为末，内服或点眼，如《邓苑方》七宝膏。治疮疡溃烂，疮疡溃烂，久不愈合，与炉甘石、煅龙骨等配伍，如《张氏医通》之珍珠散。

【传承轨迹】宋代有以水磨控干，研如粉。明代有研细用的方法。近代炮制方法收载的大多是研粉生用和煅法。

【研究摘要】珍珠母主含碳酸钙、贝壳硬蛋白和角壳蛋白。贝壳硬蛋白由多种氨基酸组成。此外还含有 Ca、Na、K、Mg 等 16 种无机元素。

珍珠母煅后总氨基酸含量明显下降，其原因可能是珍珠母经火煅后，致使其中部分氨基酸破坏，所以临床上虚阳上亢之疾，仍以生用为宜。火煅后碳酸钙被分解成氧化钙，煎汁时，钙离子在水中的溶解度增大，使珍珠母定惊、止血作用增强。

皂矾（绿矾）

【药材来源】本品为硫酸盐类矿物水绿矾 Melanterite 的矿石或化学制品。主含含水硫酸亚铁（$FeSO_4 \cdot 7H_2O$）。

【特色炮制】

醋煅制皂矾

（1）（绿矾）八两，用红醋二茶杯，煅至红色，放地上出火毒（清·《串雅内编》）。

（2）醋泡晒干，入瓶内煅存性（清·《增广验方新编》）。

（3）取净皂矾，用醋溶化过滤后，置瓦罐内，用武火熬煅蒸发至赤红色，取出，放凉，研细。每 100kg 皂矾，用醋 38.4kg。忌用铜铅器烧矾（《河南省中药饮片炮制规范》·2005）。

【法定炮制】

1. 皂矾 取原药材，除去杂质，打碎。

2. 煅皂矾 取净皂矾打碎，置耐火容器内，加入醋，盖好，置炉火上武火加热，待皂矾溶解后搅拌均匀，继续煅至汁尽，全部呈绛色为度，取出，放凉，研粉。

【成品性状】

1. 皂矾 为不规则碎块。浅绿色或黄绿色，半透明，具光泽，表面不平坦。质硬脆，断面具玻璃样光泽，有铁锈气，味先涩后微甜。

2. 煅皂矾 失水干枯，为细粒疏松集合体，光泽消失，绛红色。气无，味涩。

【炮制作用】

1. 皂矾　味酸涩性凉。具有燥湿化痰，消积杀虫，止血补血，解毒敛疮的功能。皂矾生品一般不内服，多作外用洗涂剂，偏于燥湿止痒杀虫。用于湿疹，疥癣，疮毒。治湿疹，疥癣，疮毒，鹅掌风皮肤枯厚，破裂伤痛，与白矾、孩儿茶、柏叶等配伍，水煎，药液先熏后泡洗，如《外科正宗》二矾丸。

2. 煅皂矾　煅后缓和寒凉之性，失水变枯，溶解度降低，降低致吐的副作用，增强燥湿止痒的作用。内服多煅用，具有燥湿化痰之功。治风热、湿热所致的疮疡赤肿湿烂诸疮，可单用，亦可与雄黄、硫黄、乳香、没药等配伍，为细末外用；治走马牙疳，与麝香配伍，外涂，如《本草纲目》引《谈野翁试效方》；治木舌、重舌，以煅皂矾研末外用，如《本草纲目》引《陆氏积德堂方》；治目赤肿痛，烂弦风眼，迎风流泪，以红枣去核纳皂矾煅存性，泡开水洗眼，如《疡医大全》外瘴方。治湿阻脾胃，萎黄浮肿，与苍术、陈皮、厚朴等同用，如《重订广温热论》黄病绛矾丸。

【传承轨迹】宋代有煅赤、火煅醋淬过复煅、炼、煅、盐与硫黄制。明代有姜汁制、米炒制、童便制。清代尚有面裹火煨焦。近代炮制方法以煅法为主，包括明煅和煅醋淬。

【研究摘要】皂矾主要成分为硫酸亚铁。X射线衍射分析结果，绿矾系七水硫酸铁（水绿矾），可含有多种脱水产物。煅绿矾（绛矾）则除赤铁矿之外，尚出现含水量各不相同的硫酸铁组分。

有报道对皂矾中铁的赋存状态进行研究，其结果表明：皂矾生品及炮制品中的铁基本是以$FeSO_4$形式存在，同时含少量Fe^{3+}，皂矾生品经酸性溶液浸泡后，其中部分Fe^{3+}形成了有机化合物，而且Fe^{2+}/Fe^{3+}比值及铁离子的离子性比绿矾生品均有显著提高。

对皂矾的煅制时间和温度研究报道，皂矾在600℃经过20分钟即可煅制红透，一定范围内，煅制温度越高、煅制时间越长其中所含Fe_2O_3含量越高。

醋煅皂矾在临床使用广泛，加醋煅不但降低了皂矾的致吐作用便于内服，还增强了入肝补血、解毒燥湿、疏肝平气和利水消肿的功效。醋制后质地酥松，便于制剂，人体也易吸收，同时使其强烈的酸涩之性大部分消失，减轻对舌喉部黏膜的刺激性，便于常服，如臌症丸、复方和血丸等中药制剂就采用醋煅皂矾。

【附注】《本草辑要》记载皂矾"煅赤，名绛矾，能入血分，伐肝木，燥脾湿"。皂矾有些地区用醋制，可能会失去一部分铁，缓解泻下作用，《本草纲目》称之为"畏醋"。

青礞石

【药材来源】本品为变质岩类黑云母片岩或绿泥石化云母碳酸盐片岩。

【特色炮制】

1. 醋煅青礞石　取青礞石块放在罐内，置炉火上煅烧，投入醋内浸1~2分钟，或浸淬后取出晾干。青礞石10斤，醋3斤（《中药炮制经验集成》·1974）。

2. 硝煅青礞石　取净青礞石小块加等量的火硝混匀，置耐火容器内，加盖，武火加热，煅至烟尽，取出，放凉，水飞细粉（《中药炮制经验集成》·1974）。

【法定炮制】

1. 青礞石　取原药材，除去杂质，砸碎。

2. 煅青礞石　取净青礞石小块，置耐火容器内，用武火加热，煅至红透，取出，放凉。或取整块直火煅烧。

【成品性状】

1. 青礞石　为不规则的扁片，大小不一，褐黑色或绿墨色或灰色或灰绿色。碎粒绿黑色（黑云母）或灰绿色（绿泥石化云母），具玻璃样光泽，断面呈片状，可见闪闪发亮的星点，无臭，味淡。

2. 煅青礞石　呈粉、末状。青黄绿色，质软，光泽消失。

【炮制作用】

1. 青礞石　味咸性平，具有坠痰下气，平肝镇惊的功能。青礞石难于煎出药效，故临床一般不生用。

2. 煅青礞石　经煅后质地酥松，便于粉碎加工，易于煎出有效成分，可增强下气坠痰功效，能逐陈积伏匿之疾。用于顽痰胶结，咳逆喘急，癫痫发狂，烦躁胸闷，惊风抽搐。治顽痰或老痰壅塞上中二焦所致气逆喘咳，与大黄、黄芩、沉香等同用，如《景岳全书》引王隐君滚痰丸；治痰热壅塞，内乱神明，甚至高热昏迷，惊悸抽搐，用薄荷汁和白蜜调服，方见《婴孩宝书》；治痰积惊痫，大便秘结，用礞石滚痰丸；据报道以青礞石为主药，用豁痰下气、息风镇痉法治疗癫痫效果良好。

【传承轨迹】宋代有研、烧制。元始载火硝制。明代有捣碎、研、水飞、火硝制，并产生了新的炮制方法，有煨、生姜煅淬。清代沿用了火硝制，同时产生了新的炮制方法，如藜芦煅淬制。近代炮制主要是煅为主。

【研究摘要】青礞石和煅青礞石中 Si、Fe、Mg、Al、Ca、K、Na 7 种元素为两者的主要成分。煅青礞石的无机元素含量大多较青礞石的含量低。

青礞石的基原组成为黑云母片岩或绿泥石化云母碳酸盐片岩，是黑云母经水化而来，黑云母在水化过程中伴随着铁的价态的变化。

通过多项指标评价和正交优选法，以青礞石炮制品的外观颜色、疏松度、溶出率等筛选炮制工艺参数为在 700℃、青礞石与火硝质量配比 1∶0.4、摊层厚度 2cm 条件下煅制 2 小时。

第二节　煅淬法

将中药材按明煅法煅烧至红透后，立即投入规定的液体辅料中骤然冷却的方法称煅淬法。将中药趁热投入冷的液体中浸泡的方法称淬法，所用的液体辅料称为淬液。常用的淬液有醋、酒、药汁、水等，按临床需要选用。

煅淬法适用于质地坚硬，经过高温仍不能疏松的矿物中药，以及临床上因特殊需要而必须煅淬的中药。

（一）炮制方法

将中药大小分档，按明煅法煅烧至红透后，立即投入规定的液体辅料中浸泡，使之冷却。

所用的淬液种类和用量由各中药的性质和煅淬目的要求而定。

（二）炮制目的

1. 使中药质地酥脆，易于粉碎　煅淬法除有煅法高温加热分解外，还将中药趁热转入淬液中，使矿物中药中各种不同成分的胀缩比例发生较大变化，从而产生裂隙，使质地变得酥脆，便于粉碎，利于有效成分的煎出，如代赭石、磁石。

2. 增强疗效　一些矿物中药煅、淬前后，矿物组分或化学成分发生变化，既有单纯的晶体结构变化，也有化学成分改变，如自然铜中黄铁矿中的二硫化铁转化为硫化铁；含铁矿物中药煅后醋淬有醋酸铁生成；炉甘石煅淬氧化锌含量增加等。

3. 清除中药中夹杂的杂质，洁净中药，减少副作用　如代赭石煅淬后砷含量降低。

（三）注意事项

1. 煅淬要趁热进行。

2. 煅淬要反复进行几次，使液体辅料吸尽、中药全部酥脆为度，避免生熟不均。

3. 矿物药生品一般不直接入药，临床使用煅制后的炮制品。

赭　石

【药材来源】本品为氧化物类矿物刚玉族赤铁矿，主含三氧化二铁（Fe_2O_3）。采挖后，除去杂质。

【特色炮制】

1. 煮赭石　凡使代赭石，不计多少，用（腊）水细研尽，重重飞过，水面土有赤色如薄云者去之，然后用细茶脚汤煮之一伏时了，取出，又研一万匝方入。用净铁铛一口，著火得铛热底赤，即下白蜡一两，于铛底，逡巡间，便投新汲水冲之于中，沸一二千度了，如此放冷，取出，使之（宋·《重修政和经史证类备用本草》）。

2. 酒醋制赭石　代赭以酒醋煮之，插铁钉于内，扇之成汁（明·《本草纲目》）。

【法定炮制】

1. 赭石　取原药材除去杂质，砸碎，碾细。

2. 煅赭石　取净赭石块置无烟炉上或适宜容器内，武火煅至红透，立即醋淬，反复煅淬数次直至酥脆，取出干燥，碾成细粉。每代赭石 100kg，用醋 30kg。

【成品性状】

1. 赭石　为鲕状、豆状、肾状集合体，多呈不规则的扁平块状。暗棕红色或灰黑色，有的有金属光泽。一面多有圆形的突起，习称"钉头"；另一面与突起相对应处有同样大小的凹窝。体重，质硬，砸碎后断面显层叠状。气微，味淡。

2. 煅赭石　为粗粉末，黯褐色或紫褐色，光泽消失，质变酥易碎，磁性有所增强。醋赭石形同煅赭石，微有醋气。

【炮制作用】

1. 赭石　生品性寒，平肝潜阳，降逆止呕，凉血止血。多用于眩晕耳鸣，呕吐，噫气，呃逆，喘息及血热所致吐血。治眩晕耳鸣，与龙齿、牡蛎等同用，如《医学衷中参西录》镇肝息风汤；治呃逆，呕吐喘息，与旋覆花、半夏或龙胆草、生姜等同用，如《伤寒论》旋覆代赭汤；治肺肾两虚之气逆喘息，与党参、山茱萸等同用，如《医学衷中参西录》参赭镇气汤；治血热所致的吐血、衄血，与白芍、竹茹等同用，如《医学衷中参西录》寒降汤。

2. 煅赭石　降低苦寒之性，增强收敛止血作用，并使质地酥脆，易于粉碎和煎出有效成分，用于吐血、衄血及崩漏等。治崩漏、吐血、衄血，与禹余粮、赤石脂等同用，如《太平惠民和剂局方》震灵丹；也可单用治吐血、衄血。

【传承轨迹】　汉代有碎。南北朝水飞制法。宋代有火煅醋淬法、烧制、煅研。明、清还有煨制：煨赤研、煨醋淬、酒醋煮制。近代炮制方法以水飞和煅法为主，其中煅法包括煅和煅淬。

【研究摘要】　赭石主含三氧化二铁。有的含有钛（钛赤铁矿）、镁、铝、硅等离子。

研究表明，赭石煅制后，Fe^{2+} 含量明显增加，为生品 1.54 ~ 2.33 倍，Mn、Al、Mg、Si 等的溶出量也有较大增加，尤其 Ca^{2+} 的溶出量增加了 30 倍。只煅不淬，其水煎出物含量与生品相似，醋淬后则明显增强，Fe^{2+} 含量与煅淬次数成正比，故临床作血分中药治疗缺铁性贫血，应用煅醋淬品，并合理增加煅淬次数或用 pH3 的酸性水溶液先煎 3 小时。

有报道测定了生、煅赭石中微量元素 Fe、Zn、Cu、Mn、Co、Ni 及宏量元素 Ca 的含量，证实了赭石的镇静、抗炎、抗惊厥、止血等药理作用，并对其药理作用与所含微量元素的关系进行了分析比较。药理实验表明，赭石内服后有收敛作用，保护胃肠黏膜面，吸收入血后能促进血细胞的新生。研究认为，赭石煅淬后其中的部分 Fe^{3+} 可以被还原成 Fe^{2+}，服用后在胃液吸收，并随后在小肠内与糖类或氨基酸结合，进入小肠上皮细胞，由其中的载铁蛋白贮存，在机体缺铁时，铁从铁蛋白中释放，快速地进入血浆，其中的大部分被运送至骨髓内用于合成血红素。

赭石中含有十万分之一的砷盐，长期服用有慢性砷中毒的可能。煅制后能降低赭石中毒性元素砷的含量。赭石中含有对人体有害的铅、砷和钛等微量元素。赭石中的砷主要存在于黏土结构中，高温煅制后，部分挥发使其含量明显降低。煅淬后进一步水飞是其最好的除砷方法。因为水飞时，部分黏土漂浮于水面被倾除去，使部分砷随之除去，因水醋淬也为水飞提供了弱酸性条件有利于砷的溶出。动物实验证明，小鼠每日服用 2 克 / 只，连服 7 天，动物全部死亡，死亡前症状与砷中毒相似，煅后则无此现象，因此，煅后降低了毒性。

自然铜

【药材来源】本品为硫化物类矿物黄铁矿，主含二硫化铁（FeS_2）。采挖后，除去杂质。

【特色炮制】

1. 甘草汁制自然铜　火煅醋淬七次，细研，甘草水飞用（清·《本草备要》）。

2. 煨自然铜　火煨，醋蘸七次（元·《瑞竹堂经验方》）。

【法定炮制】

1. 自然铜　取原药材除去杂质，洗净，干燥，用时砸碎。

2. 煅自然铜　取净自然铜置无烟炉火上或适宜容器内，武火煅至红透，立即投入醋液中淬，反复醋淬至表面呈黑褐色，外表脆裂，光泽消失并酥松。每自然铜 100kg，用醋 30kg。

【成品性状】

1. 自然铜　晶形多为立方体，集合体呈致密块状。表面亮淡黄色，有金属光泽；有的黄棕色或棕褐色，无金属光泽。具条纹，条痕绿黑色或棕红色。体重，质坚硬或稍脆，易砸碎，断面黄白色，有金属光泽；或断面棕褐色，可见银白色亮星。

2. 煅自然铜　为不规则的碎粒，表面呈黑褐色，光泽消失并酥松，易打碎，有醋气。

【炮制作用】

1. 自然铜　具有散瘀，接骨，止痛的功能。本品质地坚硬，不利粉碎和煎出有效成分，临床一般不生用。

2. 煅自然铜　经火煅，使质地酥脆，便于粉碎加工，利于煎出有效成分。醋淬可引药入肝，增强散瘀止痛作用。多用于跌仆肿痛，筋骨折伤。临床多用于跌仆肿痛，筋骨折伤，关节疼痛，心气刺痛。治疗跌打骨折，与乳香、没药等同用，如《张氏医通》自然铜散；或与红花、血竭等同用，能接骨散瘀，治跌仆损伤或遍身打伤；治闪腰岔气，瘀血作痛，筋骨疼痛，亦常与丁香、当归等同用，如《张氏医通》自然铜散。"心气刺痛，自然铜火煅醋淬九次，研末醋调二分半服即止"（《握灵本草》）。

【传承轨迹】南北朝有甘草、醋制法。唐代有煅存性、火煅酸醋淬存性、煅醋淬七次别研、煅后酒淬别研等炮制方法。宋、元、明亦基本沿用此法，如煅淬、水飞等；此外，尚有童便、醋淬、水飞。清代沿袭了甘草、醋制法。近代炮制方法以煅醋淬为主。

【研究摘要】自然铜主含二硫化铁及铜、镍、砷、锑等成分。

自然铜经火煅后二硫化铁分解成硫化铁，经醋淬后表面部分生成醋酸铁，且能使药物质地疏松易碎，并使药物中铁离子溶出增加，易于在体内吸收。X 射线衍射曲线表明，生自然铜为黄铁矿，煅自然铜则显磁黄铁矿特征。热分析结果表明，生自然铜表现出多个吸热、放热及与之相匹配的多阶段失重，即成分结构有多次变化。

研究表明，自然铜煅制后，溶出成分中铁、铜、锌的含量增高，尤其是铁升高最为明显，铁、铜、锌是自然铜接骨续筋功效必不可少的元素，它们含量的增高提高了自然铜的临床疗效。前苏联专家曾在动物自体植骨的试验中发现，在愈合部骨痂中，铜含量较正常骨为高，其量的增加与骨痂形成的进度并行，锌能增加创伤组织的再生能力等。自然铜经过炮制后，有毒元素铅明显减少，在增强药效的同时也减少其副作用。

炉甘石

【药材来源】本品为碳酸盐类矿物方解石族菱锌矿的矿石。主含碳酸锌（$ZnCO_3$）。采挖后，洗净，晒干，除去杂石。

【特色炮制】

1. 黄连汤制炉甘石 取黄连煎汤，过滤去渣，加入煅炉甘石细粉中，拌匀，吸尽后干燥。每煅炉甘石细粉 100kg，用黄连 12.5kg（《河南省中药饮片炮制规范》·2005）。

2. 三黄汤制炉甘石 将黄芩、黄连、黄柏煎汤过滤去渣，加入煅炉甘石中拌匀，吸尽后干燥。每煅炉甘石细粉 100kg，用黄芩、黄连、黄柏各 12.5kg（《河南省中药饮片炮制规范》·2005）。

3. 五黄汤淬 治法同黄连水淬。每 100kg 炉甘石，用黄连、黄柏、黄芩、栀子、大黄各 1.2kg（《河南省中药饮片炮制规范》·2005）。

【法定炮制】

1. 炉甘石 取原药材除去杂质，打碎。

2. 煅炉甘石 取净炉甘石置耐火容器内，武火煅至红透，立即投入水中浸淬，搅拌，倾取混悬液，未透者沥干后，再煅烧，浸淬，反复 3~4 次。合并混悬液，静置，倾去上层清水，干燥研散。

生品一般不入药，煅淬后本品多作眼科外用药，因用极细粉末，故煅淬后要进一步水飞，水飞时用具和水要洁净，不能混悬的杂质弃去，制得的成品必须纯洁细腻。

【成品性状】

1. 炉甘石 为不规则碎块状，表面白色、灰白色、淡土黄色或淡红色，不平坦，具众多小孔，显粉性。体质轻重不一（体重者为菱锌矿，轻者为水锌矿），易碎，有土腥气，味淡微涩。

2. 煅炉甘石 呈白色或灰白色或黄色的极细粉，质轻松。

【炮制作用】

1. 煅炉甘石 炉甘石一般不生用。经煅淬水飞后，质地纯洁细腻，适宜于眼科及外敷用。消除较粗颗粒对敏感部位的刺激性，中药内在成分发生改变，增强疗效。具有解毒明目退翳，收湿止痒敛疮的功能。治目赤翳障，烂炫风眼，常与黄连、冰片等同用，能明目退翳；治皮肤病，脓水浸淫日久不止，烫伤腐肉已化，新肉不生者，如《温病条辨》三石散；治疮疡，与白芷、甘松等同用，也可与熟石膏以 1∶9 的用量比调制成膏外用，能润肤生肌收敛；治聤耳流脓流水，与枯矾、胭脂粉等同用，如《外科方外奇方》红棉散。

2. 制炉甘石 采用黄连及三黄汤煅淬或拌制，可增强清热明目，敛疮收湿的功效。用于目赤肿痛，眼缘赤烂，翳膜胬肉，溃疡不敛，脓水淋漓，湿疮，皮肤瘙痒。治烂炫风眼，与风化硝、硼砂等同用；治溃疡不敛，皮肤湿疮，与熟石膏、赤石脂同用，能收湿生肌。

【传承轨迹】唐代有火煅，黄连水淬七次。宋代沿用煅法或煅后药液淬法，此外还有研极细末、水飞、黄连制、黄连童便制。明代仍有煅制，童便制，童便、黄连、龙胆草、当归制，童便、黄连、茶制，三黄汤制，童便、灰、火硝制，黄连、童便、朱砂制。清代尚有黄连、黄柏、黄芩、甘菊、薄荷、童便制，黄连、归身、木贼、羌活、麻黄制，火煅醋淬制等。近代炮制方法有水飞、煅、煅淬、药汁淬等。

【研究摘要】炉甘石主要成分为碳酸锌，尚含少量的氧化铝、氧化铁、氧化镁、氧化锰以及毒副作用成分铅等。

生炉甘石溶出物中铅含量大于 3%，而煅、水飞后只含 0.4%，故煅、水飞都可减少炉甘石的毒性成分。

X 射线衍射分析结果表明，生炉甘石由菱锌矿、水锌矿、方解石及白云石等矿物组成；煅后菱锌矿、水锌矿转化为氧化锌。方解石、白云石仍留在其中。炉甘石中主要组成矿物菱锌矿、水锌矿都易溶于酸。

煅炉甘石水淬后，氧化锌的含量增加。另有报道，炉甘石煅制后氧化锌的含量增加，三黄汤拌品及三黄汤淬后水飞品也有增加。三黄汤拌品的小檗碱含量高于三黄汤淬后水飞品，但三黄汤淬后水飞品抑菌作用优于三黄汤拌制品。

磁　石

【药材来源】本品为氧化物类矿物尖晶石族磁铁矿的矿石，主含四氧化三铁（Fe_3O_4），采挖后除去杂石。

【特色炮制】

1. 药制　若夫修事一斤，用五花皮一镒、地榆一镒、故绵十五两，三件并细剉，以捶于石上碎作二三十块了，将磁石于瓷瓶子中，下草药，以东流水煮三日夜，然后漉出，拭干，以布裹之，向大石上再捶令细了，却入乳钵中研细如尘，以水沉飞过了，又研如粉用之（宋·《重修政和经史证类备用本草》）。

2. 醋煮　醋煮三日夜（明·《本草纲目》）。

【法定炮制】

1. 磁石　取原药材，除去杂质，碾碎。

2. 煅磁石　取净磁石，砸成小块，置耐火容器内，用武火煅至红透，趁热倒入醋液内淬制，冷却后取出，反复煅淬至酥脆，取出干燥，碾碎。每 100kg 磁石，用醋 30kg。

【饮片性状】

1. 磁石　为不规则的碎块。灰黑色或褐色，条痕黑色，具金属光泽。质坚硬。具磁性。有土腥气，味淡。

2. 煅磁石　为不规则的碎块或颗粒。表面黑色。质硬而酥。无磁性。有醋香气。

【炮制作用】

1. 磁石　味咸性寒，质地重坠。具有平肝潜阳，聪耳明目，镇惊安神，纳气平喘的功能。生用偏于平肝潜阳，镇惊安神。用于惊悸，失眠，头晕目眩。治阴虚阳亢，头晕目眩，与石决明、白芍、天麻等同用，如《医醇賸义》滋生青阳汤；治惊悸失眠，阴虚阳亢所致的烦躁不安，惊悸失眠，甚至癫痫者，与朱砂、神曲等配伍，如《备急千金要方》磁朱丸。

2. 煅磁石 煅淬后质地酥脆，易于粉碎及煎出有效成分，缓和重镇安神功效。聪耳明目，补肾纳气力强。用于耳鸣，耳聋，视物昏花，白内障，肾虚气喘，遗精等。治肝肾阴虚所致的耳鸣、耳聋，与熟地黄、山茱萸、山药等配伍，也可与附子、巴戟天、川椒等同用，如《太平圣惠方》烧肾散；治肝肾俱虚，视物昏暗，与五味子、熟地黄、枸杞子、石斛等同用，如《银海精微》驻景补肾明目丸；也可与菟丝子、肉苁蓉等同用，如《审视瑶函》磁石丸；治外伤出血，创口疼痛，用本品单味研细末，外敷患处，具有定痛止血的作用。又可用于痈疮肿毒。近年来，用治缺铁性贫血，神经衰弱失眠者，有一定疗效。

【传承轨迹】南北朝时期有用五花皮、地榆、故棉、东流水煮三日夜，捶细，水飞的炮制方法。梁代有炼的记载。唐、宋有"研，水淘去赤汁，干之研之"，"如入汤剂，即杵，水淘去赤汁使"；醋制："醋淬七遍，捣碎细研，水飞过"，"陈醋浸七遍，捣碎细研"，"煅，醋淬七遍捣研如粉"；酒制等。近代炮制方法主要以煅和煅后醋淬法为主。

【研究摘要】磁石主要含四氧化三铁，也含有硅、铅、钛、镁及砷。研究发现，磁石经煅醋淬后，砷含量显著降低。粉碎越细，其表面积越大，更易除去砷。另有报道，采用原子发射光谱分析炮制前后微量元素的变化，发现磁石中含有的有害元素钛、锰、铝、铬、钡、锶等煅制后均有变化，尤其锶煅制后未检出，说明煅制有消除磁石固有有害元素的作用。

生磁石煅制后磁铁矿及针铁矿大部分转化为赤铁矿，出现赤铁矿的特征线及磁铁矿的特征线，而无原生品的针铁矿特征线。热分析对查明磁铁矿的共存矿物及研究煅制效果十分有效。生磁石热分析曲线表明：吸热365℃（小），放热485℃（小），0～230℃有稍许增重，而后至375℃有失重，证实有针铁矿存在，即样品有褐铁矿化。但即使表面的风化部位，其中Fe^{2+}也并未全部氧化。煅磁石的热分析曲线：表明吸热315℃（微），证实样品中心部位尚保存少量未完全赤铁矿化的针铁矿或未转化尽的黏土矿物。

对不同炮制品的含砷量进行测定，得出含砷量由高到低的顺序为：生品干研＞煅干研＞煅醋淬干研＞生品水飞＞煅水飞＞煅醋淬水飞。其中煅后醋淬水飞含砷量最低。另有报道，磁石经煅淬后比生品亚铁含量增高，且与煅淬次数成正比，合理增加煅淬次数可提高亚铁含量，同时能降低砷的含量。

对抑制醋酸诱发小鼠扭体反应，对戊巴比妥钠的协同作用，煅磁石优于生磁石；但拮抗戊四氮致小鼠惊厥作用，降低角叉菜胶引发小鼠足肿胀度及止凝血作用，生磁石优于煅磁石。

阳起石

【药材来源】本品为硅酸盐类矿石阳起石 Actinolitum 的矿石。采得后，去净泥土、杂石。

【特色炮制】

1. 煅淬阳起石　用僵蚕四十九条，防风、当归、川芎、牙皂、青盐、升麻、白芷、地骨皮各五钱，细辛、藁本各三钱，共研细末，长流水五碗同药入砂锅内，以桑柴火熬药至二碗，去渣，入砂锅内，煎至一碗，将龙骨、阳起石火煅通红入药汁内淬之，如此七次，去药汁，将龙骨、阳起石焙干，研末（清·《御纂医宗金鉴》）。

2. 酒阳起石　打碎，用烧酒浸一宿，捞起，每两入樟脑二钱，同研一处，入固济阳城罐内，上用灯盏封口牢密，入百眼炉上，用水注盏，先文后武，打火三炷香，冷定，取开。升盏者可用，沉重在底者勿用（升阳起石法）（明·《本草纲目》）。

【法定炮制】

1. 阳起石　取原药材，除去杂质，洗净，干燥，砸成小块。

2. 煅阳起石　取净阳起石小块，置耐火容器内，用武火加热，煅至经透，取出，放凉，研碎。

3. 酒阳起石　取净阳起石小块，置耐火容器内，用武火加热，煅至红透后，倒入黄酒中淬，如此反复煅淬至药物酥脆、酒尽为度取出晾干，研碎。每100kg阳起石，用黄酒20kg。

【成品性状】

1. 阳起石　为不规则碎块状，通常呈纤维状、针状、棒状集合体。白色、灰白色、淡绿白色，具绢丝光泽，体重，较坚硬，可打碎。气无，味淡。

2. 煅阳起石　色泽无明显变化，纤维明显分离，质较酥，用手可捻碎，纤维有光滑感。气、味皆无。

3. 酒阳起石　同煅阳起石，稍带酒气。

【炮制作用】

1. 阳起石　生品味咸性温。具有温肾壮阳的功能。但生品不易煎出有效成分，临床较少应用。

2. 煅阳起石　经煅后质地酥脆，易于粉碎，便于煎出有效成分。临床均煅后应用，增强温肾壮阳作用。治崩漏，与鹿茸同用，如《济生方》阳起石丸。治疮毒，本品为末外用，也可治背疽初发或刀箭伤；治下元虚寒、精滑不禁、手足厥冷，与钟乳石同用，如《济生方》之白丸。

3. 酒阳起石　酒淬可进一步使其质地酥脆，利于加工成细粉，并可加强壮阳作用。用于下焦虚寒，腰膝酸软，遗精，阳痿，宫冷不孕，崩漏。治阳痿、遗精，与沉香、北五味、菟丝子等同用，如《普济方》阳起石丸；治下元虚寒、精滑不禁、手足厥冷、宫冷不孕，与吴茱萸、熟地黄、牛膝、炮姜、白术同用，如《太平惠民和剂局方》阳起石丸；治肾阳衰弱、肾不纳气，如黑锡丹。

【传承轨迹】唐以前有酒渍法。宋代有酒煮、细研、水飞；酒浸、酒淬、煅、醋淬。其后大多沿用火煅酒淬之法。清代尚有驴鞭汁制。近代炮制方法以煅、煅淬为主。

【研究摘要】阳起石含有丰富的微量元素，有报道证实，短时间煅红（达700℃）

时化学成分并没有大的变化。阳起石能改善"阳虚"小鼠的症状并改善雄性小鼠的性功能状况，应该与这些微量元素有密切关系。

以阳起石中含量较高的 Ca、Mg、Zn、Fe、Cu、Al、Mn 元素在水煎液中含量作为测定指标，其炮制方法的优劣顺序为：煅赤酒淬 7 次＞煅赤酒淬 3 次＞煅赤酒淬 1 次＞煅赤水淬 3 次＞生品。研究表明以黄酒作液体辅料煅淬为好，煅淬次数以 7 次为佳。阳起石的矿物组成各地不尽相同，但以阳起石为透闪石符合药用饮片性状，其生煅样品的 X 射线衍射图特征线全一致。

第三节 暗煅法

中药在高温缺氧条件下煅烧成炭的方法称为暗煅法，又称扣锅煅、子母锅煅、闷煅、密闭煅。适用于体质轻、炒炭易灰化或者炮制过程中散发特殊气味的药材制备炭药。

早在《五十二病方》和《黄帝内经》就有"燔发"的制备，即为今之血余炭。煅炭存性也是对暗煅法的质量要求。

（一）炮制方法

取净药材置锅内，上扣一较小锅，两锅结合处用细土粉或盐泥封固，扣锅底上放几粒米或贴一白纸并压一重物，待泥稍干后，加热至白纸或大米变成深黄色，药材全部炭化为度，冷却后，打开上锅，取出中药。也有在两锅盐泥封闭处留一小孔，用筷子塞住，时时观察小孔处的烟雾，当烟雾由白变黄并转呈青烟，之后逐渐减少时，降低火力，煅至基本无烟时，离火，待完全冷却后，取出药物。

煅透的判断方法：①米、纸变深黄色。②滴水成珠或滴水即沸。③观烟色。在两锅盐泥封闭处留一小孔，用筷子塞住，煅时观察小孔处烟雾，由白烟转黄烟至呈青烟减少时，降低火力，再煅至基本无烟时止。

（二）炮制作用

1. 改变中药性能，产生新的药效，适应临床用药需要　如血余、棕榈。

2. 产生或增强止血作用　如荷叶、灯心草。

3. 降低中药毒性和刺激性　如干漆。

（三）注意事项

1. 锅内中药不宜装得过多，过紧，否则不易煅透，以占锅体积的 2/3 为宜。

2. 煅烧过程中，如有大量气体及浓烟从锅中喷出，冲开盐泥，应及时用湿泥封补裂口，以防空气进入，使中药灰化。

3. 煅透后，应放冷后启封，以免炭药高热未散，骤遇空气助燃导致其灰化。

血 余 炭

【药材来源】本品为人头发制成的炭化物。收集中青年人头发，拣去杂质，洗净，干燥。

【特色炮制】

1. 熬制血余炭　香油熬化（明·《济阴纲目》）。

2. 煮制血余炭　用水煮七日夜，取汁熬膏者弥佳（明·《本草乘雅半偈》）。

【法定炮制】

血余炭　人头发除去杂质，用稀碱水洗去油垢，漂净，干燥。置锅内，上盖一较小锅，两锅接合处用盐泥封固，上压重物，盖锅底部贴一白纸条或放几粒大米，先文火后武火加热，煅至白纸或大米呈深黄色为度，冷却后取出。

【成品性状】

血余炭　为不规则的小块，大小不一，乌黑而光亮，呈蜂窝状；体轻，质脆；研之有清脆声，有不快的臭气，味苦。

【炮制作用】

血余炭　具有收敛止血，化瘀，利尿的功能。本品不生用，入药必须煅制成炭，煅后方具有止血作用。用于吐血、咯血、衄血、尿血、崩漏下血、外伤出血。治多种出血证，常与其他止血药配伍；治鼻衄不止，与人中白和麝香同用；治咳血，吐血，衄血，二便下血，与煅花蕊石同用，如《医学衷中参西录》化血丹；治上部出血，可用本品研末加鲜藕汁内服；治下部出血，可与陈棕炭，莲蓬炭合用；治血崩不止，如乌金散；治诸窍出血，如《奇效良方》黑散子；治小便不利，小腹胀痛或有血尿者，与滑石配伍，如滑石白鱼散。

【传承轨迹】春秋战国时代有燔发。汉代有烧灰制法。唐代有炙制、烧灰研如粉。宋代方法较多，如皂角水洗、剪碎、炒制、煅制等法。元代增加焙制法。明代增加了煮制、熬制等方法。清代基本上沿用前面的方法。近代炮制方法还有炒炭等。

【研究摘要】头发主含纤维蛋白，还含脂肪、黑色素和铁、锌、铜、钙、镁等。头发煅成血余炭后，临床及药理实验证明确有良好的止血作用。实验表明，血余炭可显著缩短实验动物的出、凝血时间，而人发的水和乙醇煎出液则无效；从血余炭中提得的粗结晶止血作用更强。进一步研究证实，血余炭的粗结晶具有内源性系统止血功能，其止血原理与血浆中 cAMP 含量降低有关。除去血余炭中的钙、铁离子后，其凝血时间延长，说明血余炭的止血作用可能与其所含的钙、铁离子有关。

棕 榈

【药材来源】本品为棕榈科植物棕榈 *Trachycarpus fortunei*（Hook.f.）H. Wendl. 的干燥叶柄。采棕时割取旧叶柄下延部分及鞘片，除去纤维状的棕毛，晒干。

【特色炮制】

1. 棕榈炭　取陈旧棕制品，洗净干燥后，放入砂锅或铁锅内，扎紧封固，放灶洞内，四周上下用老糠盖没约 5 寸厚，将燃烧的红煤放在周围，引燃老糠煅制，煅时要添放 1 次老糠，煅 1 昼夜后，取出放冷即可（《中药炮制经验集成》·1974）。

2. 酒炒棕榈炭 取棕榈块，以陈酒喷匀，炒成黑炭为度，取出放坛内严闭，闷 1 ～ 2 天取出即可（《中药炮制经验集成》·1974）。

【法定炮制】

1. 棕榈 取棕榈除去杂质，洗净，切段，干燥。

2. 棕榈炭

（1）煅炭 取净棕榈置锅内，上扣一较小锅，两锅接合处用盐泥封固，上压重物，并贴一白纸条或放几粒大米，先文后武火煅至白纸条或大米呈焦黄色，冷却后取出。

（2）炒炭 取净棕板，切成小块，用武火炒至黑棕色，喷淋少量清水，取出干燥。

【成品性状】

1. 棕榈 呈长条板状，一端较窄而厚，另端较宽而稍薄，大小不等；表面红棕色，粗糙，有纵直皱纹；一面有明显的凸出纤维，一面平坦或略向内凹，有左右交叉的纹理；质硬而韧，不易折断；无臭、味淡。

2. 棕榈炭 呈不规则块状，大小不一。表面黑褐色至黑色，有光泽，有纵直条纹；触之有黑色炭粉。内部焦黄色，纤维性。略具焦香气，味苦涩。

【炮制作用】

棕榈炭 生棕不入药，煅炭具有收涩止血的功能，用于吐血、衄血、尿血、便血、崩漏下血。治血热妄行之呕血、吐血、咯血、出血无瘀滞者，与大蓟炭、丹皮炭等同用，如《十药神书》十灰散；治冲任不固，脾气虚衰，气不摄血，崩漏不止或大便下血，与黄芪、海螵蛸等同用，如《医学衷中参西录》固冲汤；治鼻衄不止，也可单用或配伍桦皮、龙骨等；治肠风泻血，与熟艾叶、附子同用。治血崩不止，如《奇效良方》乌金散；治诸窍出血，如《奇效良方》黑散子。

【传承轨迹】唐代有制炭。宋代有烧灰、烧存性的炮制方法。明代提出"存性，勿令白色"的炮制要求，并有炒极黑存性、炒焦存性的炮制方法。清代增加了煅炭法。近代炮制方法有烧灰、炒炭等。

【研究摘要】棕榈中含有对羟基苯甲酸、原儿茶酸、原儿茶醛、α–儿茶素、没食子酸等成分。棕榈经制炭后，所含化学成分的组成和含量发生复杂的变化，总鞣质量有所下降。高效液相色谱法初步分析，棕榈中检出 19 个成分，棕榈炭中则可检出 26 个成分，而且对羟基苯甲酸的含量成倍增长，其他对照品没食子酸、原儿茶酸、原儿茶醛、d–儿茶素在相应的位置上也可检出。动物实验表明，棕榈炭能缩短出血时间和凝血时间。有研究报告以炒炭、闷煅炭和砂烫炭 3 种工艺，并制备不同存性程度的样品，对其所含原儿茶醛、原儿茶酸、对羟基苯甲酸进行定性比较和高效液相分析、药理作用对比及临床疗效观察，优选出砂烫棕榈炭的最佳工艺。

干 漆

【药材来源】本品为漆树科植物漆树 *Toxicodendron vernicifluum*（stakes）F.A.Barkl.

的树脂经加工后的干燥品。一般收集盛漆器具底留下的漆渣，干燥。

【特色炮制】

1. 醋干漆　捣末点醋炒烟尽为度（宋·《圣济总录》）。

2. 酒干漆　酒炒令烟出（宋·《圣济总录》）。

3. 姜干漆　半生半熟，用汤煮半日，令香（明·《医学纲目》）。

【法定炮制】

干漆炭

（1）煅炭　原药材除去杂质，砸成小块，洗净，晒干后置锅内，上盖一较小锅，两锅结合处用盐泥封固，上压重物，并贴一白纸条或放几粒大米，文武火煅至纸或大米呈老黄色为度，凉后取出，剁成小块。

（2）炒炭　干漆小块置锅内，中火炒至烟尽为度，喷淋少许清水，灭尽火星，取出，放凉。

【成品性状】

1. 煅干漆　呈黑色或棕褐色，为大小不一的块状或粒状，有光泽，质松脆，断面多孔隙，气微，味淡，嚼之有沙粒感。

2. 炒干漆　呈大小不一的颗粒状，焦黑色，质坚硬，具孔隙，无臭，味淡。

【炮制作用】

1. 干漆　具有破瘀血，消积，杀虫的功能。生干漆辛温有毒，伤营血，损脾胃，不宜生用。

2. 干漆炭　煅后降低其毒性和刺激性。有破瘀，消积，杀虫之效。用于妇女经闭，瘀血癥瘕，虫积腹痛。治经闭、癥瘕，常与熟大黄，制水蛭等同用，如大黄䗪虫丸；治癥积血痹，与益母草、红花等同用，如《万病回春》化癥回生丹；治癥瘕瘀血，与穿山甲、赤芍等同用，如穿山甲散；治虫积，常与雷丸、槟榔等同用，方见《妇科大全》。治胞衣不出，恶血不行，如《圣济总录》干漆散。近代临床也用于治疗血栓闭塞性脉管炎，子宫内膜异位症，癌瘤等。

【传承轨迹】晋代有熬绝烟的方法。唐代有捣熬筛为末、炒令烟断。宋代有炒至大烟出、炒至青烟尽、炒烟出青白色为度等方法。明代有炒令烟出略尽且存性；炒令大烟出，待至烟头青白。清代沿用烧、炒、煅炭的炮制方法。近代炮制方法还有煮制。

【研究摘要】本品主要含漆酚及少量虫漆酚、氢化漆酚等。漆酚具有强烈的毒性和刺激性。0.001mg 的纯漆酚对生漆敏感者即引起皮炎。干漆误服出现强烈刺激症状，如口腔炎、溃疡、呕吐、腹泻，严重者可发生中毒性肾病。加热处理可使漆酚与漆敏内酯升华，散失。故制炭时应煅或炒至烟尽，以降低毒性和刺激性，减少对胃的刺激性和毒副作用。动物实验表明，干漆能缩短出血和凝血时间。

灯 心 草

【药材来源】本品为灯心草科植物灯心草 *Juncus effusus* L. 的干燥茎髓。夏末至秋季割取茎，晒干，取出茎髓，理直，扎成小把。

【特色炮制】

1. 竹节筒煅灯心草炭　取活竹一段，两头留节，中开一眼以心塞实，外用原刻下竹，仍填原眼外加泥裹，入糠火内煨至竹成一炭，取出去泥，候冷，去竹炭，内是灯心炭也（清·《外科证治全生集》）。

2. 朱砂拌灯心草　将灯心段置盆内喷淋清水少许，微润，加朱砂细粉，撒布均匀，并随时翻动，至表面挂匀朱砂为度，取出晾干。每100kg灯心草，用朱砂6.25kg（《全国中药炮制规范》·1988）。

3. 青黛拌灯心草　将灯心段置盆内喷淋清水少许。微润，加青黛粉，撒布均匀，并随时翻动，至表面挂匀青黛为度，取出晾干。每100kg灯心草，用青黛1.5kg（《全国中药炮制规范》·1988）。

【法定炮制】

1. 灯心草　取原药材，除去杂质，扎成小把，剪成4～6cm段。

2. 灯心炭　将灯心草扎成小把，置锅内，上扣一较小的锅，两锅接合处用盐泥封固，在盖锅上压一重物，并贴一白纸条或放几粒大米，武火煅至纸条或大米呈焦黄色，冷却后取出。

【成品性状】

1. 灯心草　为细圆柱形，长4～6cm，表面白色或黄白色，有细纵纹，体轻质软，略有弹性，气微，味淡。

2. 灯心炭　形如灯心草段，呈炭黑色，质轻松，易碎，无味。

【炮制作用】

1. 灯心草　具有清心火，利小便的功能。灯心草长于利水通淋，用于心烦失眠，尿少涩痛，口舌生疮，热淋，黄疸，水肿。治热淋癃闭，常与木通、车前子等同用，能清热利水通淋，用于癃闭不通、热淋、血淋等，如《太平惠民和剂局方》八正散。

2. 灯心炭　经煅炭后具有凉血止血作用，并能清热敛疮，外用治咽痹、乳蛾、阴疳。多外治喉痹，口舌生疮，金疮出血。治喉痹，常与冰片同用，能清热利咽；治金疮、口舌生疮，常与金银花、牛黄等同用，能解毒医疮；治胃火上炎、口舌生疮、糜烂肿痛，与柿霜饼同用，能凉血清热止痛，如《卫生鸿宝》卧龙散。

【传承轨迹】宋代有烧炭炮制法。明代有浆研粉碎法。清代增加了焖罐煅炭法、朱砂染制法。近代炮制方法有竹节筒煅炭法，盐、地龙合煅法，扣锅煅法。

【研究摘要】含纤维、脂肪油、蛋白质、挥发油、黄酮类等成分。灯心炭对实验动物能缩短出血和凝血时间。

注：朱砂拌制增强宁心安神作用，以降火安神为主，多用于心烦失眠，小儿夜啼。治心烦失眠，常与竹叶卷心、玄参等同用，能降火安神；治小儿夜啼，可单用或与麦冬同用，能清心安神，用于小儿夜间烦躁惊啼；青黛拌制增强清热解毒凉血作用，以清热凉血为主，多用于尿血。治尿血，常与大蓟、小蓟、血余炭等同用，增强清热凉血作用，用于湿火伤络，尿血或尿中带有血丝血块。

荷 叶

【药材来源】本品为睡莲科植物莲 *Nelumbo nucifera* Gaertn. 的干燥叶。

【特色炮制】

1. 烧荷叶炭　烧烟欲尽，以碗盖灭火研（宋·《传信适用方》）。

2. 熬荷叶　熬令香为末（宋·《重修政和经史证类备用本草》）。

【法定炮制】

1. 荷叶　取原药材，除去杂质及叶柄、抢水洗净，稍润，切丝，干燥。

2. 荷叶炭　取净荷叶折叠后平放锅内，留有空隙，上扣一个口径较小的锅，两锅接合处用盐泥封固，上压重物，并贴一白纸条或大米数粒，用文武火加热，煅至白纸条或大米呈深黄色时，停火，待锅凉后，取出。

【成品性状】

1. 荷叶　呈不规则的丝状。上表面深绿色或黄绿色，较粗糙；下表面淡灰棕色，较光滑，叶脉明显突起。质脆，易破碎。稍有清香气，味微苦。

2. 荷叶炭　呈不规则的片状，表面棕褐色或黑褐色。气焦香，味涩。

【炮制作用】

1. 荷叶　具有清热解暑，升发清阳，凉血止血的功能。用于暑热烦渴，暑湿泄泻，脾虚泄泻，血热吐衄，便血崩漏。治湿温、暑湿证，与金银花、扁豆花、西瓜翠衣、厚朴花等同用；治秋时晚发之伏暑、湿温初起，与连翘、杏仁、瓜蒌壳、陈皮、茯苓、制半夏、甘草、佩兰叶共用，以荷叶为引，水煎服，方如《时病论》所载；治阳乘于阴之吐、衄血，与生艾叶、生柏叶、生地黄，水煎共用，如《妇人良方》四生丸；治暑温，如《温病条辨》清络片。

2. 荷叶炭　经煅炭后收涩化瘀止血力强，用于多种出血症及产后血晕。治吐血不止，单味研末服即可，治崩中下血，可与蒲黄、黄芩共用，方如《本草纲目》所载；治多种出血症，如《十药神书》十灰散；单用治黄水疮，如《单方验方新医疗法选编》所载；亦可治刀斧伤疮，如《濒湖集简方》载。

【传承轨迹】唐代有炙、炒令黄等炮制方法。宋代有烧令烟尽、焙制、熬制等法。明、清时代有炒、煅法。近代炮制方法有炒炭和煅炭法。

【研究摘要】荷叶含有多种生物碱及荷叶苷、草酸、琥珀酸和鞣质等。以促凝血时间为药理指标，实验表明，荷叶生品有较好的止血作用，制炭后止血效果增强。

荷叶制炭后止血作用增强的主要原因是：①抗凝血成分荷叶碱、甲基莲心碱、莲心碱等生物碱量显著降低；②具有止血作用的金丝桃苷、异槲皮苷转化为止血作用更强的槲皮素。

蜂 房

【药材来源】本品为胡蜂科昆虫果马蜂 *Polistes olivaceous*（DeGeer）、日本长脚胡蜂 *Polistes japonicus* Saussure 或异腹胡蜂 *Parapolybia varia* Fabricius 的巢。秋、冬二季采

收，晒干或略蒸，除去死蜂死蛹，晒干。

【特色炮制】

1. 蜜蜂房 取蜂房，与炼蜜拌匀，稍闷，炒至不粘手时，取出，摊晾。每100kg 蜂房，用炼蜜15kg（《浙江省中药炮制规范》· 2005 ）。

2. 制蜂房 取蜂房，洗净，剪块，倾入甘草水拌匀，置锅内用文火炒干，取出，放凉。每100kg 蜂房用甘草20kg（《广西壮族自治区中药饮片炮制规范》· 2007 ）。

【法定炮制】

1. 蜂房 取原药材，刷尽泥灰，除去杂质，切块。筛去灰屑。

2. 煅蜂房 取净蜂房块置于耐火容器内，加盖，接口用盐泥封固，用中火煅烧至透，停火。冷却后取出，用时掰碎或研细入药。

【成品性状】

1. 蜂房 为不规则的扁块状；大小不一，表面灰白色，有多数六角形房孔，背面灰褐色，多斑点；体轻质韧，稍有弹性，似纸质；气微，味辛淡。

2. 煅蜂房 呈不规则的扁块状，大小不一，黑褐色。质轻，无臭，味涩。

【炮制作用】

1. 蜂房 有小毒。具有祛风，攻毒，杀虫，止痛的功能。蜂房可内服，亦可外用，但临床较少使用生品。治风疹瘙痒，常与蛇蜕、花椒、苦参等煎水外洗，也可与蝉蜕、白鲜皮等同用；治乳痈、恶疮，与蜈蚣、明矾共研细末，麻油调涂患处，或煎水外洗；也可配伍玄参、蛇蜕等熬膏外贴；治风湿痹痛，与独头蒜、百草霜共同捣外敷，也可用于风邪侵扰肌肤，丰足风痹，肢体酸痛，游走不定等，方见《乾坤生意秘韫方》；治风虫牙痛，露蜂房醋煮乘热漱之，如《袖珍方》风虫牙痛方；也可用本品煎水漱牙，方见《日华子诸家本草》。

2. 煅蜂房 临床多用其炮制品，煅后可增强疗效，降低毒性，并利于制剂。用于痈疽、瘰疬、牙痛、癣疮、风湿痹痛、瘾疹瘙痒等。治痔疮出血，与地榆炭、槐角炭同用研末掺之，也可与槐角、苦参、黄连等炼蜜为丸，如《疡医大全》之痔疮丸；治头生瘰疬，脓水不止，疼痛难忍，与蛇蜕、玄参、黄芪、蛇床子等同用，如《太平圣惠方》之蜂房膏；治目翳，煮蜂房、细辛各等分，含之，方见《外台秘要》。

【传承轨迹】 汉代有火熬、炙等法。唐代有微炒、烧制、炙制、熬制的方法。宋代有煅制法。明代增加了蒸制、蜜制、猪脂制方法。清代又增加了乳制、焙制、酒制、盐制、醋制、蛇蜕制等炮制方法。近代炮制方法还有酒炒、甘草煮、炒炭、炒黄、炒焦、蜜炙等。

【研究摘要】 蜂房含蜂蜡及树脂，并含蜂房油（挥发油），为一种有毒成分。炮制后，能使部分有毒成分散失，使毒性降低。药理实验表明，蜂房的醇、醚及丙酮浸出物，皆有促进血液凝固的作用，能增强心脏运动，使血压一时性下降，并有利尿作用。

第十四章　蒸煮燀法　▷▷▷

蒸、煮、燀属于"水火共制"法，是指炮制过程中既用到水、又用到火加热的一类炮制方法。蒸、煮、燀的主要作用是：改变药性，降低毒性，增强疗效，减少副作用，保存药效等。一些生熟异治的常用中药如地黄、何首乌等用蒸法炮制来改变其药性；草乌煮后生物碱水解减毒；黄芩、苦杏仁制后杀酶保苷等。

蒸、煮、燀法的优点是温度、时间、炮制程度等多有具体规定，因而较易控制。其缺点是条件控制不当会造成有效成分流失，特别是煮法，如果水量过大，加热时间过长有效成分就会大量流失，因此，要严格按操作规程进行。常用蒸煮设备有蒸煮罐（图14-1）等。

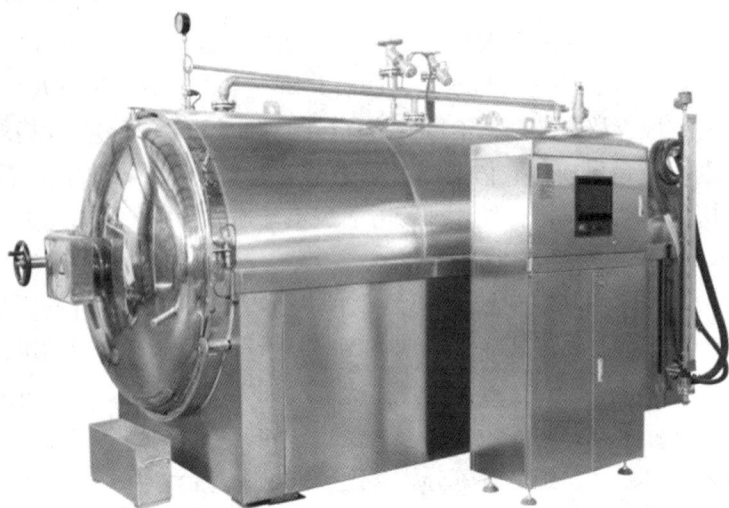

图 14-1　电磁蒸煮罐

第一节　蒸　法

将净制或切制过的中药加入辅料或不加辅料置蒸制容器内或密封容器内隔水加热至一定程度的方法称为蒸法。前者为合蒸或拌蒸，后者为清蒸或单蒸。直接利用流通蒸汽蒸者称为"直接蒸法"，药物在密闭条件下隔水蒸者称"间接蒸法"，又称为"炖法"。

蒸法历史悠久，《神农本草经》中，桑螵蛸就有"采，蒸之"的炮制方法。《雷公炮炙论》很多中药蒸法炮制，并且一直沿用至今。"蒸者取味足"，较长时间蒸制，改变药物性味，产生新的功能，扩大临床适用范围，如酒蒸地黄、大黄，黑豆汁蒸何首乌；也可增强疗效，如酒蒸肉苁蓉、黄精、山茱萸、女贞子、五味子；醋蒸五味子。清蒸时间较短，目的是软化药材，便于切制或使中药便于保存，如清蒸木瓜、天麻、桑螵蛸、黄芩、人参等。

（一）炮制方法

1. 单蒸（清蒸） 将净选或切制过的中药洗净，大小分开，质地坚硬者可适当润软，置笼屉、木甑或密闭罐内，隔水加热至所需程度，取出，干燥，或切片后干燥。如天麻、黄芩。

2. 合蒸（拌蒸） 将净制并大小分档的中药洗净，与所用辅料拌匀，润透，后置笼屉、木甑，加热至所需程度，取出，干燥，或切片后干燥。如熟大黄等。

3. 炖 将净选或切制过的中药洗净，大小分开，加入辅料拌匀，待辅料吸尽，置罐内密闭，隔水或隔蒸汽加热至所需程度，取出，干燥，或切片后干燥。如熟地黄。

（二）炮制目的

1. 扩大用药范围 中药经蒸制后由于功效性能等方面的改变，产生另一种饮片，扩大了中药的应用范围，以适应中医临床辨证施治的需要。如地黄与熟地黄，何首乌与制首乌等，它们的炮制品在《中国药典》上均已单列。

2. 改变或缓和药性 如生地黄药性苦寒，而蒸后转为甘、微温；大黄药性苦寒，蒸后药性明显缓和。

3. 降低副作用 大黄生用峻下猛烈，但蒸后几乎无泻下作用；何首乌生品有致泻的副作用，蒸后可消除泻下作用，功转滋补。

4. 保存药效利于贮存 如桑螵蛸经蒸制后杀死虫卵，免于翌年孵化；黄芩蒸后破坏了酶，保存了药效成分黄芩苷类。

5. 便于切片 如天麻用水浸后切片有效成分易流失，而蒸后再切，既可简化工艺又可减少有效成分的流失；又如黄芩，蒸后既可杀酶保苷，又可软化便于切片。

（三）注意事项

液体辅料拌蒸须待辅料被吸尽后再蒸。蒸时一般先武火，圆气后改为文火。蒸制时蒸制容器内的水要适当，水太多容易上水，使药物难于干燥，同时也易造成有效成分的流失，水太少则易干锅，要随时添加开水。蒸制结束后，若蒸锅内液体含有效成分较多可拌回药物后再干燥。

何首乌

【药材来源】 本品为蓼科植物何首乌 *Polygonum multiflorum* Thunb. 的干燥块根。秋、冬二季叶枯萎时采挖，削去两端，洗净，个大的切成块，干燥。

【特色炮制】

滇制何首乌　取净药材，浸润，切成厚片，厚度不超过 1.5cm，干燥。取黑豆汁，置非铁质的容器内，加入何首乌片，拌匀，浸吸，蒸至断面棕褐色至黑褐色，取出，晾凉。取白酒和炼蜜混匀，再与蒸后的何首乌片拌匀，吸透，干燥，筛去灰屑。每 100kg 净药材，用黑豆汁 37.5kg、炼蜜 5kg、白酒 5kg（《云南省中药饮片标准》·2005）。

【法定炮制】

1. 何首乌　取原药材，除去杂质，洗净，稍浸，润透，切厚片或块，干燥。

2. 制首乌　取净何首乌片或块，用黑豆汁拌匀，闷透后，蒸至内外均呈棕褐色时，取出，干燥。每 100kg 首乌片或块，用黑豆 10kg。

【外观性状】

1. 何首乌　呈不规则的厚片或块。外表皮红棕色或红褐色，皱缩不平，有浅沟，切面浅黄棕色或浅红棕色，显粉性。中央木部较大，有的呈木心。气微，味微苦而甘涩。

2. 制何首乌　呈不规则皱缩状的块片，厚约 1cm。表面黑褐色或棕褐色，凸凹不平。质坚硬，断面角质样，棕褐色或黑色。气微，味微甘而苦涩。

【炮制作用】

1. 何首乌　苦泄性偏凉兼发散，入心肝见长，以清降为功，通络走窜力强，具解毒、消痈、润肠通便、截疟的功效。用于瘰疬疮痈，风疹瘙痒，肠燥便秘，久疟不止，高脂血症。治大便秘结，可单味煎服，也可与芝麻等同用；治瘰疬，与夏枯草、贝母、当归等同用；治疮肿痒痛，与防风、苦参、薄荷同用，如《外科精要》何首乌散；治久疟热多寒少，与鳖血等同用，如《赤水玄珠》何首乌丸。

2. 制首乌　黑豆汁蒸后，味转甘厚而性转温，以滋补为功，入肝肾见长，增强滋阴补肾、养肝益血的功效，同时消除了生首乌滑肠致泻的副作用，使慢性患者长期服用而不造成腹泻。具有补肝肾，益精血，乌须发，强筋骨，化浊降脂之效。用于血虚萎黄，眩晕耳鸣，须发早白，腰膝酸软，肢体麻木，崩漏带下，高脂血症。治须发早白，常与枸杞子、菟丝子等同用，如《本草纲目》引《积善堂方》七宝美髯丹；治肝肾不足，头晕目眩，与牛膝等同用，如《太平惠民和剂局方》何首乌丸；治久疟不止属气血双亏者，与人参、当归等同用，如《景岳全书》何人饮。

【传承轨迹】唐代始有黑豆蒸、黑豆酒煮、醋煮、水煮熟等。宋代增加了单蒸、米泔浸后九蒸九曝、麸炒、酒炒等，并加用生姜、甘草、牛膝等作为炮制辅料。所用制药工具提出"忌铁器"的要求。明清以后又增加乳拌蒸法。近代主要炮制方法有黑豆汁蒸等。

【研究摘要】何首乌中含卵磷脂（约 3.7%）、蒽醌衍生物、二苯乙烯苷、淀粉、脂肪及矿物质等。

何首乌蒸制后颜色加深，总蒽醌、结合蒽醌含量随蒸制时间延长而减少，游离蒽醌开始时增加，制何首乌中游离蒽醌的含量略高于生何首乌，而结合型蒽醌的含量则明显低于生何首乌。二苯乙烯苷含量随蒸制时间延长而降低。磷脂类及糖类成分含量增加，使补益作用增强。

口服制首乌，可使去肾上腺素饥饿小鼠肝糖原积累增加，生首乌则无此作用。制首乌醇提物延缓鹌鹑快速动脉粥样硬化的形成和发展。这与首乌炮制后，去其滑肠泻下的副作用、增强补肝肾功能的中医临床经验是一致的。

以首乌的生品及黑豆汁蒸、清蒸、酒蒸、熟地黄汁蒸等炮制品水煎剂作体外抑菌实验。在金黄色葡萄球菌等9个菌株中，除酒蒸品对奈氏卡他菌无效外，其他均有不同程度的抑制作用。其中生品抗金黄色葡萄球菌作用比别的炮制品强。而黑豆汁蒸者抗白色葡萄球菌，酒蒸品和地黄汁蒸者抗白喉杆菌能力均优于生品及其他制品。

制首乌能促进粒系祖细胞的生长，延长二倍体细胞的生长周期，使细胞发育旺盛，保护超氧化歧化酶活性与其应有水平，增加体内还原性谷胱甘肽的含量，对单胺氧化酶活性有明显抑制作用，减少脑细胞脂褐质积聚，稳定免疫功能，增强机体非特异性免疫及细胞免疫，对抗强的松龙免疫抑制，使肾上腺增重。增强实验动物抗寒能力及肾上腺皮质激素样作用，对离体蛙心有兴奋作用等，说明制首乌确为滋补良药，具有延年益寿之效。

何首乌与黑豆汁拌蒸32小时制品的颜色乌黑发亮，外观质量最好，炮制后发霉情况也相应减少。但制品中的大黄素、大黄素甲醚随着炮制时间的延长而降低，结合药理作用提示炮制时间以常压下蒸制32小时为好。蒽醌衍生物遇铁起化学反应，生成红棕色，故本品忌铁器。

地 黄

【药材来源】本品为玄参科植物地黄 *Rehmannia glutinosa* Libosch. 的新鲜或干燥块根。秋季采挖，除去芦头、须根及泥沙，鲜用；或将地黄缓缓烘焙至约八成干。前者习称"鲜地黄"，后者习称"生地黄"。

【特色炮制】

1. 酒生怀地黄 取净生怀地黄片，加黄酒拌匀，置炒制容器内，用文火炒干，取出，放凉。每100kg生怀地黄，用黄酒12kg（《河南省中药饮片炮制规范》·2005）。

2. 生地黄炭 取生地黄，置锅内，用武火加热，炒至发泡鼓起，表面焦黑色，内部焦褐色，喷淋少许清水灭尽火星，出锅，摊开，放凉（《甘肃省中药炮制规范》·2009）。

3. 熟地黄炭 取熟地黄，置锅内用武火炒至发泡鼓起，外表焦黑色、内部黑色，筛去灰屑（《上海市中药饮片炮制规范》·2008）。

【法定炮制】

1. 鲜地黄 取鲜药材，除去杂质及须根，洗净泥土，用时切厚片或绞汁。

2. 生地黄 取原药材，除去杂质，洗净，润透，切厚片，干燥。

3. 熟地黄

（1）取洗净的生地黄，隔水加热蒸至黑润，取出，晾至约八成干，切厚片或块，干燥。

（2）取洗净的生地黄，用黄酒拌匀，密闭，隔水加热炖透，酒被吸尽，内外乌黑光亮，味转甜，取出，晾晒至外皮黏液稍干时，切厚片或块，干燥。每100kg生地黄，用黄酒 30 ~ 50kg。

【成品性状】

1. 鲜地黄　呈纺锤形或条状，外皮薄，表面浅红黄色。肉质，易断，断面皮部淡黄白色，木部黄白色。气微，味微甜、微苦。

2. 生地黄　呈类圆形或不规则的厚片。外表皮棕黑色或棕灰色，极皱缩，具不规则的横曲纹。切面棕黑色或乌黑色，有光泽，具黏性。气微，味微甜。

3. 熟地黄　为不规则的块片、碎块，表面乌黑色，有光泽，黏性大。质柔软而带韧性，不易折断，断面乌黑色，有光泽。气微，味甜。

【炮制作用】

1. 鲜地黄　清热、生津、凉血、止血。用于热病伤阴，舌绛烦渴，温毒发斑，吐血衄血，咽喉肿痛等。治热病邪入营分，身热夜甚，舌绛而干，与犀角、玄参、麦冬、银花等同用，如《温病条辨》清营汤；治热病邪入血分，神昏谵语，吐血衄血等，常与犀角、芍药、丹皮等同用，如《备急千金要方》犀角地黄汤。

2. 生地黄　为清热凉血之品，具有清热凉血，养阴生津的功能。用于热入营血，温毒发斑，吐血衄血，热病伤阴，舌绛烦渴，津伤便秘，阴虚发热，骨蒸劳热，内热消渴。治阴虚发热，大便秘结，口渴舌干，与玄参、麦冬同用，如《温病条辨》增液汤；治血热出血，和侧柏叶、荷叶等配伍，如《校注妇人良方》四生丸。

3. 熟地黄　蒸制成熟地黄后，药性由寒转温，味由苦转甘，功能由清转补。熟地黄质厚味浓，滋腻碍脾。酒制后性转温，主补阴血，且可借酒力行散，起到行药势、通血脉的作用。熟地黄归肝、肾经。具有滋阴补血，益精填髓的功能。用于血虚萎黄，月经不调，肝肾阴虚，眩晕耳鸣，腰膝酸软，骨蒸潮热，盗汗遗精，内热消渴，须发早白。治血虚诸证，常与当归、白芍、川芎同用，如《太平惠民和剂局方》四物汤；治肾阴不足，头目眩晕，耳鸣，盗汗，消渴，与山药、山茱萸、茯苓等配伍，如《小儿药证直诀》六味地黄丸。

【传承轨迹】汉代始有蒸后取汁法。南北朝增加蒸焙、渍酒良。隋唐时期有酒拌蒸、熬、蒸曝九遍、酒浸焙、酒蒸焙、酒蒸炒、酒炒等。宋代有炒炭、醋炒、生姜同炒、九蒸等。在酒制地黄的质量上提出了"光黑如漆，味甘如饴糖"的要求。明代有盐煨浸炒、砂仁及酒拌蒸、姜汁炒、砂仁、茯苓、酒煮七次、酒炖等。清代增加青盐制，童便制，蛤粉炒，红花炒，人乳、粉山药拌蒸法等。近代炮制方法有清蒸、酒蒸、炒炭、煅炭等。

【研究摘要】地黄含有环烯醚萜苷类，有梓醇、二氢梓醇、乙酰梓醇、益母草苷、桃叶珊瑚苷、蜜特力苷等。尚含苯乙醇苷类、多种糖类、氨基酸及微量元素。

梓醇是环烯萜单糖苷，为地黄的主要有效成分，具有降血糖、利尿和缓泻作用。梓醇在地黄各地制品中的含量有明显差异，鲜地黄含量最高，生地黄次之，熟地黄含量最低。鲜地黄抽真空冷冻下梓醇含量几乎不变。梓醇受 pH 影响较大，强酸或强碱条件下均不稳定，并随着温度升高而加剧这种变化，同时易受 β - 葡萄糖苷酶的影响而分解。炮制方法及辅料不同，地黄炮制品中梓醇含量不同。其含量顺序依次为生地黄＞酒熟地黄＞蒸熟地黄＞砂仁制熟地黄＞生地黄炭＞熟地黄炭。随着地黄蒸制次数的增加，梓醇的含量减少，5- 羟甲基糠醛的含量增加。梓醇的减少与 5- 羟甲基糠醛的增加呈现对应趋势，即梓醇的减少幅度越大，5- 羟甲基糠醛的增加幅度越大。蒸制温度和液体辅料乙醇体积分数对梓醇和 5- 羟甲基糠醛的含量都有显著的影响。

地黄中的毛蕊花糖苷为苯乙醇苷类的代表性成分，对神经系统、免疫系统具有明显的作用，特别是针对老年性疾病（老年痴呆）、免疫性疾病（慢性肾炎）具有明显的治疗作用。实验表明，地黄加工过程对毛蕊花糖苷有破坏，不同炮制品的含量依次为：鲜地黄＞生地黄＞熟地黄。毛蕊花糖苷含量随炮制时间的增加而降低，异毛蕊花糖苷含量随炮制时间增加而增加。生地黄中毛蕊花糖苷平均含量高于熟地黄，异毛花糖苷平均含量低于熟地黄，生地黄中毛花糖苷在炮制过程中可能部分转化为异毛花糖苷。

地黄中含有的水苏糖为具有防癌、抗癌、增进健康等生理功能的低聚糖之一。鲜地黄中水苏糖含量最高，达总糖的 64.9%，在干地黄中达药材总重的 30% 左右。熟地黄多糖可显著提高血虚模型大鼠的血象，促进机体的造血机能。熟地黄多糖具有免疫调节和抑瘤活性，并对心血管系统有强心、降压、保护心肌、抑制血栓形成和降血脂等作用。

黄 精

【药材来源】本品为百合科植物滇黄精 *Polygonatum kingianum* Coll.et Hemsl.、黄精 *Polygonatum sibiricum* Red. 或多花黄精 *Polygonatum cyrtonema* Hua 的干燥根茎。春秋二季采挖，除去须根，洗净，置沸水中略烫或蒸至透心，干燥。

【特色炮制】

制黄精 取黄精片，蒸至内外黑色，干燥。再用熟地黄膏分次拌匀，取出，干燥（《福建省中药饮片炮制规范》·2012）。

【法定炮制】

1. 黄精 取原药材，除去杂质，洗净，略润至软硬适度，切厚片，干燥。

2. 酒黄精 取净黄精，用黄酒拌匀，密闭，隔水加热至酒被吸尽，色泽黑润，口尝无麻舌味为度，取出，切厚片，干燥。每 100kg 黄精，用黄酒 20kg。

【成品性状】

1. 黄精 呈不规则的厚片，外表皮淡黄色至黄棕色。切面略成角质样，淡黄色至黄棕色，可见多数淡黄色筋脉小点。质稍硬而韧。气微，味甜，嚼之有黏性。

2. 酒黄精 呈不规则的厚片。表面棕褐色至黑色，有光泽，中心棕色至浅褐色可见筋脉小点。质较柔软。味甜，微有酒香气。

【炮制作用】

1. 黄精 具有补气养阴、健脾、润肺、益肾的功能。用于脾胃气虚，体倦乏力，胃阴不足，口干食少，肺虚燥咳，劳嗽咳血，精血不足，腰膝酸软，须发早白，内热消渴。生黄精具麻味，刺人咽喉，一般不宜入丸散剂。治消渴，阴虚内热，与山药、天花粉、生地黄同用，水煎服。为治消渴之良药，可用于上消、中消或下消。方见《宁夏中草药手册》；治肺燥咳嗽，与北沙参、杏仁、桑叶、麦冬、生甘草同用。

2. 酒黄精 酒制能助其行药势，使之滋而不腻，更好地发挥补益作用。治肾虚精亏，腰膝酸软，目暗耳鸣者，与海马、鹿茸、锁阳等同用，如《北京市中药成方选集》海马保肾丸；也可与枸杞、天冬等同用，如《奇效良方》黄精酒；治肾虚精亏、阴血虚损，与当归同用，如《全国中药成方处方集》九转黄精丹。

【传承轨迹】唐代始有蒸法、九蒸九曝法，并有"蒸之，若生则刺人咽喉，曝使干，不尔朽坏"的论述；宋代增加蔓荆子水蒸、取汁酒熬等法；明代增加了黑豆煮、水煮晒干复蒸晒、酒蒸等方法。近代炮制方法主要有黑豆制、酒蒸和清蒸等。

【研究摘要】黄精含有多糖、甾体皂苷、蒽醌、生物碱、强心苷、木脂素、黏液质以及氨基酸等成分。

黄精炮制后，刺激性消失。将生黄精及清蒸品、酒蒸品的水提醇沉液按 450g/kg（相当于原生药）的剂量给小鼠灌服。结果，生品组小鼠全部死亡，而炮制组小鼠均无死亡，且活动正常。说明制后毒性明显降低，且单蒸品与酒蒸品毒性相近。黄精炮制前后黄精多糖具有相同的药理作用，均有延长小白鼠游泳时间和常压耐缺氧存活时间；提高血红蛋白水平和白细胞计数；增加胸腺、脾脏的重量和未成年雄性小鼠睾丸和前列腺 – 贮精囊的重量；提高血清中免疫球蛋白 IgA、IgM、IgG 的含量等作用。提示黄精一般用制品入药具有科学性。

山茱萸

【药材来源】本品为山茱萸科植物山茱萸 *Cornus officinalis* Sieb.et Zucc. 的干燥成熟果肉。秋末冬初果皮变红时采收果实，用文火烘或置沸水中略烫后，及时除去果核，干燥。

【特色炮制】

1. 蒸萸肉 取净山萸肉，置蒸制容器内，先用武火，待"圆气"后改用文火蒸至外表呈紫黑色，熄火后闷过夜，取出干燥（《河南省中药饮片炮制规范》·2005）。

2. 醋萸肉 取净山萸肉，加醋拌匀，闷透，置蒸制容器内，用蒸汽加热至醋被吸尽并呈紫黑色。每100kg 净山萸肉，用醋15kg（《河南省中药饮片炮制规范》·2005）。

【法定炮制】

1. 山萸肉 取原药材，除去杂质及残留核，洗净，晒干。

2. 酒萸肉 取净山萸肉，用黄酒拌匀，密闭，隔水炖或笼屉蒸，至色变黑润，取出，干燥。每100kg 山茱萸肉，用黄酒20kg。

【成品性状】

1. 山萸肉 呈不规则的片状或囊状，长 1～1.5cm，宽 0.5～1cm。表面紫红色至黑色，皱缩，有光泽。顶端有的有圆形宿萼痕，基部有果梗痕。质柔软。气微，味酸、涩，微苦。

2. 酒萸肉 形如山萸肉，表面紫黑色或黑色，质滋润柔软。微有酒香气。

【炮制作用】

1. 山萸肉 具有补益肝肾、涩精固脱的功能。山茱萸生品敛阴止汗力强，多用于自汗，盗汗，遗精，遗尿。治汗出淋漓，常与龙骨、牡蛎、人参等同用；治阴虚盗汗，常与熟地黄、地骨皮、浮小麦等同用，能补阴敛汗；治肾虚尿多失禁，如《太平圣惠方》山茱萸散。

2. 酒萸肉 蒸制后补肾涩精、固精缩尿力胜，酒制后借酒力温通，助药势，降低其酸性，滋补作用强于清蒸品。多用于头目眩晕，腰部冷痛，阳痿早泄，尿频遗尿。治肝阳上亢，头眩目晕，如《扶寿精方》草还丹；治肾虚耳鸣，腰膝酸软，与泽泻、熟地黄等同用，如《小儿药证直诀》六味地黄丸。

【传承轨迹】 南北朝时期始有"凡使山茱萸，以酒润，去核取皮……其核能滑精，不可用"。唐代增加打碎用。宋代增加酒浸、麸炒、炒、炮等法，认为"缓火熬之方用，能壮元气，秘精，核能滑精"。元代有微烧、酒浸蒸等法。明代增加"酒浸良久，取肉去核"、蒸、酒制、慢火炒等。清代增加酒洗、羊油炙、盐炒、酒蒸等。近代炮制主要有去核、酒蒸或酒炖、清蒸、醋制等。

【研究摘要】 山茱萸主含环烯醚萜苷、皂苷、有机酸及其酯、鞣质、挥发油、糖类、氨基酸、维生素、矿物质等成分。目前研究表明，山茱萸肉和核中的有效成分马钱素、莫诺苷含量相差比较大。尤其山茱萸核中木质素成分居多，作丸散服仍以去核为佳。

有人根据山茱萸酒蒸后总苷含量降低，多糖含量增加，推测山茱萸酒蒸后有可能提高免疫增强作用。经实验证实，山茱萸炮制前后水煎液对小鼠非特异性免疫功能都有抑制作用，且炮制后作用更强。

用 HPLC 法测定中药山茱萸炮制前后没食子酸的溶出及煎出量。生品中没食子酸溶出量明显低于炮制品，炮制辅料对溶出及煎出量影响不大。蒸与煎煮均可使山茱萸鞣质水解，各样品没食子酸测得量无明显差异。

采用双波长薄层扫描法测定山茱萸不同炮制品中熊果酸含量，结果表明，生品与酒制品、醋制品、盐制品的含量差别不大，而蒸制品含量有所下降。其含量依次为酒制品＞生品＞醋制品＞盐制品＞蒸制品。

山茱萸多糖是山茱萸补肝肾作用的主要活性成分，有较强的免疫兴奋和抗氧化作用。山茱萸生品和酒制品中多糖均能明显提高免疫低下小鼠的非特异性免疫功能、体液免疫功能和细胞免疫功能，且酒制品多糖疗效显著优于生品多糖。山茱萸经酒蒸制后，多糖含量下降 41.6%，多糖结构发生明显变化。

五 味 子

【药材来源】 本品为木兰科植物五味子 *Schisandra chinensis*（Turcz.）Baill. 或华中五味子 *Schisandra sphenanthera* Rehd. Et Wils. 的干燥成熟果实。前者习称"北五味子"，秋季果实成熟时采摘，晒干或蒸后晒干，除去果梗及杂质。后者《中国药典》收载为"南五味子"，秋季果实成熟时采摘，晒干，除去果梗及杂质。

【特色炮制】

1. 制五味子　将原材除去果梗等杂质，淘净，沥干，置蒸具内蒸 4 小时，闷过夜，干燥（《上海市中药饮片炮制规范》·2008）。

2. 酒五味子　取净五味子，加黄酒拌匀，置适宜的容器内，闷润 1 小时，蒸 4 小时至酒尽转黑色，取出，干燥，即得。每 100kg 净五味子，用黄酒 20kg（《福建省中药饮片炮制规范》·2012）。

3. 蜜五味子　取炼蜜用适量开水稀释后加入净五味子拌匀，闷透，置锅内，用文火加热，炒至不粘手为度，取出放凉。每 100kg 净五味子，用炼蜜 10kg（《宁夏中药饮片炮制规范》·1997）。

【法定炮制】

1. 五味子　除去杂质及果柄，洗净，干燥。

2. 醋五味子　取净五味子用米醋拌匀，蒸至醋被吸尽，表面呈紫黑色时，取出，干燥。每 100kg 五味子，用米醋 20kg。

【成品性状】

1. 五味子　呈不规则的球形或扁球形，表面红色、紫红色或暗红色，皱缩，显油润；有的表面呈黑红色或出现"白霜"。果肉柔软，种子肾形。果肉气微，味酸；种子破碎后，有香气，味辛、微苦。

2. 醋五味子　形如五味子，表面乌黑色，油润，稍有光泽，有醋香气。

【炮制作用】

1. 五味子　味酸、甘，性温，归肺、心、肾经，具有收敛固涩、益气生津、补肾宁心的功效。用于津伤口渴，气短脉虚，内热消渴，心悸失眠等。生品以敛肺止咳止汗为主。用于久嗽虚喘，咳喘，自汗，盗汗，口干作渴。治咳嗽，常与干姜、细辛、茯苓等同用，如《鸡峰普济方》五味细辛汤；治气阴两伤，自汗口渴，与人参、麦冬配伍，如《内外伤辨惑论》生脉散。

2. 醋五味子　增强酸涩收敛之性，涩精止泻作用更强。用于梦遗滑精，遗尿尿频，久泻不止。治脾肾虚寒，五更泄泻，不思饮食，食谷不化，或腹痛、腰酸、肢冷、乏力，与补骨脂、吴茱萸、肉豆蔻合用，如《中国药典》四神丸。

【传承轨迹】汉代始有打碎法。隋唐时期增加蜜蒸、炒等法。宋代增加去梗、酒浸等法。元代增加炮法。明代有糯米炒、焙、麸炒等。清代增加酒拌蒸、盐水拌蒸、盐水浸炒、蒸、蜜酒拌蒸等。近代主要炮制方法有醋蒸、酒蒸、蜜炙等。

【研究摘要】五味子含有木脂素类、三萜类化合物及挥发油、有机酸、糖类、甾醇、维生素、树脂、鞣质、微量元素等成分。

实验证明，炒五味子、酒蒸、醋蒸五味子中具强壮作用的木脂素类成分煎出量较生品提高，说明古人认为五味子"入补药熟用"是有一定道理的。醋制五味子中有机酸的煎出量较生品显著增加，这与醋制增强其收敛作用的传统之说相符合。

研究结果显示，在生五味子、醋五味子、酒五味子不同炮制品中，以醋制品的抗脂质过氧化及提高免疫的作用最为明显。

肉苁蓉

【药材来源】本品为列当科植物肉苁蓉 *Cistanche deserticola* Y.C.Ma 或管花肉苁蓉 *Cistanche tubulosa*（Schrenk）Wight 的干燥带鳞叶的肉质茎。多于春季苗未出土或刚出土时采挖。除去花序，切段，晒干。

【特色炮制】

1.油炙肉苁蓉　先将麻油置锅内，加热至沸，倒入肉苁蓉片，用文火炒至黄色为度，取出，放凉（《河南省中药饮片炮制规范》·2005）。

2.盐生肉苁蓉　用清水漂净盐后，晒至七八成干，闷润，切厚片，干燥（《宁夏中药饮片炮制规范》·1997）。

【法定炮制】

1.肉苁蓉　取原药材，除去杂质，大小分开，稍浸泡，润透，切厚片，干燥。盐苁蓉需用清水漂净盐后，晒至七八成干，闷润，再切厚片，干燥。

2.酒苁蓉　取肉苁蓉片，加入黄酒拌匀，密闭，隔水加热炖至酒被吸尽，表面显黑色，或蒸透，表面显黑色时，取出，干燥。每 100kg 肉苁蓉，用黄酒 20kg。

【成品性状】

1.肉苁蓉　呈不规则形的厚片，表面棕褐色或灰棕色，有的可见肉质鳞叶，切面有淡棕色或棕黄色点状维管束，排列成波状环纹（肉苁蓉）或切面散生点状维管束（管花肉苁蓉）。气微，味甜、微苦。

2.酒苁蓉　形如肉苁蓉片，表面黑棕色。质柔润，略有酒杏气，味甜、微苦。

【炮制作用】

1.肉苁蓉　具有补肾阳、益精血、润肠通便的功能。肉苁蓉生品补肾止浊，滑肠通便力强。多用于便秘，白浊。治便秘，与火麻仁等同用，如《世医得效方》润肠丸；治白浊，常与山药、白茯苓、菟丝子等同用，增强补肾止浊作用。

2.酒苁蓉　酒制后增强补肾助阳之力。多用于阳痿，腰痛，不孕。治肾阳虚衰，阳事不举，或滑精早泄，常与淫羊藿、菟丝子、巴戟天等同用；治腰痛，常与续断、杜仲、菟丝子等同用，如《太平圣惠方》肉苁蓉丸；治肾虚骨弱，腰膝冷痛，如《丹溪心法》滋阴大补丸。

【传承轨迹】宋代始有酒浸炙干、酒浸焙、酒浸煎、酒洗、水煮、酒煮、酒蒸等。明代增加酒拌炒、酥炒法。清代新增了泡淡法，在酒蒸时强调"以甑蒸之"，并忌铁器。近代主要炮制方法有酒炖或酒蒸等。

【研究摘要】肉苁蓉含苯乙醇苷、环烯醚萜苷、木脂素、生物碱、寡糖酯、多元醇、多糖等成分。

肉苁蓉中甜菜碱含量较高，是其主要化学成分之一。可用于胃酸缺乏、动脉粥样硬化、肝脏疾病等，并具有降低外周血管阻力，扩张外周血管，降压，抗脂肪肝和抗肿瘤等多种药理活性。肉苁蓉炮制后，甜菜碱含量明显提高。生品为 4.21%，酒制品为 7.75%。肉苁蓉和盐肉苁蓉两者的苯丙苷类化合物种类相似，但各化合物含量有差别，而两者邻二羟基化合物含量一致。

肉苁蓉蒸 6 小时后，动物肝、脾 DNA 合成率均高于生品。肉苁蓉生、制品均有促激素样作用及雄激素样作用。其润肠通便的主要作用物质目前认为是甘露醇，且炮制后降低，润肠作用减弱，与前人"润大便不须炙"的理论相吻合。

对不同方法炮制的肉苁蓉，进行了肝脾脱氧核糖核酸合成率及微量元素的分析。结果表明，蒸制"盐大芸"对"阳虚"动物脱氧核糖核酸合成率和微量元素锌、锰、铜、铁的含量，均高于其他传统炮制品，认为盐肉苁蓉在漂洗过程中其水溶性成分会大量流失，将其盐分洗净直接蒸制，既可减轻繁琐工序，又可提高临床疗效。

动物试验证明，肉苁蓉和盐肉苁蓉均有壮阳、通便作用，均对大鼠胃底条和豚鼠回肠有收缩作用；盐生肉苁蓉的正丁醇部位有清除氧自由基的活性；小鼠口服急性毒性显示两者毒性均较小。认为盐肉苁蓉可作为肉苁蓉使用或两者混用。

实验表明，肉苁蓉可促进幼龄小鼠及大鼠的睾丸生长发育，增加精囊前列腺的重量，证明它具有促激素样作用，生品和炮制品两者无明显差别。对幼年大鼠，无论是生品还是炮制品，均可明显增加副性器官的重量，显示了雄激素样作用，两者无统计学差异。二者均无睾丸素样的副作用。

女贞子

【药材来源】本品为木犀科植物女贞 Ligustrum lucidum Ait. 的干燥成熟果实。冬季果实成熟时采收，除去枝叶，稍蒸或置沸水中略烫，干燥，或直接干燥。

【特色炮制】

1. 盐女贞子　取净女贞子，置锅内加盐水拌匀，稍闷，用文火炒干，取出，放凉。每 100kg 女贞子，用食盐 2kg（《广西壮族自治区中药饮片炮制规范》·2007）。

2. 蒸女贞子　将原药材去除杂质，淘净，置蒸具内，上气后蒸 4 小时，闷过夜，至色泽乌黑，干燥，筛去灰屑（《上海市中药饮片炮制规范》·2008）。

3. 醋女贞子　取净女贞子，用醋拌匀，吸尽后置笼内蒸至上大气，取出，干燥。每 100kg 女贞子，用醋 15kg（《湖北省中药饮片炮制规范》·2009）。

【法定炮制】

1. 女贞子　取原药材，除去梗叶及杂质，洗净，干燥。用时捣碎。

2. 酒女贞子　取净女贞子，用黄酒拌匀，稍闷，密闭，隔水炖或蒸，至酒被吸尽，色泽黑润时，取出，干燥，用时捣碎。每 100kg 女贞子，用黄酒 20kg。

【成品性状】

1. 女贞子　呈卵形、椭圆形或肾形，表面黑紫色或灰黑色，皱缩不平。体轻，外果皮薄，中果皮较松软，内果皮木质。气微，味甘、微苦涩。

2. 酒女贞子　形如女贞子，表面黑褐色或灰黑色，常附有白色粉霜。微有酒香气。

【炮制作用】

1. 女贞子　具有滋补肝肾、明目乌发的功能。生用以清肝明目、滋阴润燥为主，多用于肝热目眩、阴虚肠燥便秘。治肝热目暗，常与草决明、菊花、密蒙花等配伍；治大便秘结，常与生首乌或火麻仁等同用，具清热通便作用。

2. 酒女贞子 酒制后增强补肝肾作用，多用于头晕耳鸣，视物不清，须发早白。治须发早白，常与旱莲草或何首乌等同用，如《医方集解》二至丸；治肾虚下消，常与生地黄、龟板、石斛等配伍，如女贞汤。

【传承轨迹】宋代始有饭上蒸。明代增加酒、旱莲草及地黄制、酒浸蒸晒、酒拌黑豆蒸九次、酒拌、酒蜜拌蒸晒露七日夜等。并有"浸酒去风补血"的论述。清代又增加盐水拌炒，白芥子、车前水浸等炮制方法。近代主要炮制方法有酒炖或酒蒸等。

【研究摘要】女贞子含萜类（包括脂溶性的三萜类成分如齐墩果酸、熊果酸等，水溶性环烯醚萜类成分如特女贞苷、女贞苷、女贞苷 G13 等）、苯乙醇类（红景天苷、酪醇等）以及黄酮、多糖、挥发油、氨基酸、微量元素等成分。

女贞子炮制后，水解氨基酸的总量均有不同程度增加，其中以黄酒制品及醋制品中水解氨基酸增加的较多。由于炮制辅料酒、醋中含有十七种氨基酸（白酒中不含有氨基酸），其含量增加可能与辅料有关。用黄酒、醋等辅料制过的女贞子中的一些微量元素也比生品中的微量元素含量增高。

实验表明，女贞子经过炮制后，表面析出的一层白色粉霜为齐墩果酸。酒制使女贞子中的齐墩果酸能较好地从药材组织内溶解扩散出来，改变分子细胞壁的通透性，产生了某些助溶作用和脱吸附作用，从而提高了齐墩果酸的溶出效率。

女贞子不同炮制品中，以酒蒸品齐墩果酸含量最高，降谷丙转氨酶的作用最强，抗炎、抑菌作用最显著。

黄 芩

【药材来源】本品为唇形科植物黄芩 *Scutellaria baicalensis* Georgi. 的干燥根。春秋二季采挖，除去须根及泥沙，晒后撞去粗皮，晒干。

【特色炮制】

1. 炒黄芩 取黄芩，炒至微显火色，取出，放凉（《天津市中药饮片炮制规范》·2012）。

2. 黄芩炭 取净黄芩片，置锅内，用武火加热，炒至黑褐色，喷淋清水少许，灭尽火星，出锅，摊开，晾凉（《宁夏中药饮片炮制规范》·1997）。

【法定炮制】

1. 黄芩 取原药材，除去杂质，洗净，置沸水中煮10分钟或蒸半小时，取出，闷透，趁热切薄片，干燥。

2. 酒黄芩 取净黄芩片，用黄酒拌匀，闷润至透，用文火炒至微干，深黄色时，取出，放凉。每 100kg 黄芩，用黄酒 10kg。

【成品性状】

1. 黄芩 为类圆形或不规则形的薄片，外表皮黄棕色或棕褐色，切面黄棕色或黄绿色，具放射性纹理，中心部分多呈枯朽状的棕色圆心，周边棕黄色或深黄色，质硬而脆。气微，味苦。

2. 酒黄芩 形如黄芩片，表面棕褐色，切面棕黄色，略带焦斑，微有酒香气。

【炮制作用】

1. 黄芩 具有清热燥湿、泻火解毒、止血、安胎的功能。生黄芩清热泻火解毒力强，用于热病，湿温，胸闷呕恶，泻痢，黄疸，泻痢。治热病壮热心烦，甚则神昏谵语，常与黄连、栀子等同用，如《外台秘要》黄连解毒汤；治湿温发热，胸闷，常与滑石、通草、白蔻仁等同用，如《温病条辨》黄芩滑石汤。

2. 酒黄芩 酒制入血分，并可借黄酒升腾之力，用于上焦肺热及四肢肌表之湿热；同时，因酒性大热，可缓和黄芩的苦寒之性，以免伤害脾阳，导致腹泻。治怀胎蕴热，胎动不安，以本品配伍白术、当归、白芍等，如《金匮要略》当归散。治肺热咳嗽，咯痰黄稠，配伍杏仁、桔梗、山栀子、枳壳等，如《张氏医通》黄芩泻肺汤；治咽喉肿痛，可配伍金银花、连翘、牛蒡子、玄参等，以清上焦肺胃之火。

3. 黄芩炭 以清热止血为主，用于崩漏下血，吐血衄血。治血热妄行之吐血衄血，崩中漏下以及血痢，配伍荷叶、生地黄炭、大小蓟炭、山栀炭、茅根炭、棕榈炭等，如《经验方》荷叶丸。

【传承轨迹】晋代始有切法。唐代增加去黑心、炒、酒洗、酒炒等方法。宋代有剉、炒令香、去芦、剉碎、微炒、炒焦、煅存性、焙干、米醋浸炙七次、陈壁土炒等炮制方法。元代增加去烂心、去黑皮、炒炭、酒浸焙、姜汁炒等方法。明代增加了醋浸、煮软切片、炒紫黑、酒浸猪胆汁炒、童便炒、米泔浸炙七次、酒浸蒸曝等制法。清代增加皂角子仁、侧柏水煮及吴茱萸制等方法。现在主要的炮制方法有蒸、煮、酒炙和炒炭等。

【研究摘要】黄芩含多种黄酮类化合物，其中黄芩苷、黄芩素、汉黄芩苷、汉黄芩素是其主要有效成分，还含有氨基酸、挥发油及糖类等成分。

黄芩的软化方法过去有冷浸和水煮两种。冷浸的黄芩变为绿色，水煮的黄芩色黄，而水煮液却为一锅黄汤，经研究证明，黄芩中含有黄芩苷，也含有使苷水解的酶，在一定的湿度和温度下使黄芩苷水解成黄芩苷元和糖，而这种苷元为邻位三羟基黄酮，性质不稳定，容易被氧化成醌式结构，而变为绿色，使其质量、疗效大大降低。如果采用炮制的方法破坏其中酶的活性，黄芩则不会变绿。表明黄芩采用蒸、煮法炮制既可使药材软化，又起到杀酶保苷的作用，具有双重意义。但水煮时间过长，则造成成分的流失。

研究表明，黄芩中生黄芩抗炎作用明显强于炙品；而酒炙黄芩的免疫吞噬能力优于生品。比较柴芩口服液中柴胡和黄芩的炮制对药效的影响，结果表明，炮制品口服液的抗菌和解热作用优于生品，而抗炎效果二者间无显著性差异。

人 参

【药材来源】本品为五加科人参 *Panax ginseng* C.A.Mey. 的干燥根和根茎。多于秋季采挖，洗净，经晒干或烘干。栽培的称"园参"，播种在山林野生状态下自然生长的称"林下参"。园参蒸 2 ~ 3 小时至表面红棕色，即为"红参"。

【特色炮制】

糖山参 将鲜山参刷洗干净，去掉参须，经水焯、排针、灌糖后，干燥，用时去芦研粉或捣碎（《吉林省中药饮片炮制规范》·1986）。

【法定炮制】

1. 人参片 取原药材，润透，切薄片，干燥。

2. 红参 取原药材，蒸制后即为红参。用时蒸软或稍浸后烤软，切薄片，干燥。或直接捣碎、碾粉。

【成品性状】

1. 生晒参 为圆形成类圆形片。外表皮灰黄色，切面黄白色或类白色，显粉性，形成层环纹棕黄色，皮部有黄棕色的点状树脂道及放射性裂隙。体轻，质脆。香气特异，味微苦、甘。

2. 红参 为类圆形或椭圆形薄片。外表皮红棕色，半透明。切面平坦，角质样。质硬而脆。气微香而特异，味甘、微苦。

【炮制作用】

1. 人参 具有大补元气、复脉固脱、补脾益肺、生津养血、安神益智的功能。生晒参偏于补气生津，复脉固脱，补脾益肺，多用于体虚欲脱、脾虚食少、口渴、消渴等。治体虚欲脱、脉微欲绝证，本品单用即效，如《景岳全书》独参汤；治脾胃气虚，呕吐泄泻，与白术同用，如《景岳全书》参术膏；治肺肾两虚，与蛤蚧、胡桃肉、五味子等同用，如《博济方》人参蛤蚧散；治消渴证，常与知母、天花粉、麦冬同用，如《仁斋直指方》所载方；治气血不足、心脾两虚，与黄芪、龙眼肉、酸枣仁等同用，如《校注妇人良方》归脾汤；治肾虚阳痿，可单用泡酒或水煎服；也可与鹿茸、熟地黄、附子、补骨脂等同用，如《全国中药成药处方集》人参鹿茸丸。治气虚外感，恶寒发热、头痛，与羌活、柴胡、独活等同用，如《太平惠民和剂局方》人参败毒散。

2. 红参 具有大补元气，复脉固脱，益气摄血的功效。多用于体虚欲脱，肢冷脉微，气不摄血，崩漏下血。治气随血脱，与益阴生血之品如熟地黄等同用，如《景岳全书》两化膏。治气血双亏，与补血药同用，如《景岳全书》参归汤。

【传承轨迹】隋唐时期始有去四边芦头并黑者、细锉、切法。宋代增加烧炭、焙、微炒、去芦、蒸、黄泥裹煨等方法。元代增加蜜炙法。明代有盐炒、湿纸裹煨、酒浸、人乳拌烘、人乳浸蒸等方法。清代增加类似今天生晒参加工的"人参采来，有入沸汤略沸即取出，焙干"和类似红参加工的"掘人参之人，一日所得，至晚便蒸，次早，日中晒，晒干后有大有小，有红有白"的明确记述。近代主要炮制方法有蒸切、润切等。

【研究摘要】人参中含人参皂苷、蛋白质、酶类、多肽类、氨基酸、糖类、有机酸、生物碱、萜类、炔类、脂类、挥发油、维生素、果胶和无机元素等成分。

人参皂苷可被人参中含有的酶水解，生成皂苷元，药效降低或丧失。35℃左右酶的活性最强，70℃以上加热酶变性失活。人参经蒸制成红参，可破坏水解酶，防止人参皂苷的水解。在不同人参加工品中，红参中精氨酸双糖苷含量最高，该成分具有增强免疫功能、扩张血管、抑制小肠麦芽糖酶的活性。

生晒参在加工时，使人参失去水分，在干燥条件下其水解酶的活性被抑制，防止人参皂苷水解，便于贮存。

生晒参和红参在化学成分的种类和数量上都有所不同，如生晒参除含人参皂苷 Ro、Rb_1、Rb_2、Rc、Rd、Re、Rf、Rg_1 和 Rg_2 外，还含特有的天然原形皂苷类即丙二酸草酰基 – 人参皂苷 Rb_1、Rb_2、Rc 和 Rd，红参则含有其特有的成分 20（R）– 人参皂苷 Rg_2、20（S）– 人参皂苷 Rg_3、人参皂苷 Rh_1 和 Rh_2 等。另有报道，生晒参中人参皂苷含量为5.61%，红参中为5.02%，糖参中为2.92%。鲜人参在蒸制烘干等炮制过程中有部分多糖水解，转化成为低聚糖或单糖，因而生晒参中多糖含量高于红参。

在加工红参时，人参中的淀粉经过蒸制和烘烤而糊化，转变为白糊精，最后变为红糊精，使人参颜色变红。人参经蒸制干燥后，质地坚硬，角质透明，既隔绝空气又隔绝水，对人参皂苷具有机械保护作用。

田七素是人参产生副作用的成分，经测定，田七素在生晒参中的含量为0.491%，在红参中为0.261%，因而认为红参更安全。

药理研究证实，红参比生晒参有更强的抗肝毒活性。在对循环系统的作用强度、增强网状内皮细胞的吞噬能力、增强动物活动能力、抗利尿作用、增强心脏收缩幅度、增加动物动情期方面红参的作用均强于生晒参；而在降压、抗疲劳和促进小鼠体重增长方面生晒参强于红参。

人参传统要求去芦，"采根用时，去其芦头，不去者吐人，慎之"。认为参芦有涌吐作用。化学研究表明：人参根和人参芦有效成分相近，但参芦中人参总皂苷含量比人参高 2 ~ 3 倍；挥发油是人参含量的 60 倍；无机元素的含量人参芦也比人参高。目前的实验研究和临床实践均表明人参芦无催吐作用。对小鼠游泳能力、常压耐缺氧、耐高温、耐低温、自主活动、抗利尿、抗惊厥及急性毒性方面，两者无明显差异。鉴于人参芦头总皂苷有溶血作用，制备注射剂时人参应去芦使用。由于中医临床应用中，人参多用于气阴不足、气血两亏或脾胃气虚等体弱患者，故人参是否去芦还应综合考虑机体对药物作用的敏感性和特异性。

天 麻

【药材来源】本品为兰科植物天麻 *Gastrodia elata* Bl. 的干燥块茎。立冬后至次年清明前采挖，立即洗净，蒸透，敞开低温干燥。

【特色炮制】

1. 麸炒天麻 先将炒制容器加热，至撒入麸皮即刻烟起，随即投入净天麻片，迅速翻动炒至表面呈黄色，取出，筛去麸皮，放凉。每100kg天麻，用麸皮15kg（《湖南省中药饮片炮制规范》·2010）。

2. 姜天麻 除去杂质，洗净，蒸软，切薄片，干燥。用一层生姜片，一层净天麻，文火蒸软，取出，干燥。每100kg天麻，用生姜25kg（《福建省中药饮片炮制规范》·2012）。

3. 煨天麻 取净天麻片，将其与麸皮同置炒制容器内，用文火炒至表面焦黄色，带焦斑。每 100kg 天麻，用麦麸 50kg（《安徽省中药饮片炮制规范》·2005 ）。

【法定炮制】

天麻 取原药材，除去杂质及黑色泛油者，洗净，润软或蒸软，切薄片，干燥。

【成品性状】

天麻 呈不规则的薄片，外表皮淡黄色至黄棕色，有时可见点状排成的横环纹。切面黄白色至淡棕色。角质样，半透明。气微，味甘。

【炮制作用】天麻蒸制主要是为了便于软化切片，同时可破坏酶，保存苷类成分。具有息风止痉，平抑肝阳，祛风通络的功能。用于小儿惊风，癫痫抽搐，破伤风，头痛眩晕，手足不遂，肢体麻木，风湿痹痛。治小儿急惊风，与钩藤、水牛角、全蝎等同用，如《小儿药证直诀》钩藤饮子；治小儿慢惊，与人参、白术、全蝎等配伍，如《普济本事方》醒脾丸；治破伤风之痉挛抽搐，角弓反张，与天南星、防风、白附子等同用，如《外科正宗》玉真散；治肝阳上亢，头痛眩晕，肝虚不足，肝阳上亢之头痛、眩晕，与钩藤、黄芩、牛膝等同用，如《杂病证治新义》天麻钩藤饮；若为风痰上扰所致的眩晕，与半夏、白术、茯苓等同用，如《医学心悟》半夏白术天麻汤；治偏正头风头痛、眼目昏花，可与川芎、白蒺藜、荆芥穗等同用，取其祛风止痛之功。

【传承轨迹】唐代始有炒存性、酒浸等法。宋代增加去芦、微炒、炙令通黄色、炮、面裹炮、湿纸裹煨、面裹煨、热灰中熟、煮、酒浸炙、浆水煮切片等。明代增加火煨、麸炒黄、火煅、焙、酒煮法。清代增加了饭上蒸、姜制法等。现在主要的炮制方法有蒸切或润切等。

【研究摘要】天麻中含有酚类及其苷（天麻素、对羟基苯甲醇等）、苄醇酯苷类、含氮生物碱、有机酸、甾醇、多糖等成分，其中天麻素为天麻中主要有效成分。

天麻素及其苷元、天麻多糖等均有镇静、抗惊厥作用。天麻素、天麻苷元具有抗血小板聚集、抗血栓作用，同时，还是改善记忆的有效成分。天麻素对脑神经细胞有保护作用。天麻多糖可增加机体非特异性免疫及特异性免疫功能，还能促进病毒诱生干扰素。

实验证明，鲜天麻直接晒干和烘干，天麻素含量明显降低，而天麻苷元的含量相应增加。蒸制后干燥，天麻素含量明显增加而苷元的含量减少。表明天麻中的天麻素（天麻苷）在一定条件下会酶解。加热可灭活分解天麻素的酶，保护天麻素不被分解。天麻素及其苷元虽有相同的药理作用，但因苷元易氧化损失，因此天麻加工时加热处理，对保证药材质量有较大意义。

比较蒸切、润切、烘切天麻饮片中天麻素的含量，结果以蒸切片含量最高，为 0.6926%，润切片为 0.1585%，烘切片为 0.3068%。水、醇浸出物均以蒸切片为最高。研究证明，加工天麻饮片以蒸切法为好。

第二节 煮 法

将净制后的中药加辅料或不加辅料，放入锅中，加适量清水同煮的方法称为煮法。

所加辅料主要有米醋、甘草汁、豆腐等。早在《神农本草经》就有酒煮刺猬皮,《金匮玉函经》有麻黄煮数沸,《雷公炮炙论》更以煮法为多,如辛夷浆水煮,吴茱萸醋煮等。《修事指南》记载:"煮者取易烂。"近代煮法多用于有毒中药的炮制。

(一) 炮制方法

根据加入的辅料不同,分为三种方法。

1. 清水煮 将净中药置适宜容器内,加水淹过药面,武火加热煮沸后改用文火,保持微沸,煮至无白心为度,如乌头。

2. 药汁煮 先将辅料中药切片或捣碎后,煎汁去渣,取其药汁与中药共煮至药透汁尽。如甘草汁煮远志。醋煮延胡索等。

3. 豆腐煮 将中药置两块豆腐中间或把豆腐挖一长方形凹槽,将中药置于其中,再盖上豆腐,置锅内加水淹没过豆腐,煮到合适程度,取出,放凉,除去豆腐。如硫黄。

(二) 炮制目的

1. 消除或降低药物的毒副作用 如草乌生品有大毒,多外用,经煮制后毒性降低,可内服。甘草水煮远志,可消除其"戟人咽喉"的副作用。

2. 清洁药物 如作过装饰品的珍珠(习称花珠)外有油垢,豆腐煮制可令其洁净,便于服用。

3. 使药材软化,便于切制 如黄芩。

(三) 注意事项

1. 时间 煮制时间依中药体积大小、质地坚实程度及炮制要求而定。质坚体大者时间宜长,反之则短。

2. 加水量 根据具体要求而定。一般以平药面或稍高过药面为度。如煮的时间长,加水量应多,反之则少;需煮至透心而汁无用者,加水量宜多,需煮至药透汁尽者,加水量宜少。

3. 火力 先武火加热至沸,再改用文火,保持温度在100℃左右较长时间加热,可防止水分快速蒸发而药未透心,甚至焦糊;另外,可使辅料缓缓渗入中药组织内部,发挥其应有的作用。

硫　黄

【药材来源】本品为自然元素类矿物硫族自然硫,采挖后,加热熔化,除去杂质;或用含硫矿物经加工制得。本品含硫(S)不得少于98.5%。

【特色炮制】

鱼子硫 取制硫黄,加水煮熔化,趁热通过筛眼流入冷水中,冷却成细小颗粒。或将熔化的制硫黄缓缓倒入水中,不停搅动,使成细小颗粒,取出,晾干(《安徽省中药饮片炮制规范》·2005)。

【法定炮制】

1. 生硫黄 取原药材，除去杂质，捣成小块。

2. 制硫黄 取净硫黄，打碎，与豆腐同煮，至豆腐显黑绿色时，取出，漂净，阴干。每100kg硫黄，用豆腐200kg。

【成品性状】

1. 生硫黄 呈不规则块状，黄色或略呈黄绿色，表面不平坦，呈脂肪光泽，略有多数小孔，用手握紧置于耳旁，可闻轻微的爆裂声。体轻，质松，易碎，断面常呈针状结晶形。有特异的臭味，味淡。

2. 制硫黄 为黄褐色或黄绿色结晶块，断面蜂窝状，臭气不明显。

【炮制作用】

1. 硫黄 生品有毒，外用杀虫止痒、解毒疗疮。用于疥癣、秃疮、湿疹、皮肤瘙痒、阴疽恶疮等。治阴疽恶疮，与荞麦面、面粉用清水调拌，干燥后研末外敷；治湿疹，与青黛研末，外敷；治癣疥，单以本品，或煎香油调涂，或研末外敷，或以硫黄、石灰各等份加香油调匀外擦，尤适于疥疮。

2. 制硫黄 经豆腐煮后，降低毒性，可供内服，有补火助阳通便之效，多用于阳痿足冷、虚喘冷哮、虚寒便秘、虚寒腹痛、腹泻等。治肾虚阳衰之腰膝冷痛，遗精遗尿，如《太平惠民和剂局方》金液丹；治肾虚寒喘，与附子、肉桂、黑锡等配伍，如《太平惠民和剂局方》黑锡丹；治虚冷便秘，配伍半夏、生姜，如《太平惠民和剂局方》半硫丸。

【传承轨迹】汉代始有炼法。南北朝刘宋时代增加龙尾蒿、紫背天葵汁制。唐代增加研、烧灰等方法。宋代增加微火上炒勿令焦、同黑铅同制、与水银同制、与铅同炒、萝卜制等方法。明代增加了猪肠内煮、豆腐中煮、醋煮、烧后酒淬及用甘草汤和甘草、百部汤煮制等方法。清代基本沿用前法。近代主要炮制方法为豆腐制等。

【研究摘要】硫黄主含硫，另含少量硒、铁、砷等。其毒性成分主要为氧化砷（As_2O_3）。

炮制可降低硫黄中As_2O_3的含量，以豆腐煮制品降低率最显著。硫黄和豆腐以1:1.5的比例进行炮制，制品含硫量可达98%以上，含砷量≤1μg/mL，符合《中国药典》关于砷盐限量的规定。硫黄炮制时，豆腐显黑绿色，是硫黄与铁锅或铜锅在加热过程中产生某种化学反应的结果。当炮制容器是铝锅、不锈钢锅或非金属容器时豆腐不显黑绿色。

硫黄与皮肤接触可产生硫化氢，进而氧化成五硫黄酸，从而有溶解角质、软化皮肤、杀死疥虫等皮肤寄生虫及抑菌、杀霉菌等作用。内服后至肠可形成硫化物或硫化氢，刺激胃肠黏膜，增加蠕动，可起缓泻作用。

川 乌

【药材来源】本品为毛茛科植物乌头 *Aconitum carmichaelii* Debx. 的干燥母根。6月下旬至8月上旬采挖，除去子根、须根及泥沙，晒干。

【特色炮制】

1. 黑豆、甘草和生姜制川乌　将生川乌大小分开，用水浸泡，夏秋季泡 10 天左右，每日换水 3 次；春冬季泡 15 天左右，每日换水 2 次。泡至口尝微有麻辣感为度，捞出，移置锅内，加生姜、甘草、黑豆、白矾同煮，煮透为度，取出，除去黑豆、甘草、生姜，晾至半干，切顺刀片，干燥。每 100kg 川乌，用黑豆 12kg、甘草和生姜各 3kg（《河南省中药饮片炮制规范》·2005）。

2. 甘草、醋制川乌　将生川乌大小分档，与甘草同置水中浸泡，夏秋季泡 10 天左右，每日换水 3 次；春冬季泡 15 天左右，每日换水 2 次。泡至口尝微有麻辣感为度，捞出，移置锅内，加醋与水适量同煮，煮至中央无白心为度，取出，晾至半干，切顺刀片，干燥。每 100kg 川乌，用甘草 6kg，醋 18kg（《河南省中药饮片炮制规范》·2005）。

【法定炮制】

1. 生川乌　取原药材，拣净杂质，洗净灰屑，晒干，用时捣碎。

2. 制川乌　取净川乌，用水浸泡至内无干心，取出，加水煮沸 4 ~ 6 小时，或蒸 6 ~ 8 小时，至取个大及实心者切开无白心，口尝微有麻舌感时，取出晾至六成干，切厚片，干燥。

【成品性状】

1. 生川乌　呈不规则圆锥形，稍弯曲，顶端常有残茎，中间多向一侧膨大。表面棕褐色或灰棕色，有细纵皱纹。质坚实，断面类白色或浅灰黄色。气微，味辛辣、麻舌。

2. 制川乌　为不规则或长三角形厚片，表面黑褐色或黄褐色，有灰棕色多角形环纹，体轻质脆，断面有光泽，气微，微有麻舌感。

【炮制作用】

1. 生川乌　具有祛风除湿、温经止痛的功能。生川乌有大毒，多外用于风冷牙痛，疥癣，痈肿。治腰脚冷痛，川乌为末，以醋调敷贴，祛寒止痛；治寒邪凝滞，头风头痛，川乌、南星为末，拌葱汁涂太阳穴；治痈疽，乌头以浓醋渍三日外洗，治痈疽内突。

2. 制川乌　毒性降低，可供内服。用于风寒湿痹，关节疼痛，麻木不仁，心腹冷痛，疝痛，跌仆剧痛，麻醉止痛。治风寒湿痹，与麻黄、芍药、黄芪等同用，如《金匮要略》乌头汤；治心腹冷痛，与附子、干姜、蜀椒同用；治寒疝，乌头与蜂蜜同煎，如《金匮要略》乌头煎。

【传承轨迹】　汉代始有灰火炮炙、蜜煮法。唐代增加熬、烧作灰、火煨、米炒、醋煮等法。宋代增加了微炒、黑豆煮、酒浸、酒拌炒、童便制、盐炒、酒煮、黑豆同炒、盐煮炒、蚌粉炒制、乌豆蒸、煅存性、牡蛎粉炒制、米油浸后炒制、麻油煎令黄、姜汁浸、童便浸后姜炒等方法。元代增加土制法。明、清时代又增加了酒和童便制、盐姜制、面炒制、蛤粉炒制、米泔浸、盐酒浸、酒醋制；并提出湿纸煨后酒煮，以入口不麻为度；童便及浓甘草汤同煮汁尽为度；草果蒸等。近代主要炮制方法有蒸法和煮法等。

【研究摘要】　川乌含生物碱类，其中双酯型生物碱毒性最强，苯甲酰单酯型生物碱毒性较小，醇胺型生物碱毒性很弱或几乎无毒性。酯碱型乌头碱毒性比双酯型乌头碱小，但还有相当的毒性。

川乌炮制的主要目的是降低毒性。炮制降毒原理：双酯型生物碱性质不稳定，遇水、加热易被水解或分解，使极毒的双酯型生物碱 C_8 位上的乙酰基水解（或分解），失去一分子醋酸，得到相应的苯甲酰单酯型生物碱：苯甲酰乌头胺（乌头次碱）、苯甲酰中乌头胺、苯甲酰次乌头胺。其毒性为双酯型生物碱的 1/500 ~ 1/50；再进一步水解，使 C_{14} 位上的苯甲酰基水解（或分解），失去一分子苯甲酸，得到亲水性醇胺型生物碱：乌头胺（乌头原碱 Aconine）、中乌头胺、次乌头胺。其毒性仅为双酯型乌头碱的 1/4000 ~ 1/2000。在炮制工艺中，加水、加热处理（包括干热法、湿热法），都能促进水解反应，从而达到降低毒性的目的。故采用蒸、煮法炮制乌头可降低毒性，保证临床用药的安全。

乌头中双酯型二萜类生物碱：乌头碱、中乌头碱、次乌头碱是川乌中的主要毒性成分，又是镇痛、抗炎的有效成分。乌头碱还有局部麻醉作用。双酯型生物碱性质不稳定，炮制后由于双酯型生物碱的分解破坏而使其毒性降低，但其镇痛、抗炎作用仍然明显，但若炮制太过，水解完全，则药效降低。乌头毒性的降低与其总生物碱含量无关，只决定于毒性强的双酯型生物碱的分解或水解程度，其药效的强弱也与双酯型生物碱的水解程度有关。

草　乌

【药材来源】本品为毛茛科植物北乌头 *Aconitum kusnezoffii* Reichb. 的干燥块根。均系野生。秋季茎叶枯萎时采挖，除去须根及泥沙，干燥。

【特色炮制】

1. 生姜、甘草、豆腐制草乌　取生草乌置适宜容器内，加水浸泡，夏季泡 10 天左右，冬季泡 15 天左右，每日换水 2 ~ 3 次，泡至口尝稍有麻辣感时，移置锅内，加生姜、甘草、豆腐、水适量，煮透，取出，去生姜、甘草、豆腐，晾至半干，切顺刀薄片，晒干。每 100kg 净草乌，用生姜、甘草、豆腐各 6kg（《河南省中药饮片炮制规范》·2005）。

2. 甘草制草乌　取甘草打碎，去粗皮，与生草乌同置适宜的容器内，加水浸泡，夏季泡 10 天左右，冬季泡 15 天左右，每日换水 2 ~ 3 次，泡至口尝稍有麻辣感时，捞出，拣去甘草，再置锅内，加水适量，煮透，捞出，晾至半干，切顺刀薄片，晒干。每 100kg 净草乌，用甘草 6kg（《河南省中药饮片炮制规范》·2005）。

3. 甘草、醋制草乌　取甘草打碎，去粗皮，与生草乌同置适宜的容器内，加水浸泡，夏季泡 10 天左右，冬季泡 15 天左右，每日换水 2 ~ 3 次，泡至口尝稍有麻辣感时，捞出，拣去甘草，再置锅内，加入醋、水，煮透，捞出，晾至半干，切顺刀薄片，晒干。每 100kg 净草乌，用甘草 6kg、醋 18kg（《河南省中药饮片炮制规范》·2005）。

【法定炮制】

1. 生草乌　取原药材，除去杂质，洗净，干燥。

2. 制草乌　取净草乌，大小个分开，用水浸泡至内无干心，取出，加水煮沸至取大个及实心者切开内无白心，口尝微有麻舌感时，取出，晾至六成干，切薄片，干燥。

【成品性状】

1. 生草乌 呈圆锥形，稍弯曲而瘦长，表面暗棕色或灰褐色，外皮皱缩，偶有突起的支根"钉角"，质坚。破碎面为灰白色，粉性。气微，味辛辣，麻舌。

2. 制草乌 呈不规则类圆形或近三角形片状，表面黑褐色，有灰白色多角形形成层环及点状维管束，并有空隙，周边皱缩或弯曲。质脆，气微，味微辛辣，稍有麻舌感。

【炮制作用】

1. 生草乌 具有祛风除湿、温经止痛的功能。生草乌有大毒，多作外用。用于喉痹，痈疽，疔疮，瘰疬。治阴疽肿硬，与南星、半夏、狼毒为末，猪脑捣敷，如四虎散；配伍清热解毒药，可用治一切痈疽肿毒，如《疡医大全》消肿止痛汤。

2. 制草乌 制后毒性降低，可供内服。用于风寒湿痹，关节疼痛，心腹冷痛，寒疝作痛，跌仆疼痛，麻醉止痛。治风寒湿痹，肢体疼痛，麻木拘挛，与川乌、天南星、地龙等同用，如《全国中成药处方集》小活络丹。

【传承轨迹】唐代始有姜汁煮、醋煮、山矾灰汁浸等的炮制方法。宋代增加炒焦、炒黑存性、盐水浸、盐水浸后麸炒、童便浸、麸和巴豆同炒黑色、盐炒、火炮、薄荷生姜汁浸、水煮、米泔浸、黑豆同煮、酒浸、盐油炒、豆腐煮、麻油浸炒等方法。元代增加煨制法。明代增加了姜汁浸、醋炒、醋淬、醋浸、粟米炒、姜汁炒、酒淬、米泔浸后炒焦、酒煮等。清代有绿豆同煮、面炒、面裹煨等。近代主要炮制方法有水浸后煮制等。

【研究摘要】草乌的主要成分和炮制解毒机理与川乌类似，可参见川乌项。

抗炎实验证明，润蒸炮制品有较强的抑制小鼠巴豆油所致的耳肿和小鼠腹腔毛细血管通透性，以及抑制大鼠角叉菜胶所致的关节炎和炎症组织中 PGE_2 的含量，其抗炎作用强于药典法。该品对"寒凝血瘀"证动物模型的血液流变、血浆纤维蛋白的含量和血小板聚集率的改变作用也比药典法炮制品和生品好。

在蒸制工艺中，随着压力与温度的增高，总生物碱含量无显著变化，而毒性生物碱的含量呈显著下降。

草乌炮制的程度、传统经验要求达到口尝无麻舌感或微有麻舌感。由于每人的味觉敏感程度不同，口尝量和口尝方式不同，因而有很大差异。使用这种经验方法使应遵循如下原则：① 舌尝部位应在舌前 1/3 处。② 取样 100 ~ 150mg。③ 在口中嚼半分钟。④ 咀嚼当时不麻，经 2 ~ 5 分钟出现麻辣感。⑤ 舌麻时间维持 20 ~ 30 分钟才逐渐消失。

远 志

【药材来源】本品为远志科植物远志 *Polygala tenuifolia* willd. 或卵叶远志 *Polygala sibirica* L. 的干燥根。春、秋二季采挖，除去须根及泥沙，晒干。

【特色炮制】

1. 朱远志 取远志加水湿润后，撒入朱砂细粉，拌匀，晾干。每 100kg 远志，用甘草 2kg（《北京市中药饮片炮制规范》·2008）。

2. 麸炒远志　先将麸皮撒入锅内，待麸皮冒烟时，倒入甘草水浸过的远志，用中火炒至远志表面微带焦斑，取出，除去麸皮，放凉。每 100kg 远志段，用麸皮 12 ~ 18kg（《河南省中药饮片炮制规范》·2005）。

3. 炆远志　取净甘草，切段，打扁，与净远志拌匀，置炆药罐内，加热水适量（以平药面为度），上盖；将罐移置围灶内，按药材 100kg：干糠 50kg 的比例堆放干糠于罐四周，点火，炆 4 ~ 6 小时，至罐内汁水基本吸尽时，取出，拣去甘草，干燥。每 100kg 远志，用甘草 6kg（《江西省中药饮片炮制规范》·2008）。

【**法定炮制**】

1. 远志　取原药材，除去杂质，略洗，润透，切段，干燥。

2. 制远志　取甘草，加适量水煎煮两次，合并煎液浓缩至甘草量的 10 倍，加入净远志，用文火煮至汤被吸尽，取出干燥。每 100kg 远志，用甘草 6kg。

【**成品性状**】

1. 远志　为圆柱形的段，外表皮灰黄色至灰棕色，有横皱纹。断面棕黄色，中空。气微，味苦微辛，嚼之有刺喉感。

2. 制远志　形如远志段，表面黄棕色，味微甜，嚼之无刺喉感。

【**炮制作用**】

1. 远志　具有安神益智，交通心肾，祛痰，消肿的功能。远志生品"戟人咽喉"，生远志祛痰开窍之力较强，疗咳嗽痰多之证。但生用戟人咽喉，易引起恶心呕吐，多外用涂敷，用于痈疽肿毒，乳房肿痛。治疮疡肿痛，用本品隔水蒸软，加少量黄酒捣烂外敷，如《三因方》远志酒；治脑风头痛，以远志去心，捣罗为细末，先含水满口，即嚏药入鼻中，仍揉痛处，如《圣济总录》远志散。

2. 制远志　甘草水制既能缓和燥性，又能消除麻味，防止刺喉，以安神益智为主。用于心神不安，惊悸，失眠，健忘。治心悸健忘，常与石菖蒲、白茯苓、人参同用，如《备急千金要方》开心散；治梦遗滑精，常与石菖蒲、人参、龙齿等配伍，如《张氏医通》远志丸。

【**传承轨迹**】汉代始有去心法。南北朝刘宋时代增加甘草汤浸法，并提出"若不去心，服之令人闷"。宋代增加炒黄、甘草煮、生姜汁炒、酒蒸等方法。明代增加米油浸、甘草水和黑豆煮去骨后姜汁炒、灯心煮、猪胆汁煮后姜汁制、泔煮法等。清代增加了蜜蒸、炙、甘草汁炒、炒炭等炮制方法。近代主要炮制方法有甘草汁制、蜜炙等。

【**研究摘要**】远志主要含三萜皂苷类成分，包括远志皂苷 A、B、C、D、E、F、G。尚有脂肪油、树脂、远志糖醇、葡萄糖、果糖、远志碱等。

远志历代应用，均除去木心，取其根皮。实验研究表明远志含三萜皂苷类成分，远志皂苷大多具有较明显的祛痰和镇咳作用；还有镇静和抗惊厥作用。远志皮与远志木心的化学成分种类相同，远志皮部远志皂苷的含量为 12.1%，木心部为 0.48%，相差达 25 倍。远志皮的祛痰、抗惊厥、溶血作用及急性毒性均强于远志木心。可见远志去心的目的并不是去除其毒副作用，而是去除药效极弱的部位。远志木心的毒性及溶血作用均小于皮部，又同样有镇静、祛痰作用，且抽去木心较为费时费工，现行版《中国药典》已规定远志不去心使用。但远志木心约占全远志重量的1/4，且有效成分含量低，不去心用药，应按比例加大其临床用量，以保证疗效。

临床应用中，有患者服用生远志后，出现恶心呕吐，面神经麻痹，舌麻木，口唇张闭不灵等副作用，经服甘草汁后缓解，改服甘草水制远志后，则无不良反应。实验表明，甘草汁制远志，不仅可消减远志对咽喉的刺激毒副作用，还能增加远志皂苷的煎出量。

甘草质量的优劣直接影响远志饮片的质量。甘草饮片中甘草酸含量为10.67%，而加工甘草饮片时的下脚料（甘草边皮碎屑）中甘草酸含量为4.99%，以相同方法炮制，甘草饮片制远志中皂苷含量最高，而甘草边皮碎屑制远志中皂苷含量明显降低，且嚼之仍有刺喉感，未达到炮制目的。对制远志炮制工艺的研究证明，远志用甘草煎汁拌润，文火煮至汤吸尽的方法较甘草汁浸制的皂苷含量高。甘草水煮后再用文火炒至微焦，远志皂苷的含量还可增加约1%，祛痰作用也较好。

珍　珠

【药材来源】本品为珍珠贝科动物马氏珍珠贝 *Pteria martensii*（Dunker）、蚌科动物三角帆蚌 *Hyriopsis cumingii*（Lea）或褶纹冠蚌 *Cristaria plicata*（Leach）等双壳类动物受刺激形成的珍珠。自动物体内取出，洗净，干燥。

【特色炮制】

煅珍珠　取净珍珠，大小分开，置铁锅内，上面扣一碗，用中火煅至爆裂声尽，取出，晾凉，水飞或粉成极细粉（《河南省中药饮片炮制规范》·2005）。

【法定炮制】

珍珠粉　取原药材，洗净污垢，夹在两块豆腐中，加清水淹没豆腐少许，煮制2小时，至豆腐呈蜂窝状时，取出，去豆腐，用清水洗净晒干，捣碎，置乳钵内，加入适量水研细，再加多量的水，搅拌，倾出混悬液，下沉部分再按上法反复操作数次，直至研尽，合并混悬液，静置后，分取沉淀，干燥，研散。

【成品性状】

珍珠粉　为白色粉末，无亮点，质重。气微腥，味微咸，尝之无渣。

【炮制作用】

珍珠粉　具有安神定惊、明目退翳、解毒生肌、润肤祛斑的功效。用于惊悸失眠、惊风癫痫、目生云翳、疮疡不敛、皮肤色斑。治惊悸怔忡，配伍伏龙肝、丹砂、麝香，如真珠丸；治肝风内动，惊悸怔忡，惊风，癫痫，与朱砂、琥珀、胆南星等同用，如金箔镇心丸；治目赤翳障，与炉甘石、熊胆、冰片等配伍，如八宝眼药；治疮疡溃烂，常与炉甘石、血竭、象皮等同用，如珍珠散；治咽喉肿痛糜烂，与牛黄为末，吹喉，如珠黄散。

【传承轨迹】唐代始有研粉法、豆腐蒸法。宋代增加水飞法、牡蛎煮法。明代增加人乳浸后煮、豆腐煮等法。近代主要炮制方法有豆腐煮、水飞等。

【研究摘要】珍珠主含无机成分为碳酸钙、碳酸镁及少量的氧化硅、磷酸钙，另含多种氨基酸、微量元素，尚含牛磺酸、丰富的维生素、肽类等。

珍珠粉具有抗衰老作用，可使家蚕幼虫期显著缩短，同时使家蚕成虫期延长，其低浓度组效果更显著；对小鼠肉瘤 S_{180} 有明显抑制作用；具有显著的促进创面肉芽增生作用，还可明显缩短创面长出新鲜肉芽组织的时间。

珍珠质地坚硬，用传统水飞法加工费时费力，依水飞法原理，改乳钵研磨为铁研槽快速加工，使滚研力量增加，将摩擦粉碎变为挤压，截切式粉碎，研磨速度加快，可缩短水飞时间。大量生产，需用特殊粉碎设备来粉碎。①气流粉碎器或流能磨粉碎珍珠，利用高速弹性流体（空气或惰性气体）使珍珠末颗粒与室壁之间碰撞而产生强烈的粉碎作用。气流的压力在 2～20kg/cm² 之间，粉碎的珍珠末可同时进行分级，能得到 5μm 以下均匀的微粉。②球磨机或胶体磨粉碎珍珠，原理是利用药物在磨中研磨与撞击作用而将药物粉碎，且配合适当的液体（水）进行，加水研磨以降低裂隙中分子间的引力而使其继续粉碎成微粒。

吴茱萸

【药材来源】本品为芸香科植物吴茱萸 *Euodia rutaecarpa*（Juss.）Benth.、石虎 *Euodia rutaecarpa*（Juss.）Benth. var. *officinalis*（Dode）Huang 或疏毛吴茱萸 *Evodia rutaecarpa*（Juss.）Benth. var. *bodinieri*（Dode）Huang 的干燥近成熟果实。8～11 月果实尚未开裂时，剪下果枝，晒干或低温干燥，除去枝、叶、果梗等杂质。

【特色炮制】

1. 醋吴茱萸　取净吴茱萸，加醋拌匀，闷透，置炒制容器内，炒至干，取出，放凉。每 100kg 吴茱萸，用醋 12.5kg（《重庆市中药饮片炮制规范及标准》·2006）。

2. 酒炙吴茱萸　取原药拣净杂质及梗，筛净灰屑置于锅内，每 50kg 加白酒 5kg，用文火边炒边洒，炒至黑褐色，微发泡，有香辣气，取出，晾冷即可（《云南省中药饮片炮制规范》·1986）。

3. 盐吴茱萸　取净吴茱萸，用食盐水拌匀，闷润至盐水被吸尽，置锅内用文火炒至稍鼓起、裂开，取出，放凉。每 100kg 吴茱萸，用食盐 2kg（《山东省中药饮片炮制规范》·2012）。

【法定炮制】

1. 吴茱萸　取原药材，除去杂质及果柄、枝梗，洗净，干燥。

2. 制吴茱萸　取生甘草片，置锅内，加水适量，煎煮两次，去渣，趁热加入净吴茱萸，拌匀，闷润吸尽后，文火炒至微干，取出，干燥。每 100kg 吴茱萸，用甘草 6kg。

【成品性状】

1. 吴茱萸　呈球形或略呈五角状扁球形。表面暗黄绿色至褐色，粗糙，顶端有五角星状的裂隙。质硬而脆，气芳香浓郁，味辛辣而苦。

2. 制吴茱萸　形如吴茱萸，表面棕褐色至暗褐色。

【炮制作用】

1. 吴茱萸 具有散寒止痛、降逆止呕，助阳止泻的功能。生品有小毒，多外用。以散寒定痛力强，用于口腔溃疡，牙痛，湿疹。治口舌生疮，吴茱萸研细，醋调外敷足心，24 小时后取下；治牙齿疼痛，吴茱萸煎汤，加酒含漱；治湿疹瘙痒，吴茱萸加水煎三五沸，外洗患处，可用于阴下湿痒诸疮。

2. 制吴茱萸 甘草制能降低毒性和燥性。用于厥阴头痛，寒疝腹痛，寒湿脚气，经行腹痛，脘腹胀满，呕吐吞酸，五更泄泻。治厥阴头痛，手足厥冷，与人参、生姜、大枣同用，如《伤寒论》吴茱萸汤；治肝郁胁痛，常与黄连同用，如《丹溪心法》左金丸；治寒湿泄泻，单用或与肉豆蔻、补骨脂、五味子同用，如《校注妇人良方》四神丸。

【传承轨迹】汉代始有洗法、炒法。南北朝刘宋时代增加盐水炒、醋煮法。唐代增加酒煮、姜汁制。宋代增加了炒令焦、炒令熟、醋制、焙制、煨制、醋炒、汤浸、酒浸炒、黑豆汤浸炒、童便浸法、盐制、汤煮。元代增加汤洗焙干、酒洗焙、盐炒等法。明、清增加了盐水炒、黄连水炒、水浸、黄连炒、牵牛子炒等。近代主要炮制方法有甘草水制和盐水炙等。

【研究摘要】吴茱萸含生物碱类成分，主要为吴茱萸碱、吴茱萸次碱、羟基吴茱萸碱等。还有挥发油，主要为吴茱萸内酯、吴茱萸烯、吴茱萸内酯醇等。另含柠檬苦素类、黄酮类、多糖及氨基酸类。

吴茱萸有镇痛、抗炎、抗溃疡、止腹泻、强心、促进血液循环、抗心肌缺血、抗血栓和升高体温等药理作用。临床用于治疗肠粘连、口腔溃疡、流行性腮腺炎、高血压；以吴茱萸、硫黄等共研细末，外敷患处，可治黄水疮、湿疹及神经性皮炎等；还可用于头痛、小儿多涎症、呃逆及术后肠功能的恢复。

吴茱萸黄酮类成分具有较强的清除羟自由基的作用，生药及炮制品的作用效果略强于维生素 C；炮制品中除姜炙吴茱萸外与生药的效果相当。炮制品中以汤洗七遍和汤洗七遍文火干燥吴茱萸清除羟自由基的效果最差，姜炙吴茱萸效果最强。

第三节　燀　法

将药物置沸水中短时间浸煮取出，冷水浸漂，捞起搓去种皮的方法，称为燀法。多适用于种子类中药需燀去皮者。

（一）炮制方法

先将多量清水加热至沸，再将净药材加入沸水中，烫煮 5 ~ 10 分钟，至种皮由皱缩到膨胀，易于脱皮时，立即取出，浸漂于冷水中，捞起，搓开种皮与种仁，晒干，簸去或筛取种皮。

（二）炮制目的

1. 在保存有效成分的前提下，除去非药用部位　如杏仁、桃仁去种皮。

2. 利于干燥，分离不同的药用部位　如佛甲草、马齿苋、卷柏燀后，易晒干；白扁豆燀后分离种皮和种仁。

3. 降低药物毒性　如白扁豆中所含对人红细胞的非特异性凝集素，具有蛋白质特性，加热后毒性大减。

（三）注意事项

1. 控制用水量　一般为药量的 10 倍以上，若水量少，投入中药后，水温迅速降低，酶不能很快被灭活，反而使苷被酶解，影响疗效。

2. 煮沸时间　水沸后投药，加热时间以 5 ~ 10 分钟为宜。以免水烫时间过长，有效成分损失。

3. 干燥方法　燀去皮后，宜当天晒干或低温烘干，否则易泛油变黄，影响成品质量。

苦杏仁

【药材来源】本品为蔷薇科植物杏 *Prunus armeniaca* L. 或山杏 *Prunus armeniaca* L. var. *ansu* Maxim. 东北杏 *Prunus mandshurica*（Maxim）Koehne、西伯利亚杏 *Prunus sibirica* L. 的干燥成熟种子。夏季采收成熟果实，除去果肉及核壳，取出种子，晒干。

【特色炮制】

1. 麸炒苦杏仁　将锅烧热，撒入麸皮，待烟起时投入杏仁，用文火炒至微黄色，取出，筛去麸皮，晾凉。每 100kg 苦杏仁，用麸皮 10kg（《河南省中药饮片炮制规范》·2005）。

2. 蜜苦杏仁　先将蜂蜜置锅内，加热至沸，倒入燀苦杏仁，用文火炒至深黄色，不粘手为度，取出，放凉。每 100kg 燀苦杏仁，用炼蜜 12kg（《河南省中药饮片炮制规范》·2005）。

3. 杏仁霜　生苦杏仁碾碎，在吸油纸上曝晒或烘烤，趁热包起，压榨去油，如此反复数次，至油几尽，研粉（《广西壮族自治区中药饮片炮制规范》·2007）。

【法定炮制】

1. 生杏仁　取原药材，除去杂质、残留的硬壳及褐色油粒，筛去灰屑。用时捣碎。

2. 燀苦杏仁　取净苦杏仁，置沸水中略煮，至种皮微膨时，捞出，用凉水稍浸，取出搓去种皮，晒干后簸净，取仁。用时捣碎。

3. 炒苦杏仁　取燀苦杏仁置锅内，用文火，炒至表面微黄色，略带焦斑，有香气，取出放凉。用时捣碎。

【成品性状】

1. 苦杏仁　为扁心形，表面黄棕色至深棕色，有微细纵皱，顶端略尖，底部钝圆肥厚，左右不对称，富油性。气微，味苦。

2. 燀苦杏仁 无种皮或分离成单瓣，表面乳白色，有特殊的香气，味苦。

3. 炒苦杏仁 形如燀苦杏仁，表面微黄色，偶带焦斑，有香气。

【炮制作用】

1. 苦杏仁 具有降气止咳平喘、润肠通便的功能。生用有小毒。剂量过大或使用不当易中毒。长于润肺止咳，润肠通便。多用于新病咳喘（常为外感咳喘），肠燥便秘。

2. 燀苦杏仁 制后可降低毒性，使用药安全。还可除去非药用部位，便于有效成分煎出，提高药效。又可破坏酶，保存苷。作用与生杏仁相同。治新病咳喘，配伍麻黄、石膏、甘草等，如《伤寒论》麻杏石甘汤；治风热咳嗽，与桑叶、菊花、桔梗等配伍，如《温病条辨》桑菊饮；治风寒咳嗽，常配伍苏叶、半夏、茯苓等，如《温病条辨》杏苏散；治肠燥便秘，配伍火麻仁、桃仁、当归等，如《沈氏尊生书》润肠丸。

3. 炒苦杏仁 炒制后长于温肺散寒，作用与燀苦杏仁相同。多用于肺寒咳喘，久患肺喘。治肺寒咳喘，久患肺喘，如《杨氏家藏方》杏仁煎；治风热咳嗽痰盛，配伍玄参、知母、麦冬等，如小儿止嗽金丹。

【传承轨迹】汉代始有去皮尖炒、熬黑、捣令如膏等。晋代增加熬令黄法。南北朝刘宋时增加"沸汤浸少时去皮膜……"梁代增加"得火良"。唐代有麸炒法。宋代增加了面炒、制霜法。明代又增加了蜜拌炒、蛤粉炒、童便浸、酒浸、盐水浸等。清代增加去皮尖，蒸熟捣碎法。近代主要炮制方法有燀制、炒制等。

【研究摘要】苦杏仁约含50%的脂肪油，3%的苦杏仁苷及共存的苦杏仁苷酶、野樱酶。此外，尚含蛋白质和氨基酸及挥发性成分。其中脂肪油是润肠通便的有效成分，苦杏仁苷是镇咳平喘的有效成分，蛋白质 KR-A 和 KR-B 是抗炎镇痛的有效成分。

苦杏仁中所含的苦杏仁苷在体内能慢慢分解，产生微量氢氰酸，能轻度抑制呼吸中枢，起到镇咳平喘作用；苦杏仁苷的分解产物苯甲醛能抑制胃蛋白酶的消化功能；能杀灭伤寒及副伤寒杆菌；对蛔虫、钩虫、蛲虫均有驱虫作用；苦杏仁苷及其分解产物有微弱的抗癌作用。实验结果表明，苦杏仁苷尚有镇痛作用，且不产生耐药性，临床用于晚期癌症患者，具有缓解癌症患者疼痛和改善症状的作用。

在一定的温度和湿度条件下，苦杏仁苷易被苦杏仁苷酶水解，生成野樱苷，再在野樱酶的作用下，生成杏仁腈和葡萄糖，杏仁腈不稳定，易分解成氢氰酸和苯甲醛而逸散。若大量口服生杏仁，在苦杏仁酶的作用下，可迅速分解产生大量的氢氰酸而致中毒。其中毒机理，主要是大量氢氰酸很易与细胞色素氧化酶相结合，阻断了 Fe^{3+} 还原成 Fe^{2+}，引起缺氧而致细胞呼吸受抑制，形成组织窒息、呼吸麻痹而死亡。苦杏仁经加热处理后，酶被破坏，苦杏仁苷就不易被水解而利于保存。内服后在体内胃酸的作用下，苦杏仁苷缓缓分解，产生微量的氢氰酸有止咳平喘之功，而不会导致中毒。这也说明了历代将苦杏仁炮制后应用是有科学道理的。

蒸、煮、燀、炒法均可使苦杏仁酶受热变性，以保存苦杏仁苷。不同的炮制方法和条件对苦杏仁酶破坏效果不一致。实验结果表明，以药量10倍的沸水，加热5分钟即能达到完全破坏酶保存苦杏仁苷的目的。将苦杏仁以流通蒸汽蒸30分钟后，杀酶完全，苦杏仁苷仅降低9% ~ 10%。微波炮制苦杏仁，温度80℃，加热4 ~ 5分钟，苦杏仁酶能完全灭活，苦杏仁苷不受损失。

判断杀酶效果的方法：取样品10 ~ 20粒，打碎后放玻璃杯中，加水湿润，加盖，如有杏仁香气，说明酶还存在，正在释放苯甲醛。或将苦味酸试纸先用碳酸氢钠碱性液浸湿，悬空挂在上述杯中，如试纸从黄变红，说明有酶存在。

桃 仁

【药材来源】本品为蔷薇科植物桃 *Prunus persica*（L.）Batsch 或山桃 *Prunus davidiana*（Carr.）Franch. 的干燥成熟种子。果实成熟后采收，除去果肉及核壳，取出种子，晒干。

【特色炮制】

麸炒桃仁 取麸皮，撒在热锅中，加热至冒烟时，放入分档后的焯桃仁，迅速翻动，炒至黄色。用时捣碎。每100kg焯桃仁，用麸皮12kg（《河南省中药饮片炮制规范》·2005）。

【法定炮制】

1.桃仁 取原药材，除去杂质及残留的硬壳，筛去灰屑。用时捣碎。

2.焯桃仁 取净桃仁置沸水中，煮至外皮由皱缩至微膨，能搓去种皮时，捞出，放在凉水中稍浸，搓去种皮，晒干，簸去种皮。用时捣碎。

3.炒桃仁 取桃仁，用文火炒至微黄色，取出放凉。用时捣碎。

【成品性状】

1.桃仁 呈扁长卵形。表面黄棕色至红棕色，密布颗粒状突起。一端尖，中部膨大，另端钝圆稍偏斜，边缘较薄。尖端一侧有短线形种脐，圆端有颜色略深不甚明显的合点，自合点处散出多数纵向维管束。气微，味微苦。

2.焯桃仁 无种皮，表面呈淡黄白色，有细皱纹。

3.炒桃仁 形如桃仁，微黄色，略具焦斑，有香气。

【炮制作用】

1.桃仁 具有活血祛瘀，润肠通便，止咳平喘的功能。生用行血祛瘀力强，多用于血瘀经闭，产后瘀滞腹痛，跌打损伤。

2.焯桃仁 焯制后易去皮，可除去非药用部位，使有效成分易于煎出，提高药效。治月经不调、闭经，与红花、当归、川芎等同用，如《医宗金鉴》桃红四物汤；治产后腹痛，与当归、川芎、炮姜等同用，如《傅青主女科》生化汤；治损伤瘀痛，与红花、酒大黄、穿山甲等同用，如《医学发明》复元活血汤。

3.炒桃仁 炒后偏于润燥和血，多用于肠燥便秘，心腹胀满等。治肠燥便秘，常与火麻仁、杏仁、郁李仁等同用，如《世医得效方》五仁丸。

【传承轨迹】汉代始有去皮尖和熬法。南北朝刘宋时增加白术乌豆制、酒蒸法。唐代增加"去皮尖，炒熟研如膏"，酒煮法。宋代增加了麸炒、炒焦、面炒、黑豆汤浸炒、童便浸及盐炒等。元代新增焙法。明代又增加了吴茱萸炒、蛤壳粉炒、酒制、炒微黄、炙令微黑、水洗去毒、烧存性、盐水炒、黄连水炒法等。近代主要炮制方法有焯法和炒法等。

【研究摘要】桃仁主含苦杏仁苷、挥发油、脂肪油、蛋白质等。

桃仁的水溶性成分具有显著的抗浮肿活性和抗炎活性。具有显著抗炎作用的活性物质为蛋白质F、蛋白质G、蛋白质PR–B。抑制浮肿的活性物质为蛋白质PR–A和PR–B。醇溶性成分具有抗凝血、溶血、收缩子宫等作用。

有研究表明，焯制去皮可显著提高桃仁中水溶性成分的溶出，桃仁皮中含有较多的苦杏仁苷，桃仁去皮使用可防止中毒。实验比较了桃仁5种炮制品（生、焯、炒、蒸、皮）对小鼠的抗凝血、抗血栓、抗炎、润肠通便作用，结果桃仁生品作用最强，桃仁皮也有很好的活血抗炎的功效。桃仁经炒、蒸后作用趋向缓和。这可能与炮制过程中会导致水、醇、醚溶性成分不同程度的流失有关。故有人提出桃仁以祛瘀行血为主要功效时，不宜将桃仁皮作为非药用部位去掉，采用净制后捣碎的炮制方法较好。

白扁豆

【药材来源】本品为豆科植物扁豆 Dolichos Lablab L. 的干燥成熟种子。秋、冬季采收成熟的果实，晒干，取出种子，晒至全干。

【特色炮制】

土炒白扁豆　取伏龙肝细粉，置热锅内，用中火加热至灵活状态时，加热白扁豆仁，炒至表面挂土色，取出，筛去伏龙肝细粉，晾凉。每100kg白扁豆仁，用伏龙肝细粉30kg（《云南省中药饮片炮制规范》·1986）。

【法定炮制】

1. 白扁豆　取原药材，除去杂质。用时捣碎。

2. 扁豆衣　取净扁豆置沸水中，煮至皮软后，捞出，在冷水中稍泡，取出，搓开种皮与仁，干燥，簸取种皮（其仁亦供药用）。

3. 炒扁豆　取净扁豆或仁，置锅中用文火炒至微黄，略有焦斑，有香气逸出，取出，放凉。用时捣碎。

【成品性状】

1. 白扁豆　为扁椭圆形，表面黄白色，平滑而具光泽。质坚硬。种皮薄，种仁黄白色，嚼之有豆腥气。

2. 扁豆衣　呈不规则的卷缩状种皮，乳白色，质脆易碎。

3. 炒扁豆　表面微黄，略具焦斑，有香气。

【炮制作用】

1. 白扁豆　具有健脾化湿，和中消暑的功能。扁豆生用清暑化湿力强，用于暑湿和消渴。焯制是为了分离不同的药用部位，增加药用品种。治暑湿，常与香薷、厚朴同用，如《太平惠民和剂局方》香薷散；治消渴，常与天花粉同用，如《仁存堂经验方》金豆丸。

2. 扁豆衣　气味俱弱，健脾作用较弱，偏于祛暑化湿。可用于暑热所致的身热，头目眩晕。又可用于暑日酒食所伤，伏热，烦渴。治暑热头昏，与鲜银花、鲜荷叶、鲜竹叶等同用，如《温病条辨》清络饮；治酒毒烦渴，常与砂仁、草果、葛根等同用，如《太平惠民和剂局方》缩脾饮。

3. 炒扁豆　偏于健脾止泻。用于脾虚泄泻，白带过多。治脾虚泄泻，常与白术、山药、人参等配伍，如《太平惠民和剂局方》参苓白术散；治白带绵下，单以本品为末，米汤冲服，或与芡实、莲须、白术等同用。

【传承轨迹】宋代始有炒、焙、蒸、炮、姜汁炒法。元代增加煮、去皮的方法。明代增加连皮炒熟、水浸去皮法。清代增加了炒黑、同陈皮炒、醋制的方法。近代主要炮制方法有燀法、炒法等。

【研究摘要】白扁豆含蛋白质类、糖类、甾体类、苷类等成分。尚含对人体红细胞的非特异性凝集素 A、B；胰蛋白酶抑制物、淀粉酶抑制物。

白扁豆有抗肿瘤作用，对活性 E- 玫瑰花结的形成有促进作用；煎剂在体外对痢疾杆菌有抑制作用。

白扁豆中含有对人体红细胞的非特异性凝集素。凝集素 A 不溶于水，无抗胰蛋白酶活性作用，如与饲料相混喂食大鼠，则可抑制其生长，甚至引起肝脏的区域性坏死，加热后则毒性大大降低。凝集素 B 可溶于水，有抗胰蛋白酶活性作用，加压蒸汽消毒或煮沸 1 小时后，活力损失 86% ~ 94%。因此，加热炮制能去毒。

第十五章　复制法与制霜法 ▷▷▷▷

复制法与制霜法是两种不同的炮制方法，但同时又都是比较古老的炮制方法，目前多用于有毒中药炮制去毒，故放在一起讨论。

第一节　复制法

将药物加入一种或数种辅料，按规定工艺程序，反复加工制作的方法，称为复制法。复制法工艺复杂，数法同用，应依法炮制，故有"法制"之称。

复制法是一种比较古老而又传统的炮制方法，汉代以前就有文献记载，到了唐代则出现较为完备的复制工艺。目前多用于有毒中药材炮制，如半夏、天南星、白附子、紫河车等。常用炮制的辅料种类十分丰富，有甘草、黑豆；甘草、白矾、生姜；胆汁、白矾；黑豆、黄酒；花椒、黄酒；灯心草、淡竹叶；豆腐、甘草；吴茱萸及清瘟解毒汤等。

（一）炮制方法

由于复制法所用辅料的种类、用量不同，操作工艺也不一致，具体药物复制法炮制时应严格按要求进行炮制。一般将净选后的药物置于一定的容器内，加入一种或数种辅料，按规定的工艺，或浸或泡或漂，或煮或蒸，或数法共用，反复炮制达到规定的质量要求。

（二）炮制目的

1. 降低或消除药物的毒性，达到安全用药　如半夏、附子、白附子。

2. 增强疗效　如白附子、制南星炮制后增强化痰功效。

3. 改变药性　如胆南星。

4. 矫臭矫味　如紫河车。

（三）注意事项

本法所用辅料种类多，方法复杂，炮制达到所需程度一般需要较长时间，在具体炮制药物时应注意：

1. 时间选择在春、秋季，避免温度过高导致发酵腐烂（化缸）。

2. 地点应选择在阴凉处，避免暴晒，以免腐烂，可加入适量白矾进行防腐。

3. 如需用加热处理时，火力要均匀，水量要多，避免糊汤。

半　夏

【药材来源】本品为天南星科植物半夏 *Pinellia ternata*（Thunb）Breit. 的干燥块茎。多于夏、秋二季采挖，洗净，除去外皮和须根，晒干。

【特色炮制】

1. 京半夏　取半夏，除去杂质，大小分开，用水泡透心（每天换水 1 次），弃去水，将皂角、甘草（5kg）、桂枝、麻黄、小茴香、细辛共煎取浓汁，放冷，加入芒硝、白矾、干姜（粉），混匀，加入半夏中，泡至微有麻味，取出半夏；再将剩余的甘草煎取浓汁，与石灰混匀，放入半夏泡至黄色透心，无麻味，取出，洗去石灰水，干燥，或切片干燥。每 100kg 半夏，用芒硝 6kg、干姜（粉）2kg、麻黄 5kg、桂枝 1.5kg、小茴香 3kg、细辛 1kg、石灰 15kg、甘草 25kg、皂角 6kg、白矾 6kg（《四川省中药饮片炮制规范》·2015）。

2. 仙半夏　将制半夏先用下列药汁拌入，使之均匀吸尽，再加下列粉料与制半夏拌匀，晒干。药汁：每制半夏 100kg，用甘草 2.5kg、炒枳实 0.19kg、陈皮 0.31kg、五味子 0.31kg、炒枳壳 0.25kg、薄荷 2.5kg、川芎 0.19kg、小青皮 0.31kg，加水过药面，水煎两次，每次 1 小时，压榨后，去渣取汁。粉料：每制半夏 100kg，用公丁香 0.31kg、木香 0.31kg、白豆蔻 0.19kg、沉香 0.06kg、肉桂 0.19kg、砂仁 0.31kg，各研取净粉，过 80 目筛，混合均匀（《上海市中药饮片炮制规范》·2008）。

3. 酥半夏　选用粒大均匀的净半夏，洗净，用水浸泡 7 天，每天换水 3 次，再用白矾、盐水浸泡 5 周，每 2 ~ 3 天换水 1 次，再浸清水 7 天，每天换水 3 次，取出，晒干。每 100kg 半夏，用白矾 5kg，盐 1kg（《广东省中药饮片炮制规范》·1985）。

4. 半夏曲　取法半夏、甘草分别粉碎成细粉（可加适量面粉），混匀，用冷开水搅拌均匀，制成大小适宜的团块，使其发酵至内部疏松起蜂窝眼时，切成小方块，干燥。每 100 kg 法半夏粉，加甘草粉 10kg（《四川省中药饮片炮制规范》·2015）。

【法定炮制】

1. 生半夏　除去杂质，用时捣碎。

2. 清半夏　取净半夏，大小分开，用 8% 白矾溶液浸泡至内无干心，口尝微有麻舌感，取出，用清水洗净，取出，切厚片，干燥。每 100kg 半夏，用白矾 20kg。

3. 姜半夏　取净半夏，大小分开，用清水浸泡至内无干心时；另取生姜切片煎汤，加白矾与半夏共煮透，取出，晾至半干，切薄片，干燥。每 100kg 半夏，用生姜 25kg、白矾 12.5kg。

4. 法半夏　取净半夏，大小分开，用清水浸泡至内无干心，取出；另取甘草适量，加水煎煮二次，合并煎液，倒入用适量水制成的石灰液中，搅匀，加入上述已浸透的半夏，浸泡，每日搅拌 1 ~ 2 次，并保持浸液 pH 值 12 以上，至剖面黄色均匀，口尝微有麻舌感时，取出，洗净，阴干或烘干。每 100kg 半夏，用甘草 15kg，生石灰 10kg。

【成品性状】

1. 生半夏　为类球形，有的稍偏斜，直径 1 ~ 1.5cm 表面白色或浅黄色，顶端有凹陷的茎痕，周围密布麻点状根痕，下面钝圆，较光滑。质坚实，断面洁白，富粉性。气微，味辛辣、麻舌而刺喉。

2. 清半夏　为椭圆形、类圆形或不规则的片。切面淡灰色至灰白色，可见灰白色点状或短线状维管束迹，有的残留栓皮处下方显淡紫红色斑纹。质脆，易折断，断面略呈角质样。气微，味微涩、微有麻舌感。

3. 姜半夏　为片状、不规则颗粒状或类球形。表面棕色至棕褐色。质硬脆，断面淡黄棕色，常具角质样光泽。气微香，味淡、微有麻舌感，嚼之略有粘牙感。

4. 法半夏　为类球形或破碎成不规则颗粒状。表面淡黄白色、黄色或棕黄色。质较松脆或硬脆，断面黄色或淡黄色，颗粒者质稍硬脆。气微，味淡略甘、微有麻舌感。

【炮制作用】

1. 半夏　味辛，性温，有毒。归脾、胃、肺经。具有化痰止咳，消肿散结的功能。

2. 清半夏　经白矾炮制后，长于化痰，以燥湿化痰为主，用于湿痰咳嗽，胃脘痞满，痰涎凝聚，咯吐不出，如《太平惠民合剂局方》二陈汤。

3. 姜半夏　经生姜、白矾炮制后，增强了降逆止呕作用，以温中化痰，降逆止呕为主。用于痰饮呕吐，胃脘痞满，如《伤寒论》半夏泻心汤。

4. 法半夏　经石灰、甘草炮制后，偏于祛寒痰，同时具有调和脾胃的作用，用于痰多咳喘，痰饮眩悸，风痰眩晕，痰厥头痛。亦多用于中药成方制剂中，如《中药成药制剂手册》香砂养胃丸。

【传承轨迹】 汉代以前有"治"法；汉、唐时期有汤洗、姜制、水煮制等炮制方法；宋代有麸炒、制曲等方法；明代增加了吴茱萸制、竹沥制、甘草制和制炭等；清代又增加了姜与桑叶和盐制、皂荚白矾煮制、姜汁清盐制等方法。近代炮制主要有白矾制、生姜与白矾制、甘草与石灰制等。

【研究摘要】 半夏中含刺激性苷及其苷元高龙胆酸、3,4- 二羟基苯甲醛、草酸钙针晶等，还含有淀粉、生物碱、脂肪酸、多种氨基酸、微量元素以及半夏蛋白等。

实验证明，半夏炮制过程中经较长时间的浸、漂，其水溶性、醇溶性成分及生物碱均损失一半以上，而半夏有毒成分不溶或难溶于水，故应以辅料解毒，且缩短水浸泡时间，以免有效成分损失。对不同炮制品中总生物碱含量研究，结果生半夏最高、法半夏、姜半夏次之，清半夏最低。总氨基酸含量则为清半夏＞姜半夏＞生半夏＞法半夏。多糖含量结果显示法半夏最高，姜半夏（姜矾煮）、清半夏（矾煮）、清半夏（矾泡）、生半夏次之，姜半夏（姜炒）最低。β - 谷甾醇含量则为生半夏＞姜浸半夏＞矾半夏＞姜矾半夏＞姜煮半夏。

近代药理实验表明，半夏的毒性主要表现为对黏膜的强烈刺激（咽喉、胃、肠、眼），矾制半夏 80g/kg 对小鼠未见任何毒性反应，而生半夏小鼠一次腹腔注射 LD_{50} 为 325mg/kg。生半夏粉 9g/kg 灌胃，对妊娠母鼠和胚胎均有非常显著的毒性。腹腔注射半夏样品粉末混悬液，LD_{50} 生半夏为 0.553g/kg，而姜浸半夏为 1.230g/kg。对家兔眼结膜及小鼠腹腔刺激性实验，表明生半夏刺激性最强，炮制后可不同程度地降低其刺激强度，刺激性程度依次为：生半夏＞姜浸半夏＞姜矾半夏＞矾半夏＞姜汁煮半夏。进一步研究其机理发现，半夏生品粉末腹腔注射可使小鼠腹腔毛细血管通透性增加，渗出液中炎症介质 PGE2 含量显著增加，显示半夏的刺激性毒性作用可能是一种接触性刺激后产生的强烈炎症反应。而生半夏的这种强烈刺激性不是经胃肠吸收后产生的刺激作用，因此这种刺激作用可以通过煎煮而除去。实验表明，生半夏的煎剂既无致吐，也无刺激咽喉的副作用，而镇吐效果相当于炮制品，故入汤剂可以生用，但口服丸、散剂必须用炮制品。另有报道证实，草酸钙针晶是引起半夏刺激性毒性的主要物质，而经炮制过的姜半夏和法半夏中草酸钙针晶含量明显减少，其针晶细微结构被破坏，没有针晶状末端和凹槽、倒刺等特殊结构，其毒性刺激性明显降低。由此，有学者对半夏毒性针晶、凝集素蛋白引起细胞死亡的作用机制进行研究，结果发现其作用机制主要是促使细胞浆内静息 NF-KB 的二聚体 P65 转位至细胞核中，激活 NF-KB 信号通路，从而导致炎症的发生；抑制 Caspase8 相关的细胞凋亡且同时激活 RIP3 相关的氧化应激反应，促使巨噬细胞释放大量 ROS 导致程序性坏死，加重炎症反应程度，而生姜总姜辣素可显著降低半夏毒性针晶导致的巨噬细胞 TOF-α 释放增加，具有拮抗半夏致炎效应的作用。此外，不同半夏炮制品中草酸钙针晶平均含量高低依次为：生半夏 2.77％＞法半夏 1.79％＞清半夏 0.77％＞姜半夏 0.44％；各炮制品的刺激性：生半夏＞法半夏＞清半夏＞姜半夏。该结果说明，半夏经炮制后，既降低草酸钙针晶含量又降低了毒性，半夏麻辣毒性与草酸钙针晶含量密切相关，并呈正相关性。研究结果证明高剂量的 4 种半夏炮制品均有一定的镇静作用，但作用弱于地西泮组；清半夏、生半夏及姜半夏的高剂量组比中低剂量组镇静效果好；半夏、姜半夏、姜浸半夏和明矾半夏煎剂有明显的镇咳作用；制半夏有镇吐作用。研究表明，姜制半夏不仅可以消除生半夏对胃肠黏膜的刺激，保护胃黏膜正常功能，同时拮抗生半夏加速胃肠运动导致的吐泻而起到和胃降逆止呕的功效。半夏炮制品具有破坏肿瘤细胞的作用，能使细胞结构模糊、萎缩、崩解，并形成碎片，这种破坏作用以姜浸半夏作用最强，矾半夏、姜矾半夏作用较明显。进一步研究发现，这种抗肿瘤作用可能与抑制肿瘤细胞蛋白和核酸的合成有关。

　　近年来有研究表明，半夏经过硫黄熏蒸之后，Mn、Cr、Fe 的含量升高，硫熏后含量严重超标，不符合国家药品相关规定。而另有报道硫黄熏制半夏和新鲜熏制半夏的氨基酸含量随保存时间的延长，变化不明显，但与未用硫黄熏制的半夏相差较大，而用焦亚硫酸钠拌制的半夏，其氨基酸含量也低于原生半夏。此结果说明硫黄熏制和焦亚硫酸钠拌制的半夏中氨基酸含量大幅下降，有可能对半夏药效产生较大影响；且不同保存期的硫黄熏制半夏中氨基酸含量变化不明显。建议摒弃硫黄熏制和焦亚硫酸钠拌制的加工方法，探索无硫加工方法，以保证半夏的用药安全。

天 南 星

【药材来源】本品为天南星科植物天南星 *Arisaema erubescens*（Wall.）Schott.、异叶天南星 *Arisaema heterophyllum* BL. 或东北天南星 *Arisaema amurense* Maxim. 的干燥块茎。产地加工多于秋、冬二季茎叶枯萎时采挖，除去须根及外皮，干燥。

【特色炮制】

1. 制南星 取生天南星，用清水漂 3 周，每日换水 2～3 次；再加入甘草、皂角及少量明矾，漂 10～20 天（冬天约 20 天，夏季约 10 天），每日换水 2～3 次，至口尝微有麻舌感时取出；再加生姜、皂角、甘草在沸水中煮透，捞出，换清水煮约 1 小时，晒至七八成干，闷润后，切薄片，干燥。每 100kg 天南星，用甘草 5kg、皂角 2.5kg、白矾适量（《江西省中药饮片炮制规范》·2008）。

2. 胆南星 取生天南星，研成细粉，放入缸中，加入牛胆汁至拌匀为度，日晒夜露，至乌黑色、无腥臭异味，以手搓成团不散，晒干，蒸熟，再晒干，研粉，加入川贝末，以烧酒拌润，搓成圆团或压成块状，晒干。每 100kg 天南星，用牛胆汁 200kg，川贝末 15kg（《江西省中药饮片炮制规范》·2008）。

【法定炮制】

1. 生南星 除去杂质，洗净，干燥。

2. 制南星 取净天南星，按大小分别用水浸泡，每日换水 2～3 次，如起白沫时，换水后加白矾（每 100kg 天南星，加白矾 2kg），泡一日后，再进行换水，至切开口尝微有麻舌感时取出。将生姜片、白矾置锅内加适量水煮沸后，倒入天南星共煮至无干心时取出，除去姜片，晾至 4～6 成干，切薄片，干燥。每 100kg 天南星，用生姜、白矾各 12.5kg。

3. 胆南星 取天南星细粉，加入净胆汁（或胆膏粉及适量清水）拌匀，蒸 60 分钟至透，取出放凉，制成小块，干燥。或取天南星细粉，加入净胆汁（或胆膏粉及适量清水）拌匀，放温暖处，发酵 5～7 天后，再连续蒸或隔水炖 9 昼夜，每隔 2 小时搅拌一次，除去腥臭气，至呈黑色浸膏状，口尝无麻味为度，取出，晾干。再蒸软，趁热制成小块。每 100kg 制天南星细粉，用牛（或羊、猪）胆汁 400kg（胆膏粉 40kg）。

【成品性状】

1. 生南星 呈扁圆形，外表类白色或淡棕色，上面凹陷，周围布散多数麻点。质坚硬，断面白色，粉质，气微辛，味麻辣。

2. 制南星 为类圆形或不规则形的薄片。黄色或淡棕色，质脆易碎，断面角质状。气微，味涩，微麻。

3. 胆南星 呈方块状或圆柱状。棕黄色、灰棕色或棕黑色。质硬。气微腥，味苦。

【炮制作用】

1. 天南星 生品辛温燥烈，有毒，多外用，有散结消肿作用。用于痈肿疮疖，蛇虫咬伤。治痈肿痰核，用生南星醋磨浓汁，涂患处；治关节疼痛，与生菖蒲、老姜各适量，捣烂敷患处；以南星与生姜，捣成饼状，外治面瘫。

2. 制南星 经白矾、生姜炮制后，降低毒性，增强燥湿化痰的作用。用于顽痰咳嗽，风痰眩晕，中风痰壅，口眼㖞斜，半身不遂，癫痫，惊风，破伤风；外用治痈肿，蛇虫咬伤。治湿痰壅滞，咳嗽痰白，胸脘痞闷，如《校注妇人良方》导痰汤；治风痰留滞经络，半身不遂，如《太平惠民和剂局方》青州白丸子；治癫痫，如《幼科指南》南星散。

3. 胆南星　经胆汁制后，降低毒性，缓和其燥烈之性，药性由温转凉，味由辛转苦，功能由温化寒痰转为清化热痰。以清化热痰，息风定惊力强。多用于痰热咳喘，急惊风，癫痫等。治急慢惊风，痰喘，手足抽搐，如《寿世保元》千金散；治热痰咳嗽，如《医方考》清气化痰丸。

【传承轨迹】唐代有石灰炒黄、面裹煨、炮、姜汁浸等法。宋代有黄酒炒、生姜拌炒、牛乳拌炒、湿纸裹熟（热）灰内煨、烧熟、牛胆汁制、酒煮、酒浸麸炒、姜酒制、韭汁煮、浆水姜汁煮、麸炒、羊胆制、酒蒸、姜汁煮、薄荷汁制、朱砂制、油焙黄、雪水煮、姜蜜制、姜甘草制、与生姜同捣成饼、白矾皂荚同煮等炮制方法。元代增加了九蒸九晒、皂角水浸的方法。明、清时代又增加了蜜酒制，生姜、朱砂、乳香制，川朴制，姜汁、皂角、荆芥制，黑豆、青盐制，白矾汤泡去毒水，酒熏，姜汁、皂角制，姜汁、皂角汁、白矾水制，生姜、牙皂、蜜制，以姜汁、矾汤和天南星末作饼造曲等炮制方法。近代炮制主要有生姜与白矾制、胆汁制等炮制方法。

【研究摘要】天南星含有生物碱、三萜皂苷、安息香酸、海韭菜苷、D- 甘露糖、多种氨基酸及草酸钙针晶等。草酸钙针晶为其主要刺激性成分，且其刺激性与针晶的结构形态相关。

天南星生品的毒性与半夏相似，主要表现为刺激性毒性，可导致口腔黏膜轻度糜烂，甚至部分坏死脱落，口舌麻木，味觉丧食，失音嘶哑，致咽喉肿大而窒息。鲜品与皮肤接触，则发生瘙痒肿胀。有实验研究表明天南星含有具强烈刺激性毒性的成分毒针晶，能引起家兔眼结膜强烈水肿，其刺激性与剂量具有疗效确切的量效关系。天南星毒针晶腹腔注射 LD_{50} 与生品混悬液相比，其毒性是生品混悬液的 180 倍。天南星块茎及针晶形态均被检出含有大量天南星凝集素蛋白，该物质也具有激活炎症相关信息通路，促进炎症因子释放，加重炎症反应的毒性。加热炮制后其促炎作用显著减弱。

近代研究表明，天南星具有抗惊厥、镇痛、祛痰和明显镇静作用，生品煎剂可用于癫痫的发作。另有报道生天南星有抗肿瘤作用，并证明 D- 甘露醇可能是抗癌的有效成分。此外，天南星和胆汁均有抗惊厥和中枢抑制作用，胆南星的作用与胆汁越多作用就越强有关，两者起协同作用。

研究表明天南星的麻辣刺激物质是溶于水的，经过水浸泡，矾浸或加热等炮制处理可降低或消除其毒性及刺激性，但长时间浸泡也会导致部分水溶性物质降低，包括多糖、皂苷等成分，故在炮制解毒时应注意去毒与存效。

白附子

【药材来源】本品为天南星科植物独角莲 *Typhonium giganteum* Engl. 的干燥块茎。产地加工多于秋季采挖，除去须根和外皮，晒干。

【特色炮制】

制禹白附　取净白附子，用清水漂 3 天（每日换水 2 ～ 3 次）后，加入甘草、皂角和白矾漂 2 ～ 3 周，至麻味变轻度，再捞出，入宽水中煮至横切无白心，干燥至七成干，闷透心，切薄片或厚片，干燥。每 100kg 白附子，用皂角 5kg、甘草 6kg、白矾

1kg（《江西省中药饮片炮制规范》·2008）。

【法定炮制】

1. 白附子　除去杂质，洗净，晒干。

2. 制白附子　取净白附子，分开大小个，浸泡，每日换水 2 ~ 3 次，数日后如起黏沫，换水后加白矾（每 100kg 白附子，用白矾 2kg），泡 1 日后再进行换水，至口尝微有麻舌感为度，取出。将生姜片、白矾粉置锅内加适量水，煮沸后，倒入白附子共煮至无白心，捞出，除去生姜片，晾至六七成干，切厚片，干燥。每 100kg 白附子，用生姜、白矾各 12.5kg。

【成品性状】

1. 白附子　呈椭圆形或卵圆形，长 2 ~ 5cm，直径 1 ~ 3cm。表面白色至黄白色，略粗糙，有环纹及须根痕，顶端有茎痕或芽痕。质坚硬，断面白色，粉性。气微，味淡、麻辣刺舌。

2. 制白附子　为类圆形或椭圆形厚片，外表皮淡棕色，切面黄色，角质。味淡，微有麻舌感。

【炮制作用】

1. 白附子　味辛，性温；有毒。归胃、肝经。具有祛风定惊，解毒止痛功能。白附子生品有毒，一般外用。具有祛风痰，定惊搐，解毒止痛的功能。用于口眼㖞斜、破伤风，外治瘰疬痰核、毒蛇咬伤。治风痰阻络，口眼㖞斜，面部肌肉抽动，如《杨氏家藏方》牵正散；治风痰壅盛引起的呕吐涎沫，口眼㖞斜，手足瘫痪及小儿惊风，痰盛泄泻，如《太平惠民和剂局方》青州白丸子；治破伤风初起，如《医宗金鉴》玉真散。

2. 制白附子　经白矾、生姜炮制后，可降低毒性，消除麻辣味，增强祛风痰的作用。多用于偏头痛，痰湿头痛，咳嗽痰多。治风寒客于头中，偏头痛等牵引两目，如《校注妇人良方》白附子散。

【传承轨迹】宋代有热灰中炮裂、生姜汁拌炒、米泔浸焙、酒浸炒、酒煮炒、醋拌炒、炮裂捣碎炙微黄、姜汁泡后甘草浸焙、面包煨等炮制法；明代增加了水浸后炒黄、湿纸裹煨、面裹或湿纸包火煨炮用、煨裂等炮制方法；清代又增加了童便酒炒、姜汁蒸等方法。近代炮制主要有生姜与白矾制、蒸等炮制方法。

【研究摘要】白附子含有皂苷、生物碱、胆碱、尿嘧啶、肌醇、β－ 谷甾醇、β－谷甾醇 –D– 葡萄糖苷等多种成分。

白附子生用有毒，其主要毒性成分与半夏、天南星相似，为具有特殊晶型的毒针晶和凝聚素蛋白。有研究表明，白附子经炮制后不但毒性成分针晶含量下降，而另一些具有生理活性的成分（氨基酸、油酸、β－谷甾醇、肉桂酸）含量则有不同程度的降低，因此，白附子炮制时在充分降低毒性的同时应注意保留其他有效成分。另有报道认为白附子的毒性成分为桂皮酸，实验结果显示生品中桂皮酸含量最高，而姜、矾煮制炮制品中桂皮酸含量最低，说明姜、矾煮制白附子毒性最小，临床使用最安全，这与制白附子经姜矾炮制后可降低毒性理论一致。

白附子有镇静作用，且制白附子的镇静作用更强。白附子生、制品均有明显的镇痛作用。有研究考察白附子不同炮制品的镇静和抗惊厥作用、抗炎镇痛作用，应用主成分分析法对白附子不同炮制品的药理作用进行综合分析，结果白附子能明显减少小鼠自发活动，延长惊厥潜伏期，减少扭体次数、舔足时间和耳肿胀度；主成分分析结果表明，各样品综合作用顺序从强到弱依次为白附子姜矾制品＞矾制品＞生品＞姜制品。此外，不同浓度的白附子生品、药典炮制品、矾制品水提物均有一定的抗肿瘤作用，且生品高剂量对 S180 肉瘤抑制作用最强。此外，生白附子及其制品均对大鼠蛋清性、酵母性、甲醛性关节肿有明显抑制作用，对棉球肉芽肿增生有明显抑制作用。另有研究表明，通过超微粉碎技术可破坏白附子针晶引起刺激性的特殊结构，从而可大大地降低药物的毒性。

此外，又有以浸出物含量和抗惊厥时间为指标，以饮片厚度、加压温度、煎煮时间、白矾含量为因素，对白附子加压炮制新工艺进行研究，结果其最佳工艺为：白附子个药（块茎）加 6% 白矾水溶液浸泡，115℃加压煎煮 30 分钟。

附 子

【药材来源】本品为毛茛科植物乌头 *Aconitum carmichaeli* Debx. 的子根的加工品。多于每年 6 月下旬至 8 月上旬采挖，除去母根、须根及泥沙，习称"泥附子"，

【特色炮制】

1. 蒸附片 取生附片，用清水浸润，加热蒸至出现油面光泽，干燥（《四川省中药饮片炮制规范》·2015）。

2. 炒附片 将中等细度的砂投入炒药机内，炒至滑利，投入生附片，砂炒至外表皮黄棕色，断面黄色，取出，迅速筛去砂子，晾凉（《四川省中药饮片炮制规范》·2015）。

3. 熟附片 选择个大均匀的泥附子，洗净，浸入附子炮制用胆巴的水溶液中数日，连同浸液煮至透心，捞出，剥去外皮，切成厚约 7mm 的片，用水浸漂，取出，蒸至透心，出现油面光泽，晒干或烘干（《四川省中药饮片炮制规范》·2015）。

4. 黄附片 取泥附子，按大小分别洗净，浸入附子炮制用胆巴的水溶液中数日，连同浸液煮至透心，捞出，剥去外皮，切成厚约 7mm 的片，用水浸漂，取出，用调色液染成黄色，晒干或烘干（《四川省中药饮片炮制规范》·2015）。

5. 卦附片 选择个大均匀的泥附子，洗净，浸入附子炮制用胆巴的水溶液中数日，连同浸液煮至透心，捞出，剥去外皮，对剖，成为两瓣如卦形的附片，再用水浸漂，用调色液染成浅茶色，取出，蒸制至出现油面光泽，晒干或烘干（《四川省中药饮片炮制规范》·2015）。

6. 刨附片 选择个大均匀的泥附子，洗净，浸入附子炮制用胆巴的水溶液中数日，连同浸液煮至透心，捞出，水漂，阴干，刨成约 2mm 的片，再用水浸漂，取出，晒干或烘干（《四川省中药饮片炮制规范》·2015）。

7. 炮天雄 选择个大的泥附子，洗净，浸入附子炮制用胆巴的水溶液中数日，连同浸液煮至透心，捞出，水漂，剥皮修形，再用水漂制，姜汁浸泡自然发酵至透心，取出，蒸至透心，烤制至酥脆（《四川省中药饮片炮制规范》·2015）。

【法定炮制】

1. 盐附子　选个大、均匀的泥附子，洗净，浸入食用胆巴的水溶液中过夜，再加食盐，继续浸泡，每日取出晒晾，并逐渐延长晒晾时间，直至附子表面出现大量结晶盐粒（盐霜），体质变硬为止。

2. 黑顺片　选择大小均匀的泥附子，洗净，浸入食用胆巴的水溶液中数日，连同浸液煮至透心，捞出，水漂，纵切成约0.5cm的厚片，再用水浸漂，用调色液使附片染成浓茶色，取出，蒸到出现油面、光泽后，烘至半干，再晒干或继续烘干。

3. 白附片　选大小均匀的泥附子，洗净，浸入食用胆巴的水溶液中数日，连同浸液煮至透心，捞出，剥去外皮，纵切成约0.3cm的厚片，用水浸漂，取出，蒸透，晒至半干，以硫黄熏后晒干。

4. 淡附片　取盐附子，用清水浸漂，每日换水2～3次，至盐分漂尽，与甘草、黑豆加水共煮至透心，切开后口尝无麻舌感时，取出，除去甘草、黑豆，切薄片，干燥。每100kg盐附子，用甘草5kg、黑豆10kg。

5. 炮附片　取砂置锅内，用武火炒热，加入净附片，砂烫至鼓起并微变色，取出，筛去砂，放凉。

【成品性状】

1. 盐附子　呈圆锥形，长4～7cm，直径3～5cm。表面灰黑色，被盐霜，顶端有凹陷的芽痕，周围有瘤状突起的支根或支根痕。体重，横切面灰褐色，可见充满盐霜的小空隙和多角形形成层环纹，环纹内侧导管束排列不整齐。气微，味咸而麻，刺舌。

2. 黑顺片　为纵切片，上宽下窄，长1.7～5cm，宽0.9～3cm，厚0.2～0.5cm。外皮黑褐色，切面暗黄色，油润具光泽，半透明状，并有纵向导管束。质硬而脆，断面角质样。气微，味淡。

3. 白附片　无外皮，黄白色，半透明，厚约0.3cm。

4. 淡附片　呈纵切片，上宽下窄，长1.7～5cm，宽0.9～3cm，厚0.2～0.5cm。外皮褐色。切面褐色，半透明，有纵向导管束。质硬，断面角质样。气微，味淡，口尝无麻舌感。

5. 炮附片　形如黑顺片或白附片，表面鼓起黄棕色，质松脆。气微，味淡。

【炮制作用】

1. 附片、淡附片　治厥逆亡阳，症见吐泻汗出，发热恶寒，四肢拘急，手足逆冷，脉微欲绝，皆可用之，常与甘草、干姜配伍，如《伤寒论》四逆汤；若阳衰气脱，汗出不止，气喘急促，可与人参等大补元气之品同用，如《校注妇人良方》参附汤；治肾阳虚衰，足冷，腰膝软弱，水肿，与泽泻、桂枝、茯苓等同用，如《金匮要略》八味肾气丸；治肿疾喘满，小便不利，以本品与生姜、沉香磨水同煎服，如《朱氏集验医方》沉附汤。

2. 黑顺片、白附片　产地加工后毒性降低，可直接入药。治肢厥无脉，如《重订通俗伤寒论》回阳救急汤。②治中风瘫痪，如《兰台轨范》大活络丹。治痰涎壅盛，如《卫生宝鉴》沉香天麻汤。治泄泻无度，如《普济方》断下丸。

3. 炮附片（炮附子）　治肾阳不足，形寒肢冷，腰酸膝弱，尿频，阳痿，以炮附片辅以肉桂、熟地黄等，如《景岳全书》右归丸；治脾阳虚而致脘腹冷痛、呕吐泻利、食欲不振、肢体倦怠，手足不温、口淡不渴，舌淡苔白，脉沉细、沉紧或沉弦等，配以干姜、吴茱萸、蜀椒、高良姜等温中散寒药，并附以党参、人参、白术、炙甘草等益气健脾药，如《太平惠民和剂局方》附子理中丸；若脾阳虚而致水气内停，或肾阳虚而寒水不化者，常与白术、茯苓等健脾利水药同用，如《伤寒论》真武汤；若素体阳虚，感受风寒所致恶寒发热、脉反沉者，亦可配以人参、桂枝等助阳通脉之品；治风湿相搏，骨节疼烦掣痛、不得屈伸，汗出气短，水肿，小便不利者，与甘草、白术、桂枝同用，如《伤寒论》甘草附子汤；治风寒，头痛，年久不愈，与生姜或高良姜同用，如《三因方》之必效散。

【传承轨迹】　汉代有火炮法。晋代有炒炭法。南北朝刘宋时代有用东流水并黑豆浸的方法。唐代有蜜涂炙、纸裹煨的方法。宋代有姜汁淬、醋浸、盐汤浸炒、黄连炒、姜汁煮、黑豆煮、盐水浸后炮、醋淬、童便浸后煨、湿面裹煨、童便煮、赤小豆煮、生姜米泔浸、姜炒等炮制方法。明代增加了蜜水煮制法；巴豆煮、童便浸后炮；姜汁、盐、甘草、童便同煮；盐、姜汁煮、黄连、甘草、童便煮；盐、米泔水煮；麸炒；甘草汤浸炒；醋炙等方法。清代又增加了单蒸；甘草、防风同煮后再用童便煮；姜汁浸后煨；甘草汤泡；黄连甘草制；酒泡；童便、甘草汤煮；甘草、甘遂、酒煮；甘草汤煎；甘草汤浸后煨；盐腌等炮制方法。

【研究摘要】　附子的毒性成分为乌头碱等二萜双酯类生物碱。炮制后毒性降低，减毒机理与川乌类似。有报道用 HPLC 法从加工附子中测得 8 种吡咯型生物碱，是生附子中不含的，认为可能是在加工过程中生成的。研究表明，各种炮制方法和工艺均能使附子中生物碱含量下降，但附子中总生物碱含量的多少不能准确反映其毒性大小，而双酯型生物碱的含量是决定其毒性大小的主要因素。据文献报道，与生附子相比，次乌头碱、乌头碱、新乌头碱在清水黑顺片、盐附子等炮制品中的量大大降低。另对乌头不同炮制品中各部位水煎液中生物碱类成分的研究，结果表明白附片、黑顺片水煎液中总生物碱与两种单酯型生物碱含量都较生品降低，由此认为炮制对乌头不同部位水煎液中生物碱的影响较大。而另有研究证实干热烘制和湿热蒸制可使剧毒性双酯型生物碱含量显著降低，总生物碱等水溶性有效成分并未受到影响。

附子具有明显的强心作用，其中所含的一种微量成分消旋去甲乌药碱，具有显著的强心作用，稀释至十亿分之一仍有活性。附子可使心肌收缩力加强，收缩幅度增加，且频率也增加；另有报道指出炮附子的强心作用强度与强心作用范围都大于生附子。附子所含生物碱对急性炎症模型均呈抑制作用；对血管渗出呈抑制作用；生附子具镇痛、镇静、降温及副交感神经兴奋作用；提高小鼠免疫功能及豚鼠血清补体含量作用；能刺激局部皮肤、黏膜和感觉神经末梢，先兴奋产生瘙痒与灼热感，继而麻醉，丧失知觉。另有研究结果表明黑顺片具有良好的镇痛抗炎作用，盐附子仅镇痛作用效果明显，白附片镇痛抗炎作用效果均不明显。对附子炮制品（黑顺片、白附片、泥附子）水提物和醇提物的急性毒性研究，结果提示附子的醇提物较水提物毒性大，且泥附子醇提物毒性最大。

附子中含多种酯型生物碱，具有较强的心脏毒性、神经毒性等。主要表现为心律失常、血压下降、体温降低、呼吸抑制、肌肉麻痹和中枢神经功能紊乱等，内服选择炮制品，并注意用法。附子中毒的解救方法：附子用量不可过大，应因人而异，一旦发生中毒，可采用如下方法解救：用1%～2%鞣酸洗胃，酌情给予催化剂，服活性炭，静脉注射葡萄糖盐水等。

香　附

【药材来源】本品为莎草科植物莎草 *Cyperus rotundus* L. 的干燥根茎。多于秋季采挖，燎去毛须，置沸水中略煮或蒸透后晒干，或燎后直接晒干。

【特色炮制】

1. 制香附　将原药除去杂质。略浸，洗净，置锅内，加黄酒、米醋和水适量与香附成平面，用文火煮透至汁吸尽。置蒸具内，蒸至外黑内深褐色，晒至外干内润，切薄片，再将蒸时所得汁水拌入，使之吸尽，干燥，筛去灰屑。每100kg生香附，用黄酒10kg、米醋10kg（《上海市中药饮片炮制规范》·2008）。

2. 二制香附　取原药拣净杂质，放入锅内炒黄，取出撞净须毛，筛净灰屑。每50kg加白酒5kg、醋7.5kg，将白酒、醋洒入药内拌匀吸2～4小时，再放入锅内炒至酒、醋干，表面呈黑褐色，内心黄棕色，取出放冷，用时捣碎（《云南省中药饮片炮制规范》·1986）。

【法定炮制】

1. 香附　除去毛须及杂质，切厚片或碾碎。

2. 醋香附

（1）取净香附颗粒或片，加定量的米醋拌匀，闷润至醋被吸尽后，用文火加热炒干，取出晾凉。筛去碎屑。每100kg香附，用米醋20kg。

（2）取净香附，加入定量的米醋，再加与米醋等量的水，共煮至醋液基本吸尽，再蒸5小时，闷片刻，取出微晾，切薄片，干燥。筛去碎屑；或取出干燥后，碾成绿豆大颗粒。每100kg香附颗粒或片，用米醋20kg。

3. 酒香附　取净香附颗粒或片，加入定量的黄酒拌匀，闷润至黄酒被吸尽，置炒制容器内，用文火加热炒干，取出晾凉。筛去碎屑。每100kg香附颗粒或片，用黄酒20kg。

4. 香附炭　取净香附，大小分档，置炒制容器内，用中火加热，炒至表面焦黑色，内部焦褐色，喷淋清水少许，灭尽火星，取出晾干，凉透。筛去碎屑。

5. 四制香附　将净香附粒（片），分成四等份，分别与盐水、黄酒、醋、乳汁拌匀，闷润至汁尽时，分别置锅内用文火微炒，取出，放凉后将四份混匀即得四制香附。或将四种辅料混合后再与净香附粒或片拌匀，闷润至汁尽时置锅内用文火微炒，取出放凉。每100kg香附粒（片），用黄酒、乳汁、醋各6kg，食盐0.9kg。

【成品性状】

1. 香附　为不规则厚片或颗粒状。外表皮棕褐色或黑褐色，有时可见环节。切面色白或黄棕色，质硬，内皮层环纹明显。气香，味微苦。

2. 醋香附　形如香附片（粒），表面黑褐色。微有醋香气，味微苦。

3. 酒香附　为不规则的厚片或颗粒状，表面暗紫色，内心黄白色或红棕色，内皮层环层纹明显。质硬，略具酒气香，味微苦。

4. 香附炭　为不规则的厚片或颗粒状，表面黑色。气微。

5. 四制香附　为不规则的厚片或颗粒状，表面棕褐色或黑褐色，内心黄白色或红棕色，内皮层环层纹明显。质硬，气香，味微咸、酸而辛。

【炮制作用】

1. 香附　具有行气解郁，调经止痛的功能。多入解表剂中，以理气解郁为主。用于风寒感冒，如《世医得效方》二香散；用于胸膈痞闷，胁肋疼痛，如《丹溪心法》越婢丸；用于寒凝气滞、胃脘疼痛，如《良方集腋》良附丸。

2. 醋香附　经醋制后专入肝经，增强疏肝止痛作用，并能消积化滞。用治脾肾两虚所致的月经不调、带下病，症见月经先后不定期、量多或淋漓不净、色淡无块，或带下量多、色白清稀、神疲乏力、腰膝酸软，如《中国药典》千金止带丸。用治食伤腹痛，如《医宗金鉴》香砂平胃散；用治寒凝气滞，胃脘疼痛，如《良方集腋》良附片。用治血中气滞，如《沈氏尊生方》香附芎归汤。

3. 酒香附　经酒制后能通经脉，散结滞，多用于治寒疝腹痛。用治瘰疬流注肿块，如《外科发挥》香附饼。

4. 香附炭　经炒炭后性味苦涩，常与当归、白芍、赤芍等同用，具有和血止血的作用，多用治妇女崩漏不止及月经过多等证。

5. 四制香附　经酒、醋、姜和盐四种辅料炮制后以行气解郁、调经散结为主，多用治胁痛、痛经、月经不调等。用治元脏虚冷，月经不调，头眩少食，浑身寒热，腹中急痛，赤白带下，心忪气闷，血中虚寒，胎气不固，如《妇人良方》醋附丸；又如用治疝气疼痛，如《韩氏医通》青囊丸；治中风痰迷心窍引起言语不清、神志昏迷、痰涎壅盛、牙关紧闭，如《中国药典》十香返生丸；用治妇女经水不调，赤白带下，日久不孕，如《摄生众妙方》当归泽兰丸。

【传承轨迹】唐代有微炒法。宋代有胆汁制，蒸制，水煮，制炭，酒炒，生姜汁泡后甘草浸焙，米泔浸后蒜仁煮，石灰炒，童便浸后醋炒，童便、醋、盐水制等方法。元代有醋煮、麸炒、淡盐水浸炒等方法。明代有盐炒焦，巴豆制，生姜汁浸炒，皂角水浸，米泔浸炒，醋浸焙，火炮，蜜水煮以及醋、童便、酒汤各浸后烘干，酒醋浸烘等方法。清代有蜜水炒，醋洗焙，童便酒炒，童便浸后醋、盐水拌炒，童便、醋浸后和熟艾加醋炒，人乳拌，酒、醋、姜、童便的四制香附、五制香附、六制香附、七制香附、八制香附、九制香附等多种炮制方法。近代炮制主要有生香附、醋香附、酒香附、香附炭、姜汁制香附、盐制香附及四制香附、七制香附。

【研究摘要】香附主要含有挥发油，油中主要成分为 α-香附酮、β-香附酮、芹子烯、广藿香酮。此外，还有黄酮类和萜类化合物等。

研究表明香附醋炙后挥发油中各种烯类、酮类化合物含量高于生品，而酸类化合物的含量则低于生品。挥发油的得率为生香附＞醋炙香附。四制香附挥发油提取物比生品中成分种类增加20种，但主成分含量略有差异。另对生香附与四制香附（建昌帮炮制法）进行化学成分GC-MS分析，结果生香附共鉴定出80种成分，四制香附共鉴定出138种成分，四制香附新增加58种成分。对山东、浙江、云南、河南等产地的香附醋炙前后总黄酮含量进行研究，结果表明各产地香附经醋炙后总黄酮含量均明显升高，说明醋炙能增加香附有效部位总黄酮的溶出。据报道，香附醋煮、醋蒸、醋炙法中圆柚酮和 α–香附酮的含量均较生品降低，但醋炙法能使香附烯酮含量增加，认为醋蒸法为香附最佳醋制法。总皂苷含量结果为醋香附（3.00%）高于生香附（2.34%）。另对香附不同炮制品指纹图谱研究，结果显示不同炮制品之间成分差异显著，主要表现在脂溶性成分的减少与水溶性成分的增加，与传统中药炮制理论相一致。醋炙香附乙醇提取液 α–香附酮的溶出量较生者提高近20倍，水煎液测定，结果相似。

对香附生品和几种醋炙饮片（醋蒸、醋煮、醋闷）解痉、镇痛作用研究，结果以醋蒸香附的解痉作用、镇痛作用最佳，优于生品。香附醇提物乙酸乙酯萃取部位和正丁醇萃取部位有较明显的抗抑郁作用，且醋香附的改善作用优于生香附。研究证实香附醋制品能明显减少 c-fos 蛋白表达。对香附醋制前后对 Caco-2 细胞 P–糖蛋白（P-gp）功能和表达的影响研究，结果发现香附、醋香附二者均可使细胞内地高辛累积增加，并使 P-gp 表达的阳性率降低，对 P-gp 功能和表达均呈现出抑制作用，且醋制品作用更加明显。上述结果证实香附醋制、四制的合理性和科学性。

第二节　制霜法

药物经过去油制成松散粉末或析出细小结晶或升华、煎煮成粉渣的炮制方法称为制霜法。因成品多数为白色，形态与寒霜相似，故称为"霜"。制霜法根据操作方法不同可分为去油制霜、渗析制霜、升华制霜及煎煮制霜等。

（一）炮制方法

1. 去油制霜　主要用于果实和种子类药材。取药物去壳取仁后，碾成或捣成泥状，用布包裹，蒸热，置压榨器中榨去油，至松散成粉，不再黏结为度。少量者亦可数层吸油纸包裹，蒸热，置炉台边或烈日曝晒后，压榨去油，如此反复压榨换纸，至纸不显油迹，呈松散粉末，不在黏结为度。如巴豆霜、千金子霜。

2. 升华制霜　主要用于某些矿物药。将药物在密闭条件下高温煅烧，以制得纯洁粉末状或结晶状升华物。如雄黄、砒霜。

3. 渗析制霜　主要用于某些瓜果类。将其切碎，拌入适量所需的无机化合物，置于渗透性的容器内，密闭，放于阴凉通风处，数日后收集容器外壁析出的细小结晶。如西瓜霜。

4. 煎煮制霜 主要用于某些动物的角、骨类药物。将药物经煎熬制胶后，收集剩余的残渣，另作药用。如鹿角霜。

（二）炮制目的

1. 降低毒性，缓和药性 如巴豆、千金子、木鳖子等。

2. 降低副作用 如柏子仁等。

3. 纯净药物 如砒霜等。

4. 制造新药，充分利用药物资源 如西瓜霜、鹿角霜。

（三）注意事项

1. 药物加热时所含油脂易于渗出，故去油制霜多需要加热或放置热处。

2. 去油制霜操作中需保持一定的温度，尽快除去油脂。

3. 有毒药物去油制霜用过的布或纸要及时烧毁，以免误用。

4. 有毒药物要按照毒性中药炮制生产规范操作，加工中注意生产工人的劳动保护，避免中毒。

巴　豆

【**药材来源**】本品为大戟科植物巴豆 *Croton tiglium* L. 的干燥成熟果实。多于秋季果实成熟时采收，堆置 2 ~ 3 天，摊开，干燥。

【**特色炮制**】

巴豆霜 取巴豆，带皮壳置碾槽中，碾成糊状，以清水搅拌，放置后，取上清液，残渣复碾，连续 3 ~ 4 次，合并混悬液，放置一昼夜，滤去上清液，沉淀用纱布包裹置煤渣或其他物品上吸去水分。然后用 6 ~ 7 层草纸包裹，置火附近至油吸尽即可（《禹州中药传统炮制》·2002）。

【**法定炮制**】

1. 巴豆仁 取原药材，去皮取净仁。

2. 巴豆霜 取巴豆仁，碾碎如泥，经微热，压榨除去大部分油脂，含油量符合要求后，取残渣研制成符合规定的松散粉末；或取仁碾细后，测定脂肪油含量，加适量的淀粉，使脂肪油含量符合规定，混匀，即得。

【**成品性状**】

1. 巴豆仁 本品呈椭圆形，略扁。种皮有白色薄膜，种仁黄白色，富油性。无臭，味辛辣。

2. 巴豆霜 本品为粒度疏松的淡黄色粉末，显油性。味辛辣。

【**炮制作用**】

1. 巴豆仁 味辛，性热，有大毒。归胃、大肠经，峻下积滞，逐水消肿，豁痰利咽，蚀疮。生巴豆毒性强烈，仅供外用蚀疮。用于恶疮疥癣，疣痣。如巴豆捣泥，绢包擦患处，可治恶疮疥癣。

2. 巴豆霜 去油制霜后，能降低毒性，缓和泻下作用，用于寒积便秘，乳食停滞，腹水，二便不通，喉风，喉痹。治寒积便秘，如《金匮要略方论》三物备急丸；治小儿乳食停积，如《中国药典》保赤散。

【传承轨迹】汉代始有"巴豆去皮心，复熬变色"的记载；宋代增加麸炒微黄、用醋熬巴豆成膏，"去皮，新瓦上出油"，并出现了制霜法。明代对巴豆的用法和炮制方法更趋多样，所载巴豆沿用去皮心熬、制霜、麸炒等方法外，新增有炮黄、去皮不去油、去皮用生肉、竹汁去油、薄荷汁制、桑柴灰制等炮制方法。清代基本沿用前法，增加了沉香制、雄黄制、隔纸炒令油出。现在主要的炮制方法有制霜法等。

【研究摘要】巴豆含脂肪油、蛋白质。蛋白质中含巴豆苷、巴豆素等。本品含巴豆油 34% ~ 57%，其主要有效成分为巴豆油酸、巴豆酸及其与其他有机酸结合而成的甘油酯，从油中已分离出 11 种辅助致癌物质。还含有两种毒性球蛋白（巴豆毒素 Ⅰ、Ⅱ）等。

巴豆脂肪油具有强烈的泻下作用和刺激作用，内服巴豆油 0.01 ~ 0.05g 即可导致泻下，剂量增大能引起剧泻，呕吐，甚至脱水死亡，有服用巴豆油 20 滴致死的报道。巴豆中的毒性球蛋白，是一种细胞原浆毒，能溶解红细胞，使局部细胞坏死，但此种蛋白加热至 110℃ 即破坏变性，毒性消失，故巴豆须加热制霜后使用。有报道，烘制巴豆 LD_{50} 为 2139 mg/kg，是生巴豆 LD_{50} 数值 888 mg/kg 的 2.4 倍，说明了经烘制过后的巴豆，毒性大大降低了。同时对生、制巴豆胃肠推进作用进行试验，结果表明生巴豆及烘制后的巴豆都有促进胃肠运动功能，同剂量相比，烘制巴豆的促胃肠推进作用要弱于生巴豆。

对压榨法、稀释法、加热稀释法、提油返油法 4 种方法制备的巴豆霜进行薄层色谱鉴别、含量测定及溶血实验，结果巴豆苷的含量高低依次为：提油返油法＞压榨法＞加热稀释法＞稀释法，其中提油返油法和稀释法制备的巴豆霜有明显溶血现象，提示《中国药典》规定的压榨法更适合作为巴豆制霜方法。据报道，通过观察巴豆的生种仁、灭菌种仁、生全果实、灭菌全果实及其巴豆壳、巴豆霜、巴豆灵芝菌和白僵菌发酵品的急性毒性及致炎、溶血作用，比较传统炮制法与固体发酵法对中药巴豆毒性效应的影响，结果提示中药巴豆经炮制和发酵处理后均可使之毒性下降，但发酵品毒性更低。以巴豆中的巴豆苷和巴豆毒蛋白的含量作为监控指标，优选出巴豆最佳烘制工艺为：投药量 5kg，烘制温度 180℃，铺放厚度为 3cm，烘制时间为 90 分钟。

巴豆对皮肤及黏膜均有强烈的刺激性。接触其种仁、油或蒸气，易引起皮炎，局部出现红斑，有灼热感或瘙痒，重者出现皮肤红肿、水泡或浓疱。黏膜症状主要是眼鼻部有灼热感、流泪、鼻干、鼻黏膜发炎等。故在操作时应戴口罩及胶皮手套防护。制巴豆霜用过的布或纸应烧毁或妥善处理，以免误用。

千金子

【药材来源】本品为大戟科植物续随子 *Euphorbia lathyris* L. 的干燥成熟种子。多于夏、秋二季果实成熟时采收，除去杂质，干燥。

【特色炮制】

炒千金子　除去杂质，置锅内用文火微炒，取出，晾凉。用时捣碎（《内蒙古自治区中药饮片切制规范》·1997）。

【法定炮制】

1. 千金子　取原药材，除去杂质，筛去泥沙，洗净，捞出，干燥，用时打碎。

2. 千金子霜　取千金子，去皮取净仁，碾碎如泥，经微热，压榨除去大部分油脂，含油量符合要求后，取残渣研制成符合规定的松散粉末。

【成品性状】

1. 千金子　呈椭圆形或卵圆形，长约 5mm，直径约 4mm，表面灰褐色，有网状皱纹及褐色斑点。种皮薄而脆，内表面灰白色，有光泽。种仁白色或黄白色，富油性。气微。

2. 千金子霜　为均匀、疏松的淡黄色粉末，微显油性，味辛辣。

【炮制作用】

1. 千金子　味辛，性温，有毒。归肝、肾、大肠经。具有逐水消肿，破血消癥的作用。生品毒性较大，作用峻烈，多供外用，用于顽癣、疣赘。

2. 千金子霜　去油制霜后可降低毒性，缓和泻下作用。临床上内服多用千金子霜，可配入丸散剂内服，用于水肿胀满，积聚癥块，诸疮肿毒。

【传承轨迹】宋代去皮，并有去壳研，以纸裹，用物压出油，重研末，是千金子最早的制霜方法；尚有去皮炒等。明代有制霜法，并增加了"用好酒浸一宿，取出晒干"。清代基本沿用前法。近代主要炮制方法为去油制霜等。

【研究摘要】千金子主要含有脂肪油、萜类、挥发油、香豆素和甾醇类化合物，含脂肪油 40%～50%。其中，脂肪油为其泻下的主要成分，油中含千金子甾醇，殷金醇棕榈酸酯等毒性成分；另含七叶亭、大戟树脂等。

近年来，对千金子炮制前后化学成分也有较多报道。秦皮乙素：千金子种壳＞千金子霜＞千金子种仁。千金子去油制霜后，秦皮乙素含量升高 5～6 倍，为千金子制霜"去油留性"提供新的参考依据。脂肪油：一批种仁 61.39%＞种子 45.40%＞种皮 4.94%，二批种仁 64.47%＞种子 47.97%＞种皮 3.46%，三批种仁 57.52%＞种子 44.04%＞种皮 4.59%；千金子甾醇：一批种仁 1.10%＞种子 0.78%＞种皮 0.08%，二批种仁 1.30%＞种子 0.89%＞种皮 0.07%，三批种仁 1.34%＞种子 0.85%＞种皮 0.09%，此结果表明，千金子种仁中脂肪油、千金子甾醇含量远高于种皮中的含量，且种皮占种子比例较大，因此在千金子入药或制霜应用时，剥去种皮是十分必要的。

千金子所含有毒成分为千金子甾醇、殷金醇棕榈酸酯等，对胃肠道有强烈刺激作用，对中枢神经系统也有毒，临床多服或误服可引起中毒，其中的殷金醇棕榈酸酯曾有致癌作用报道。千金子的 LD_{50} 为 1.7950g/kg，LD_{50} 的 95% 可信限为 1.6211～1.9879g/kg。千金子乙酸乙酯、石油醚、水提取物的 LD_{50} 分别为 160.23、90.8、912.0g/kg；口服千金子挥发油的最大耐受量为 266.8g/kg，乙酸乙酯、石油醚以及水提取物所引起的毒性反应相似；小鼠口服 2.0g/kg 千金子甾醇无明显急性毒性反应。该结果提示千金子的毒性成分在不同极性的溶媒中均存在，但是在脂溶性比较大的溶媒中存在量较大。进一步研究证实，千金子中千金子素 L₅ 和其他一些未知成分是具有细胞毒性的。另有研究结果显示千金子的毒性成分位于脂肪油部位，给药后小鼠腹泻、弓背、被毛潮湿均为其中毒症状。

脂肪油可刺激胃肠产生腹泻，作用强度为蓖麻油的 3 倍。千金子霜的含油量与其疗效和毒性有关，建议含油量标准由 18%～20% 放宽到 18%～22%。对金黄色葡萄球菌、大肠杆菌、铜绿假单胞菌等有抑制作用；所含白瑞香素还具有镇静、催眠、镇痛、抗炎作用。另有报道千金子炮制前后及不同部位对人肾癌 786-0 细胞体外生长抑制情况及其对肾癌相关抗原 G250 表达的影响，结果：千金子霜、种仁、种子、种皮甲醇提取物作用 96 小时可显著抑制 786-0 细胞的增殖，且除千金子种皮外呈浓度依赖性。实时荧光定量 PCR 实验结果显示，与空白对照组比较，千金子种子高、中、低 3 个浓度组 G250 基因的表达显著升高，而千金子霜组和千金子种仁组 G250 基因的表达则降低。

临床用于治疗肾炎性水肿，用千金子捣泥装胶囊，空腹开水服用，对于肾炎性水肿有良好治疗作用。

木鳖子

【药材来源】本品为葫芦科植物木鳖 *Momordica cochinchinensis*（Lour.）Spreng. 的干燥成熟种子。多于冬季采收成熟果实，剖开，晒至半干，除去果肉，取出种子，干燥。

【特色炮制】

1. 炒木鳖子 取药材，挑选，去壳取仁。将净药材置锅内，用文火炒至棕黄色至黑褐色，取出，晾凉，即得（《云南省中药饮片炮制规范》·2005）。

2. 焦木鳖仁 取净木鳖子仁，置炒制容器内，用文火加热，炒至青烟出尽，白烟初起为度。用时碾碎（《四川省中药饮片炮制规范》·2002）。

【法定炮制】

1. 木鳖子仁 取原药材，去壳取仁，用时捣碎。

2. 木鳖子霜 取净木鳖子仁，炒热，研末，用纸包裹，加压去油。

【成品性状】

1. 木鳖子仁 内种皮灰绿色，绒毛样。子叶 2，黄白色，富油性。有特殊的油腻气，味苦。

2. 木鳖子霜 为白色或灰白色的松散粉末。有特殊的油腻气，味苦。

【炮制作用】

1. 木鳖子 味苦、微甘，性凉，有毒。归肝、脾、胃经。具有散结消肿，攻毒疗疮的作用。生品有毒，仅供外用。用于疮疡肿毒，乳痈，瘰疬，痔漏，干癣，秃疮。

2. 木鳖子霜 制霜后除去部分脂肪油，降低了毒性，可入丸散剂内服，其功用与木鳖子同。

【传承轨迹】唐代有"去壳，细切，麸炒"。宋代炮制方法有较大的发展，并提出了制霜、炒焦、去壳纸捶出油、烧令烟尽等。明代有新瓦上焙干、油制法等。清代新增土炒、火酒浸等炮制方法。近代主要炮制方法有制霜法等。

【研究摘要】木鳖子含脂肪油约 44%，油中含多种脂肪酸；皂苷为苦瓜定和木鳖子酸衍生的皂苷；多糖为海藻糖；还含氨基酸、蛋白质、甾醇等成分。

木鳖子制霜前后齐墩果酸含量为木鳖子霜（0.528mg/g）＞生品（0.247mg/g）。总皂苷含量为木鳖子霜（22.88%）＞生品（4.93%），提示制霜炮制可使木鳖子中上述两种成分有所增加。研究表明，经制霜炮制后，脂肪油含量减少，使毒性降低，作用缓和。另有研究发现，木鳖子在放置过程中，易产生氧化反应而使药材颜色变黄，同时脂肪油含量会大幅度下降。其中饱和脂肪酸的含量、不饱和脂肪酸相对含量均呈现增加，而不饱和脂肪酸数目也有所减少。

近代药理研究表明，木鳖子种皮和木鳖子油无明显毒性，木鳖子毒性成分可能是含皂苷类成分。经制霜后其抗炎、镇痛和体外抑菌作用较原药材增强，20% 含油霜抗炎镇痛作用最好，10% 含油霜抑菌作用最好。另外，木鳖子具有抗病毒作用，有望研制成抗乙肝病毒的靶向药物。

木鳖子制霜的最佳条件：压制温度为 60℃，压制时间为 20 分钟，药材粒度为10 目。

柏子仁

【药材来源】本品为柏科植物侧柏 *Platycladus orientalis*（L.）Franco 的干燥成熟种仁。多于秋、冬二季采收成熟种子，晒干，除去种皮，收集种仁。

【特色炮制】

炒柏子仁　取柏子仁，除去杂质，置炒制容器内，用文火加热，炒至黄色至黄棕色，有香气逸出为度，取出，放凉（《四川省中药饮片炮制规范》·2015）。

【法定炮制】

1. 柏子仁　取原药材，除去杂质和残留的种皮。

2. 柏子仁霜　取净柏子仁，碾碎如泥，经微热，压榨除去大部分油脂，含油量符合要求后，取残渣研制成符合规定的松散粉末。

【成品性状】

1. 柏子仁　呈长卵形或长椭圆形。表面黄白色或淡黄棕色。质软，油润。断面黄白色，富油性。气微香，味淡。

2. 柏子仁霜　为均匀、疏松的淡黄色粉末，微显油性，气微香。

【炮制作用】

1. 柏子仁　性味甘、平。归心、肾、大肠经。具有养心安神，止汗，润肠通便的作用。生品润肠力盛，常用于肠燥便秘。但生品气味不佳，易致恶心或呕吐，其脂肪油有润肠致泻的作用。

2. 柏子仁霜　去油制霜后可消除呕吐和润肠致泻的副作用。用于心神不安，虚烦失眠的脾虚患者。

【传承轨迹】南北朝刘宋时代始载"酒浸后，黄精汁煎煮，焙干"的炮制法。唐代有熬。宋代有去壳研，用纸裹压去油，以及酒浸、焙炒、炒等法。明代有蒸制、酒制、隔纸焙去油等。清代多沿用前法。近代主要炮制方法有炒黄和制霜等。

【研究摘要】柏子仁中含有双萜类化合物、黄酮类化合物、苷类化合物、甾醇类化合物以及挥发油等。

炮制对其化学成分含量的主要影响有：β-谷甾醇：生柏子仁（0.173%）>柏子仁霜（0.0719%）。总皂苷：柏子仁生品（0.142%）<柏子仁霜（0.319%）。胡萝卜苷：河南辉县柏子仁霜（0.4070%）>安徽淮北柏子仁霜（0.3281%）>山东枣庄柏子仁霜（0.3384%）>山东长清柏子仁霜（0.3261%）。

柏子仁霜有明显镇静安神作用，且认为该作用的主要成分是的柏子仁皂苷、挥发油。柏子仁所含的脂肪油对润肠通便起主导作用，但不利于养心安神。柏子仁醇提取物对小鼠被动回避学习有改善作用；其对损伤造成的记忆再现障碍和记忆消去促进有明显的改善作用，对损伤所致的获得性障碍亦有改善倾向。另有报道，CO_2 超临界制备的柏子仁油及柏子仁霜具有安神功效，二者不能引起小鼠直接睡眠，能显著减少小鼠自主活动次数，增加戊巴比妥钠阈下剂量引起小鼠睡眠个数，延长戊巴比妥钠引起小鼠睡眠时间，但对入睡潜伏期无明显影响。此外，有研究表明柏子仁内含大量植物脂肪和少量挥发油，对阴虚精亏、老年虚秘、劳损低热等虚损性疾病大有裨益，同时对增强体质也有很大作用。

柏子仁甘平无毒，但生品有异味，有致人呕吐的副作用。去油制霜的目的是去除部分脂肪油，以免滑肠致泻，用于便溏而心神不宁患者。

柏子仁应以新鲜者入药，陈久泛油者服后易发生胃部不适，甚至呕吐的副作用。

因传统制霜法较繁琐，费时，生产量小。有人以高速粉碎机或用电碾船研为泥团状，然后在大瓷盘内铺数层吸油纸，将药物铺平，再盖上吸油纸数层，以瓷盘层层相叠，上压木板或砖块，置电热干燥箱内加热处理一定时间，反复操作数次，凉后取出，去油纸，研细粉的近代制霜工艺，霜为松散的棕黄色粉末。研究比较了柏子仁的传统及近代制霜工艺，以制霜效率，脂肪油含量及其酸败度为指标，考察柏子仁不同制霜方法的优劣，并采用薄层色谱法和气相色谱法比较其脂肪油成分是否一致。结果表明，机械压榨热烘制霜法比传统法制霜法效率高，成品质量均一，酸败度变化较小，脂肪油化学成分基本一致，认为该法可以取代传统法制柏子仁霜。

大风子

【药材来源】本品为大风子科植物大风子 *Hydnocarpus anthelmintica* Pierre 的干燥种子。夏季果实成熟时采收，除去果皮，取出种子，洗净，干燥。

【法定炮制】

1. 大风子　取原药材，除去杂质，拣去霉坏变质者，用时去壳取仁。

2. 大风子霜　取大风子仁，碾碎，用布包严，蒸热，压榨去油，研细。

【成品性状】

1. 大风子　呈不规则的卵圆形，或多面形，稍有钝棱，表面灰棕色或灰褐色，有细纹。种皮坚硬而厚，内表面光滑，浅黄色或黄棕色。种皮与种仁分离，种仁灰白色，有油性。气微，味淡。

2. 大风子霜　为乳白色粉末。气微，味淡。

【炮制作用】

1. 大风子　味辛，性热；有毒。归肝、脾、肾经。具有祛风燥湿，攻毒杀虫的功能。生品毒性较强，作用峻烈，多外用。用于麻风，疥癣，杨梅毒疮。

2. 大风子霜　除去部分油质，降低了毒性，可供内服。

【传承轨迹】明代始有去壳、去油取净霜的炮制方法。清代沿用制霜法。近代主要炮制方法为去油制霜。

【研究摘要】大风子主含脂肪族类、黄酮木脂素类、黄酮类、木脂素和生物碱等化合物。

大风子种仁含脂肪油约 50%，油中脂肪酸主要是大风子油酸、次大风子油酸及少量饱和脂肪酸、不饱和脂肪酸等。油有一定的毒性，制霜后能除去大部分油质，使毒性减低，药性缓和。挥发油中主要成分为 1,8- 桉树油（17.28%），茴香烯（9.28%），异硫氰酸丙酯（7.76%），双环［7.1.0］癸烷（4.73%），丹皮酚（3.25%）。其他成分有羟基苯甲醛、4- 羟基 -3- 甲氧基苯甲醛、5- 羟基 -3- 醛基吲哚、蔗糖、3- 羟基 -1-（4- 羟基 -3- 甲氧基苯）-1- 丙酮、楝叶吴萸素 B、胡萝卜苷、齐墩果酸、3′- 甲氧基木犀草素、5,4′- 二羟基 -7- 甲氧基黄酮、木犀草素等。

近代细胞毒测试结果表明，化合物 coniferaldehyde 对人肝癌细胞（SMMC-7721）和人胃癌细胞（SGC-7901）有弱活性，化合物 mulberrofuran G 和 morusin 对 SGC-7901 有明显的抑制作用。

西瓜霜

【药材来源】本品为葫芦科植物西瓜 *Citrullus lanatus*（Thunb.）Matsnmu. et Nakai 的成熟新鲜果实与皮硝加工制成。

【法定炮制】

西瓜霜　取体大而皮厚的西瓜，在蒂处切下一块，挖去瓤，灌满皮硝，仍以切下的块覆盖，用竹签钉固，悬挂于阴凉通风处，待外壁有白霜析出，随时刮下，晾干即成。或取新鲜西瓜切成小块，放入无釉黄沙缸内，一层西瓜一层皮硝，将口封严，置阴凉通风处。数天后，缸的外面即有白色粉霜不断析出，将析出的白霜轻轻扫下，至霜析尽为止。每 100kg 西瓜，用皮硝 15kg。

【成品性状】

西瓜霜　为白色结晶性粉末，味咸，有清凉感。

【炮制作用】

西瓜霜　药性咸寒，归肺、胃、大肠经。具有清热泻火，消肿止痛的功效。西瓜能清热解暑，止渴除烦；芒硝能泻热通便，润燥软坚，清火消肿。两药合制，性味改变，起协同作用，使药物更纯洁，清热泻火作用增强。用于咽喉肿痛，口舌热疮，牙疳，单双乳蛾。

【传承轨迹】 清代始有制西瓜霜的炮制方法。近代主要炮制方法为制霜。

【研究摘要】 西瓜霜的主要成分为经重结晶的 $Na_2SO_4 \cdot 10H_2O$，此外，还含有 9 种无机元素以及 18 种氨基酸，其中 7 种为人体必需的氨基酸，还含有钙、铁、镁、铝、铜等元素。

传统制备西瓜霜工业化生产的方法，取西瓜切碎，加入制芒硝溶化，以布氏滤器加滑石粉助滤，滤出液减压蒸发浓缩，放冷析晶，结晶风化。该法质量稳定，生产周期短，不受季节、气候、环境的限制，产量高。

传统制备西瓜霜方法简单，操作易行，但容易受季节影响。西瓜霜的制备一般宜在秋凉季节进行。因为冬季结冻时，Na_2SO_4 等的溶解度降低，不能渗透析晶，夏季气候湿热，虽利于渗透，但不易析晶。即使在秋凉季节，制备时亦应避免日晒。结晶渗析后，应及时收集，以免影响出霜率。

砒　霜

【药材来源】 本品为天然矿物砷华 Arsenolite 或硫化物类矿物毒砂 Arsenopyrite 或雄黄 Realgar 等含砷矿石经加工制成。白砒为较纯的氧化砷（As_2O_3），红砒尚含少量硫化砷（As_2S_3）。

【特色炮制】

砒霜　取信石小块置磁盘内，加白酒使浸过信石，点燃。反复进行七次。再将信石放锅内，上盖以瓷碗，用盐泥封固，碗底放小块棉花，以文武火烧至棉花焦黄时，取下，放冷，扫下碗底的霜（《内蒙古自治区中药饮片切制规范》·1997）。

【法定炮制】

1. 信石　取原药材，除去杂质，碾细。

2. 砒霜　取净信石，置煅锅内，上盖一个口径较小的锅，两锅接合处用盐泥封固，上压重物，盖锅底上贴一白纸条或放几粒大米，用文武火加热煅至白纸或大米呈老黄色，离火待凉后，收集盖锅上的结晶。

【成品性状】

1. 信石　呈不规则碎块状，断面具灰、黄、白、红色交错彩晕，略透明或不明，具玻璃样或绢丝样光泽，质脆，易砸碎。气无。

2. 砒霜　为白色结晶或粉末。

【炮制作用】

1. 信石　味酸、辛，性大热；有大毒。归脾、肺、胃、大肠经。具有祛痰、截疟、杀虫、蚀腐的功能。用于寒痰，哮喘，疟疾，休息痢；外治痔漏、瘰疬、走马牙疳、癣疮、溃疡腐烂肉不脱。治癣不问干湿，积年不瘥，如《太平圣惠方》砒霜散。

2. 砒霜　药性更纯，毒性更大。内服可祛痰平喘，截疟。治寒痰哮喘，日久不愈，如《普济本事方》紫金丹；治恶性疟疾，如《卫生宝鉴》一剪金。外用具有蚀疮祛腐、杀虫之功能，治瘰疬、痔漏、恶疮，如《证治准绳》紫霞锭子。

【传承轨迹】南北朝刘宋时代始有紫背天葵、石龙芮煅制砒霜的记载。宋代增有灯心制霜、醋制、白矾制霜、萝卜制霜等；明代有醋与甘草制、酸浆水制、煅制、硝石制、锡制、煨制。清代增加酒制、豆腐制、铅制、红枣制等。近代主要炮制方法有制霜。

【研究摘要】砒霜的主要成分为三氧化二砷。常混有云母、石英等矿物。天然样品尚含 Ag、Pb、Co、Ni、Sb 等成分；人工制品的混入成分取决于原料矿物。红砒（粉红色者）尚含少量硫化砷，药用以红砒为主。白砒（白色者）为较纯的氧化砷，少见。制霜后产品更纯，毒性更大。

砒霜属于剧毒类中药，具有极强的腐蚀性和毒性，中毒表现为呕吐，淘米水样腹泻，蛋白尿，血尿，眩晕，头痛，紫绀，晕厥，昏睡，以至死亡。中毒机理，一般认为砷与巯基酶结合，影响酶的活性，从而严重干扰组织代谢而出现中毒。成人中毒量为10mg，致死量为 100 ~ 200mg。若不慎中毒。可采取催吐、洗胃等方法加速毒物排泄，或煎服解毒中药解毒。

砒霜可使同化作用加强，促进蛋白质合成，脂肪组织增厚，皮肤营养改善，加速骨骼成长，使骨髓造血功能活跃，促进红细胞和血色素新生；有杀灭活体细胞作用，对恶性肿瘤、梅毒性象皮肿的新生物也有同样作用，并有杀灭细菌、原虫及螺旋体的作用；能麻痹毛细血管抑制含巯基酶的活性；并使肝脏脂变，肝小叶坏死，心、肝、肾、肠充血，上皮细胞坏死，毛细血管扩张导致中毒。

传统方法操作简便经济，但极易损害健康。近代新方法是经化学工业生产，用雄黄为原料制备，即取纯净的雄黄砸成 10cm 左右的块，点燃之，使雄黄燃烧，生成气态的 As_2O_3 和 SO_2，然后通过冷凝管道，使 As_2O_3 得到充分冷凝，即为砒霜，SO_2 从烟道排出。此法宜大量生产，但设备复杂。

鹿角霜

【药材来源】本品为鹿角去胶质的角块。春秋二季生产，将骨化角熬去角质，取出角块，干燥。

【特色炮制】

1. 鹿角胶霜　将煎去胶后的骨化鹿角，敲成小于 2cm 块。将鹿角胶加水溶化，趁热拌入，使之均匀吸尽，干燥。煎去胶后的净骨化鹿角块 100kg，用鹿角胶 12.5kg 加水40kg，加热溶化（《上海市中药饮片炮制规范》·2008）。

2. 醋鹿角霜　取原药材，除去杂质，加醋拌匀，闷透，炒干。每 100kg 鹿角霜，用醋 10kg（《福建省中药饮片炮制规范》·2012）。

【法定炮制】

鹿角霜　取熬去胶的鹿角骨块，除去杂质，捣碎或研碎。

【成品性状】

鹿角霜　为长圆柱形或不规则的碎块，大小不一，表面灰白色，显粉性，体轻，质酥，断面外层较致密，白色或灰白色，内层有蜂窝状小孔，灰褐色或灰黄色，有吸湿性，气微，味淡，嚼之有粘牙感。

【炮制作用】

鹿角霜　咸，温。归肝、肾经。温肾助阳，收敛止血。用于脾肾阳虚，食少吐泻，白带，遗尿尿频，崩漏下血，痈疽痰核。

【**传承轨迹**】唐代始有熬制、炒制的方法。宋代新增有水煮、牛乳炼法。明代增加了炼霜熬法。清代沿用制霜的方法。近代主要炮制方法为煎煮制霜法等。

【**研究摘要**】鹿角霜含有不溶于水的磷酸钙和碳酸钙，具有收敛固涩作用。药效学实验表明，鹿角霜具有强壮及止血作用。

第十六章　发芽法与发酵法 ▷▷▷

发芽法与发酵法都需要借助于酶和微生物的作用，要求一定的环境条件，如温度、湿度、空气、水分等通过发酵和发芽过程，借助于酶的作用，改变其原有性能，增强或产生新的功效，扩大用药品种，以适应临床用药的需要。这两类方法炮制成的中药大多具有消食、健脾胃、助消化、利水渗湿的作用。

第一节　发芽法

将净制过的新鲜成熟种子，在适宜的温度或湿度条件下，促使萌发幼芽的操作过程，称为发芽。在《神农本草经》就记载了大豆黄卷，即用发芽法制造的，《新修本草》收载了麦蘗，即今之麦芽。

（一）炮制方法

1. 选种　选择新鲜、粒大、饱满、无病虫害、色泽鲜艳的种子或果实，必要时测定发芽率。

2. 浸种　用清水浸泡适度，捞出。主要成分不同的种子浸种的时间不同，一般含蛋白质成分高的需要的时间长，含淀粉为主的种子浸种的时间短。

3. 催芽　置于能透气漏水的容器中，或已垫好竹席的地面上，用湿物盖严，每日喷淋清水 2 ～ 3 次，保持湿润，经 2 ～ 3 天即可萌发幼芽，待幼芽长出 0.2 ～ 1cm 时，取出干燥。

（二）炮制目的

通过发芽，淀粉分解为糊精、葡萄糖及果糖；蛋白质分解成氨基酸；脂肪分解成甘油和脂肪酸，并产生各种消化酶、维生素，使其具有新的功效，扩大用药范围。其实质是制备新的饮片。

（三）注意事项

1. 发芽温度一般以 18 ～ 25℃为宜，浸渍后含水量控制在 42% ～ 45% 为宜。

2. 种子的浸泡时间、发芽时间长短应依气候、环境而定，一般春、秋季宜浸泡 4 ～ 6 小时，冬季 8 小时，夏季 4 小时。

3. 发芽时先长须根后生芽，不能把须根误认为是芽。发芽以芽长 0.5 ~ 1cm 为标准，发芽过长影响药效。

4. 应选用新鲜成熟的果实或种子，在发芽前要预测发芽率，发芽率需在 85% 以上。

5. 在发芽过程中，要勤检查、勤淋水，以保持所需湿度。

麦 芽

【药材来源】本品为禾本科植物大麦 *Hordeum vulgare* L. 的成熟果实经发芽干燥的炮制加工品。

【特色炮制】

麸炒麦芽 取麸皮撒入热炒制容器内，待冒烟时，加入净麦芽，用文火炒至表面呈黄色，取出，筛去麸皮，摊晾。每 100kg 净麦芽，用麸皮 10kg（《广东省中药饮片炮制规范》·2010）。

【法定炮制】

1. 麦芽 将麦粒用水浸泡后，保持适宜温、湿度，待幼芽长至约 5mm 时，晒干或低温干燥。

2. 炒麦芽 取净麦芽，用文火加热，炒至棕黄色，鼓起并有香气时，取出，放凉，筛去灰屑。

3. 焦麦芽 取净麦芽，先用文火后用中火加热，炒至焦褐色，鼓起并有焦香气时，取出，放凉，筛去灰屑。

【成品性状】

1. 麦芽 呈梭形，长 8 ~ 12mm，直径 3 ~ 4mm。表面淡黄色，背面为外稃包围，具 5 脉；腹面为内稃包围。除去内外稃后，腹面有 1 条纵沟；基部胚根处生出幼芽和须根，幼芽长披针状条形，长约 5mm。须根数条，纤细而弯曲。质硬，断面白色，粉性；气微，味微甘。

2. 炒麦芽 形如麦芽，表面棕黄色，偶有焦斑。有香气，味微苦。

3. 焦麦芽 形如麦芽，表面焦褐色，有焦斑。有焦香气，味微苦。

【炮制作用】

1. 麦芽 味甘，性平。归脾、胃经。具有健脾和胃、疏肝行气的功能。用于脾虚食少，乳汁郁积，乳癖及肝郁气滞或肝胃不和证。可与谷芽、山楂、白术、陈皮等同用，治一般消化不良，对米、面积滞或果积有化积开胃作用，如小儿消食方（《中药临床应用》）。对食积化热者尤宜。

2. 炒麦芽 性偏温而气香，具有行气消食回乳之功。用于食积不消，妇女断乳。如健脾丸（《证治准绳》），回乳四物汤（《疡医大全》）。

3. 焦麦芽 性偏温而味甘微涩，增强了消食化滞、止泻的作用。用于食积不消，脘腹胀痛。如三仙散（《经验方》）。

【传承轨迹】晋代始有熬制法。唐宋时期增加炒法。明代新增巴豆制。清代增加了炒焦炒黑。近代炮制主要有炒麦芽、焦麦芽、麸炒麦芽等炮制方法。

【研究摘要】麦芽含淀粉水解酶、蛋白水解酶和维生素 B 等成分。

麦芽具有促性腺分泌、调节肠道菌群、降血糖、抗霉菌作用。麦芽发芽要控制一定的长度，即 5mm 左右。因为大麦种子发芽程度与酶的活性有关。芽发太长，内含物质消耗，成为纤维素，失去药用价值。

大麦发芽制成生麦芽后麦黄酮含量增加 1.8 倍，炒麦芽中麦黄酮含量是生麦芽 1.2 倍，具有回乳作用的麦角甾含量升高。一般回乳多用炒麦芽 60g，量大（60g 以上）耗气散血而回乳，量小（10～15g）开胃消食而催乳。焦麦芽中麦黄酮含量是生麦芽 1.6 倍，乳酸含量增加。乳酸在肠中能使肠内酸性增高，可抑制腐败菌的繁殖，防止蛋白质发酵，减少肠内产气，可治疗消化不良及腹胀腹泻等。

谷　芽

【药材来源】本品为禾本科植物粟 Setaria italica（L.）Beauv. 的成熟果实经发芽干燥的炮制加工品。

【法定炮制】

1. 谷芽　将粟谷用水浸泡后，保持适宜的温、湿度，待须根长至约 6mm 时，晒干或低温干燥。

2. 炒谷芽　取净谷芽，置炒制容器内，用文火炒至棕黄色，鼓起并有香气时，取出晾凉，筛去灰屑。

3. 焦谷芽　取净谷芽，置炒制容器内，用中火炒至焦褐色，鼓起并有焦香气时，取出晾凉，筛去灰屑。

【成品性状】

1. 谷芽　呈类圆球形，直径约 2mm，顶端钝圆，基部略尖。外壳为革质的稃片，淡黄色，具点状皱纹，下端有初生的细须根，长 3～6mm，剥去稃片，内含淡黄色或黄白色颖果（小米）1 粒。气微，味微甘。

2. 炒谷芽　形如谷芽，表面深黄色。有香气，味微苦。

3. 焦谷芽　形如谷芽，表面焦褐色。有焦香气。

【炮制作用】

1. 谷芽　味甘，性温。归脾、胃经。具有消食和中，健脾开胃的功能。用于食积不消，腹胀口臭，脾胃虚弱，不饥食少，如谷神丸（《澹寮方》）。

2. 炒谷芽　性转温，偏于消食，用于不饥食少。治脾虚食少，常与白术、党参、山药、山楂、神曲等同用，有补中进食的作用。

3. 焦谷芽　性温微涩，善化积滞，用于积滞不消。治食积泄泻，常与焦神曲、焦麦芽、焦山楂等同用，有消积止泻的作用，可用于饮食停积大便溏泻，腹中肠鸣，脘腹痞满等。

【传承轨迹】谷芽原称"蘖米"，始见于《名医别录》："蘖米，味苦，无毒。主治寒中，下气除热。""谷芽"一名首次出现在《本草纲目》："稻蘖一名谷芽，甘温无毒，主治快脾开胃，下中和气，消食化积。"谷芽的炮制方法宋代有炒法，包括微炒、炒令焦黑。元代有焙法。清代沿用了明以前的炒法。现代炮制主要有谷芽、炒谷芽、焦谷芽等。

【研究摘要】谷芽含有 α、β 两种淀粉酶，但含量均低于麦芽，麦芽所含 α – 淀粉酶为谷芽的 72 倍，β – 淀粉酶为谷芽的 41 倍，所以谷芽消化淀粉的功效不及麦芽，中医临床并用谷麦芽，以提高疗效是合理的。

大豆黄卷

【药材来源】本品为豆科植物大豆 *Glycine max*（L.）Merr. 的成熟种子经发芽干燥的炮制加工品。

【特色炮制】

焦大豆黄卷 取净大豆黄卷，照清炒法炒至表面有焦斑，内部黄褐色。香气溢出（《河北省中药饮片炮制规范》·2003）。

【法定炮制】

1. 大豆黄卷 取净大豆，用水浸泡至膨胀，放去水，用湿布覆盖，每日淋水二次，待芽长至 0.5 ~ 1cm 时，取出，干燥。

2. 制大豆黄卷 取灯心草、淡竹叶，加入适量清水煎煮两次（每次 30 ~ 60 分钟），过滤去渣。药汁与大豆黄卷共置锅内用文火加热，煮至药汁被吸尽，取出干燥。每100kg 大豆黄卷，用灯心草 1kg，淡竹叶 2kg。

3. 炒大豆黄卷 取净大豆黄卷，置热锅内，用文火加热，微炒至较原色稍深，取出放凉。

【成品性状】

1. 大豆黄卷 略呈肾形，长约 8mm，宽约 6mm。表面黄色或黄棕色，微皱缩，一侧有明显的脐点；一端有 1 弯曲胚根。外皮质脆，多破裂或脱落；子叶 2，黄色；气微，味淡，嚼之有豆腥味。

2. 制大豆黄卷 大豆黄粒坚韧，豆腥气较轻而味清香。

3. 炒大豆黄卷 质坚韧，颜色加深，偶见焦斑，略有香气。

【炮制作用】

1. 大豆黄卷 味甘，性平。归脾、胃、肺经。具有解表祛暑，清热利湿的功能。用于暑湿感冒，湿温初起，发热汗少，胸闷脘痞，肢体酸重，小便不利。

2. 制大豆黄卷 宣发作用减弱，清热利湿作用增强，如豆卷汤（《中药临床应用》）。

3. 炒大豆黄卷 清解表邪作用减弱，长于利湿舒筋，兼益脾胃，适用于湿痹、水肿胀满，如黄卷散（《普济方》）。

【传承轨迹】汉代始见大豆黄卷。唐代新增炒、熬法。宋代有焙。金代新增煮法。明、清时新增蒸制、醋制法。近代有麻黄汤炒、灯心与竹叶汤煮等法，主要炮制品有大豆黄卷、制大豆黄卷、炒大豆黄卷、焦大豆黄卷。

【研究摘要】黑大豆含丰富的蛋白质、脂肪和糖类成分，尚含胡萝卜素、维生素 B_1、维生素 B_2、大豆黄酮、染木料素等成分。大豆黄酮和染木料素有雌激素样作用；

大豆黄酮对离体小鼠小肠有解痉作用。

第二节 发酵法

经净制或粉碎过的中药，制成一定形状，在适宜的温度和湿度条件下，利用微生物菌种和酶的催化分解作用，使其发泡、生衣的操作过程，称为发酵。中药制成的块状或颗粒状制剂，经发酵处理后，称为曲剂。

汉代《金匮要略》始见有曲。利用微生物发酵技术进行中药炮制在我国有着悠久的历史，发酵法是中药炮制的重要技术之一。现代中药发酵制药技术是在继承中药炮制学发酵法的基础上，吸取了近代微生物学研究成果，结合现代生物工程的发酵技术而形成的高科技中药制药新技术，以优选的有益菌群中的一种或几种、一株或几株益生菌作为菌种加入中药中，再按照现代发酵工艺制成产品，它是一种含有中药活性成分、菌体及其代谢产物的全组分发酵的新型中药发酵制剂。中药发酵产生大量的新化合物，可为筛选高效新药提供重要的途径。

（一）炮制方法

根据不同品种，采用不同的方法进行加工处理后，再置温度、湿度适宜的环境中进行发酵。常用的方法有药料与面粉混合发酵和直接用药料进行发酵。用前法炮制的如六神曲、建曲、半夏曲、沉香曲等，后者如淡豆豉、百药煎等。

发酵过程主要是微生物新陈代谢的过程，主要条件如下：

1.菌种 主要是利用空气或发酵原料中微生物自然发酵，目前也有纯菌种发酵的品种。菌种不纯，影响发酵的质量。

2.培养基 主要为水、含氮物质、含碳物质、无机盐类等。如六神曲中面粉为菌种提供了碳源，赤小豆为菌种提供了氮源。

3.温度 一般发酵的最佳温度为 $30 \sim 37℃$。温度太高则菌种老化、死亡，不能发酵；温度过低，虽能保存菌种，但繁殖太慢，不利于发酵，甚至不能发酵。

4.湿度 一般发酵的空气相对湿度应控制在 $70\% \sim 80\%$。湿度太大，则药料发黏，且宜生虫霉烂，造成药物发暗；湿度太低，水分蒸发太快，无法完成发酵过程；药料中的水分也要适宜，过分干燥，则药物易散不能成形。经验以"握之成团，指间可见水迹，放下轻击则碎"为宜。

5.其他方面 pH 值 $4 \sim 7.6$，有充足的氧或二氧化碳条件下进行。

（二）炮制目的

1. 改变原有性能，产生新的治疗作用，扩大用药品种，实质亦是制备新药 如建神曲、淡豆豉、半夏曲、红曲等。其他中药如片仔癀也是通过微生物固体发酵转化后而成的中药。

2. 增强疗效 如神曲是由辣蓼、青蒿、苦杏仁等多种中药加入面粉或麸皮经发酵制成的曲剂，能促进消化液分泌而助消化。

（三）注意事项

1. 原料在发酵前，应进行杀菌、杀虫处理，以免杂菌感染，影响发酵质量。

2. 发酵过程须一次完成，不中断，不停顿。

3. 发酵环境一般以温度 30 ~ 37℃，相对湿度 70% ~ 80% 为宜。若温度过低或过分干燥则发酵迟缓或不能发酵；温度过高则菌种难以存活，发酵亦不能进行。

4. 发酵后的中药质量要求，以气味芳香、无霉臭气，曲块表面布满黄白色霉衣，内部生有斑点为佳。

六 神 曲

【药材来源】本品为苦杏仁、赤小豆、鲜青蒿、鲜苍耳、鲜辣蓼等药加入面粉或麦麸混合后经发酵制成的加工品。

【特色炮制】

六神曲　取赤小豆加工成粗粉，加水煎煮 2 小时成粥状，发酵 2 天，备用。另取苦杏仁、青蒿、辣蓼、苍耳秧分别粉碎成粗粉，与面粉和赤小豆粥混匀，制成握之成团，掷之即散的软材。置适宜容器内，上盖苘麻叶，保持温度 30 ~ 35℃、湿度 70% ~ 80%，发酵 2 ~ 3 天（约 60 小时），待表面生出白霉衣时，取出，除去苘麻叶。搓条，切成圆形或 6 ~ 9mm 立方块，烘干（70 ~ 75℃）。配方：面粉 100kg、苦杏仁 4kg、赤小豆 4kg、鲜辣蓼 7kg（干品 2.3kg）、鲜青蒿 7kg（干品 2.3kg）、鲜苍耳秧 7kg（干品 2.3kg）（《北京市中药饮片炮制规范》·2008）。

【法定炮制】

1. 六神曲　将杏仁和红小豆碾成粉末或将杏仁碾成糊状，红小豆煮烂与面粉混匀，再将鲜青蒿、鲜苍耳草、鲜辣蓼等药料用适量水煎汤（占原料量 25% ~ 30%），将汤液陆续加入面粉中，揉搓成粗颗粒状，以手握能成团，掷之即散为准，置木制模型中压成扁平方块，再用粗纸（或鲜苘麻叶）包严，放木箱或席篓内，每块间要留有空隙，一般室温在 30 ~ 37℃之间，经 4 ~ 6 天即能发酵，待表面生出黄白色霉衣时，取出，除去纸或麻叶，切成小方块，干燥。原料：面粉 100kg，杏仁、红小豆各 4kg，鲜青蒿、鲜苍耳草、鲜辣蓼各 7kg。

2. 炒六神曲　取六神曲置锅内，用文火加热炒至微黄色，取出放凉。或取麸皮，撒入热锅内，待冒烟时，加入净六神曲，迅速翻动，用中火炒至微黄色，取出，筛去麸皮，放凉。每 100kg 六神曲，用麸皮 10kg。

3. 焦六神曲　取六神曲，照清炒法炒至表面焦黄色，有焦香气外逸。

【成品性状】

1. 六神曲　为立方形小块，表面灰黄色，粗糙，质脆易断，微有发酵香气。

2. 炒六神曲　表面微黄色，偶有焦斑，质坚脆。麸炒六神曲表面棕黄色，有麸香气。

3. 焦六神曲　表面黄色，内为微黄色，有焦香气。

【炮制作用】

1. 六神曲　味甘、辛，性温。归脾、胃经。生六神曲健脾开胃，并有发散作用，如用于治疗感冒食滞，常与山楂、紫苏、广藿香同用；治食滞中焦，如《温病刍言》宽中降逆汤。治食积夹外感，常与紫苏、藿香、山楂、陈皮等同用；治外感风寒，内伤饮食，脘腹胀满，不思饮食，恶寒发热，可用本品煮糊与某些矿物药制成丸剂内服，既作为赋形剂，又能发挥助消化作用，如磁朱丸。

2. 炒神曲　健脾悦胃功能增强，发散作用减弱。麸炒六神曲具有甘香气，以醒脾和味为主，用于食积不化，脘腹胀满，不思饮食，肠鸣泄泻，如《太平惠民和剂局方》健脾思食方。治饮食久积，痰食互结而生癥块癥瘕，与白术、厚朴、三棱等同用。

3. 焦六神曲　消食化积力强，以治食积泄泻为主。治时暑暴泻及饮食所伤，胸膈痞闷，如《太平惠民和剂局方》曲术丸。治脾胃虚弱，大便稀溏，倦怠乏力，与党参、白术、山药、鸡内金、谷芽等同用，有补脾益气、开胃进食作用；治食积停滞，脘腹痞胀，大便泄泻，常与白术、枳实、焦麦芽同用，如曲蘖枳术丸。

【传承轨迹】汉代始见有曲。南北朝时期有烘焙法。唐代新增微炒、炒黄等法。宋代新增火炮微黄、炒令香等制法。元代增加湿纸裹煨制法。明、清新增酒制、制炭、枣肉制、煮制等炮制方法。近代炮制主要有六神曲、炒神曲、焦神曲、麸炒神曲、六神曲炭等。

【研究摘要】六神曲含有酵母菌、乳酸杆菌、淀粉酶、蛋白酶、维生素 B 复合体、挥发油等成分。

六神曲中的消化淀粉效价，经炒黄后一般保存了生品的 60%，而炒焦后基本消失。麸炒品和炒焦品均能较好地促进实验小鼠胃的分泌功能并增强胃肠的推动功能。表明六神曲中起消导作用的不只是消化酶和消化淀粉两类成分，而是多种成分综合作用的结果。六神曲炒后健脾、消食、止泻是行之有效的。

六神曲以内土黄色，外灰绿色，质地较硬。有辛、酸、苦味，陈腐气者活力较高、酸度较低，质量优。外观质量不同，其酶活力及 pH 值亦不同。

半 夏 曲

【药材来源】本品为法半夏、赤小豆、苦杏仁和鲜青蒿、鲜辣蓼、鲜苍耳草与面粉经发酵炮制加工而成的曲剂。

【特色炮制】

1. 炒半夏曲　取净半夏曲置热锅内，炒至显火色，取出，放凉（《天津市中药饮片炮制规范》·2012）。

2. 半夏曲　取生半夏用清水浸泡 10 天，每日换水（夏天日换 2 次），捞出，晒干，碾成细粉，将面放缸中用水漂冲，沉淀后，倒去上面水，铲出，晒干即得（《山西中药炮制规范》·1984）。

【法定炮制】

1. 半夏曲　取法半夏、赤小豆、苦杏仁共碾细粉，与面粉混合均匀，加入鲜青蒿、鲜辣蓼、鲜苍耳草的煎出液，搅拌均匀，堆置发酵，压成片状，切成小块，晒干。

每 100kg 法半夏，用赤小豆 30kg、苦杏仁 30kg、面粉 400kg、鲜青蒿 30kg、鲜辣蓼 30kg、鲜苍耳草 30kg。

2. 麸炒半夏曲　取麸皮，撒在热锅内，待冒烟时，加入半夏曲，迅速拌炒至表面深黄色，取出，筛去麸皮，放凉。每 100kg 半夏曲，用麸皮 10kg。

【成品性状】

1. 半夏曲　为小立方块，表面浅黄色，质疏松，有细蜂窝眼。

2. 麸炒半夏曲　形如半夏曲，表面呈深黄色，具有焦香气。炒半夏曲形如半夏曲，表面黄棕色，有焦香气。

【炮制作用】

1. 半夏曲　味甘、微辛，性温。归脾、胃经。半夏曲具有健脾温胃、燥湿化痰的功能。临床以化痰止咳、消食积为主，可用于咳嗽痰多，胸脘痞满，饮食不消，苔腻呕恶。治脾不化湿、痰涎壅滞之痰多咳嗽，胸脘痞闷，与陈皮、茯苓同用，有健脾燥湿化痰的作用；治胃气上逆，恶心呕吐，与生姜等配伍，有降逆止呕之效，如《百一选方》三仙丸。

2. 麸炒半夏曲　炒半夏曲产生焦香气，增强健胃消食的作用。治脾虚湿阻，胸闷痰多，食少纳呆，食积呕吐，脘腹痞满，大便稀溏，与神曲、白术、苍术等同用，有健脾和胃、化湿止呕作用。

【传承轨迹】宋代始有半夏合生姜制曲，此外还有炒半夏曲。明清时期半夏曲依据疾病的需求，配伍不同的药物制成，如《韩氏医通》以半夏为主造多种曲。近代炮制主要有半夏曲、麸炒半夏曲、炒半夏曲等。

【研究摘要】半夏曲发酵前后分别含有 71 个和 73 个化合物，挥发油中含有共有化合物 41 个，分别占挥发油的比例为 89.1% 和 93.2%。其中，以脂肪酸、脂肪酸酯、倍半萜和单萜类为挥发油中的主要成分，并认为是半夏曲祛痰和平喘的主要药效成分。

红　曲

【药材来源】本品为曲霉科真菌紫色红曲霉 *Monascus parpureus* Went. 的菌丝及孢子，经人工培养，使菌丝在粳米内部生长，使整个米粒变为红色的炮制加工品。

【特色炮制】

1. 红曲　选择红色土壤及干燥的地方，挖一深坑，在坑的上下周围铺垫篾席，将粳米倒入其中，盖上红土，上压重物，使其发酵，至米粒外表呈紫红色，内心亦为赤色为度，取出，晒干或烘干，筛去灰屑。或用人工发酵法制作（《湖南省中药饮片炮制规范》·2010）。

2. 红曲炭　取净红曲米，置锅内用武火炒至外部焦黑色，但须存性，断面深黄色，喷淋清水，取出，干燥（《山东省中药饮片炮制规范》·2012）。

【法定炮制】

红曲 将白粳米置发酵容器内,加水淹没,浸泡 12 ~ 24 小时,充分吸水后,蒸 20 分钟;另将 40℃无菌水配制成 5% 的醋酸溶液,加入菌种母液,每瓶 100mL,在 32℃孵育 6 小时;待白粳米温度降至 40℃时与菌液充分搅拌,使米变为通红色,进行发酵。开始的 24 小时,温度控制在 26 ~ 30℃(由于产热,需要控温装置)。48 小时后,补充纯净水,并每隔 2 小时淋水一次,使含水量控制在 38% ~ 40%,并适当搅拌使发酵均匀。待粳米完全变为紫色时,倒出,堆积,加盖布袋,放置一夜。掰开米粒内断面为红色时,干燥。

【成品性状】

红曲 呈米粒状,多碎断,表面紫红色或棕红色,断面粉红色,质脆,手捻之易粉碎,染指,微有酵酸气,味淡。

【炮制作用】

红曲 味甘,性温。归肝、大肠经。具有活血化瘀,健脾消食的功能。用于产后恶露不净,瘀滞腹痛,食积饱胀,赤白下痢。外用治跌打损伤。治内伤瘀血疼痛或产后恶露不尽,瘀滞腹痛及跌打损伤,与赤芍、蒲黄、牛膝、当归、红花、没药、延胡索等同用,有活血祛瘀止痛的作用。

【传承轨迹】宋代始见红曲,有焙制法。元代增加炒法。明代对制曲方法作了详细论述。近代炮制主要有红曲、红曲炭等。

【研究摘要】红曲主要含酶类、游离氨基酸、红色素等多种生物活性成分。含有降胆固醇功效的洛伐他汀类似物,具有调节血脂、改善血液流变性作用。

建 神 曲

【药材来源】本品为藿香、青蒿等中药研成细粉与面粉、麸皮混合发酵而成的炮制加工品。

【特色炮制】

1. 建神曲 厚朴(姜汁制)10g,薄荷 10g,藏菖蒲 2.5g,稻芽(炒)10g,麦芽(炒)10g,官桂 10g,紫苏 10g,山楂(炒)10g,苍术(麸炒)10g,香薷 10g,白芷 5g,枳实 5g,陈皮 10g,山柰 5g,川木香 10g,糯米藤根 22.5g,川木通 10g,高良姜 2.5g,藿香 10g,甘草 2.5g,酒曲 0.75g。方中的 21 味,除酒曲外,其余厚朴(姜汁制)等 20 味药共研细粉,与麦麸 23.3g 混匀,过 3 ~ 4 号筛,用温水将药粉与酒曲混合搅拌均匀,置 30 ~ 35℃室内发酵,以药物发泡,有特异香气溢出,表面生白霉为度,发酵后的药料加入面粉 11.65g,搅拌均匀,成型,干燥,即得。或先制成方块,再进行发酵,至药块遍起白霉,有酒香气时取出,干燥后即得(《四川省中药饮片炮制规范》·2015)。

2. 炒建神曲 取建神曲,或将其打成小块,照清炒法炒至表面深黄色,有香气(《四川省中药饮片炮制规范》·2015)。

3. 焦建神曲 取建神曲,或将其打成小块,照清炒法炒至表面焦黄色,带焦斑,有焦香气（《四川省中药饮片炮制规范》·2015）。

【法定炮制】

建神曲 取藿香 6kg，青蒿 6.5kg，辣蓼 6.5kg，苍耳草 6.5kg，苦杏仁 4kg，赤小豆 4kg，炒麦芽 9kg，炒谷芽 9kg，炒山楂 9kg，陈皮 6kg，紫苏 6kg，香附 6kg，苍术 6kg，炒枳壳 3kg，槟榔 3kg，薄荷 3kg，厚朴 3kg，木香 3kg，白芷 3kg，官桂 1.5kg，甘草 1.5kg，面粉 10.5kg，生麸皮 21kg。各药共研细粉与生麸皮混匀，再将面粉制成稀糊，趁热与上述各药揉合制成软材，压成块状，发酵，取出，干燥。

【成品性状】

建神曲 为不规则的碎块，土黄色，具有清香气，味淡微苦。炒建神曲形如建神曲，表面呈深黄色，具香气。焦建神曲形如建神曲，表面呈焦黄色，具焦香气。

【炮制作用】

建神曲 具有消食化积、发散风寒、健脾和胃的功能。用于感冒头痛、宿食积滞、胸腹胀满、脾虚泄泻。治外感食滞，常与香薷、紫苏、陈皮等同用，有消食解表的作用，可用于外感风寒、头痛胸闷、食积腹胀等。治痰饮，常与苍术、藿香、陈皮等同用，有理气行痰的作用，可用于脾湿偏盛之痰饮、水肿。

注：建曲炒制后，可增强其消食化积、健脾和胃的功能。常与健脾消食药同用。治食滞腹泻，常与党参、山药、白术等同用，有健脾和胃、消食化滞的作用，可用于食积不化、脘腹胀满、不思饮食、肠鸣腹泻、痢疾等。

【传承轨迹】建神曲始见于清代《本草纲目拾遗》："白酒药曲，松江得名，良姜四两，草乌半斤，吴萸白芷，黄柏桂心，干姜香附，辣蓼苦参，秦椒九味，一两等分，菊花薄荷，二两齐秤，丁皮益智，五钱杏仁，共为细末。滑石五斤，米粉斗八，河水搅匀。造丸干用，酿酒芬馨，炒焦拌食，滞积消灵。"近代炮制主要有建神曲、炒建神曲、焦建神曲等。

淡豆豉

【药材来源】本品为豆科植物大豆 *Glycine max*（L.）Merr. 的成熟种子的发酵加工品。

【特色炮制】

1. 淡豆豉

（1）取清瘟解毒汤，置锅内，用文火煎煮两次，第一次加水 10 倍量煎煮 1 小时，第二次加水 10 倍量煎煮 1 小时，分次滤过，合并滤液，与净黑豆同置锅内煮沸，不断翻动，至汤吸尽，黑豆膨胀时，取出，再取青蒿与黑豆拌匀，置适宜容器内盖严，置适当温度下，待发酵后，取出，干燥，簸去青蒿。每100kg净黑豆，用清瘟解毒汤一剂，煎汤 30 ~ 40kg，青蒿 15kg。附注：清瘟解毒汤方药用白芷 180g、玄参 360g、柴胡 180g、连翘 360g、桔梗 240g、川芎 180g、黄芩 240g、羌活 240g、赤芍 240g、天花粉 240g、葛根 180g、甘草 180g、淡竹叶 120g、生姜 240g，以上十四味共煎汤（《北京市中药饮片炮制规范》·2008）。

（2）取黑大豆，淘净，用苏叶和麻黄加清水煮至大豆熟透，药汁煮干，倒出，干燥至七八成干，放入竹筐内，覆盖稻草，使其发酵（夏季约需 3 天，冬季 6 天）至豆发热、生黄衣和白霉为度，取出，干燥至近干，再蒸透，干燥。每 100kg 黑大豆，用苏叶、麻黄各 4kg（《江西省中药饮片炮制规范》·2008）。

2. 炒淡豆豉　取淡豆豉，炒至香气逸出，微具焦斑时，取出，摊晾（《浙江省中药炮制规范》·2005）。

【法定炮制】

淡豆豉　取桑叶、青蒿，加水煎煮，滤过，煎液拌入净大豆中，待吸尽后，蒸透，取出，稍晾，再置容器内，用煎过的桑叶、青蒿渣覆盖，闷使发酵至黄衣上遍时，取出，除去药渣，洗净，置容器内再闷 15～20 天，至充分发酵、香气溢出时，取出，略蒸，干燥，即得。每 100kg 黑大豆，用桑叶、青蒿各 7～10kg。

【成品性状】

淡豆豉　呈椭圆形，略扁，长 0.6～1cm，直径 0.5～0.7cm。表面黑色，皱缩不平。质柔软，断面棕黑色。气香，味微甘。

【炮制作用】

淡豆豉　味苦、辛，性凉。归肺、胃经。淡豆豉为黑大豆用桑叶、青蒿发酵后的成品，改变药性，气味芳香，能升能散。具有解表，除烦，宣发郁热的功能。用于感冒，寒热头痛，烦躁胸闷，虚烦不眠。治伤风感冒，常与薄荷、连翘或葱白、苏叶等同用，有解表之功，可用于外感风寒或风热的发热、恶寒、头痛等，方如葱豉汤。治虚烦不眠，常配伍栀子等，有清热除烦之效，用于热病后期之余热未尽、胸中烦闷、虚烦不眠等，如栀子豉汤。

【传承轨迹】晋代始有熬制法。唐代新增九蒸九曝，酒制，醋制法，并记载有造豉汁法。宋代增有炒法。明代新增醋拌蒸法。清代新增清蒸法、酒浸制法。近代炮制主要有淡豆豉、炒淡豆豉等。

【研究摘要】淡豆豉含有黑大豆的主要成分，主要含异黄酮类成分：大豆苷、黄豆苷、大豆素、黄毒素等；还含有维生素、淡豆豉多糖及微量元素等。经发酵后，游离型异黄酮和多糖溶出量显著增加，具有抗动脉硬化、降血糖及抗骨质疏松等作用。

第十七章　水飞法与提净法 ▷▷▷▷

水飞法和提净法是两种不同的方法，水飞法适用于难溶于水的矿物药，利用水的悬浮分离极细粉；提净法则适用于溶于水的矿物药，利用水的溶解度不同，采用重结晶的方法去除难溶性杂质。但均适用于矿物药，目的都是为了便于临床和制剂应用。

第一节　水飞法

利用粗细粉末在水中悬浮性的不同，而分离制取细粉的方法称为水飞法。适用于不溶于水的矿物药，如雄黄、朱砂、滑石等。

（一）炮制方法

将药物适当破碎，除去杂质，置乳钵中加入适量清水，研磨成糊状，再加多量水搅拌，细粉混悬于水中，即时倾出，粗粉则下沉再行研磨，如此反复操作，直至研细为止，最后将不能混悬的杂质弃去。合并混悬液，静置，待澄清后倾去上清液，将沉淀物干燥后研散研细，即得极细粉末。

（二）炮制目的

1.使药物纯净、细腻，便于内服和外用。水飞过程中不再混悬的残留物，多为夹杂的其他矿石、泥沙或铁、铅等重金属，弃去后可洁净药物。加水研磨，易获得极细粉末，以满足临床对药物粒度的要求。

2.防止药物粉末飞扬，污染环境。

3.降低毒性。通过水的混悬、漂洗作用，将可溶或微溶于水的毒性成分或杂质除去，以降低毒性。如雄黄中的 As_2O_3。

（三）注意事项

1.药物研磨前应破碎成粗颗粒。加水研磨时水量宜少，以能研成糊状为宜。加水搅拌时水量宜大，以便除去在水中溶解度小的有毒物质及其他杂质，适当静置，以使较粗的颗粒下沉，而制备细腻的粉末。

2.干燥时温度不宜过高，以晾干为宜。

3.朱砂和雄黄水飞要忌铁器。

朱 砂

【药材来源】本品为硫化物类矿物辰砂族辰砂，主含硫化汞（HgS）。采挖后，选取纯净者，用磁铁吸净含铁的杂质，再用水淘去杂石和泥沙。

【特色炮制】

制朱砂 取辰砂研碎，用甘草汤泡洗，连续洗 3 次（每次换新甘草水），晒干，放磁罐内研细末，加清水磨一星期（每日换水），去掉杂质，至辰砂滑腻，去水晒干即可。辰砂 100 斤，甘草 6 斤（《中药炮制经验集成》·1974 年）。

【炮制方法】

朱砂粉 取原药材，除去杂质，用磁铁吸去铁屑，加适量水研磨成糊状，再加多量水，搅拌，倾取混悬液。下沉部分再如上法，反复操作多次，直至手捻细腻，无亮星为止，弃去不能混悬的杂质，合并混悬液，静置后分取沉淀，晾干，研散研细。

【成品性状】

朱砂粉 为朱红色极细粉末，体轻，以手指撮之无粒状物，以磁铁吸之，无铁末。气微，味淡。

【炮制作用】

1. 朱砂 生品具有清心镇惊，安神解毒的功能。但临床应用只入丸散剂，不入煎剂。

2. 朱砂粉 经水飞后可使药物达到纯净，极细，降低毒性，便于制剂及服用。无论内服和外用，均宜使用水飞朱砂粉。内服多用于心悸易惊，失眠多梦，癫痫发狂，小儿惊风，视物昏花，口疮，喉痹，疮疡肿毒等。治心神不安，常与当归、生地黄等同用，如《兰室秘藏》朱砂安神丸；与猪心、灯心同用，镇静安神，如《百一选方》归神丹；治癫痫，与磁石、神曲同用，如《中华人民共和国卫生部药品标准·中药成方制剂》（第十册）磁朱丸；治温热病或痰热内闭的高热烦躁、神昏谵语，与牛黄、麝香等同用，如《中国药典》安宫牛黄丸；与石膏、羚羊角等同用，如《中国药典》紫雪散；与生玳瑁屑、牛黄等同用，如《太平惠民和剂局方》至宝丹；治咽喉肿痛、口舌生疮，与冰片、硼砂配伍，如《中国药典》冰硼散；治痈疽溃烂、红肿热痛，配伍生石膏、冰片、硼砂，如《外科大成》生肌定痛散。

【传承轨迹】南齐始有研法。唐代增加炼制。宋代首次提出水飞法，尚增有煮制、醋浸、黄松节酒煮、蜜煮等。明代增加黄芪当归煮熟、蒸、煅、荔枝壳水煮、麻黄水煮、酒蒸、炒制等。清代还新增猪心血和湿纸包煨、猪心血酒蒸研等。近代主要炮制为水飞法。

【研究摘要】朱砂主含硫化汞（HgS），但自然界的朱砂常夹杂有其他杂质，其中最常见者有雄黄、磷灰石、沥青质以及游离汞和可溶性汞盐等。游离汞和可溶性汞盐是朱砂中对人体有害的物质，其游离汞一部分是由天然矿物带入，另一部分是因为用铁器加工朱砂或朱砂中的铁屑等杂质与 HgS 等长期接触，逐渐引起汞的还原造成的。所以朱砂在加工过程中忌与金属器具直接接触。

水飞、水漂可以使朱砂中毒性汞含量下降，亦可降低其铅与铁的含量。水飞后洗涤次数越多，可溶性汞盐含量越低，而对硫化汞含量基本无影响。

朱砂忌火煅，见火析出水银（$HgS+O_2=Hg+SO_2\uparrow$），有剧毒。故干燥时温度不宜过高，一般要求晾干或40℃以下干燥。

以物理结构、颗粒直径、含汞量、游离汞和杂质含量为指标，对朱砂加工品的分析结果显示：瓷钵水飞法质量好，效率较低；大生产中采用的干磨法，不能去除药材中有害的游离汞及铁屑等杂质；球磨水飞法是较理想的炮制方法。

朱砂有无镇静催眠作用，认识不一；朱砂对雌性动物受孕有一定影响，故妊娠期应禁服朱砂；具有解毒、防腐作用，外用能抑杀皮肤真菌、寄生虫等。

若超量服用或长久服用朱砂，可造成急性或慢性汞中毒，以神经衰弱综合征为主，如心神不安，口中有金属味，牙龈肿胀，食欲不振，腹痛腹泻。

中毒解救方法：① 用2%碳酸氢钠溶液或温开水洗胃。② 给予牛奶、鸡蛋清等，使与汞结合成汞蛋白络合物而使汞不易吸收，并有保护消化道黏膜的作用。③ 应用解毒剂如二巯基丙磺酸钠等。④ 服用绿豆汤或黄连解毒汤，加金银花、土茯苓等。⑤ 对症处理及支持疗法。

雄 黄

【药材来源】本品为硫化物类矿物雄黄族雄黄，主含二硫化二砷（As_2S_2）。采挖后，除去杂质。

【特色炮制】

1. 醋煮雄黄 置砂锅内，以醋煮三伏时，取出，薄醋洗过，夜露晓收，三度细研如粉（宋·《圣济总录》）。

2. 醋研雄黄 用乳钵入醋同研，令尽为度（明·《奇效良方》）。

【法定炮制】

水飞雄黄 取净雄黄加适量清水共研至细，再加多量水，搅拌，倾取混悬液。下沉部分再如上法反复操作多次，除去不能混悬的杂质，合并混悬液，静置后分取沉淀，晾干，研散。

【成品性状】

水飞雄黄 为极细腻的粉末，橙红色或橙黄色。质重。气特异而刺鼻，味淡。

【炮制作用】

水飞雄黄 使药粉达到极细和纯净，毒性降低，便于制剂。用于痈肿疔疮，蛇虫咬伤，虫积腹痛，惊痫，疟疾等。治一切痈疽恶疮，如《圣济总录》雄黄膏；治一切痈疽溃烂，狂犬、毒蛇等虫兽咬螫伤痛，如《卫生宝鉴》雄黄消毒饮；治上膈壅热，痰涎不利所致的缠喉风及急喉痹，咽喉肿痛，卒然倒仆，失音不语，或牙关紧急，不省人事，如《太平惠民合剂局方》雄黄解毒丸。

【传承轨迹】汉代始有炼法、研法。南北朝时期产生了醋制和药制。唐代产生了油煮、烧制、煨法。宋代有水飞、醋煮或醋浸、醋研、油煎、桃叶制。明代有炒法等。清代产生了蜜煎、猪脂裹蒸、松脂制、白萝卜蒸、竹筒蒸等。近代炮制以水飞为主。

【研究摘要】雄黄主含硫化砷（As_2S_2），但常含有 As_2O_3 及游离砷等杂质。其毒性主要是可溶性砷所致。雄黄药材常与砒石、雌黄、铅石等有毒矿石共存，经净制可除去含 As_2O_3 较高的杂质，使雄黄的 As_2O_3 含量降低约30%。

以不同方法炮制后的雄黄可溶性砷的含量依次为加水球磨法＞打粉法＞干研法＞水飞法。证明用水飞法炮制雄黄粉末毒性最低。干研法对雄黄中 As_2O_3 含量无明显影响，而水飞法能降低雄黄中 As_2O_3 含量，降去 As_2O_3 的量与水飞时的用水量有关，用水量愈多 As_2O_3 去除的愈净，1：300为最佳用水量。另有报道，分别以水、5% 盐酸、1% 氢氧化钠水飞雄黄，炮制品中 As_2O_3 的含量为生品＞水飞品＞碱水飞品＞酸水飞品，增大氢氧化钠的浓度，反而使 As_2O_3 含量升高。

雄黄宜低温干燥或晾干。在高温下易生成三氧化二砷，故前人云"雄黄见火毒如砒"是有科学依据的。

滑　石

【药材来源】本品为硅酸盐类矿物滑石族滑石，主含含水硅酸镁 [$Mg_3(Si_4O_{10})(OH)_2$]。采挖后，除去泥沙和杂石。

【特色炮制】

1. 丹皮制滑石　以刀刮去浮面黄者，研如粉，以牡丹皮同煮一伏时出，去牡丹皮，取滑石，却用东流水淘飞去下脚七次，于日中晒干方用（明·《炮炙大法》）。

2. 煨煅制滑石　火煨煅，去火毒（明·《普济方》）。

【法定炮制】

1. 滑石　取原药材，除去杂石，洗净，干燥，捣碎。

2. 滑石粉　取净滑石，砸碎，碾成细粉。或取滑石粗粉，加水少量，碾磨至细，再加适量清水搅拌，倾出上层混悬液，下沉部分再按上法反复操作数次，合并混悬液，静置沉淀，倾去上清液，将沉淀物晒干后再研细粉。

【成品性状】

1. 滑石　为不规则小块。白色、黄白色或淡蓝灰色，有蜡样珍珠光泽。体较重，质软细腻，手摸之有光滑和微凉的感觉。易砸碎，无吸湿性，置水中不崩散。气微，味淡。

2. 滑石粉　为白色或类白色、微细、无砂性的粉末，质细腻，手捻有滑润感。

【炮制作用】

1. 滑石　味甘、淡，性寒。归膀胱、肺、胃经。具有利尿通淋，清热解暑的功能。外用祛湿敛疮。多水飞后入药。

2. 水飞滑石　使药物极细和纯净，便于内服及外用。用于热淋、石淋、尿热涩痛、暑湿烦渴、湿热水泻，外治湿疹、湿疮、痱子。治热淋，膀胱中热，小便频数，湿热淋证，如《外台秘要》滑石散、《太平惠民和剂局方》八正散；治夏季感受暑邪，身热心烦，口渴喜饮，小便短赤，如《中国药典》益元散。

【传承轨迹】汉代始有捶碎、研法的记载；南北朝刘宋时代增加丹皮煮制。唐代增有炼制。宋代新增水飞法、炒法、煅法等。元、明、清各代沿用水飞法。近代主要炮制方法有研飞、水飞法等。

【研究摘要】滑石主含水合硅酸镁，尚含有铁、钠、钾、钙、铝等。

滑石所含的硅酸镁有吸附和收敛作用，撒布创面能形成被膜，有保护创面，吸收分泌物，促进结痂的作用。能保护肠管，止泻而不引起鼓肠，对治疗水泻尤为适宜。此外，还能阻止毒物在胃肠道中的吸收。体外试验其煎剂对伤寒杆菌、脑膜炎球菌和金黄色葡萄球菌有抑制作用。临床用于治疗泌尿系统疾病、带状疱疹、慢性浅表性胃炎及十二指肠炎、痔疮水肿、反流性食管炎、皮肤湿疹、湿疮、痱子等。

第二节　提净法

某些矿物药，特别是一些可溶性无机盐类药物，经过溶解，过滤，除净杂质后，再进行重结晶，以进一步纯净药物，这种方法称为提净法。

（一）炮制方法

1. 降温结晶（冷结晶） 将药物与辅料加水共煮后，滤去杂质，将滤液置阴凉处，使之冷却重新结晶。

2. 蒸发结晶（热结晶） 将药物先适当粉碎，加适量水加热溶化后，滤去杂质，将滤液置于搪瓷盆中，加入定量米醋，再将容器隔水加热，使液面析出结晶物，随析随捞取，至析尽为止；或将原药与醋共煮后，滤去杂质，将滤液加热蒸发至一定体积后再使之自然干燥。

（二）炮制目的

1. 使药物纯净，提高疗效 如芒硝。

2. 缓和药性 如芒硝。

3. 降低毒性 如硇砂。

芒　硝

【药材来源】本品为天然产的硫酸盐类矿物芒硝族芒硝，经加工精制而成的结晶体。主含含水硫酸钠（$Na_2SO_4 \cdot 10H_2O$）。

【特色炮制】

玄明粉（风化硝） 取重结晶之芒硝，打碎，包裹悬挂于阴凉通风处，令其自然风化失去结晶水，全部成白色质轻粉末，过筛（《中药炮制经验集成》·1974）。

【法定炮制】

1. 朴硝 取原药材，除去杂质。

2. 芒硝 取适量鲜萝卜，洗净，切成片，置锅中，加适量水煮透，捞出萝卜，再投入适量天然芒硝（朴硝）共煮，至全部溶化，取出过滤或澄清以后取上清液，放冷。待结晶大部分析出，取出置避风处适当干燥即得，其结晶母液经浓缩后可继续析出结晶，直至不再析出结晶为止。每100kg朴硝，用萝卜20kg。

【成品性状】

1. 朴硝　同芒硝，夹有杂质，色较前者略黯。

2. 芒硝　为棱柱状、细片状、马齿状、长方形或不规则的结晶，大小不一。单体无色，集合体呈白色，透明或半透明，玻璃光泽，密度小，极易潮解，置空气中则表面渐风化而覆盖一层白色粉末，质脆易碎，味凉而微苦咸，气无。

【炮制作用】

1. 朴硝　味咸、苦，性寒。归胃、大肠经。具有泻热通便，润燥软坚，清火消肿的功能。将天然产品加热水溶解过滤，除去泥沙及不溶性杂质，将滤液静置，析出结晶是芒硝的粗制品（朴硝），杂质较多，不宜内服，以消积散痞见长，多外用于乳痈。

2. 芒硝　用萝卜煮制后所得的芒硝，可提高其纯净度，同时缓和其咸寒之性；并借萝卜消积滞、化痰热、下气、宽中作用，以增强芒硝润燥软坚、消导、下气通便之功。用于实热便秘，大便燥结，积滞腹痛，肠痈肿痛。治胃肠实热积滞，热结便秘，如《伤寒论》调胃承气汤；治阳明腑实证，如《伤寒论》大承气汤；治水饮与热邪结聚所致之结胸证或夹痰夹食，结于胸腹，胸闷气短，脘腹硬满疼痛，口燥而渴，大便闭结，如《伤寒论》大陷胸汤。

【传承轨迹】汉代有炼法。晋代增加熬制。唐代又有煮制、蒸制。宋代出现了烧制、炒制。明代还有火炮、萝卜制、豆腐制、甘草制及加萝卜、冬瓜和豆腐共煮。清代多采用辅料（豆腐、萝卜、甘草）合制。现代主要炮制方法有提净法。

【研究摘要】芒硝主含硫酸钠，此外常夹带有食盐、硫酸钙、硫酸镁等。

芒硝有泻下作用，可引起肠道机械刺激，促进肠蠕动，对肠黏膜也有化学性刺激作用，但并不损害肠黏膜，还可产生消肿止痛作用。芒硝煎液可引起小鼠表现肾缺血现象。

朴硝经不同工艺炮制后钠元素含量变化不明显；Ca、Mg含量显著下降；萝卜制芒硝中K元素含量明显升高。同一条件下，10～15℃结晶比2～4℃结晶无机元素含量低；胡萝卜制品中钾元素和锌元素含量最高。各样品中均不含重金属铅。进一步研究发现芒硝经用萝卜提净后，萝卜中的Zn、Mn、Fe等进入了芒硝，成为炮制后芒硝的组成成分，同时萝卜也吸附了Cu、Pb、Cr等，从而降低了对人体健康不利的成分含量。

另外，风化硝为芒硝经风化干燥所得之品。炮制方法为取重结晶之芒硝，打碎，包裹悬挂于阴凉通风处，令其自然风化成白色质轻粉末。或取芒硝置平底盆内，露置通风处，令其风化，消失水分，成为白色粉末，即得。芒硝经风化作用，失去结晶水后生成无水硫酸钠，其性缓和而不泄利。临床可治大便不通，如《圣济总录》玄明粉散；还可外用于咽喉、牙龈肿痛，口疮，如《中国药典》冰硼散。

现今视风化硝与玄明粉为一物，然而古代两者有别：风化硝是朴硝以萝卜汁制过，所得结晶经风化而成风化硝；玄明粉是朴硝以萝卜加甘草等制，所得重结晶经煅后成玄明粉。

硇 砂

【药材来源】本品为氯化物矿物硇砂 *Sal Ammoniac* 或紫色石盐 *Halite Violaceous* 的晶体。前者称白硇砂，主含氯化铵（NH_4Cl），后者称紫硇砂，主含氯化钠（$NaCl$）。全年可采，挖出后除去杂质即得。

【特色炮制】

1. 煅硇砂 取硇砂块煅烧 2 ~ 3 小时，至红，放冷研细（明·《奇效良方》）。

2. 单煮硇砂 取硇砂粉，置乳钵中加热水融化，倒入竹筐过滤（竹筐上放清洁麦秸 3 斤，再覆小米大的白沙子一层），滤液倒入锅内加热提炼，至液面析出白霜，捞出置白纸上，晒干即可（宋·《圣济总录》）。

【法定炮制】

1. 硇砂 取原药材，除去杂质，砸成小块。

2. 醋硇砂 取净硇砂块，置沸水中溶化，过滤后倒入搪瓷盆中，加入适量醋，将搪瓷盆放在水锅内，隔水加热蒸发，当液面出现结晶时随时捞起，直至无结晶析出为止，干燥。或将上法滤过获得的清液置锅中，加入适量醋，加热蒸发至干，取出。每 100kg 硇砂，用米醋 50kg。

【成品性状】

1. 硇砂 白硇砂为不规则碎块状结晶，表面灰白色或暗白色，有部分呈黄色。质酥脆，易打碎，断面显束针状纹理。有土腥气，味咸、苦，刺舌。紫硇砂为不规则块状，质坚而脆，断面平滑光亮，具玻璃样光泽，有臭气，味极咸而刺舌。手摸之有凉感，易潮解。

2. 醋硇砂 本品为灰白色或微带黄色或紫红色的结晶性粉末，味咸、苦。

【炮制作用】

1. 硇砂 味咸、苦、辛，性温；有毒。归肝、脾、胃经。具有消积软坚，破瘀散结的功能。生硇砂具有腐蚀性，只限外用，用于息肉，疣赘，瘰疬，痈肿，恶疮。治息肉，耳挺，鸡眼，如《医宗金鉴》硇砂散。

2. 醋硇砂 使药物纯净，并能降低毒性，同时借助醋散瘀之性，增强软坚化瘀、消癥瘕积块之功。用于癥瘕痃癖、噎膈反胃，外治目翳。如硇砂醋煮，与木瓜同用治积年气块，脐腹疼，方见《太平圣惠方》；现多用于治疗各种恶性肿瘤，如配伍青礞石、沉香、硼砂等治食管癌。

【传承轨迹】唐代始有浆水浸晒取霜法。宋代增加醋提净法、醋与浆水制、皂角汁加酒与童便制、水飞后重汤提净法、煅制等。明代还出现了煨制、炒制、枫树皮制等。清代又增加了豆腐煎。现代主要炮制方法有提净法。

【研究摘要】紫硇砂主含氯化钠，此外尚含有 Fe^{2+}、Fe^{+3}、Mg^{2+}、S^{2-} 及 SO_4^{2-} 等离子。白硇砂主含氯化铵，尚含 Fe^{3+}、Ca^{2+}、Mg^{2+}、SO_4^{2-} 等离子。

紫硇砂毒性主要来自硫化物和多硫化物，多硫化物在胃中溶解成溶液，有强烈的腐蚀作用。硫化物和多硫化物在胃酸作用下，将会产生硫化氢，硫化氢在消化道或呼吸道能很快被吸收。当游离的硫化氢在血液中来不及氧化时，则引起全身中毒反应。紫硇砂生品中硫化物含量为 0.045% ~ 0.061%，醋制品中未检出硫化物，但在醋制过程中检测到了硫化氢气体，推测紫硇砂生品中部分硫化物在醋和加热条件下，转化为硫化氢气体逸出，故而降低了紫硇砂的毒性。

紫硇砂经炮制后，硫、铁、钙离子含量降低，毒性也稍降低，但紫硇砂生品对小鼠 S180 肉瘤抑制效果较好，其次是醋制品和水制品。而白硇砂没有抑制作用，且毒性较大，应区别用药。若作抗癌药，以生品紫硇砂为好。

研究发现白硇砂有 20 种微量元素，紫硇砂含 19 种微量元素，醋制后各微量元素种类基本未变，但 As、Cd、Cr、Pb 等有害元素的量降低。

第十八章　干馏法与熬胶法 ▷▷▷▷

干馏法和熬胶法同为我国传统通过加热方法制备新饮片的方法。主要通过使饮片产生新的疗效或增强其吸收度而达到发挥临床疗效的目的，在制备过程中会有成分的分解或新成分的产生。

第一节　干馏法

将中药置于容器内，以火烤灼，使之产生汁液的方法为干馏法。

（一）炮制方法

干馏法在炮制过程中，不同的饮片其加热的方法和温度不尽相同，一般采用 120 ~ 450℃进行炮制。由于原料不同，各药物裂解温度不一样，如蛋黄油在 280℃左右，竹沥油在 350 ~ 400℃，豆类的干馏物一般在 400 ~ 450℃制成。干馏过程中，其加热方式和收集干馏物的方式也不相同。

1. 以砂浴加热，在干馏器上部收集冷凝的液状物　如黑豆馏油等。

2. 在容器周围加热，在下面收集液状物　如竹沥油等。

3. 用武火炒法制备油状物　如蛋黄油等。

4. 直接加热烧制，收集液状物　如竹沥等。

（二）炮制目的

干馏法的炮制目的是制备有别于原药材的干馏物，产生新的疗效，扩大其用药范围，以适应临床所需。临床用大部分干馏产物都具有抗过敏、抗菌消炎、收敛伤口、促进愈合的作用。

（三）注意事项

1. 干馏的过程中应根据药材的性质选择适宜的干馏温度和时间。

2. 干馏过程中注意通风排风，保持空气流通。

竹　沥

【药材来源】本品为禾本科植物淡竹 *Phyllostachys nigra*（Lodd.）Munro var. *henonis*

（Mitf.）Stapf ex Rendle 的嫩茎用火烤灼而流出的液汁。

【特色炮制】

1. 竹沥盐　选取粗大鲜青竹，按节锯断，一端留节，另一端节捅通，取食盐用生姜汁拌匀，装入竹筒内杵实，以木塞塞紧，平架在炭火炉上，不时翻动，待熏烤至表皮呈焦黑色为度，取起吊挂在灶台附近，劈开竹筒取盐块，敲碎即可（《福建省中药饮片炮制规范》·2012）。

2. 竹沥油　取鲜嫩竹茎，剁成尺许段，劈开洗净，装入绍兴酒坛内，装满后口部向下，用砖架起，坛的上面四周用锯末劈柴围严，烧着坛口，下面放一罐，当锯末劈柴燃烧时，坛内竹子沥净，为竹沥油（《内蒙古自治区中药饮片切制规范》·1977）。

【法定炮制】

竹沥　取鲜嫩淡竹茎，截成 10～15cm 长，去节，劈开，洗净，放入坛内，装满后坛口向下架起，坛的下面放一罐接汁，坛的上面及周围用锯木屑和柴围固，用火燃烧，竹茎受热后，液汁即流入罐内，至竹中汁液流尽为止，取出，过滤，放冷。

【成品性状】

竹沥　为淡黄色至淡红棕色液体。

【炮制作用】

竹沥　鲜竹经干馏制备竹沥，味甘、苦，性寒，入心、胃经，具清热豁痰、镇惊利窍功能。治中风口噤，可单味饮服，亦可与姜汁同用，见《千金要方》。治痰热咳嗽，常配伍鱼腥草、枇杷叶等，清热解毒，化痰止咳，如祛痰灵。

【传承轨迹】梁代始有"竹沥"的记载。唐代为直接火烧制汁。宋代有董竹烧取之。明代新增竹段装盘倒悬，炭火周围逼制竹沥汁法。明代李时珍在《本草纲目》中记载："将竹截作二尺长，辟开。以砖两片对立，架竹于上。以火炙出其沥，以盘承取。或以竹截长五六寸，以瓶盛，倒悬，下用一器承之，周围以炭火逼之，其油沥于器也。"近代炮制方法沿用前法，不同地域、省份炮制方法基本相似，但原料有所不同。

【研究摘要】竹沥的水溶性成分主要为天门冬氨酸、谷氨酸、丝氨酸等 13 种氨基酸；醚提取液含愈创木酚、甲酚、苯酚、乙酸、苯甲酸、水杨酸等。竹沥对白色葡萄球菌、枯草杆菌，大肠杆菌及伤寒杆菌等有较强的抗菌作用。

竹材干馏时，120℃左右开始，350～400℃热分解最盛，450℃以上逐渐减少，如以焦油和水制作，以保持 400℃温度最好。烧制鲜竹沥的时间：一年之中以秋、冬为好，其制取量、相对密度、泡沫、色泽等性状指标都比春、夏好；秋、冬两季相比，冬季比秋季更好；在一天 24 小时内，以 18 时至次日 9 时时间段内烧制为好。

蛋 黄 油

【药材来源】本品为雉科动物家鸡 *Gallus gallus domesticus* Brisson. 的蛋，煮熟后去壳剥取蛋黄，经熬炼而得。

【特色炮制】

提取蛋黄油　取鲜鸡蛋，用打蛋机或手工破碎后，分取蛋黄，经加热脱水，制成干燥蛋黄粉，再经专用分离仪分离出蛋黄提取物，高压灭菌，即得（《湖南省中药材标准》·2009）。

【法定炮制】

蛋黄油 取鸡蛋煮熟，去壳取蛋黄，捣碎，置锅内，以文火加热，不断搅拌，待水分蒸发，蛋黄变为棕褐色时，用武火加热熬炼，至蛋黄油出尽，离火，不断搅拌倾出油，过滤装瓶备用。

【成品性状】

蛋黄油 为棕褐色浓稠油状物，不透明。在水中不溶，微溶于醇。溶于醚。气微腥，味极苦。

【炮制作用】

蛋黄油 蛋黄经干馏制成馏油，产生了新的功效。甘、平，归脾经。具有消肿解毒，敛疮生肌的功能。用于烫火伤，脓耳，湿疹，皮肤瘙痒，溃疡久不收口，疮痔疬癣，手足皲裂，外伤，诸虫疮毒。

【传承轨迹】唐代时期有蛋黄熬法和炒取油。宋代增加炒法。清代有卵黄煎出油的记载。近代炮制方法有炒熬法炮制。

【研究摘要】蛋黄油主含磷脂、脂肪酸、胆甾醇、叶酸、胡萝卜素及钙、磷、铁多种无机元素。蛋黄油具有抗过敏、抗真菌的作用。对三种不同炮制品蛋黄油所含磷脂成分进行分析，并采用薄层扫描法对磷脂组分进行快速定量分析，并比较其 PE、PA、PI 的含量，结果表明烘法、传统法优于氯仿提取法。通过荧光扫描法测定蛋黄油炮制品中苯并（a）芘的含量，结果为传统法＞烘法＞氯仿提取法。干馏时加热温度在 260 ~ 280℃之间。

黑豆馏油

【药材来源】本品为豆科植物黑大豆 *Glycine max*（L.）Merr. 的黑色种子经干馏制得。

【法定炮制】

黑豆馏油 取净黑大豆，轧成颗粒，装入砂质壶中 2/3 处，盖好，用黏土泥密封壶盖与壶口周围，置火炉上干馏。另在壶嘴上接一薄铁制成的冷凝器及接收瓶（连接处亦需密封），可得到黑色黏稠状液体，即粗制黑豆馏油。

若进一步精制，则将粗制品放在分液漏斗中，静置 20 ~ 30 分钟使分层，上层是馏油，下层为水和水溶性混合物，弃掉下层。取上层黑豆馏油置蒸馏瓶内，于水浴上蒸馏，温度保持在 80 ~ 100℃，约 30 分钟，蒸馏出来的是淡黄色透明液，为干馏油中的挥发性物质，临床验证无效，而留在蒸馏瓶内的残液为黑色具有光泽的浓稠液体，可供临床应用。

【成品性状】

黑豆馏油 为黑色、有光泽的浓稠液体，气焦臭。

【炮制作用】

黑豆馏油 黑大豆经干馏制得馏油，产生了新的疗效。具有清热，利湿，止痒，收敛的功能。用治湿疹、牛皮癣、神经性皮炎。

【传承轨迹】《本草纲目》记干馏法为：用青竹筒三尺，着大豆一升在内，以马粪、糠火烧熏，由器两头取汁。清代有将黑豆装罐火烧法。近代主要炮制方法有干馏法。

【研究摘要】黑大豆含较丰富的蛋白质、脂肪和碳水化合物，以及胡萝卜素、维生素 B_1、维生素 B_2、烟酸等。将脱脂大豆在 400～450℃干馏，得暗褐色黏稠液体，用水提取过的醚层有较强的抗过敏作用，尤对婴儿湿疹疗效较好，具明显止痒、消炎及抑制渗出作用。大豆馏油用于治疗真菌所致的癣类皮肤病等，有杀菌、消炎、止痒止痛、促进伤口愈合的作用。

第二节　熬胶法

熬胶法是将动物皮、骨、甲或角用水煎取胶质，浓缩成稠胶状，在一定条件下干燥后制成固体块状胶的方法。常用此法炮制的中药饮片有阿胶、鹿角胶、龟甲胶、鳖甲胶、龟鹿二仙胶等，是我国一项传统的炮制方法。

（一）炮制方法

熬胶法操作一般包括原料处理除杂、熬制胶汁、澄清和过滤、浓缩、凝胶和切胶、晾干包装等。

1. 原料的处理　除去原料皮、骨、角、甲等，除去带有的未除净的毛、脂肪、筋、膜、血等。处理方法：皮类一般需浸泡数日，每天换水一次，等皮质柔软后，把残留的腐肉、脂肪、筋膜和毛用刮刀刮去。大量生产时也有用蛋白分解除去毛，用热碱水除去油脂，反复洗刷除去泥沙，将处理干净的皮切成小块，放锅内用开水烫洗数分钟，待皮块膨胀卷缩后，再进行熬胶。骨角甲类原料，用清水浸泡，每天换水一次，除去腐肉筋膜，再用碱水洗，除去油脂，洗干净后便可以熬胶。

2. 煎取胶汁　煎取胶汁过程又称熬胶。将处理干净后的原料，置锅中加水以直火加热，或置夹层蒸汽锅中加热，煎取胶汁。一般加水量以浸没原料为度，随时补充减少的水分，避免因水不足而影响胶汁的煎出度；熬胶用火以刚好使锅内煎液微沸为度，至胶汁完全煎出为度。胶液放凉后黏度增加，所以胶液煎出后应趁热过滤，过滤得到的澄清溶液再进行浓缩。在过滤过程中，为了提高胶液的沉降效果和增加胶液的澄清度，可以在胶液中加入适量明矾水（100kg 原料加入明矾 60～90kg），不断搅拌，得到上层澄清胶液进行浓缩。

3. 浓缩收胶　煎取得到的澄清胶液用文火加热挥发其内的水分进行浓缩。浓缩过程不断搅拌，及时除去产生的泡沫。随着水分越来越少，胶液黏度越来越大，应避免胶液焦化。胶液浓缩到糖浆状后，应静置24小时，沉降其更小的沉淀，而后取上层澄清胶液继续浓缩到一定程度，在此过程可以加入糖，搅拌至完全溶解，继续浓缩至"挂旗"（用搅棒挑起胶液，黏附棒上成片状而不坠落），此时可以在搅拌过程中加入黄酒，并减弱火力，这个过程会产生大量的气泡，如馒头状，俗称"发锅"，此时应加大搅拌力度，促使水分蒸发并防止焦化。不同品种在熬制过程中浓缩程度不一，应根据实际情况进行控制，避免水分过多在干燥过程出现四面高、中间低的塌陷现象。胶汁炼成后可以加入油类，并搅拌使分散均匀，并避免成品出现油泡。

4. 凝胶与切胶　趁热将熬制好的胶液倒入涂麻油的凝胶盆内使其凝固，麻油要均匀不可过多，再将胶盆置于 8 ～ 12℃的室内，经过 12 ～ 24 小时，可凝成胶块。胶汁凝固后可切成一定规格的小片状，此过程称为"开片"。手工切胶过程要求刀口要平，一刀切成，避免出现刀口痕迹。大量生产可采用机器切胶。

5. 干燥与包装　将切好的胶片放置胶床上，或用竹帘分层放在有干燥防尘设备的室内，微风阴凉条件下晾干。为快速干燥可用空调保持室内温度恒定。为了避免局部水分散失过快出现胶片弯曲，在干燥过程中，可每隔一段时间翻动胶片，使两面水分均匀散失。数日之后，待胶片表面水分散失到一定程度，再把胶片装入木箱，密闭闷之，使胶片内部的水分慢慢扩散到表面，称为"闷胶"，也可称之为"伏胶"。闷 2 ～ 3 天后，用布擦去表面的水分，然后再放竹帘上晾胶。如此反复 2 ～ 3 次，即可达到干燥胶片的目的。也有不"闷胶"，采用纸包好放到石灰干燥箱内进行干燥的。充分干燥后的胶片，可用微湿毛巾拭其表面，使之光泽，用朱砂或金箔印上品名，装盒。

（二）炮制目的

熬胶法是为扩大临床用药需要制备有别于原药材的胶剂。熬制的胶类大多具有温补肝肾，益精养血、滋阴补血的作用。主要功能为补血、止血、祛风等，用以治疗虚劳、羸瘦、吐血、衄血、崩漏、腰腿酸软及妇女经血不调等症。胶剂多供内服，可烊化单服也可兑入煎剂。

（三）注意事项

1. 熬胶的原料在用水漂洗或浸漂的过程应注意防止腐败。可加防止腐败的物质如氢氧化钠，但要注意浓度（一般为 0.5%）。

2. 熬胶过程加水量以淹没原料为度，可在锅底放多孔假底防焦化。火力不宜过大，以微沸为度。

3. 浓缩的过程要特别注意火力，不宜太猛和过分集中。起初应小火徐徐加热，不断搅拌，至开始沸腾时，火力才缓缓加大，以保持微沸为度。加入糖、酒 1 小时后，注意火力防止焦化。浓缩终点浓度不易过大，防止胶太硬。

4. 晾胶过程为防止干燥不均匀要 3 ～ 5 天翻动一次。表面水分干燥完后，要进行闷胶，反复 3 ～ 4 次，至充分干燥。

5. 熬制的胶质地对光应半透明、琥珀色，无杂质。

6. 烫制胶珠时火力不易过大，应发泡易捏碎无"溏心"。

龟甲胶

【药材来源】本品是龟科动物乌龟 *Chinemys reevesii*（Gray）的背甲及腹甲经水煎、

煮、浓缩制成的固体胶。

【法定炮制】

龟甲胶　将龟甲漂泡洗净，分次水煎，滤过，合并滤液（或加入白矾细粉少许），静置，滤取胶液，浓缩（可加适量的黄酒、冰糖及豆油）至稠膏状，冷凝，切块，晾干，即得。

【成品性状】

龟甲胶　呈长方形或方形的扁块或丁状。深褐色。质硬而脆，断面光亮，对光照视时呈半透明状。气微腥，味淡。

【炮制作用】

龟甲胶　性凉，味咸、甘。归肝、肾、心经。具有滋阴，养血，止血的功能。用于阴虚潮热，骨蒸盗汗，腰膝酸软，血虚萎黄，崩漏带下。

【传承轨迹】龟甲始载于《神农本草经》，列为上品，为传统滋阴良药。《本草蒙筌》言龟甲"专补阴衰，善滋肾损"，意为龟甲胶为滋阴之佳物。

【研究摘要】龟甲胶含有骨胶原、胶质、脂肪、甾族、钙、磷、肽类、酶和多种氨基酸，还含有锶、锌、铜、锰、铬、镁、铁等多种人体必需微量元素等。

龟甲胶在熬制的过程中，煎煮次数对其化学成分如氨基酸的含量有影响。

现代药理研究表明龟甲胶能调节机体功能，激发机体自身调节的机制，增强自身稳定状态；能纠正甲亢阴虚动物模型全身各系统的病理、生理变化；具有滋阴补血作用，阴虚体质的老年人常服龟甲胶可延年益寿，阴虚阳亢的肺痨患者服用龟甲胶有益于康复。

有文献以龟甲胶中L-羟脯氨酸、甘氨酸、丙氨酸、L-脯氨酸等氨基酸含量总和为指标，用正交设计法考察龟甲去腐肉的方法和煎煮次数对制备龟甲胶的影响，结果表明，龟甲蒸制法、煎煮3次氨基酸含量最高。

鳖甲胶

【药材来源】本品为鳖科动物鳖 *Trionyx sinensis* Wiegmann 的背甲煎熬浓缩而成的固体胶。

【法定炮制】

鳖甲胶　取鳖甲放缸内，用清水浸泡，使附着上面的皮肉腐烂，取鳖甲反复冲洗，至净后再用水漂之，每日换水2～3次，漂3～5天即可。清水洗刷后，置锅中加水煎取胶汁，煎3～5次，至胶汁充分煎出为度，将各次煎汁过滤合并（或加明矾粉少许），静置后滤取清胶汁，再用文火加热，不断搅拌，浓缩（或加适量黄酒、冰糖）成稠膏状，倾入凝膏槽内，待其自然冷凝。取出切成小块，阴干。凝固后切成长条形小块即得。

【成品性状】

鳖甲胶　呈扁方块状，表面棕褐色，光亮，半透明。质坚脆，易折断，断面不平坦，光泽。气腥，性微寒，味咸。

【炮制作用】

鳖甲胶 性偏平和，味咸，入肝、脾经。具有滋阴补血，退热消瘀的功能。主治骨蒸潮热，疟疾痞块，气虚血亏，闭经难产，湿痰流注。

【传承轨迹】本品始载于元代《卫生宝鉴》一书，具有滋阴退热，软坚散结之功。

【研究摘要】有研究表明鳖甲胶能一定程度缓减高脂血症症状，改善高脂血症大鼠厌食症状，且不会引起高脂血症大鼠血脂进一步升高。而且鳖甲胶能一定程度上改善高脂血症大鼠血液流变学特性，可能适合高脂血症患者服用。

有文献对不同浸泡时间白酒浸泡后的鳖甲和未经白酒浸泡的鳖甲直接熬胶进行了收率、浸出物、理化测定等对比实验。结果表明，两者质量基本一致。白酒浸泡过的鳖甲熬制鳖甲胶比未用白酒浸泡过的鳖甲熬胶收率低5%，浸出物也约低5%。

鹿角胶

【药材来源】本品为鹿科动物梅花鹿 *Cervus nippon* Temminck 或马鹿 *Cervus elaphus* Linnaeus 的角经水煎煮、浓缩制成的固体胶。

【特色炮制】

鹿角胶珠 将蛤粉置热锅内，文火加热至翻动显灵活状态后，投入净鹿角方块，翻动至鼓起成圆球形，内无溏心（无胶茬）时，取出，筛去蛤粉，放凉。每100kg鹿角胶块，用蛤粉24kg（《山东省中药饮片炮制规范》·2012）。

【法定炮制】

鹿角胶 将鹿角锯段，漂泡洗净，分次水煎，滤过，合并滤液（或加入白矾细粉少量），静置，滤取胶液，浓缩（可加适量黄酒、冰糖和豆油）至稠膏状，冷凝，切块，晾干，即得。

【成品性状】

鹿角胶 呈扁方形块或丁状。黄棕色或红棕色，半透明，有的上部有黄白色泡沫层。质脆，易碎，断面光亮。气微，味微甜。鹿角胶珠呈类圆形。表面黄白色或淡黄色，光滑，附有蛤粉。质松泡而易碎。气微，味微甜。

【炮制作用】

鹿角胶 其性温，味甘咸，入肝、肾经。具有温补肝肾，益精血养血的功能。用于肾阳虚弱，精血不足，虚劳羸瘦，及吐血、衄血、崩漏、尿血等属于虚寒者，亦可用于阴疽。能壮元阳、补气血、生精髓、暖筋骨，为常用的滋补药，如《景岳全书·新方八阵》右归丸。蛤粉炒后可降低其黏腻之性，矫正其臭味，使之质地酥脆，便于粉碎，可入丸、散剂。

【传承轨迹】鹿角胶始载于《神农本草经》，并被列为上品，称之为白胶。梁代就有做白胶法，随后南北朝有以无灰酒煮成胶。唐代有炙、熬令色黄的方法。至宋代开始出现用蛤粉、螺粉炒制鹿角胶。直到明代增加了炒如珠子。近代炮制方法以制成鹿角胶和蛤粉炮制为鹿角胶珠为主。

【研究摘要】鹿角胶主要含有动物蛋白质、多种氨基酸、多肽、激素、糖类及少量的微量元素等成分。现代药理学实验研究表明，鹿角胶具有抗炎镇痛活血，抗乳腺增生，胃黏膜保护，抗骨质疏松，活血壮阳等作用。

　　对影响鹿角胶质量的工艺进行研究，结果表明，为提高鹿角胶质量，煎胶受热时间控制在 24 小时以内；采用密闭加压（0.5kg），煎煮 18 小时，温度在 110℃；选用含无机盐类较低的深层地下水熬制，这样的鹿角胶质量较佳。

第十九章　烘焙法、煨法与制绒法 ▷▷▷▷

本章包括烘焙、煨及制绒等炮制方法。烘、焙、煨是三种不同的炮制方法，其共同的特点是均有加热的过程，烘烤是在近火处利用辐射热量，焙法强调在容器中隔火加热，没有翻动或翻动次数少，煨法是将中药包裹后缓缓加热；制绒是将药物通过反复研捣制备成绒絮状的操作方法。目的在于增强疗效、降低或消除药物的毒性或副作用、改变或缓和药性、便于粉碎及便于临床应用等。这些方法所应用的中药种类较少，但临床应用较为广泛。

第一节　烘焙法

将净制或切制过的中药用文火直接或间接加热，使之充分干燥的方法，称烘焙法。主要适用于某些昆虫或其他中药。

（一）炮制方法

烘焙法包含烘法和焙法两种方法。

1. 烘　是将净选后的中药置于近火处或利用烘箱、干燥室等设备，使之所含水分徐徐蒸发，从而使中药充分干燥。一般只除去水分，中药颜色不变。

2. 焙　是将净选的中药置于金属容器或锅内，用文火短时间加热，不断翻动，使中药颜色加深，质地酥脆。

（二）炮制目的

1. 使中药充分干燥，便于粉碎和贮存。
2. 降低毒性。烘焙加热，使毒性蛋白变性，降低毒性，同时矫味矫臭，便于服用。

（三）注意事项

烘焙法不同于炒法，一定要用文火加热中药，勤加翻动，以免焦化。

蜈　蚣

【药材来源】本品为蜈蚣科动物少棘巨蜈蚣 *Scolopendra subspinipes mutilans* L. Koch 的干燥体。春、秋二季捕捉，用竹片插入头尾，绷直，干燥。

【特色炮制】

酒蜈蚣　取原药材，除去头、足，喷适量白酒，文火焙黄，剪长段（《湖南省中药饮片炮制规范》·2010）。

【法定炮制】

1.蜈蚣　取原药材，除去竹片及头足，用时折断或捣碎。

2.焙蜈蚣　取净蜈蚣，除去头足，用文火焙至黑褐色质脆时，放凉。

【成品性状】

1.蜈蚣　为扁长形，背部棕绿色或墨绿色，有光泽，腹部棕黄色或淡黄色质脆，具有特殊的刺鼻腥气，味辛而微咸。

2.焙蜈蚣　形如蜈蚣，呈棕褐色或黑褐色，有焦腥气。

【炮制作用】

1.蜈蚣　味辛，性温，有毒。归肝经。具有息风止痉，通络止痛，攻毒散结的功能。多用于小儿惊风，抽搐痉挛，中风口㖞，半身不遂，破伤风，风湿顽痹，疮疡，瘰疬，毒蛇咬伤等。治小儿急惊，如《太平圣惠方》万金散；治疮疡肿毒，瘰病溃烂，毒蛇咬伤，如《拔萃方》不二散。

2.焙蜈蚣　毒性降低，矫味矫臭，并使之干燥，便于粉碎。多入丸散内服或外敷，功用同生品。治顽固性头痛，常与全蝎或天麻、僵蚕、川芎等配伍，能通络止痛，可治疗头痛、痹痛等。治急慢惊风，与全蝎等伍用，可息风止痉，能治手足抽搐、角弓反张等，如止痉散。

【传承轨迹】南北朝刘宋时代始有与木末或柳蛀末同炒，去足甲。晋代增加烧灰制炭。唐代增有炙法。宋代又增加了酒浸、姜制、焙法、薄荷制、酥制。明代新增了酒焙、炒制、葱制、醋制、火炮存性。清代增加煅制、荷叶制、鱼鳔制等。现代主要炮制方法有焙制等。

【研究摘要】蜈蚣含有两种类似蜂毒的有毒成分，即组织胺样物质及溶血性蛋白质。具有溶血作用，能引起过敏性休克；少量能兴奋心肌，大量能使心脏麻痹，并能抑制呼吸中枢。此外还含有酶、糖类、脂肪酸、胆甾醇、蚁酸及组氨酸、精氨酸、亮氨酸等多种氨基酸以及铁、锌、锰、钙、镁等微量元素。

其他还有加辅料和不加辅料炮制蜈蚣。不加辅料：生用、炒炙、焙、煨和烧存性等。加辅料：①酒炙、姜炙、醋炙、葱汁炙、荷叶炙、薄荷叶煨等，不但可以改善药性，使之更好地发挥药性，而且辅料的挥发性可带走蜈蚣的腥臭味，矫臭矫味；②香油、羊油炙等，其提高了炙的温度，有灭菌的作用。

传统认为头、足的毒性大，历代用蜈蚣有去头、足的习惯。现通过对蜈蚣头、足和体所含成分分析后认为，其所含成分基本一致。从微量元素分析，躯干与头足所含的微量元素相同，只是躯干微高，去头足可提高微量元素含量；但头足占整体药量不大。因此，主张蜈蚣用时，应以全体入药。

虻 虫

【药材来源】本品为虻科昆虫复带虻 *Tabanus bivittatus* Matsumura 的雌性全虫的干燥全体。夏秋二季捕捉后，用线穿起，晒干或阴干。

【特色炮制】

炒虻虫　取原药材，除去翅、足，炒至表面深黄色，微具焦斑时，取出，摊晾，筛去灰屑（《浙江省中药炮制规范》·2005）。

【法定炮制】

1.虻虫　取原药材，除去杂质。

2.焙虻虫　取净虻虫，置热锅内，文火加热焙至黄褐色或棕黑色，质地酥脆为度。

3.米炒虻虫　取净虻虫，用文火与米拌炒至米呈深黄色，取出，筛去米粒，放凉。每100kg虻虫，用米20kg。

【成品性状】

1.虻虫　为椭圆形，头部呈黑棕色而有光泽，有凸出的两眼及长形的吸吻。背部黑棕色，有光泽，腹部黄褐色，有横纹节。体轻质脆，具腥臭气味。

2.焙虻虫　形如虻虫，呈黄褐色或棕黑色，无足翅，微有腥臭气味。

3.米炒虻虫　形如虻虫，呈深黄色，略具米香气。

【炮制作用】

1.虻虫　味苦，性微寒，有小毒。归肝经。虻虫腥味较强，破血力猛并有致泻副作用。

2.焙虻虫与米炒虻虫　降低毒性和腥臭气味，便于粉碎。用于血滞经闭，癥瘕积聚，跌打损伤等。治月经不调，瘀结成块，如《金匮玉函经》大黄䗪虫丸。

【传承轨迹】汉代始有"熬，去足翅"。宋代增加炒令微黄，去翅足；炒黑；糯米炒制。元、明新增有麸炒，去足翅焙。清代增加了炙法。近代主要炮制方法有去足翅焙，米炒等。

【研究摘要】虻虫含有天冬氨酸、甘氨酸、组氨酸、谷氨酸、赖氨酸等16种氨基酸；以棕榈油酸、亚油酸、棕榈酸、硬脂酸和油酸为主的20多种脂肪酸；相对分子质量为15.0kD左右，基本结构为葡萄糖的多糖类物质；相对分子质量分别约为40.0kD和29.0 kD的纤溶成分；以及 Cu，Mo，Zn，Fe，Mn 等多种微量元素。

虻虫水浸液能显著减少家兔血浆中纤维蛋白原的含量，降低血小板黏附性，并能显著降低全血黏度和血浆黏度比，其粗蛋白作用更强。虻虫有提高小鼠耐缺氧的作用；能扩张兔耳血管而增加血流量；有加强离体蛙心收缩力的作用；对脑下垂体后叶所致的急性心肌缺血有一定改善作用。

虻虫水煎液进行离体肠管、小肠推进功能试验，小鼠泻下观察实验，均未发现兴奋肠管、加强收缩、提高紧张性等作用。给人服用水煎液和片剂也未发现泻下现象，因此，虻虫并非性刚而猛，服后即泻。

第二节　煨　法

将中药用面皮包裹，置砂中或滑石粉中加热至一定程度，或直接与麦麸或滑石粉拌炒至一定程度，或将中药与湿吸油纸层层间隔，缓缓加热至规定程度的方法，称为煨法。

（一）炮制方法

1. 面裹煨　取适量的面粉加适量的水做成面团，再压成薄片，将中药逐个包裹，或将中药表面用水湿润，如水泛丸法包裹面粉 3 ~ 4 层，晾至半干，投入热滑石粉或热砂中，文火加热，适当翻动，煨至面皮呈焦黄色时取出，筛去滑石粉或砂子，晾凉，剥去面皮，即得。每 100kg 中药，用面粉、滑石粉各 50kg。

2. 纸裹煨　将净制或切制后的中药用三层湿纸包裹，埋于热滑石粉中，文火加热，煨至纸呈焦黑色，中药煨至表面呈微黄色时，取出，去纸，晾凉，即得。每 100kg 中药，用滑石粉 50kg。

3. 隔纸煨　中药切片后，趁湿平铺于吸油纸上，一层中药一层纸，如此间隔平铺数层，上下用平坦木板夹住，以绳捆扎结实，使中药与吸油纸紧密接触，置于烘干室或温度较高处，煨至油渗透到纸上，取出，晾凉，除去纸，即得。

4. 麦麸煨　将中药和麦麸同置于预热适度的炒制容器内，用文火加热并适当翻动，至麦麸呈焦黄色，中药颜色加深时取出，筛去麦麸，放凉。每 100kg 中药，用麦麸 40 ~ 50kg。

5. 滑石粉煨　取滑石粉置预热适度的炒制容器内，加热炒至灵活状态，投入中药，文火加热，翻埋至中药颜色加深，并有香气飘逸时取出，筛去滑石粉，晾凉，即得。每 100kg 中药，用滑石粉 50kg。

麦麸煨和滑石粉煨是近代利用固体辅料掩埋翻炒缓慢加热，代替传统包裹煨的方法，它与麦麸炒和滑石粉炒的区别是煨法辅料用量大，火力小，在麦麸煨中麦麸和中药同时下锅，受热程度低、时间长，且翻炒频率低。

（二）炮制目的

1. 除去中药中部分挥发性及刺激性成分，降低刺激性及毒副作用　如肉豆蔻。
2. 增强疗效　如肉豆蔻。
3. 改变或缓和药性　如诃子、葛根。

（三）注意事项

1. 中药应大小分档，以免受热不均。
2. 煨制时辅料用量较大，以便于中药受热均匀和吸附油质。
3. 煨制时火力不易过大，一般以文火缓慢加热，并适当翻动。

肉豆蔻

【药材来源】本品为肉豆蔻科植物肉豆蔻 *Myristica fragrans* Houtt. 的干燥种仁。

【特色炮制】

1. 蛤粉炒肉豆蔻 取药材，挑选。将蛤粉置锅内，用武火炒热，加入肉豆蔻，不断翻动，炒至发泡，表面被灰白色蛤粉，除去蛤粉后，表面灰褐色至灰黑色，取出，筛去蛤粉，晾凉，即得。每 1kg 净肉豆蔻，用蛤粉 1kg（《云南省中药饮片炮制规范》·2005）。

2. 面裹煨肉豆蔻 取面粉加适量水，做成团块，压成薄片，将肉豆蔻逐个包裹，或用清水将肉豆蔻表面湿润，如水泛丸法包裹面粉 3 ~ 4 层，晒至半干，倒入已炒热的滑石粉或河砂中，翻动加热，炒至面皮焦黄时，取出，筛去滑石粉或河砂，剥去面皮，放凉，用时捣碎。每肉豆蔻 100kg，用滑石粉 50kg（《山西中药炮制规范》·1984）。

3. 滑石粉煨肉豆蔻 取滑石粉置锅内，用中火加热，至滑石粉呈灵活状态时，加入肉豆蔻煨至呈棕黄色时，取出，筛去滑石粉，放凉，用时捣碎。每肉豆蔻 100kg，用滑石粉 30kg（《山西中药炮制规范》·1984）。

【法定炮制】

1. 肉豆蔻 取原药材，除去杂质，洗净，干燥。

2. 麸煨肉豆蔻 取净肉豆蔻，加入麸皮，麸煨温度 150 ~ 160°C，约 15 分钟，至麸皮呈焦黄色，肉豆蔻呈棕褐色，表面有裂隙时取出，筛去麸皮，放凉，用时捣碎。每 100kg 肉豆蔻，用麸皮 40kg。

【成品性状】

1. 肉豆蔻 为卵圆形或椭圆形。表面灰黄色或灰棕色，有的外被白粉（石灰粉末）。全体有纵行沟纹及不规则网状沟纹。质坚，断面显棕黄相杂的大理石花纹，宽端可见干燥皱缩的胚，富油性。气香浓烈，味辛辣。

2. 麸煨肉豆蔻 形如肉豆蔻，表面煨棕褐色，有裂隙。气香，味辛。

【炮制作用】

1. 肉豆蔻 味辛，性温。归脾、胃、大肠经。具有涩肠止泄，温中行气，开胃消食的功能。生肉豆蔻辛温气香，长于暖胃消食，下气止呕。治脾胃虚寒，不思饮食，如《景岳全书》本车二神丸。但生肉豆蔻含有大量油质，有滑肠之弊，并具刺激性，一般多制用。

2. 煨肉豆蔻 除去部分油质，免于滑肠，刺激性减小，增强了固肠止泻的功能。用于心腹胀痛，虚弱冷痢，呕吐，宿食不消。治久泻不止，如《太平惠民和剂局方》养脏汤；治脾肾阳虚，五更泄泻，如《中国药典》四神丸；治脾胃虚寒气滞所致的脘腹胀痛、宿食不消、呕吐等症，如《圣济总录》肉豆蔻散。

【传承轨迹】南北朝刘宋时代始有糯米粉裹塘灰炮。宋代新出现了面裹煨、醋面裹煨、湿纸煨、生姜汁和面裹煨、炒黄、粟米炒等。明代增加有麸炒、醋浸、取霜等。清代有面包捶去油。近代主要炮制方法有麦麸煨、面裹煨、滑石粉煨等。

【研究摘要】肉豆蔻含挥发油、脂肪油、苯丙素、木脂素和黄酮等成分，其中挥发油含量 8% ~ 15%，脂肪油含量 25% ~ 46%，内含有毒物质肉豆蔻醚约 4%。脂肪油中主要含肉豆蔻酸甘油酯，挥发油中主要含肉豆蔻醚、丁香酚、黄樟醚及多种萜类化合物。

肉豆蔻挥发油是主要活性成分，其中肉豆蔻醚既有毒又有效，具有明显的抗炎、镇痛和抗癌作用，同时又具毒性，有致幻作用，服用过量可致中毒，产生昏迷，瞳孔散大及惊厥现象。甲基丁香酚和甲基异丁香酚抗血小板聚集作用活性最强，催眠和麻醉作用甲基丁香酚最强。甲基丁香酚和甲基异丁香酚均有中枢抑制作用、麻醉作用，又是止泻的有效成分。

肉豆蔻炮制后挥发油和脂肪油组分没有变化，但其各组成的相对含量与生品有所不同，挥发油颜色加深，比重增大，旋光度减少；同时挥发油中的有毒成分肉豆蔻醚、黄樟醚含量均降低。

采用 HPLC 法测定肉豆蔻不同炮制品挥发油中丁香酚、甲基丁香酚、甲基异丁香酚的含量，结果丁香酚含量变化不大，而甲基丁香酚、甲基异丁香酚含量明显增加，使止泻作用增强，从而揭示煨制肉豆蔻具减毒和增效的双重意义。

肉豆蔻生品、制品均有较好的抗炎作用，尤其以对蛋清致炎者明显，生品作用最强。肉豆蔻生品、制品均有很好的抗菌作用，尤其以对肺炎杆菌、变形杆菌及金黄色葡萄球菌作用最强。肉豆蔻不同炮制品均有明显的止泻作用，止泻作用物质主要是挥发油，是通过抑制肠蠕动来实现的，其作用强度以面裹煨和麸煨效果较好。

诃　子

【药材来源】本品为使君子科植物诃子 *Terminalia chebula* Retz. 或绒毛诃子 *Terminalia chebula* Retz.var. *tomentella* Kurt. 的干燥成熟果实。秋、冬二季果实成熟时采收，除去杂质，晒干。

【特色炮制】

1. 砂烫诃子　取河砂置锅内，用武火炒热后，加入净诃子，不断翻动，炒至表面呈焦黄色，鼓起，放凉，剥去核（《河南省中药饮片炮制规范》·2005）。

2. 清蒸诃子　取净诃子，置适宜的容器内，加热蒸至发黑，取出，放凉，剥去核，晒干（《河南省中药饮片炮制规范》·2005）。

3. 炒诃子肉　取净诃子肉置热锅中，用文火炒至深黄色时，取出，晾凉（《河南省中药饮片炮制规范》·2005）。

【法定炮制】

1. 诃子　取原药材，除去杂质，洗净，干燥。用时打碎。

2. 诃子肉　取净诃子，稍浸，闷润，去核，干燥。

3. 煨诃子　取净诃子与麦麸同置炒制容器内，用文火炒至深褐色，筛去焦麦麸，轧开，去核，取肉。用时捣碎。每 100kg 诃子，用麦麸 30kg。

【成品性状】

1. 诃子　为长圆形或卵圆形，表面黄棕色或暗棕色，具光泽。有不规则的皱纹及 5～6 条纵棱线。质坚实。气微，味酸涩而后甜。

2. 诃子肉　为不规则片块状，外表深褐色或黄褐色。表面有纵皱纹、沟、棱。内表面粗糙，颗粒性，稍有酸气，味酸涩而后甜。

3. 煨诃子　形如诃子肉，表面深棕色，质地较松脆，味略酸涩，略有焦香气。

【炮制作用】

1. 诃子与诃子肉　味苦、酸、涩，性平。归大肠经。具有涩肠止泻，敛肺止咳，降火利咽的功能。生诃子长于清金敛肺利咽，用于治疗咽痛失音，肺虚久嗽。诃子去核是除去非药用部位，提高药效。治久咳语言不出，如《济生方》诃子饮。

2. 煨诃子　炮制后药性缓和，涩敛之性增强，用于老人久泻久痢及脱肛症。治脾胃虚寒久泻，如《兰室秘藏》诃子皮散。

【传承轨迹】南北朝刘宋时代始有酒浸后蒸，焙干法的炮制方法。唐代增有炮半熟去核、去核煨、蒸制。宋代增有熬制、烧灰、姜制。明代增加了麸炒、煅制、醋浸。清代新增酒蒸。现代主要炮制方法有煨制、炒制、蒸制及砂烫制等。

【研究摘要】诃子含有鞣质、多酚、多糖、挥发油等化学成分，果实含大量鞣质，占干重的 23.60%～37.36%，主要成分为三萜酸类、没食子酰葡萄糖、没食子酰的简单酯类化合物及蒽醌类等物质。鞣质是诃子收敛止泻的有效成分，而诃子核占诃子总重的40.2%，用层析法比较，发现诃子肉鞣质含量明显高于全果，且二者差异明显，因此，诃子入药前去核十分必要。

诃子对痢疾杆菌有较强的抑制作用，对 4～5 种痢疾杆菌都有效，尤以诃子壳为佳，除对各种痢疾杆菌有效外，且对铜绿假单胞菌、白喉杆菌作用较强，对金黄色葡萄球菌、大肠杆菌、肺炎球菌、溶血性链球菌、变形杆菌、鼠伤寒杆菌亦有作用。对菌痢或肠炎所形成的黏膜溃疡有保护作用，并有抗流感病毒作用。大剂量诃子的苯及氯仿提取物具有中等强心作用。乙酸乙酯、丁酮、正丁醇和水的提取物具有很强的强心作用。乙酸乙酯提取物 100～500μg 使小鼠心脏收缩力增加 3%～20%，心输出量增加 2%～10%，而心率不变；0.3～3mg 剂量使收缩力过低的小鼠心脏收缩增加 4%～36%。诃子有较强的解毒功效，既能解邪气聚于脏腑的内源性毒症，也可以解除因食物中毒、药物中毒、虫蛇咬伤等引起的外源性毒症。诃子果实对活性氧有清除作用，其醇提取物比水提取物作用更强，诃子果实的醇提取物 10～20mg/L 和水提取物 200～400mg/L 能显著抑制维生素 C 合并硫酸亚铁诱发的小鼠肝和肺匀浆及线粒体膜脂质过氧化。诃子不同炮制品（炒诃子、麸煨、去核诃子、面煨去核诃子）对离体肠管自发性活动和乙酰胆碱及氯化钡引起的肠肌收缩均有明显的抑制和拮抗作用，对小鼠腹泻有较好的止泻作用。诃子中尚含有番泻苷 A，经胃和小肠吸收后在肝脏分解，分解产物可兴奋骨盆神经节以收缩大肠，引起腹泻，尚值得深入研究。

诃子种仁毒性最低，其次为诃子全核和纯核，而在诃子肉、生诃子、全诃子及不同炮制品中全诃子毒性较高。

工艺研究发现，不同炮制温度对诃子鞣质含量也有影响，并提出砂烫带核诃子，砂温保持在160℃左右为宜；煨制时，滑石粉温度保持在240～260℃可提高鞣质含量。

木　香

【药材来源】本品为菊科植物木香 *Aucklandia lappa* Decne. 的干燥根。秋、冬二季采挖，除去泥沙及须根，切段，大的再纵剖成瓣，干燥后撞去粗皮。

【特色炮制】

1. 麸炒木香　取蜜炙麸皮，置热锅中，翻动，待其冒烟，投入木香，迅速翻炒至表面黄褐色时取出，筛去麸皮摊晾。每木香100kg，用蜜炙麸皮15kg（《浙江省中药炮制规范》·2005）。

2. 酒洗木香　取原药，除去杂质，大小分开，用清水洗净，加白酒及适量水渍润，至"药透水尽"，取出，切或刨斜薄片或长薄片，晾干。每100kg木香，用白酒10kg（《江西省中药饮片炮制规范》·2008）。

3. 木香粉　取药材，净选，洗净，干燥，破碎，粉碎成中粉，即得（《云南省中药饮片炮制规范》·2005）。

【法定炮制】

1. 木香　取原药材，除去杂质，洗净，闷透，切厚片，干燥。

2. 煨木香　取未干燥的木香片，在铁丝匾中，用一层草纸，一层木香片，间隔平铺数层，置炉火旁或烘干室内，烘煨至木香中所含的挥发油渗至纸上，取出。

【成品性状】

1. 木香　为类圆形或不规则的厚片。外表皮黄棕色至灰褐色，有纵皱纹切面棕黄色至棕褐色，中部有明显菊花心状的放射纹理，形成层环棕色，褐色油点（油室）散在。有特异香气，味微苦。

2. 煨木香　形如木香片，气微香，味微苦。

【炮制作用】

1. 木香　味辛、苦，性温。归脾、胃、大肠、胆经。具有行气止痛，健脾消食的功能。生木香行气作用强，多用于脘腹胀痛。治积滞内停，脘腹痞满胀痛，大便秘结，如《儒门事亲》木香槟榔丸；治肠胃冷热不调，泄泻烦渴，米谷不化，腹胀肠鸣，胸膈痞闷，胁肋胀满，如《太平惠民和剂局方》大香连丸。

2. 煨木香　除去部分油质，实肠止泻作用增强。多用于脾虚泄泻，肠鸣腹痛等。治痢疾，腹痛，里急后重，如《全国中药成药处方集》沔痢导滞散。

【传承轨迹】宋代始有炙法、纸煨、面煨法、火炮、炒、焙、黄连制、吴茱萸制等。明代增加了酒制、茶水炒、酥炙、水磨汁等。清代新增姜汁磨、酒汁磨、蒸制等。近代主要炮制方法有煨法等。

【研究摘要】木香含有挥发油、倍半萜及木脂素类化合物。炮制后挥发油含量减少，化学成分组成基本无变化。通过显微组织结构观察，煨制木香挥发油含量下降是由于木香油细胞因受热而破裂，导致挥发油损失。

木香对实验性肠痉挛有对抗作用，对肠运动的影响近似罂粟碱，有直接松弛作用；木香丙酮提取物和木香烃内酯具有利胆和抑制小鼠胃溃疡的功效；可增加胆汁流量，具有利胆作用；能加速胃排空并增强胃动素的释放；对胃酸及血清胃泌素浓度无显著影响，但能使血浆生长抑素明显升高，能促进生长抑素分泌，益于消化性溃疡的治疗；木香提取物对盐酸–乙醇和利血平诱导的大鼠胃黏膜急性损伤均有明显的保护作用；临床上可用于治疗消化道方面的疾病，如食管炎、胃炎、胃痛、溃疡病、胆结石、消化不良、食欲不振、腹胀腹痛、胸腹作痛、恶心呕吐等。木香挥发油有较强的抑制链球菌、金黄色及白色葡萄球菌生长作用，对多种真菌也有抑制作用；临床上用于治疗胃炎、胃溃疡、肝炎、反流性食管炎、痢疾、皮肤病以及某些口腔疾病等。对抗组织胺与乙酰胆碱对气管、支气管的致痉作用。煨木香水煎剂抑制离体肠管蠕动的作用增强，故用于固肠止泻时多选煨木香入药。

葛 根

【药材来源】本品为豆科植物野葛 *Pueraria lobata*（Willd.）Ohwi 的干燥根。习称野葛。秋、冬二季采挖，趁鲜切成厚片或小块，干燥。

【特色炮制】

1. 炒葛根 取净葛根块或片，置炒制容器内，文火加热，炒至深黄色，取出，放凉（《重庆市中药饮片炮制规范及标准》·2006）。

2. 蜜麸炒葛根 取蜜炙麸皮，置热锅中，翻动，待其冒烟，投入葛根，炒至表面深黄色，微具焦斑时，取出，筛去麸皮，摊晾。每葛根 100kg，用蜜炙麸皮 10kg（《浙江省中药炮制规范》·2005）。

【法定炮制】

1. 葛根 取原药材，除去杂质，洗净，润透，切厚片，晒干。

2. 煨葛根 取麦麸撒入热锅中，加热，待冒烟时，加入葛根片，拌炒至葛根片呈焦黄色，取出，筛去焦麸，放凉。每 100kg 葛根，用麦麸 30kg。

【成品性状】

1. 葛根 为不规则厚片、粗丝或边长为 5～12mm 的小方块。切面浅黄棕色至棕黄色。质韧，纤维性强。气微，味微甜。

2. 煨葛根 形如葛根，表面焦黄色，气微香。

【炮制作用】

1. 葛根 味甘、辛，性凉。归脾、胃、肺经。具有解肌退热，生津止渴，透疹，升阳止泻，通经活络，解酒毒的功能。生葛根长于解肌退热，生津止渴，透疹。用于外感表证及消渴。治发热口渴，如《医学心悟》柴葛解肌汤；治消渴证，如《增补万病回春》玉泉丸。

2. 煨葛根 发散作用减轻，止泻功能增强。多用于湿热泻痢，脾虚泄泻。治腹泻，如《六科准绳》七味白术散；治湿热泻痢，如《注解伤寒论》葛根芩连汤。

【传承轨迹】唐代始有蒸制。宋代增加有醋制、炙、焙制等。元、明代增加了炒制、微炒、干煮、炒黑等。清代新增煨法。近代主要炮制方法有煨法等。

【研究摘要】葛根含有异黄酮类（主要包括葛根素、大豆苷元、大豆苷等）、葛根苷类、三萜皂苷类、生物碱及其他化合物。

以葛根素为主的黄酮类化合物，能降低血压，减缓心率，降低心肌耗氧量，改善心肌缺血，扩张冠状血管，增加冠状动脉流量，改善心肌的代谢，缓解和预防心肌梗死，抑制动脉硬化，抗心律失常。黄豆苷元对动物离体肠平滑肌有解痉作用，可对抗乙酰胆碱所致的肠痉挛。生葛根有较强的解热作用，煨制后解热作用减弱，说明葛根解肌退热选用生品有一定的科学性。生、煨葛根均可抑制大鼠离体十二指肠平滑肌运动，煨葛根较生葛根作用明显。

葛根经麸煨制后，水煎液中有效成分总黄酮、葛根素的含量均高于生品。在切制和水制之后，沸水浸提葛根提取率是生品的 2 倍。葛根炮制品中葛根素的含量依次为醋炙品＞炒黄品＞麸煨品＞米汤煨品＞生品＞炒炭品。

研究认为烘法可代替炒法，最佳工艺为：每 10g 葛根，用 4g 麦麸（加 1.6mL 水湿润），在 165℃条件下烘制 40 分钟，其成品外观质量与传统麸煨法无差异，同时，烘制品中葛根素含量最高，煨制品（炒制）次之，生品最低。

第三节 制绒法

制绒法是将某些纤维性和体轻泡的药材经捶打、推碾成绒絮状的一类操作。如麻黄碾成绒，则发汗作用缓和，适用于老年、儿童和体弱者服用；艾叶制绒，便于配制"灸"法所用的艾条或艾柱。

（一）炮制方法

取药物除去叶柄等杂质，捣或碾串成绒状，除去叶脉及细梗，筛去细粉，取净绒。

（二）炮制目的

1. 可以缓和药性 如麻黄。

2. 便于应用 如艾叶。

（三）注意事项

制绒过程中粉尘较大注意劳动保护。

艾 叶

【药材来源】本品为菊科植物艾 *Artemisia argyi* Levl. et Vant. 的干燥叶。夏季花未开时采摘，除去杂质，晒干。

【特色炮制】

1. 醋艾叶 取净艾叶，加醋拌匀，闷透，置锅内，炒至焦黄色，取出，放凉。每

100kg 艾叶，用米醋 18kg（《河南省中药饮片炮制规范》·2005）。

2. 艾叶炭　取净艾叶，置热锅中，用武火炒至表面焦黑色，内部焦黄色，喷淋清水少许，熄灭火星，取出，晾干（《河南省中药饮片炮制规范》·2005）。

3. 酒艾叶　取净艾叶，置锅内，用文火炒至焦黄色，用黄酒喷匀，取出，放凉。每100kg 艾叶，用黄酒 18kg（《河南省中药饮片炮制规范》·2005）。

【法定炮制】

1. 艾叶　取原药材，除去杂质及梗，筛去灰屑。

2. 艾绒　将干燥的净艾叶，捣或碾串成绒状，除去叶脉及粗梗，筛去细末，取净绒。

3. 艾条　取制好的陈久艾绒 24g，平铺在 26cm 长、26cm 宽，质地柔软疏松而又坚韧的桑皮纸上，将其卷成直径约 1.5cm 的圆柱形，越紧越好，用胶水或糨糊封口而成。

【成品性状】

1. 艾叶　多皱缩、破碎，有短柄。完整叶片展平后呈卵状椭圆形，羽状深裂，裂片椭圆状披针形，边缘有不规则的粗锯齿；上表面灰绿色或深黄绿色，有稀疏的柔毛和腺点；下表面密生灰白色绒毛。质柔软，气清香，味苦。

2. 艾绒　呈絮绒状，灰绿色，质柔软，具艾叶香气，味苦。

3. 艾条　为长 20 ~ 50cm，直径 1.2 ~ 2.5cm 的圆柱状；气香，点然后发出持久的、气特异的烟，而不熄灭。

【炮制作用】

1. 艾叶　味辛、苦，性温；有小毒。归肝、脾、肾经。具有温经止血，散寒止痛的功能；外用祛湿止痒。用于吐血，衄血，崩漏，月经过多，胎漏下血，少腹冷痛，经寒不调，宫冷不孕；外治皮肤瘙痒。生品性燥，祛寒燥湿力强，但对胃有刺激性，故多外用，或捣绒做成艾卷或艾炷。治痈疽不合，疮口冷滞，以艾煎汤洗后，白胶熏之（《仁斋直指方》）；治湿疹瘙痒，单用或配雄黄、硫黄煎水外洗之（《卫生易简方》）；治妊娠伤寒，汗下后血漏不止，胎气受损，用胶艾六合汤（《医垒元戎》）。

2. 艾绒　制绒燃烧均匀，用于灸治（《河南省中药饮片炮制规范》·2005）。

3. 艾条　制条方便穴位灸治，行气血，逐寒湿。用于风寒湿痹，肌肉酸痛，关节四肢疼痛，脘腹冷痛（《河南省中药饮片炮制规范》·2005）。

【传承轨迹】艾的炮制始于唐代：制炭、熬制、绞汁、炙制。宋代增有醋炒、醋煮、醋焙、米炒、醋蒸、炒黄、炒焦、焙。元代新增盐炒。明、清增加有酒醋炒、酒炒、酒洗、米泔制、香附及酒醋制、硫黄制、枣泥制等。现代主要炮制方法有制绒、炒炭、炒炭后醋炙等。

【研究摘要】艾叶中含有挥发油、鞣质、脂肪酸、绿原酸、朝鲜蓟酸等。

艾叶经加热炮制后，挥发油含量大幅度降低，且随温度的升高、时间的延长呈逐渐降低的趋势。而闷煅品挥发油含量较其他加热制炭品高。艾叶炒炭或烘制后有明显的止血作用，其中以 180℃烘 20 分钟和 200℃烘 10 分钟所得样品水煎液止血作用最明显。艾叶止血作用的强弱与鞣质含量的高低关系不大，提示鞣质并非是艾叶的唯一止血成分。对生艾叶、焦艾叶、艾叶炭、醋炒艾叶炭以及闷煅艾叶炭的凝血作用进行了实验比较，发现艾叶制炭后可加强止血作用，而闷煅艾叶炭止血作用更强。而且，艾叶制炭后毒性降低，抗凝血作用消失。研究表明，醋艾叶的抗炎止痛作用较生品明显增强，且优于其他炮制品，加醋与加热的综合作用优于二者单一作用。

麻黄绒

【药材来源】本品为麻黄科植物草麻黄 *Ephedra sinica* stapf、中麻黄 *Ephedra intermedia* Schrenk et C.A.Mey. 或木贼麻黄 *Ephedra equisetina* Bge. 的干燥草质茎。秋季采割绿色的草质茎，晒干。

【法定炮制】

1.麻黄绒 将原药除去残根及木质茎等杂质。折长段研碎成纤维状，疏松成绒。筛去粉末。

2.蜜麻黄绒 取炼蜜用适量开水稀释后，加入麻黄绒中拌匀，闷透，置锅内用文火加热炒至深黄色不粘手为度，取出，放凉。每100kg麻黄绒，用炼蜜25kg。

【成品性状】

1.麻黄绒 为松散的绒团状，黄绿色，体轻。

2.蜜麻黄绒 为黏结的绒团块，深黄色，略带黏性。有蜜香气，味微甜。

【炮制作用】

1.麻黄绒 制绒后作用缓和，用于老人、幼儿及虚人风寒感冒。用法与麻黄相似。

2.蜜麻黄绒 作用更缓和，用于表证已解而喘咳未愈的老人、幼儿及体虚患者。用法与蜜炙麻黄相似。

【传承轨迹】麻黄绒和蜜炙麻黄绒的炮制见于《中药炮制经验集成》（1974）；其中麻黄绒的炮制为长沙、湖北和成都的炮制经验，而蜜炙麻黄绒为云南炮制经验，见于《中国传统工艺全集·中药炮制》（2004）；麻黄绒和蜜麻黄绒均收载于《全国中药炮制规范》（1988），随后麻黄绒和蜜炙麻黄绒在部分省市的炮制规范中陆续出现。

【研究摘要】麻黄绒的主要有效成分为生物碱和挥发油。

研究表明，麻黄制绒后较生麻黄挥发油降低了20.6%，因而能缓和发汗之力，生物碱类成分下降高达60.2%，药力较生麻黄大为缓和，临床常用于体虚患者；蜜炙麻黄绒较麻黄绒挥发油降低了51.9%，生物碱则损失较少。有研究者认为麻黄绒的制备不论采取手工捣绒、研碎过筛、原生药粉碎过筛及抢水洗粉碎过筛，均不同程度地损失部分有效成分，主要损失其髓部的麻黄碱和伪麻黄碱，即止咳、平喘、祛痰、利尿作用降低；而皮部的挥发油成分并未受到多大损失，相对而言在同等剂量下有所提高，即发汗作用并没有降低。

有研究者改进蜜炙麻黄绒的制备工艺，即麻黄绒淋蜜水，拌匀，闷透，置干燥箱中恒温干燥，温度50~60℃，时间100~120分钟，中途翻动一次。此法制得的蜜炙麻黄绒色泽加深，具光泽，干燥完全，不粘手，疏松，且易于调配，不易潮解，利于贮藏。

下篇　质量控制与管理

第二十章　中药饮片的包装 ▷▷▷

　　饮片的包装有两层涵义：一是指盛装饮片的容器、材料及辅助物品，即通常所说的"药包材"；二是指将中药饮片通过机械或人工方式将一定量的中药饮片装入符合药用规定的包装材料内并封口，同时进行包装标识的操作过程。

　　包装是饮片进入商品流通领域前的最后一道加工程序，是保证饮片贮存和运输期间质量的重要环节。随着药品包装技术的发展，无毒、无害、环保型的饮片包装材料的研究与应用日益受到重视，饮片包装机械也日益向着计量化、自动化方向发展。

第一节　概　述

一、饮片包装的作用

1. 保证饮片质量　包装可以保护饮片不受外界的空气、水分、光照、异物、微生物或昆虫影响和侵袭，有效避免饮片因发霉、虫蛀、变色、变味、粘连、挥发、泛油、风华、潮解等所致损失。

2. 方便饮片流通环节的贮、运、调、销等操作　饮片经包装后，其装卸、盘点、码垛、发货、收货、转运、销售计数等更为方便；另外毒性饮片和直接口服饮片包装上有明显的专门标志，可以有效防止与常规饮片的混杂。

3. 美化饮片、吸引顾客，有利于提高饮片附加值　包装后可以改变人们对以往饮片黑大粗的负面印象，尤其是一些知名品牌企业产品及参茸等贵细饮片的精美包装更能提高其附加值。

二、饮片包装的要求

1. 质量合格的饮片才能进行包装　包装前的饮片务必是符合质量检验要求的，尤其是要满足各饮片的指标成分含量、含水量、洁净度的要求。

2. 饮片包装必须严格按相关生产规程操作 要求封口严密、捆扎牢靠、码放整齐，以更好地保证饮片质量和方便清点及装卸。

3. 应选用与饮片性质相适应及符合质量要求的包装材料和容器 作为饮片包装材料应是经国家食品药品监督管理部门批准可以使用的包装材料，应具有以下特性：①保护性：机械强度好，包括冲击强度、压缩、抗拉强度、破裂强度等；隔离性强，包括防潮性、气体阻隔性、遮光性、保香性等；稳定性好，包括耐高温性、耐光性、抗寒性、抗化学腐蚀、耐老化性等。②安全卫生性：不含有害物质及毒性添加剂，不产生杂质。③非反应性：不与内装饮片发生反应或吸收，不污染所包装的饮片，不改变所包装的饮片的嗅味。④作业性：能承受机械化加工处理，印刷性、着色性好。⑤简便性：如易开封等。⑥商品性：如透明度、光泽度等。⑦易废弃性：如体积小，环保性好等。⑧经济实惠性：生产效率高、包装基材成本低等。此外，直接口服中药饮片的包装材料还必须符合微生物限量等卫生学指标要求，其包装过程也应在洁净车间内完成。

4. 饮片的包装必须印有或者贴有标签，注明相关内容 标签须注明品名、规格、产地、生产企业、产品批号、生产日期。实施批准文号管理的中药饮片还必须注明批准文号。中药饮片在发运过程中每件包装上必须注明品名、产地、日期、调出单位等，并附有质量合格的标志。另外，一些单剂量小包装饮片还要求进行色标管理，即按剂量差异采用不同颜色的标签，以避免混杂，方便调剂。此外需要特别强调的是，毒性中药饮片的包装必须要有明显的规定标志，以防止与其他饮片混杂。

5. 饮片包装的标签须严格管理 ①标签须经质量管理部门校对无误后印制、发放、使用。②标签须由专人保管、领用。③标签须按品种、规格、专柜存放，按照实际需要量领取。④标签须记数发放，由领用人核对、签名。标签使用数、残损数及剩余数之和须与领用数相符。⑤印有批号的残损标签或剩余标签应由专人销毁，应有记数、发放、使用、销毁记录。

三、饮片包装的类别

（一）内包装

内包装系指直接与饮片接触的包装。内包装应能保证药品在生产、运输、贮藏及使用过程中的质量，并便于医疗使用。药品内包装材料、容器的更改，应根据所选用药包材的材质，做稳定性试验，考察药包材与饮片的相容性。常用饮片内包装材料有塑料袋、牛皮纸袋、复合膜、滤纸袋、纱布袋、无纺布、可食用膜及玻璃、铝箔等。

1. 塑料袋 在选用塑料作为饮片包装材料时，要考查是否影响饮片质量。要求：①材料：大包装塑料袋以聚乙烯为材料，并符合食品包装标准，无色，透明，无毒，无气味。②印刷：包装的一面应印刷注册商标、中药饮片、生产许可证号及生产企业名称及地址、电话号码等内容；如用于先煎或后下中药饮片的包装，需印上"先煎"或"后下"，要求字迹清楚。另一面不印字，以便对包装内中药饮片的质量观察。③强度：有机械强度，易于储存、运输，无破损。不得有对使用有碍的气泡、穿孔、水纹、条纹、暴筋、塑化不良、鱼眼僵块等疵变。④清洁：应透明、无异物、无灰尘。

2. 牛皮纸袋 饮片包装一般采用 80g 以上符合食品使用要求的牛皮纸，可多层缝合或内有加衬食用或药用防潮纸；上端用于封口的搭接舌边宽度不小于 20mm；牛皮纸袋中缝接头黏合搭接舌边宽度不小于 10mm；底边接头黏合搭接舌边宽度不小于 15mm；黏合剂应使用不含化学成分、无毒的水溶黏合剂，黏合剂涂布均匀，以致面纸分离时接缝依然黏合不分，应无开缝；印刷图文清晰，油墨均匀，无印刷不全、花版现象；应无破损、污迹；也不应有多余的黏合剂溢出。

3. 复合膜 复合膜包装特点主要是密闭，隔离空气，有较好的强度和韧性，可按饮片要求制作成透明或不透明、设计成各种尺寸的包装，常应用于真空包装。复合膜包装材料通常用简写的方式表示多层复合材料的结构，可表示为：表层 / 印刷层 / 黏合层 / 铝铂 / 黏合内层。复合膜一般由基材、层合胶黏剂、阻隔材料、热封材料、印刷与保护层涂料组成，结构为：表层 / 黏合层 1/ 中间阻隔层 / 黏合层 2/ 内层热封层，分为普通复合膜、药用易撕复合材料、纸塑复合膜、高温蒸煮膜以及多层共挤复合膜、复合成型材料等，可采用湿热灭菌法、环氧乙烷灭菌法、γ 射线灭菌法等灭菌，但对于聚偏氯乙烯不主张用辐射法灭菌消毒，因会造成褪色和力学性能的减弱。

例如塑料复合膜、无毒聚丙烯 – 低压线性乙烯塑料，外观应无损伤、气泡、皱纹及异物附着，无粘连和复合层间的剥离现象，膜卷表面基本平整、端面错位小于 3mm。膜卷接头处印刷图案要求对准，错位小于 3mm。纸芯端面与膜平齐，错位小于 3mm，无径向缺陷。规格尺寸：宽度为 140mm、180mm、220mm，尺寸偏差 ±2mm；厚度为 0.06mm，偏差 ±10mm。跌落性能：无渗漏、无破裂。印刷图文清晰，油墨均匀，无印刷不全、花版现象。无破损、污迹，也不得有多余的黏合剂溢出。

4. 无纺布 饮片包装用材质应符合使用或药用要求的无纺布，外观无损伤、皱纹及异物附着，无粘连现象。无纤维脱落，扎缝处无毛边外露。扎缝线宽（5±0.5）mm。按照需求，规格尺寸一般设定为 900mm×550mm，1100mm×700mm；尺寸偏差 ±10mm。拉伸无破裂。印刷图文清晰，油墨均匀，无印刷不全、花版现象。无破损、污迹，也不得有多余的线头。

5. 其他包装材料

（1）滤纸袋 适用于一些花粉、细小种子及直接口服类饮片的包装，可以有效避免煎煮时的糊化粘锅现象。为避免吸潮，经常外套塑料袋等进行中包装。

（2）玻璃瓶 可以用于一些贵重饮片、颗粒饮片的包装。像一些企业采用玻璃指头瓶包装天然牛黄、麝香等。

（二）外包装

外包装系指内包装以外的包装，按由里向外分为中包装和大包装。外包装应根据药品的特性选用不易破损的包装，以保证药品在运输、贮藏、使用过程中的质量。通常是将一定数量完成内包装的饮片，装入箱、袋、桶等容器。早先使用的麻袋、篾篓已经被淘汰，常用的外包装材料有塑料编织袋、纸箱、木箱、布袋等。

1. 编织袋　适用于种子类、根茎类等大多数饮片的外包装。

2. 纸箱　适用于种子类、根茎类等大多数饮片的外包装。

3. 木箱　适用于花类、种子类中药饮片和不耐压、易吸潮霉蛀的贵重根茎类饮片。

4. 麻袋或布袋　材质由麻线或棉线织成。现应用较少。

以上都是常规饮片所用到包装材料。参茸之类贵重精制饮片还会采用铝箔、蜡丸、绸缎、木盒等特殊内包装材料，其外包装材料及形式更是不一而足，一些礼盒包装近乎艺术品。

四、饮片包装技术

1. 干燥包装技术　通过降低饮片的水分后进行密封包装，是保证饮片有适宜的含水量，防止饮片霉烂的有效方法。选择防水汽和气密性好的包装材料，进行适宜的密封包装，防止水汽浸入以防霉腐。另外在密封的包装内，放入干燥剂来吸收包装内的水分，使包装内的饮片含水量保持在允许的范围内。注意采用的干燥剂，不得对饮片造成污染或与饮片发生化学反应等。

2. 低温、冷藏包装技术　通过控制饮片本身的温度，使其低于霉菌繁殖的最低界限，控制霉菌体内酶的活性，减慢细菌活动和化学变化的过程，抑制霉菌的生长繁殖，以延长储存期。对于饮片而言，一旦温度恢复仍可保持原有的品质。低温、冷藏的饮片所需的温度和时间根据饮片品种不同而定。按温度高低不同又分为冷藏和冻藏两种。低温、冷藏包装的材料应选用耐低温的无毒材料。饮片贮藏于冷库内，温度保持 0 ～ 10℃，不仅能够防霉防虫，而且不影响饮片的质量。这种方法尤其适用于饮片夏季梅雨季节时的防霉。进入冷库的饮片含水量应在安全范围内，包装容器应采用干燥密封包装，以免湿气侵入。冷藏适用于主含挥发油的饮片和一些贵细饮片的贮存。

3. 气调防霉包装技术　气调防霉是生态防霉腐的形式之一。气调防霉包装是充以对人体无毒、对饮片无害的气体，如二氧化碳、氮气等。二氧化碳在空气中的正常含量是 0.03%，当空气中的二氧化碳浓度达到 10% ～ 14% 时对微生物有抑制作用；如果二氧化碳浓度超过 40% 时，则对微生物有明显的抑制作用。包装材料要求对气体和水分有一定的阻透性、气密性能好的材料，才能保证包装内气体的浓度。气调防霉包装技术的关键是密封和降氧，降氧的方法有机械降氧和化学降氧两种方法。机械降氧是用机械真空充氮或二氧化碳法，化学降氧是采用脱氧剂使包装内氧的浓度下降。

4. 真空包装技术　也称减压包装法或排气包装法。真空包装是将物品装入气密性容器后，在容器封口之前抽真空，使密封后的容器内基本没有空气的一种包装方法。这种包装可阻挡外界的水汽进入包装容器内，也可防止在密闭着的防潮包装内部存有潮湿空气，在气温下降时结露。采用真空包装法，要注意避免过高的真空度，以防损伤包装材料。

一般动物性的饮片、贵重的饮片以及某些容易氧化变质的饮片都可以采用真空包装，真空包装不但可以避免或减少氧化作用，而且抑制了某些霉菌和细菌的生长。同时在对其进行加热杀菌时，由于容器内部气体已排除，因此加速了热量的传导，提高了高温杀菌效率，也避免了加热杀菌时，由于气体的膨胀而使包装容器破裂。

5. 电离辐射防霉腐包装技术　是当电离辐射线通过微生物时使微生物内的成分分解或引起诱变而死亡。间接作用是使水分子离解成为游离基，游离基与体液中的氧作用生成强氧化基团，此基团使微生物酶蛋白的 –SH 基氧化，酶失去活性，因而导致微生物诱变死亡。电离辐射一般是放射性同位素 α 射线、β 射线和 γ 射线，它们能使微生物细胞结构与代谢的某些环节受损。α 射线在照射时被空气吸收，几乎达不到物体上，β 射线穿透力弱，只限于物体表面杀菌。γ 射线穿透力强，可用于药品的内部杀菌。射线可杀菌、杀虫，照射不会引起物体升温，因此又称为冷杀菌。但有些药品经照射后品质受到影响，所以作为饮片能否使用该项灭菌方法，应进行小样实验后再使用。

6. 紫外线、微波、远红外线和高频电场的技术

（1）紫外线　紫外线是一种有杀菌作用的射线，也是日光照射杀菌的主要因素。紫外线的波长范围为 100 ～ 400nm，其中波长为 200 ～ 300nm 的紫外线具有杀菌作用，尤以 265 ～ 266nm 的紫外线杀菌能力最强。紫外线的穿透能力很弱，只对物品表面的霉菌微生物有杀菌作用，此外含脂肪和蛋白质的饮片不宜用紫外线照射，易引起变色或发生臭味。一般使用紫外线灭菌，主要是考虑物体表面的灭菌，如对包装材料表面，使用的一些容器、器皿、工具、房间等灭菌。

（2）微波　微波是频率 300 ～ 300000MHz 的高频电磁波。含水和脂肪成分多的饮片易吸收微波的能量，吸收后转化为热能。由于饮片吸收微波产生热量而可以杀菌，另一方面，菌体水分、脂肪等物质受到微波的作用，分子间发生震动摩擦，细胞受损产生热能，促使菌体死亡。微波产生的热能在内部，所以热能利用率高，加热时间短，加热均匀。

（3）远红外线　远红外线是频率高于 3000000MHz 的电磁波，作用与微波相似，杀菌的机理主要是远红外线的光辐射和产生的高温使菌体迅速脱水干燥而死亡。

（4）高频电场　高频电场是利用高频电能转变为热能，使含水分高的饮片和微生物瞬间升温而达到杀菌目的。

五、饮片包装方法

1. 称量包装法　中药饮片规格复杂，形状不一，密度也各有不同，所以采用净重和毛重称量包装。

（1）净重称量包装　这种称量包装是将饮片先用秤称过，然后充填到包装中。称量结果不受包装容器的影响，因此装量精确，误差小。称量饮片多采用机械称量，也可人工称量。机械称量的原理是装有饮片的物料斗，向下流入一可连续称量的计量斗，当达到规定质量时，物料饮片通过落斗装入包装容器。称量包装采用机械装置、光电管、限位开关等控制，达到规定质量。对于流动性能好，密度均匀，批量比较大的饮片可采用机械称量。机械称量速度快，效率高。因包装容器或材料是定型生产，卫生标准有一定要求，符合标准才能使用，因此清洁卫生。有些不适宜用机械称量的可采用人工称量。

但人工称量饮片速度慢，效率低。

（2）毛重称量包装　毛重称量包装是将饮片先装入容器，然后再进行称量，因此称量的结果称为毛重。这种方法简单，包装设备价格低，操作容易。这种包装的形式有时因为包装容器的质量差异，而使物料包装的准确性不够。对于具有黏性的饮片、容易污染或单包装容量较大的饮片，应尽量减少包装容器的质量差异。另外，在包装前要检查容器是否符合卫生标准，必要时使用前进行灭菌，保证装入饮片达到卫生标准要求。

2. 容积充填包装法　容积充填包装是利用容积计量饮片物料的数量，不需要包装前称重。所用的包装机械简单，充填的速度高，充填精度依赖于所包装的物料。适用于颗粒性、密度均匀的饮片。机械化操作的设备很多，根据原理分为控制饮片物料流量或时间以及利用计量容器量取、保证充填的饮片物料容积两种。

（1）控制饮片物料流量或时间　利用机械设备如螺旋充填机，可以获得较高的充填精度，保证每一个包装容器充填定量的饮片。还可以利用计时振动充填饮片物料，将饮片直接充填于容器中，充填的数量由振动时间来控制。

（2）利用真空充填饮片物料　充填饮片物料时使包装容器保持真空，利用重力进物料，物料与容器无空气存在，减少了所谓的"桥空"现象（物料相互支撑形成的拱状），充填饮片物料的精度高。真空充填的设备根据所用的包装容器不同有所区别，关键是真空头与包装容器接触处必须密封，充填的饮片质量控制、进料形式可以区别，但要保证数量准确。真空充填的方式受外界影响小、精度高。

第二节　饮片包装设备

随着现代包装技术的发展，饮片包装设备也取得了长足进步，通过借鉴食品、中成药相关包装设备或直接应用或加以升级改造，如今的饮片包装设备种类繁多，功能各异，现就最为常用的几种设备简介如下：

一、饮片内包装设备

1. 普通薄膜封口机　适用于各种类别和规格饮片的包装，是最常用的封口机械。通过电加热封口元件，使袋口受热而闭合。封口处可压印生产批号等文字。尽管一般需要人工事先称量，但与先前的纯手工缝合包装相比，工作效率也大为提高。特点是结构轻巧，方便移动包装。

（1）脚踏式封口机　适用于 1kg 或较大规格饮片的包装。

（2）履带式封口机　适用于批量生产小包装或单剂量包装要求的中药饮片。

2. 落地式真空包装机　适用于整个的人参、鹿茸等贵重饮片的包装。通常还同时封入干燥剂或除氧剂，以更好地保证饮片质量，延长饮片货架期。

3. 半自动托盘式包装机　该设备运行时，工人于机器两侧将称好剂量的饮片加入连接到履带的一个个托盘上，机器再依次将各个托盘中的饮片翻倒进包装袋中封装。适用于各种类型的单剂量小包装饮片。特点：除人工称量外，机器可以自动完成制袋、充填、封合、分切、计数、热压批号或打印日期等功能。包装材料：聚酯／聚乙烯、聚酯／镀铝／聚乙烯、铝箔／聚乙烯、纸／聚乙烯、尼龙等可热封复合材料。

4. 自动颗粒包装机　一般采用容杯计量，适用于酸枣仁、决明子、莱菔子、蛇床子、麦芽等流动性强颗粒均匀的种子类饮片的包装。特点：可以自动完成制袋、计量、充填、封合、分切、计数、热压批号或打印日期等功能。包装材料：聚酯／聚乙烯、聚酯／镀铝／聚乙烯、铝箔／聚乙烯、纸／聚乙烯、尼龙等可热封复合材料。

5. 自动粉剂包装机　适用于蒲黄、白矾、玄明粉、滑石粉、三七粉等流动性一般或很差的粉末类饮片的软袋包装。特点：可以自动完成制袋、计量、充填、封合、分切、计数、热压批号或打印日期等功能。包装材料：聚酯／聚乙烯、聚酯／镀铝／聚乙烯、铝箔／聚乙烯、纸／聚乙烯、尼龙等可热封复合材料。

（1）通用型自动粉剂包装机　一般采用螺杆计量，其结构由贮料斗、送料轴、搅拌器组成进料器。进料器下面安装一个输送带，上面安放包装容器。原理是贮料斗内置一条带螺旋的送料轴，另装有搅拌器，搅拌器在送料轴转动时进行搅拌，使饮片物料均匀。螺旋面将饮片物料挤实到一定密度，使得螺旋送料轴每转一圈就能输送一定的物料。螺旋送料轴旋转圈数由离合器控制，保证每一个包装容器充填定量的饮片。

（2）抽真空式散粉充填机　除上述特点外，这种机型还采用转盘式充填，无料盒自动检测，尤其是真空吸粉定量充填系统可以保证单位包装剂量更为精准，也便于清洁。

6. 内外袋带线标袋泡茶包装机　适用于三七粉、六一散等直接口服饮片及葶苈子、沙苑子等细小种子类饮片的包装，以免这类饮片在煎煮时糊化粘锅，保证药煎液的纯净，方便服用；更适用于中药饮片类保健茶的包装。特点：通过机械手将内袋放入外袋，可以实现内外袋同时包装。内袋为茶叶滤纸，袋上挂线标签，方便提拉和识别，内袋包装后自动进入外袋包装。外袋为复合膜包装，具有防气味挥散、防潮、保鲜等功能。内外袋均为三边封口。本设备具有自动完成制袋、计量、充填、分切、封合、计数（并可以预选计数）、成品输出等功能。包装材料：内袋一般采用热封型茶叶滤纸，外袋采用聚酯／聚乙烯、聚酯／镀铝／聚乙烯、铝箔／聚乙烯等可热封复合材料。

7. 组合称量全自动包装系统　本设备主要由多头电脑组合秤、Z型物料输送机、振动喂料机、电子秤平台、自动包装、成品输送等部件组成，采用微电脑控制，经数学组合计算，从多个称重斗中组合出许多个合格组合，然后从中挑选出与目标重量最为接近的组合，再进行自动包装过程。该系统计量精度高量程广，包装效率高，是应用日益广泛的新型包装设备。适用于流水线中松散无黏性的各种饮片的大小包装。特点：采用全电脑控制系统，触摸屏操作简便直观，节省人工。稳定的多斗构造，高精度的传感器，使正确计量瞬间进行实现，计量精度高，效率高。采用步进电机，低噪音运转，动作稳定，寿命长。能根据被计量物的特性，细微调整料斗门的开闭速度，防止破碎及卡滞，并有完善的自动报警保护功能，可将损耗减到最低。带伺服运膜系统，定位准确，整机性能卓越，包装美观。计量范围广，从几克的单剂量小包装到数公斤的中等包装均可实现。可以连续完成上料、计量、制袋、充填、封合、分切、计数、成品输出等功能，并可以选装打码机，只是占地面积较大。包装材料：聚酯／聚乙烯、聚酯／镀铝／聚乙烯、铝箔／聚乙烯、纸／聚乙烯、尼龙等可热封复合材料。

二、饮片外包装设备

1. 手提电动封包机　适用于使用麻袋、编织袋、牛皮纸袋等饮片大包装的封包操作。特点：具有线迹美观、封包牢固、富有弹性、拆包方便等优点。结构紧凑轻巧、调整简单，方便移动包装。

2. 半自动捆扎打包机　以聚乙烯塑料带为捆扎材料，适用于使用麻袋、编织袋、牛皮纸袋、纸箱、木箱等已封口饮片大包装的捆扎打包操作。使饮片包装更为规整牢靠，方便码垛及运输装卸。特点：将已封口的饮片大包装置于机器的打包台面，按要求插入包装带后，机器能自动完成聚带、热合、切断并出带，并有自动停机功能。省时省力，捆扎牢靠。

第三节　小包装中药饮片

中药配方历来采用"手抓戥称"的传统调剂方式，随着各医疗机构中医药服务量的逐步增长等诸多因素的变化，传统调剂方法日益显现出称不准、分不匀、效率低、复核难、养护难、浪费大、卫生差等若干弊端。随着社会的发展与科技的进步，为确保中药处方的配方质量，对中药饮片处方的调剂方法进行技术改造势在必行。在这种背景下，出现了新型的小包装中药饮片。

小包装中药饮片是指将生产合格的中药饮片，根据临床常用剂量用一定的包装材料封装，由药师直接调配无需称量的一种新型中药饮片包装方式。它改变了传统的中药调剂方式，有利于保证饮片的内在质量和调配质量，满足患者的知情权，提高临床疗效，促进了中医药事业的发展。由于小包装中药饮片具有剂量准确、便于复核、管理方便等特点，其应用日趋广泛。国家中医药管理局于 2008 年颁布了《小包装中药饮片医疗机构应用指南》，旨在全国推广应用。

一、小包装优点

1. 保持特色　小包装中药饮片保持了中药饮片的原有性状，不改变中医临床以饮片入药、临用煎汤、诸药共煎的用药特色，而且基本满足临床医师处方用药的常用剂量。

2. 剂量准确　称准分匀，即剂量准确，是确保中药饮片处方调剂质量的基本要求。

小包装中药饮片是一般采用感量为 0.1g 的电子秤，按设定的剂量精确称量后包装，有效地控制了每包中药饮片的装量差异，确保了调剂剂量的准确，克服了使用散装中药饮片调剂所存在的既称不准、又分不匀的弊端。

3. 易于复核　中药饮片处方多为复方，其调剂复核应当包括中药饮片的种类和每种饮片的剂量。使用散装中药饮片配方，将每剂药中多种饮片混合，复核时只能确认所调剂的处方中药饮片种类有无"错漏"，不可能复核方中每味药的称量是否准确。

小包装中药饮片保持了原饮片的性状及片形，并采用透明材料包装，在包装袋上均有品名、规格、产地、煎煮方法等说明文字，还可采用色标管理，使调剂复核真正能做到既复核处方中的中药饮片种类有无错漏，又能复核每种中药饮片的剂量。

4. 提高效率 从试点医院的普遍经验看，使用散装中药饮片配方，通过逐剂逐味称量来控制称量误差，耗费时间长。使用小包装中药饮片调剂，实现了变"戥药"配方为"数包"配方，配方的速度提高了近4倍。

5. 饮片纯净 小包装中药饮片由于大多采用透明的塑料袋包装，如所包饮片含有较多碎屑，则极易看出；如附着灰尘，则不易封口，故供生产小包装的中药饮片纯净度必须达到一定的要求。为有效防止中药饮片的生虫、长霉等，供制备小包装的中药饮片通常经过干燥灭菌处理，有的还采用真空包装，这些都保证了中药饮片的纯净度与质量，并有利于贮存与养护。

6. 减少浪费 使用散装中药饮片调配处方，如果发生配方错误，或在"上斗"时发生"串斗"，因分捡困难，常常只得弃用造成浪费。同时，散装中药饮片调剂时手抓戥称，难以避免漏撒，也容易造成浪费。

使用小包装中药饮片调剂，一旦调剂有误，极易分捡，且能有效避免使用散装中药饮片"上斗"与称量时的"串斗""漏撒"，从而减少了浪费。另外，采用小包装中药饮片减少了霉变、虫蛀、变色、变味、走油等现象的发生，减少了因质量变异而造成的浪费。

7. 改善环境 散装中药饮片就更容易附着尘土，加之部分中药饮片本身呈粉末状，一旦取料、"上斗"或称量调剂则粉尘飞扬，工作环境较差，不利于工作人员的身心健康；库房与药房也因此不能使用空调等装置以有效地控温调湿，不利于对中药饮片的养护。

小包装中药饮片由于有包装材料屏蔽，因而能有效防止取料、"上斗"及称量时产生粉尘，显著改善了工作环境，控温调湿装置也能得到应用。

8. 利于管理 由于散装中药饮片调剂存在称不准、分不匀、浪费大等问题，因而不可能对其进、销及存量进行确实的量化管理。采用小包装中药饮片调剂处方，则可以克服这些问题，使其接近于成药的量化管理，进而促进了医院中药饮片管理的规范化。

有条件的药房或药店针对使用小包装中药饮片调剂的特点，已经开发相应的计算机管理软件。该软件可设置审方核对、订正药名、标定区位、确定流程、规定配伍、计价核算等功能，以便于规范操作、统一调剂、避免差错、方便核对、降低劳动强度、提高调剂效率，并可自动生成"调剂清单"，为调剂人员提供调剂操作指南，也方便患者核对。

各小包装中药饮片可以对所设置的规格统一实施色标管理，以便于入库验收、调剂复核，提高效率、防止差错。

9. 增进信任，普及中医药知识 使用散装中药饮片配方，就患者而言，因"不识药"而不能自行核对，其知情权得不到满足，易心存疑虑，有时还由此引发医患纠纷，双方的合法权益得不到有效保护。

采用小包装中药饮片配方，患者可根据包装袋上的标注与处方进行核对，尊重了患者的知情权，有利于患者监督调剂质量，提高患者对调剂质量的信任度，有效维护医患双方的权益。同时还可使广大患者在感受中医药服务的同时，认识中药，了解中医，从而有利于普及中医药知识。

二、规格设定

规格设定指每种中药饮片在进行小包装时，应设置的规格种数（品规数）以及每一规格的含药量（品规量）。规格设定是否合理，是医疗机构采用小包装中药饮片进行调剂能否成功的关键。大多医疗机构的每种中药饮片的品规数和品规量，是有规律可循的。

1. 规格设定的基本原则

（1）因药而异原则　不同的中药饮片品种，在采用小包装时，要设定不同的品规数和品规量。如金钱草与甘草的品规设定应有显著差异。

（2）满足临床常用剂量需要原则　每种中药饮片的品规数和品规量，应最大限度地满足临床医师处方的常用剂量，尽量减少因应用小包装中药饮片而造成对临床医师处方剂量的限制。

（3）品规最少原则　一种中药饮片，在采用小包装时，应在最大限度满足临床医师常用处方剂量的前提下，尽量设定最少的品规数。

（4）高频多规原则　对于应用频率高的中药饮片品种，在调剂室面积允许的条件下，根据临床常用剂量，可设定多种品规，以提高配方效率。

2. 规格设定的基本步骤

（1）统计调查　通过查询统计各自医院以往中药饮片处方数据，结合各自医院名老中医临床用药特点及经典中药处方的特殊性，以确定适合本医院临床用药习惯的各中药饮片品种的品规数和品规量。

时间跨度应以上年度三个月至一年为宜，应据所选取的处方量确定。如以一年为时间跨度，可在每个季度中选择 1 个月。所抽取处方应涵盖本医院各临床科室以及在本医院坐诊的名老中医的中药处方。抽取处方应遵循随机原则，并抽取一定数量。抽取处方的方法，可通过计算机也可采用手工方法进行。

（2）统计　一是统计各种中药饮片的使用频率（M），即统计某种中药饮片在用于统计的全部处方中出现的次数（X），则该饮片的使用频率为：$M = X/$处方总张数 $\times 100\%$。统计每一种中药饮片的各种剂量的使用频率（N），即统计某种中药饮片的某一剂量在用于统计的全部处方中出现的次数（Y），则该剂量对此种饮片而言其使用频率为：$N = Y/$处方总张数 $\times 100\%$。

将所抽取的每张处方中所含的每味中药饮片及其剂量，连同该张处方所属科室，一并输入计算机，统计处方中每种中药饮片及其各种剂量的使用频率。将用于统计的全部处方中所含每种中药饮片及该中药饮片所用到的各种剂量，按使用频率由高至低排序；上述结果，既要含全部处方的汇总统计，又要按不同科室及名老专家分类统计。

（3）初定规格　依据汇总统计的结果，可按下表确定每种中药饮片的品规数。

中药饮片的使用频率（M）	品规数
≥ 5%	3 ~ 4
≥ 1% 且 < 5%	3
≥ 0.1% 且 < 1%	2 ~ 3
< 0.1%	1 ~ 2

取每个中药饮片品种使用频率最高的 5 个剂量（N1 ~ N5），经甄别其可组合性与代用性后，再按设定的品规数确定其品规量。例如：甘草使用频率最高的前 5 个剂量分别是 10g、9g、6g、3g、12g，则甘草的品规数可设定为 3 个，品规量分别为 3g、6g、10g，即可满足 5 种剂量的配方需要。

（4）模拟测试　将初步设定的每种中药饮片的规格输入计算机，另取本医院上年度的部分中药饮片处方（注意：时间跨度应与选择统计样本的时间跨度一样，但不得抽取供初定规格时已用过的处方），再将所抽取的每张处方中所含的每味中药饮片及其剂量输入计算机，进行测试。

①可配处方的张数比，即可配处方数与测试的处方总数之比。从试点单位经验看，该比例应 ≥ 95%。只要处方中出现某种中药饮片的剂量不能用所设定的规格调剂，则该处方为不可配处方。

②单张处方的用包数与该处方的药味数之比。从试点单位经验看，该比例应 ≤ 1.3，且每味中药饮片的使用小包装中药饮片的用包数应 ≤ 2。

③结果处理：对不符合两项测试指标要求的每一中药饮片品种的原定规格重新调整，直至达到测试指标的要求。

④征求意见：将经测试后设定的每种中药饮片的规格及分类统计的结果，印发至全院各临床科室及有关专家，广泛征求各方面意见。根据各方面的意见，对初步设定的每种中药饮片规格进行调整。

⑤审定发布：将每种中药饮片的规格呈交医院药事管理委员会进行专题讨论，修改后确定本医院小包装中药饮片的规格方案。在与临床医师充分协商的前提下，宜尽量减少每种中药饮片的规格数。

将上述方案印发医院各临床科室（有条件的医院，应在内部计算机网络上发布），让全体医师及时了解掌握。使医师能在开具处方时的饮片剂量尽量符合所设定的品规，或是所设定品规的二倍量，也可以是所设定品规可组合的剂量。

⑥反馈调整：中医用药剂量往往因人、因时而异。因此，医院应当建立跟踪监测体系，根据实际使用情况，及时调整相关中药饮片品种的品规数和品规量。

建立了计算机管理系统的医院，可以在每张处方划价收费后，将该处方的下列信息贮存在用于划价的计算机源程序所设数据库中：a. 每张处方中的每味中药饮片的品种及其剂量；b. 每张处方中不能使用所设定的规格进行调剂的中药饮片；c. 每张处方中所用中药饮片的总味数及其调配该处方的小包装中药饮片用包数；d. 每张处方中每味小包装中药饮片的用包数。

未建立计算机管理系统的医院，应记录调配处方总数和不可调配处方数，及其不可调配的中药饮片品种与剂量，记录调配一张处方时使用小包装中药饮片的包数超过 3 包的中药饮片品种及其剂量。

一段时间后，对所收集的信息，按前述两项"测试指标"进行统计分析评估。根据监测结果，及时调整医院的小包装中药饮片的规格，以进一步适应临床需求，提高配方效率。

3. 注意事项

（1）凡麻醉药（罂粟壳）不得制成小包装中药饮片，在调剂时应当按规定将其他小包装的中药饮片拆包后与麻醉药（罂粟壳）混合后发药，并在调剂时应严格按处方剂量临方处理。

（2）凡《中国药典》、各地炮制规范中注明"有毒"的中药饮片，如白附子、甘遂等，其最大规格的设定，不得超过规定的最大剂量。

（3）毒性中药饮片不得制成小包装中药饮片。

（4）凡不以重量为剂量单位的中药饮片，如灯心草（支、扎）、蜈蚣（条）等，可不设定品规，调剂时应按处方标定的剂量，临方处理。

三、包装方法

1. 包装材料 应符合国家对药品（或食品）包装材料的标准，禁止使用含"氯"成分和再生利用的有毒材料。应透明或部分透明，以便能直观地看到内装饮片。无纺布等特殊包装材料可以不透明。包装材料应由符合资质的企业生产，应尽可能选择可降解的环保材料。

常用包装材料

（1）聚乙烯塑料单膜 适用于手工定量包装中药饮片。

（2）聚乙烯复合塑料膜 多适用于机械自动或半自动定量包装中药饮片。

（3）纤维滤纸 使用纤维滤纸作包装袋，适用于煎煮时易糊化而需要作包煎处理的中药饮片，如车前子等。所用滤纸的厚度应大于 20μm，平均过滤率应小于 12μm，旨在阻拦药材中所含淀粉、果胶等分子量大于 5000 的成分通过，从而防止药液因糊化导致"溢出"和"焦底"。使用包装滤纸的不足之处是无法看到包装的中药饮片，不便于验收和养护。

（4）无纺布 可用作替代纤维滤纸。用在需包煎的药物时能起到有效的过滤作用。用后能作降解处理，属环保材料。不适合自动和半自动包装使用。调剂时要在需包煎的药物中加放无纺布袋，增加了一道调剂操作程序，并易发生因疏忽而漏放的情况。

（5）汗衫布 用汗衫布包作包装时，不应直接将饮片放入布包中，而应将饮片先装入较薄透明的塑料袋中，不必封口，而只要将袋口折弯，并将此袋与布包一起放入印有标识或无标识而带有色标的包装袋中封口。汗衫布避免了不放布袋的包装在调剂时需另外发布袋给患者，既可少一道操作，也可防止因疏忽而漏发布袋给患者。布袋与饮片分离可避免饮片的粉末、颜色污染在白色的布袋上造成浪费饮片又不美观的结果。能直观地看到包装袋内饮片的质量，便于验收和保养。但不适合自动和半自动包装，包装效率偏低，包装使用材料多，生产成本偏高。有的汗衫布可能有漂白剂残留成分。

2. 包装方法　根据不同形状、质地的中药饮片，可采取自动、半自动、抽真空和人工四种包装方法。

3. 标签印制　应当符合国家药品监督管理部门对药品标签的相关要求。印制内容包含名称、产地、规格、特殊煎煮方法（如先煎、后下、烊化、包煎、冲服等）、生产批号、生产日期、生产企业等。

4. 色标应用　小包装中药饮片的色标应用，是指在小包装中药饮片的包装袋上或标签上，使用不同的颜色来代表不同的规格。从试点单位的经验看，小包装中药饮片的色标应用，能达到快速识别的目的，方便饮片在医院中各个环节的验收和饮片处方的调配、复核。

使用的颜色应当醒目，并应当与标签的颜色、内装中药饮片的颜色有明显的区别。同一医院使用的不同颜色之间，色差应尽量大，便于识别。同一规格不同品种使用同一种颜色；同一医院，每种中药饮片的同一规格，应尽量采用相同颜色。

5. 外包装　为方便药物的验收、清点和装斗。一个中包装、大包装中，只能装一种小包装中药饮片的一个规格，禁止不同品种、同一品种的不同规格混装。包装量不宜过大，否则容易造成药物积压。使用色标的，小包装、中包装、大包装上都应当使用色标，并且颜色一致。一般以每 50 ～ 100 袋一个中包装为宜，也可根据医院实际仓储条件和需求，与供货企业协商确定大包装。

第二十一章 饮片质量控制和贮藏保管 ▷▷▷

中药饮片质量控制和贮藏保管具有重要的现实意义。各种中药饮片的功能是由饮片本身的性质决定的，每种中药饮片的内在成分与其他物质一样，时刻在不断运动和变化，这就构成了它在生产过程中、贮藏期间引起变化的内在因素，加上自然条件的影响，必然发生物理学、化学以及生物学等的变化。这些相互影响而又互为关联的变化，要求人们不仅要了解掌握中药饮片内在质变的形式，同时还需了解自然条件（如温度、湿度、空气等）变化的规律。这样才能创造相应的条件去克服不利因素，防变化于未然。减少和杜绝中药饮片在贮存、流通、保管过程中的虫蚀霉变所造成的严重浪费及巨大经济损失。

第一节 饮片质量控制研究内容

中药饮片质量涉及药材来源、产地、栽培种植技术、采收加工、炮制生产一系列内容，每一个环节出了问题都会影响饮片的质量。中药饮片质量控制的核心是建立以客观反映和保障炮制品临床疗效的饮片质量评价体系和质量标准。建立中药饮片的质量控制体系必须立足于中药饮片的特色。应在规范采收、加工炮制方法的前提下，建立与饮片相应的质量标准。尤其是对于外观形态已经改变的中药饮片，应加强理化鉴别方法的应用，制定专属性强的定性或定量指标，建立从整体上综合评价饮片质量控制的标准。

1. 中药饮片质量控制标准研究用样品要求 制订质量标准研究用样品应具备以下三项基础：固定的药材产地；来源于经鉴定为国家标准规定可作为此药材药用的一个原植物种；为中试以上规模的产品。

2. 中药饮片质量控制的方法学研究 炮制对饮片中化学成分的影响，主要包括研究炮制前后变化明显的有效成分、指标性成分、炮制后产生的新成分的含量变化等。以指纹图谱为手段研究炮制对饮片中化学成分的影响能够从整体上控制中药饮片的质量。通过 TLC、GC 和 HPLC 等指纹图谱分析比较中药炮制前后化学成分的变化情况，包括量变和质变，寻找炮制前后变化明显的特征成分、成分群或炮制后新产生的成分，同时可以有针对性地进行高通量筛选、药效学试验、代谢组学试验、生物等效性试验等，然后对生、制饮片中具有一定特异性的主要化学成分、药效成分或炮制后新产生的成分进行分离和结构鉴定，得到单体化合物，作为饮片分析用或鉴别用对照品。

3. 中药饮片质量控制评价标准研究 结合药理、药效实验结果，以主要有效成分或指标成分为对照品，通过 TLC、HPLC 等技术，研究饮片的质量控制评价标准；炮制后产生新成分者，尽可能增加新成分的含量测定或鉴别方法。

4. 中药饮片鉴别方法及方法学研究内容 鉴别包括显微鉴别、理化鉴别、色谱鉴别及光谱鉴别等方法。选用方法要求专属性强、灵敏度高、重现性好。

（1）显微鉴别 包括粉末鉴别和组织切片鉴别，视实际情况进行鉴别。

（2）理化鉴别 应针对文献报道的已知化学成分，建立相应的理化鉴别试验方法，应以专属、灵敏、简便、快速并强调重现性好为原则，一般有荧光法、显色法、沉淀法、升华法、结晶法等。

（3）色谱鉴别鉴别 具有专属、快速、简便的特点，同时能容纳多个样品，及呈现多种信息，有分离和鉴别的双重作用，特别适宜鉴别成分复杂的中药饮片。色谱法鉴别应设适宜的对照品或对照药材作对照试验。

（4）光谱鉴别 常选用紫外或红外光谱等。

5. 中药饮片含量测定方法研究内容 含量测定是质量标准的核心部分，是质量控制中最能有效考察产品内在质量的项目，也是饮片稳定性考察最重要的依据。药效成分或有效部位明确的中药饮片应确定其药效成分的含量测定方法及含量下限；毒性中药饮片应确定毒性成分的含量测定方法及含量限度范围。难以进行含量测定的品种，应说明原因。常用的有高效液相色谱法、气相色谱法、紫外 – 可见分光光度法、薄层色谱法等，此外还有粗略的重量法等。

6. 中药饮片指纹图谱的研究内容 目前，指纹图谱的研究方法主要有薄层色谱法（TLC）、高效液相色谱法（HPLC）、气相色谱法（GC）、高效毛细管电泳法（HPCE），以及紫外（UV）、红外（IR）、核磁共振（NMR）、质谱（MS）、高效逆流色谱法（HSCCC）、X 射线衍射法（XRD）、X 射线荧光光谱法（XRF）和分子遗传标识法等。同时，联用技术是目前最受重视的手段，HPLC/MS、HPLC/UV、HPLC/NMC、HPLC/MS/MS 等联用技术给中药分析带来了崭新的前景，指纹图谱也达到多维、多息阶段。这是广义上的指纹图谱，而目前所指的指纹图谱，大多是指狭义的表达植物药次生代谢产物化学特征的色谱图，应用最广泛的方法还是色谱法，其中又以高效液相色谱法应用最多。

第二节 饮片质量控制标准制定

中药饮片标准是对饮片质量及检验方法所做的技术规定，是饮片生产、经营、使用、检验和监督管理部门共同遵循的法定依据。制定饮片质量控制标准必须坚持质量第一，质量标准中的各项内容都应做细致的考察及试验，各项试验数据要求准确可靠，以保证药品质量的可控性和重现性。充分体现"安全有效，技术先进，经济合理"的原则。饮片质量控制标准制定的要求如下：

1. 饮片名称 含中文名、汉语拼音名和拉丁名。饮片的命名一般由药材名以及在药材名前或后加上可反映炮制方法的词构成，生品所用名称与药材名称相同，应采用法定药材名称，熟品名则应在法定的药材名前冠以炮制方法。如延胡索、醋制延胡索。毒性中药饮片的命名，生品名应在法定的药材名前冠以"生"字，熟品名应在法定的药材名前冠以"制"字及所涉及的内容，以示区别应用。如生川乌、制川乌；生半夏、法半夏、姜半夏。

2. 来源　本品为××的炮制加工品。包括原植（动）物药材的科名、中文名、拉丁学名和药用部位、最佳采收季节、产地加工方法及其制成品等；原矿物的类、族、矿石名或岩石名、主要成分及炮制加工方法等。

3. 炮制　根据炮制工艺研究资料确定。包括炮制工艺的全过程，详细说明炮制过程和工艺技术条件（如炮制方法、时间、温度等），列出关键的技术参数，明确辅料种类和用量、投料量、成品制成量及具体的研究数据结果等。

4. 性状　对饮片的外观性状、颜色、质地及气味等进行描述。包括饮片的形状、大小、色泽、表面特征、质地、断面及气味等，描述需突出主要特征，文字要简明，术语需规范，描述应确切，以作为饮片标准评定的直观依据。

（1）片形及粉碎粒度

①片形：切制后的饮片应均匀、整齐，色泽鲜明，表面光洁，无污染，无泛油，无整体，无枝梗，无连刀、掉边、翘边等。无论哪种片形都要符合《中国药典》一部及《全国中药炮制规范》的规定。《中药饮片质量标准通则（试行）》规定：异形片不得超过10%；极薄片不得超过该片标准厚度0.5mm；薄片、厚片、丝、块不得超过该片标准厚度1mm；段不得超过该标准厚度2mm。

②粉碎粒度：对颗粒饮片，要求颗粒应粒度均匀，无杂质，无药面。

（2）色泽　《中药饮片质量标准通则（试行）》规定，各炮制品的色泽除应符合该品种的标准外，各炮制品的色泽要均匀，炒黄品、麸炒品、土炒品、蜜炙品、酒炙品、醋炙品、盐炙品、油炙品、姜汁炙品、米泔水炙品、烫制品等含生片、糊片不得超过2%；炒焦品含生片、糊片不得超过3%；炒炭品含生片和完全炭化者不得超过5%；蒸制品应色泽黑润，内无生心，含未蒸透者不得超过3%；煮制品含未煮透者不得超过2%，有毒药材应煮透；煨制品含未煨透者及糊片不得超过5%；煅制品含未煅透及灰化者不得超过3%。

（3）气味　中药及其炮制品均有其固有的气味，也是体现中药饮片质量的一个重要因素。有些有异味的中药则须用炮制的方法除去；动物类药材多数有腥臭味，需炮制后加以矫正；有些药物加辅料炙后除了具有原来的药物气味外，还具有辅料的气味。必须根据炮制后多批饮片的气味，来进一步确定其饮片应具有的气味。

5. 鉴别　鉴别方法包括显微鉴别、一般理化鉴别、色谱或光谱鉴别及其他方法的鉴别。选用方法要求专属性强、灵敏度高、重现性好。色谱法鉴别应设适宜的对照物质作对照试验。

（1）显微鉴别　选取具有代表性的供试品，根据各饮片鉴别项的规定制片，用显微镜对饮片切片、粉末、解离组织或表面制片等其内部组织、细胞或内含物等特征进行鉴别，并绘制饮片鉴别特征图。应突出描述易察见的特征。正文写"取本品，置显微镜下观察"，其后描述饮片鉴别特征。

（2）理化鉴别　系指用化学与物理的方法对饮片中所含某些化学成分进行的鉴别试验，从而判断饮片的真伪。

一般鉴别试验，如《中国药典》中已有规定，照《中国药典》方法进行。样品配成供试溶液，分别作两项鉴别试验时，而二者鉴别试验叙述较简短，可写在一项鉴别中；若叙述较长，又再无其他鉴别项，可先写处理方法，然后写"溶液（或滤液）照下述方法试验"；如鉴别不止两项，鉴别试验叙述较长，需分别做鉴别试验时，可分项叙述。

理化鉴别主要包括：显色反应与沉淀反应、升华物鉴别、薄层色谱鉴别和荧光鉴别等。

①显色反应与沉淀反应：利用某些试剂、试液与饮片或其提取液发生显色反应或沉淀反应，进行鉴别的方法。试验时常可用生品药材作阳性对照，观察不同饮片的颜色变化（色泽深浅）和沉淀物的多少。应注意辅料成分和辅料自身对反应的影响，如醋制品的 pH 值、胆汁制品的胆酸、蜜炙制品中的糖类、氨基酸类成分都可能对显色反应、沉淀反应产生影响。

②升华物鉴别：取饮片粉末，按升华法试验，视其有无升华物凝集，并用放大镜或显微镜观察升华物的晶形、色泽。

③薄层色谱：作为对饮片质量的鉴定，薄层色谱法具有较高的专属性和准确性。

④荧光鉴别：与生药一样，饮片中的某些成分，在紫外光下，呈现出一定色泽的荧光，从而提供了鉴别特征。一般应采用 365nm 波长的紫外光灯，写为"置紫外光灯（365nm）下观察"。如用其他波长紫外光灯观察，应在括号内注明。

6. 检查　是对饮片中所含杂质，水分，总灰分，酸不溶性灰分，铅（Pb）、砷（As）、汞（Hg）、镉（Cd）等重金属及有害元素，有机农药残留量及微生物等方面的限度要求。其中水分、总灰分、酸不溶性灰分按《中国药典》现行版有关要求进行检查。

（1）杂质检查（净度标准）　即检查炮制品中所含杂质及非药用部位的限度。

依据国家中医药管理局关于《中药饮片质量标准通则〈试行〉》的通知规定：果实种子类，全草类，树脂类含药屑、杂质不得过3%；根、根茎类，叶类，花类，藤木类，皮类，动物类，矿物类及菌藻类等含药屑、杂质不得过2%。中药饮片炒制品中炒黄品、米炒品含药屑、杂质不得超过1%；炒焦品、麸炒品含药屑、杂质不得超过2%；炒炭品、土炒品等含药屑、杂质不得过3%；炙制品中酒炙品、醋炙品、盐炙品、姜炙品、米泔炙品等含药屑、杂质不得过1%；药汁煮品、豆腐煮品、煅制品等含药屑、杂质不得过2%；发酵制品、发芽制品等含药屑、杂质不得过1%；煨制品含药屑、杂质不得过3%。

（2）水分测定　按炮制方法及各饮片的性质，确定饮片的安全含水量范围。《中药饮片质量标准通则（试行）》中规定各类炮制品的含水量：一般炮制品的水分含量宜控制在 7% ~ 13%；蜜炙品不得超过15%；酒炙品、醋炙品、盐炙品、姜汁炙品、米泔水炙品、蒸制品、煮制品、发芽制品、发酵制品均不得超过 13%；烫制后醋淬制品不得超过 10%。

测定十批或十批以上饮片样品的水分含量，将以上测定数据进行统计学处理，根据不同品种及规格饮片确定其饮片水分的含量限度。

（3）总灰分测定　测定十批或十批以上饮片样品的灰分含量，将以上测定数据进行统计学处理，根据不同品种及规格的饮片确定其总灰分的含量限度。

（4）酸不溶性灰分测定　测定十批或十批以上饮片样品的酸不溶性灰分含量，其余方法同上。根据不同品种及规格的饮片确定其酸不溶性灰分的含量限度。

总灰分和酸不溶性灰分：是指饮片本身经灰化后遗留的不挥发性的无机盐，以及饮片表面附着的不挥发性的无机盐类。在无外来掺杂物时，每种饮片都有一定的总灰分含量范围，因此，规定饮片的总灰分限度，对于保证饮片的品质和洁净度有一定的意义。若总灰分超过一定限度，说明掺有外来无机物。有的饮片本身含有的无机物差异较大，测定总灰分有时不足以说明外来无机物的存在，还需要测定酸不溶性灰分。因为生药本身所含的无机盐大多可溶于稀盐酸中，而来自泥沙的硅酸盐类在酸中不溶解，因此，测定酸不溶性灰分，能较准确地表明饮片中泥沙的掺杂及其含量。

（5）重金属及有害元素（铅、镉、砷、汞、铜）检查　重金属问题是近年来国外对中药毒性争议的焦点问题之一。由于我国目前还没有常用中药中重金属残留量的数据库，也还没有对重金属可能的污染来源进行分析和监控，因此中药已在很大程度上被误解为是不安全的。对重金属进行检测控制不仅可以提高中药质量，保证人民用药安全，还可以推进中药国际贸易，重树中药良好形象，促进中药现代化。

（6）农药残留量检查　中药农药残留超标已成为中药进入国际市场的主要问题，随着人们保健及环保意识的增强，农药残留及有害物质的毒性也逐渐被人们所认识，因此，农药残留量的检测对保证中药饮片的临床用药安全是十分必要的。

（7）微生物检查　中药饮片一般不直接内服或外用，但有些饮片如贵重的或不宜煎煮的常研成粉末冲服（如三七粉、川贝粉等）；质松的饮片需要泡服（如胖大海、番泻叶等）；此外，一些饮片如含糖分的特别是蜜炙饮片易发霉。微生物存在可导致饮片疗效降低，甚至失去药用价值或产生毒副作用，危害人体。

7. 浸出物　对有效成分尚不清楚或尚无确切的定量测定方法的饮片，难以进行含量测定，或所测定成分含量低于万分之一的品种（矿物药除外），应建立浸出物测定。结合用药习惯、饮片质地及已知的化学成分类别等选择适当的溶剂（如水、一定浓度的乙醇、甲醇、乙醚及正丁醇等不同性质的浸出溶媒）测定其浸出物量以控制质量。浸出物量的限（幅）度指标应根据实测数据制订，并以饮片的干品计算，浸出物的测定和定量，对检验炮制工艺、方法及饮片质量具有重要意义。

8. 含量测定　常用的有 HPLC 法、GC 法、TLC 法等，对药效成分或有效部位明确的中药饮片应确定其药效成分的含量测定方法及含量下限；对毒性中药饮片应确定毒性成分的含量测定方法及含量限度范围。难以进行含量测定的品种，应说明原因。

9. 性味与归经　参考现行版《中国药典》等权威著作，采用中医药理论概括表述饮片的药性。毒性中药饮片应采用法定的三级（大毒、有毒、小毒）分级方法表述毒性大小。

10. 功能与主治　系以中医或民族医学的理论和临床用药经验所作的概括性描述，采用中医药辨证论治理论表述饮片的功能和主治。一般参照《中国药典》现行版一部及部颁中药材标准中相应品种制订。功能要用中医术语来描述，力求简明扼要。要突出主要功能，使能指导主治，并应与主治衔接。先写功能，中间以句号隔开，并以"用于"二字连接。如有特殊规定，应说明理由并参考权威著作采用中医药辨证论治理论表述饮片的功能和主治。

11. 用法与用量　除另有规定外，用法系指水煎内服；用量系指成人一日常用剂量，必要时可根据需要酌情增减。一般参照现行版《中国药典》的规定。特殊药物煎煮过程中的先煎、后下、冲服、烊化等相关内容的应予说明。

12. 注意事项　含禁忌证、配伍禁忌、妊娠禁忌、服药禁忌、不良反应等。属中医一般常规禁忌者从略。

13. 规格　含包装材料、包装规格，应标明每个包装量。鼓励中药饮片最小包装，实施配方剂量独立包装。

14. 贮藏　系对饮片贮藏与保管的基本要求。根据饮片特点及性质而定，注明保管的条件和要求（如温度、湿度、空气、干燥、密闭、避光等）。

15. 有效期　至少以主产地道地药材为原料生产的三批中试产品为对象，在拟上市包装条件下，进行稳定性考察；分别在 0 月、3 月、6 月、12 月及其后续进行稳定性考察，必要时，需进行加速试验，根据实际情况，确定其保质期。

第三节　中药材及饮片的分类储存

中药分类贮存就是把入库的中药按不同的性质特点分类存放，这是中药仓库做好养护的基础，也是仓储管理的一项有效措施。

一、分类贮存的目的

中药仓库的库房结构各不相同，有新型的库房，也有简陋的棚房、民房等。即使是多层楼房仓库，各层条件也不一致，如底层通风不畅、潮湿，但是比较阴凉；顶楼通风、干燥，但是温度较高；中层楼储存条件最好，既干燥又凉爽。在同一库房里，各个仓位的温湿度、光照程度、通风条件等也不相同，如靠东南方向的仓位，会受潮湿空气的影响，商品容易受潮；靠西北方向的仓位，会受干燥空气的影响，商品容易干燥。靠近走道、门窗旁的仓位商品容易受潮。仓库结构和货位位置不同，给保管养护工作提出了不同要求。分类贮存就是根据不同中药材的特性来适应这种不同仓（货）位条件的要求，目的是保证药品质量的安全。

二、分类储存方法

分类主要是把性质相似、变化相同的中药品种归为一类，选择合适的贮存处所，采取针对性较强的保管措施，达到保护药品质量的目的。鉴于此，通常将中药分为动物类、植物类、矿物类和中成药类，植物类又按药用部分分为根及根茎类、茎类、皮类、叶类、花类、全草类、果实和种子类、树脂类等。便于库房安排和出入库收发管理，同时可根据每类药材的特点采取不同的管理措施。如矿物类药材，体积小，重量大，占地少，但空间不好利用，该类药不生霉，不虫蛀，较易存放，可放在低矮洁净的库房。动物类药材，带有皮肉者易生蛆、腐烂，应保持阴凉通风。有的易虫蛀，与大蒜、花椒同贮，可以防治。

分类存放还包括将毒性、易燃、贵细等中药饮片单独分库存放，对用药安全、防火、防盗及保证中药质量都很重要。现将各种中药材及饮片的分类贮存具体分述如下：

1. 植物类药材及饮片

（1）重点养护品种　指最容易虫蛀、霉变、泛油、变色的品种，应重点养护。这类中药的种类很多，如山药、党参、当归、黄芪、甘草、杏仁、佛手片、柏子仁等。储存这些商品的仓库（库房）应选择建筑结构好、干燥、凉爽、四周整洁、平时温湿度管理严格、具有药剂熏蒸条件和设备，且能做到及时检查质量，可有效地控制虫霉现象的产生。

（2）花类品种　花类药材都具有各种不同的色泽和芳香气味，如果保管不善容易产生褪色和散失气味，严重的还会发霉生虫。贮存花类药材的关键是防止受潮，故必须严格控制湿度。对有些色泽特别亮丽，气味浓郁而且又容易变色的花类（玫瑰花、腊梅花等），还应具备必要的固定吸潮容器进行吸潮，或采取小件缺氧充氮等方法进行保管，以确保花类药材的花形和香味。

（3）全草及地上部分品种　药材中全草和地上部分的品种很多，由于质轻体大，储存时占用面积很大。多数品种只要自身干燥，一般不容易发生变化，可以储存在条件一般性的仓库（库房）内，有的还可以堆码露天货垛。但是中药具有怕潮湿怕风吹的特点，因此，必须采取盖严隔潮等措施，不使它遭受雨淋、风吹和日晒。

（4）盐腌品种　盐腌药材具有潮解溶化和含盐分的特点，会造成储存处所经常潮湿不干，影响其他药材的正常储藏。故储存这类药材应选择阴凉的仓库（库房），尽力防止潮湿空气的侵入。集中储存这类品种，应采取防潮隔湿措施，控制潮解。

（5）鲜活品种　鲜活药材要有特殊的储存条件，如需要保持水分，需有通风凉爽日照的环境，夏日要防热，冬天要防冻。必要时还须进行栽植养护，要有专人管理，以保持它的鲜活状态。

2. 动物类药材及饮片　动物类药材主要有皮、肉、骨、甲和蛇虫躯体，它们极易生虫和泛油，并具有腥臭气味，保管养护比一般药材困难。可采取小库房专门储存，储存条件要与密封库相似，四周无鼠洞，壁角无虫迹，并须有通风设备，必要时可调节库内空气。防治害虫所进行的药剂熏蒸比一般药库的熏蒸要多1～2次。这类药材的品种虽多，但每种的数量较少，可采用货架分层存放，既可避免压迭，方便进出，又可提高仓位使用效率。

3. 矿石贝壳类药材及饮片 这类药材一般不受外界影响，都可储存在条件相对较差的仓库（库房）或露天货场。

4. 特殊类型药材及饮片

（1）贵细（稀）品种 如人参、西洋参、牛黄、麝香、西红花、冬虫夏草等。这类药材经济价值高，必须严格管理。保管这些药材应有安全可靠的设备，做到万无一失。因为其中有的品种极易被虫蛀或霉变，所以更要加强养护。

（2）易燃品种 药材中有遇火极易燃烧的品种，如硫黄、火硝、樟脑、干漆、海金沙等，必须按照消防管理要求储存在安全地点，建筑物四周旷阔，要间隔50m以上，并具有安全和消防设施。

（3）毒性药材 指毒性剧烈、治疗剂量与中毒剂量相近，使用不当会致人中毒或死亡的药材。根据卫生部1989年发布《毒性药品的管理品种》规定的毒性中药品种，对于这些毒剧药品的储存和管理，应根据国家关于毒品管理条例，设专人负责，严格执行管理制度，防止发生意外。对此，应特别注意以下几点：①毒性中药材必须由熟悉中医药的且具备资格的药学技术人员负责管理。②建立健全验收、保管、领发、核对等制度，严防收假、发错，严禁与其他中药材混杂。做到划定仓间或仓位，专柜加锁并由专人保管。③毒性中药材的包装容器上必须印有毒药标志，标示量要准确无误。称量用具专用，用后妥善处理，勿作它用。④毒性中药材的养护应根据其品种来源、理化性质、变质情况及库存来决定。

第四节 中药饮片贮藏和养护的管理

中药饮片储存和养护工作应能做到安全储存，科学养护，保证质量，降低消耗，收发迅速，避免事故。

一、中药饮片贮藏的管理

1. 毒剧和贵细中药饮片应分别存放并建立相应的库存养护设施，专人专库、双人双锁保管，并有明显标志，做到购、销、存的账货、账卡相符。

2. 在特殊条件下储存的中药饮片，应经常检查，各种测量和检测仪器应经常校验，记录结果，加以保存。

3. 饮片入库时，应按凭证核对品名、规格、数量，并鉴别、检验，确认质量优劣、品种真伪。质量合格者由仓库质检人员开具入库单，方可入库。对质量不合格、货单不符的饮片，仓库质量管理、检验人员有权拒收，或单独存，拴以明显标志，并将情况及时向领导和有关部门反映。

4. 饮片保管人员应熟悉商品质量性能及储存要求，按商品不同的自然属性分类，按区、库、排、号科学储存。储存中应做到以下几点：

（1）内服的与外用的中药饮片应分开存放。

（2）毒、剧饮片应按有关规定执行，标志明显。

（3）长期储存的怕压或发热易燃的饮片应定期翻码倒垛。货垛之间采取必要的隔垫措施，并加强检查。

（4）退货的饮片应单独存放，及时处理。因质量问题而退货的商品经返工后必须重新检验合格后方能返回仓库。退货商品要做出记录（包括退货单位、日期、品名、规格、数量、退货理由、检查结果、处理日期及处理情况等内容）并将记录保存两年。

（5）搬运和堆垛应严格遵守商品外包装标志的要求，安全操作。

（6）库存同品种应及时轮换更新。

5. 要贯彻"先进先出""近效先出"和"易变先出"的商品出库原则。商品出入库时应登记生产批号及出入库年月日，在库商品可采取货垛上放置不同颜色的醒目标牌，防止错发。

6. 要把好商品出库验发关，变质和过期商品严禁发货。

二、中药饮片贮藏的养护管理

仓库应根据在库商品量，建立商品养护组织或设立专职商品养护员。商品养护工作的具体任务应包括：

1. 指导保管人员对商品进行合理贮存。

2. 检查库存商品的储存条件是否符合要求，配合保管员进行仓间温湿度管理，及时调整库存条件。

3. 对库存商品定期进行循环质量抽查，抽查的周期应视商品的质量要求和季节变化而定，对物理外观有变化及储存日久的品种，应抽样送化验室重新检验。

4. 对检查中发现的问题，提出处理意见和改进养护措施，配合保管人员对有问题的商品进行必要的整理。

5. 根据季节气候变化，拟定商品检查计划和商品养护工作计划，列出重点养护的品种，并组织实施。

6. 建立商品养护措施。

7. 对重点品种开展留样观察，考察商品变化的原因和规律，为指导确定合理库存期提供资料。

8. 按照养护协作组织分工，开展养护科研工作，逐步使仓库养护科学化、现代化。

三、中药饮片贮藏的质量控制

库存药品质量检查是整个中药饮片质量控制的重要环节，也是中药仓库商品保管中的一项重要工作。通过检查可以及时了解各类中药的质量变化情况，有利于采取防护措施，确保质量完好。库存饮片检查的时间和方法，应根据库存饮片的性质、特点，结合季节气候、储存环境等多方面的情况来确定。

（一）中药饮片入库前的检查

入库前要检查中药饮片的数量、含水量、变质情况等。若发现含水量超过安全范围或发霉、生虫等，需经适当处理后方可入库。这是保证中药饮片仓储不变质的前提条件。

（二）中药饮片入库后的检查

中药饮片入库后，要定期检查，并根据气候情况和特殊品种，进行不定期检查，发现问题，及时处理，以减少损失和防止蔓延。检查的时间类型可分为：

1. 经常性检查 由保管员在日常工作间隙对库存商品轮番检查，一般要求在 1 个月内对所保管的商品检查一次。

2. 不定期性检查 一种是配合上级领导部门所组织的临时性检查；另一种是在台风、暴雨、雨汛期等突然性气候变化的前后，临时检查仓库房屋有无漏水或其他不安全因素，以及露天货垛是否苫盖严密，药品有无损失等情况，应做到边检查、边研究并解决问题。

3. 定期性检查 一种是由仓库主管人员，定期对仓库药材商品进行全面性检查，了解库存商品结构情况，掌握重点养护药品的品种、质量和数量，做到心中有数。另一种是养护专业人员检查，重点是检查在库商品的质量。每年 5 月至 9 月，是中药仓库防霉保质的重要时期，因为在这时期温度高，湿度大，害虫繁殖传播快，库存商品极易发生各类变异。所以在这期间，要组织有经验的养护人员，定期轮番对库存商品进行检查，以便及时发现变化情况，采取防治措施。

（三）保管期间的库房检查

对库房的门、窗、通风设备、电器设备等，要经常检查，特别是雨季，一旦发现问题，及时解决。检查时间基本上按中药性质而定。重点商品每星期检查 1 次；一般商品每半个月检查 1 次；每月全面检查 1 次。对每笔商品的检查情况，必须做好记录。检查人员要随时与验收员取得联系，了解商品入库时的检验情况，提供线索，有利于库存商品检查工作的开展。

（四）中药饮片货垛间距要求与色标管理

1. 中药货垛间距要求 垛与垛的间距不小于 100cm。垛与墙的间距不小于 50cm；垛与梁的间距（下弦）不小于 30cm；垛与柱的间距不小于 30cm；垛与地面的间距不小于 10cm；库房内主要通道宽度不小于 200cm；库房水暖散热器、供暖管道与储存药品的距离不小于 30cm。

2. 仓储中药饮片的色标管理 仓储中药的色标管理，是各地药厂、中药加工厂、药房药店、各级药材公司、医院药剂科和相关企业都必须贯彻执行的一种中药（含中药材、饮片及中成药等）管理措施，它是药库质量管理的重要内容及目前的一种先进管理方法，也是作为仓储工作检查的重点和衡量保证药库管理工作好坏的标志之一。因此，仓储中药应严格执行国家规定的色标管理。

色标表示意义如下：待验品：标以黄色色标。合格品：标以绿色色标。不合格品：标以红色色标。

四、常用的饮片养护方法

中药饮片来源广泛，成分复杂，品种繁多，性质各异，有的怕热，有的怕光，有的怕冻，有的易吸湿，应根据各种饮片特性妥善养护。如养护不当将会发生虫蛀、发霉、变色、泛油、腐烂等变质现象。为保证中药饮片质量，必须熟悉各种饮片的性能，摸清饮片贮藏养护规律，并采取合理的养护措施。

常用的饮片养护方法有石灰干燥法、酒精防虫法、化学药品灭虫法（硫黄熏蒸法）、气调法、对抗贮藏法和冷藏法等。中药饮片库房一般要求干燥通风，避免日光直射，室内温度不超过 20℃，相对湿度 45% ~ 75%，饮片含水量控制在 13% 以下（特殊饮片除外）。现分述如下：

1. 对含淀粉多的药材，如泽泻、山药、葛根、黄芪等切成饮片后要及时干燥，贮存在通风、干燥、凉处，防虫蛀、防潮。

2. 对含挥发油多的药材，如薄荷、当归、木香、川芎等切成饮片后，干燥温度小于 30℃，如大于 30℃则损失有效成分，贮藏时环境温度不能太高，否则易散失香气或泛油，温度太高易吸湿霉变和虫蛀，应置阴凉干燥处保存。

3. 对含糖分及黏液质较多的饮片，如肉苁蓉、熟地黄、天冬、党参等，炮制后不易干燥，在温度高湿度大的环境极易变软发黏，易被污染，应防霉、防虫蛀，置通风干燥处贮藏。

4. 种子类药材经炒制后增加了香气，如紫苏子、柏子仁、莱菔子、薏苡仁等，应贮藏缸、罐中封闭保管，防虫害及鼠咬。

5. 凡酒制饮片，如当归、常山、大黄等，醋制饮片，如芫花、大戟、香附、甘遂等，均贮于密闭容器中，置阴凉处。

6. 凡盐炙的饮片，如泽泻，知母、车前子、巴戟天等，很容易吸收空气中的湿气，易受潮变软，若温度高，其中水分散失则盐析出，贮于密闭容器内，置通风干燥处以防受潮。

7. 经蜜炙的饮片，如款冬花、甘草、枇杷叶等，炮制后糖分大，较难干燥，特别容易受潮变软或粘连成团且易被污染，虫蛀、霉变及鼠咬，应贮于缸、罐内，尽量密闭以免吸潮，置通风干燥处保存养护。

8. 某些矿物类饮片，如硼砂、芒硝等在干燥空气中，容易失去结晶水而风化，故应贮于密封的缸罐中，置于阴凉处养护。

第五节 中药饮片仓贮的防护措施

中药饮片贮存在仓库中引起变质的主要原因是霉腐和虫蛀现象，霉变和虫蛀对饮片的危害很大。因此防止饮片的霉腐和虫蛀是饮片仓贮的防护措施的重点、难点。对于饮片的霉腐和虫蛀的防护研究越来越多，为了保证贮存期饮片的质量，不断涌现出新的防护技术和方法。

一、中药饮片仓贮的霉腐防护

饮片包装是对仓贮的霉腐防护的前提，在饮片包装完好的情况下，贮存饮片的库房条件也影响饮片的质量。以下集中有效的防霉法经常使用。

（一）干燥防霉法

1.库房保持通风、阴凉、干燥、避免阳光直射是饮片仓贮过程中有效的防霉方法。通常室温应控制存在25℃，相对湿度在70%以下。可利用空调、除湿机控制库房内的温湿度。

2.单剂量、小包装的饮片最好装入木香、复合纸袋、铁桶或其他密闭的容器，防止受潮和与空气接触氧化变质。

3.大包装的饮片，由于体积大，堆放应注意经常翻垛通风或堆成通风垛，使热气及水分易散发。遇潮湿季节，可利用电风扇加速通风。

4.经常检查库内存放的饮片，遇到饮片受潮等情况要及时采取措施进行处理。

（二）冷藏防霉法

将饮片贮存于冷库内，温度保持0~10℃，不仅可以防霉、防虫，而且不影响饮片的质量。尤其适合在夏季梅雨季节时或潮湿闷热的环境。进入冷库的饮片应先检查水分，水分应在标准范围之内，包装应完整密闭、无破损。冷藏最好在梅雨季节前进行，出库应在梅雨季节后，防止湿气进入饮片。由于冷库建设成本比较大，所以主要用于贵重、对热和湿度比较敏感的饮片贮存。

（三）药物防霉法

药物防霉法是利用无机或有机药物来抑制霉菌的生长与繁殖，这些药物称为防霉剂。对防霉剂有一定的要求，即：①对人体无毒害作用；②不会对饮片成分产生不良影响或造成污染、残留；③防霉作用持久、价格低廉。防霉剂种类很多，常用的有：对硝基酚、β-萘酚、水杨酸、安息香酸、尼泊金、氯仿、甲醛等。防霉剂常用于库房、设施防霉，也常用于喷射药材表面，干燥后贮藏。

二、中药饮片仓贮的防虫

危害动、植物药材、饮片的害虫种类很多，繁殖迅速，适应性强，分布面广。如果不注意对害虫的防护，遇到适宜的气候和条件，就会大量发生，造成严重的后果。特别是具有闷热潮湿的环境，特别有利于害虫的生长繁殖。药材、饮片一旦受到害虫的破坏，品质发生变化、药效降低，不仅造成经济损失而且导致不能在临床或制剂中应用。

（一）库房常见虫害

危害动植物药材、饮片的虫类很多，其中以甲虫类为数最多，其次是蛾类和螨类。如米象及玉米象、烟草甲虫、赤拟谷盗、印度谷蛾、蟑螂、革螨、恙螨、蒲螨、尘螨、粉螨、蠕形螨和疥螨等。

（二）库房防虫害的措施

防治仓贮害虫，应当遵循"以防为主，综合防治"的方针，把"防"作为防治工作的基本手段，根据不同情况，因地制宜、因时制宜地将各种防治方法有机地结合起来，扬长避短、有的放矢地全面开展综合防治，以达到最佳的防治效果。

1. 仓贮管理防治 仓贮管理防治就是要人为地创造有利于贮存药材、饮片而不利于害虫的生态条件，从而控制害虫的发生、发展，达到安全贮存的目的。这种防治技术简单易行，节约费用。具体内容包括：分类存放，清洁卫生，空仓与器材杀虫，隔离与保护及改善仓库条件。

分类存放是饮片库存管理的基本防治方法。易生虫的可分为下面几种：①一般含脂肪油类（如果实类杏仁、柏子仁等）、含淀粉或糖类（如薏米仁等）及含蛋白质类（如冬虫夏草等），这些含有营养物质的饮片比较易虫蛀。含辛辣成分（丁香等）及矿物类（石膏等）、化学晶体（冰片等）不易虫蛀。②质软或含糖易吸潮的饮片，在潮湿的环境下易生虫。③外表有保护组织层，坚硬、不易破碎的饮片不易虫蛀，破碎了的饮片易虫蛀。④蜜制的饮片，因含糖量高，易受虫蛀。

清洁卫生是基本而重要的防治方法。隔离与保护是指防止害虫从感染的包装、器材中蔓延、传播到未感染的药材或饮片以保护无虫害的药材、饮片的措施。此项工作必须做好"三隔离"（药材库与饮片库隔离，饮片加工车间与饮片仓库库隔离，宿舍、办公室、实验室与药材、饮片库隔离）和"五分开"（种类分开，等级分开，干湿分开，新陈分开，有虫无虫分开）。改善仓库条件，按照中药饮片 GMP 要求设计和管理，是防止害虫进入仓库的根本措施。仓房应能密闭，并装防虫门窗。墙角最好是圆弧形，以便清扫。地坪应能防潮，阻止地下水上升。另外，认真做好害虫检查测报工作，可以及时发现虫害情况，为防治工作提供直接依据。检查测报工作是仓贮管理防治的一个重要组成部分。

2. 物理、机械防治 应用物理因素作用于害虫有机体，控制及消灭虫害的方法称为物理防治。利用人力操作或动力操作各种机械，以清除仓库害虫的方法称为机械防治。

物理防治主要有温控防治和气控防治，机械防治主要有风扬与风车除虫和筛子除虫。间歇冷冻贮藏法还能很好防治药材、饮片的霉烂、变色、走油等现象。

3. 化学防治 化学防治就是应用有毒的化学药剂直接或间接地防治害虫的方法。要充分了解杀虫剂、害虫及其所处的环境条件三者之间的相互关系，做到合理用药，发挥药剂的最大防治潜力，使杀虫剂的有害影响降到最低程度。

杀虫剂的种类繁多。按其使用的剂型可分为固体、液体、气体杀虫剂；按其进入虫体的途径可分为胃毒剂、触杀剂、熏蒸剂；按其化学成分和来源可分为无机杀虫剂、有机杀虫剂、微生物杀虫剂等。为了减少杀虫剂对人畜的危害，应该选用高效低毒、低残留、高纯度、适宜残效期的杀虫剂，限制对饮片使用的药剂种类和条件，每批常规熏蒸 1 年只准进行 1 次等。要严格执行杀虫剂在饮片中的残留标准。

有害物质残留标准：马拉硫磷不得超过 3；磷化物（以 PH_3 计）不得超过 0.05；氰化物（以 HCN 计）不得超过 5；氯化苦不得超过 2；二硫化碳不得超过 10。

三、中药饮片仓库的熏库措施

为了确保库存中药饮片的质量，防止易生虫的中药材中药饮片在储存期间生虫。中药饮片在储存养护过程中由养护员负责执行熏库操作。具体内容是：

1. 做好熏库前的准备：将库存中药饮片中易生虫类列出名单，在 7 ~ 8 月份盘清库存量，以书面文件通知保管人员，熏库前将名单中的品种移至养护库中。熏库前将养护库的窗户、排风口密封好。备好磷化铝药剂，投药量以 3 ~ $5g/m^3$ 计算。按间距 1.5m 安置一个药盒计算出约盒数，将药盒按间距 1.5m 均匀放在货垛和通道上。备好乳胶手套、防毒面具以及封门缝的用纸或胶带。

2. 在投药操作中，投药操作员带好防毒面具，在库外开启磷化铝药筒。进库后投药量按每盒 40 ~ 50g 放入，完成后迅速撤出仓库，清点药筒确定无误后，立即将门密封好。在库房门贴熏库标识，让其他有关人员知晓。密封熏蒸时间为 5 ~ 7 天，打开窗户或排风机通风 3 ~ 5 天。

3. 熏库操作注意事项：

（1）熏库操作人员必须佩戴防毒面具。

（2）开启磷化铝药筒必须在库外操作。

（3）残留物在库外挖 60 ~ 100cm 坑掩埋，防止燃烧。

（4）操作人员操作完毕后，应认真用肥皂洗手。

第二十二章　中药饮片厂的设计与生产管理 ▷▷▷▷

中药加工炮制伴随中药的发现和应用。至清代，突出显示中医中药紧密联系特色的中药行、号、堂、店等的出现催生了"前店后厂"的作坊式饮片生产行业。新中国成立后，国家及各省市中药材公司均建立了附属中药饮片加工厂，随着切药机、炒药机、洗药机等设备的研制和应用，基本解决了饮片规模化生产与传统炮制器具生产能力低下的矛盾。改革开放给中药饮片工业的发展带来机遇，中药饮片生产企业实施 GMP 认证和饮片必须有固定包装的要求，中药炮制自动化设备和生产线的研制及应用，使生产过程从人工控制向机械自动控制转变，进一步推动中药饮片生产向着炮制工艺规范化、炮制机械现代化、检测手段科学化、质量控制客观化、饮片质量标准化、包装计量规格化、生产经营规模化及药材来源基地化的方向发展。

第一节　中药饮片厂的设计

目前，中药饮片主要由中药饮片厂或者中成药厂的炮制车间、中医院炮制室生产供应。在国家政策允许范围和有关部门批准的前提下，建设中药饮片厂、饮片生产车间、炮制室或对原有的厂、车间进行扩建，或进行扩产技术改造，需要多方面的工程技术人员协作完成，应委托具有医药工程设计资格的单位进行设计。作为中药专业人员应负责提供饮片生产的工艺、技术、设备等方面的相关要求。并针对中药饮片种类繁多，加工、炮制方法有较大差异等特点，根据投资金额、销售供应等具体情况，结合自身要求与当地条件，确定生产规模、主流品种，采用先进的工艺与装备，设计出合理、可行的饮片生产厂。

一、设计依据

中药饮片是药品，因此中药饮片工厂设计不仅要符合《药品管理法》《中医药法》等法律上的要求，同时还要按照《药品生产质量管理规范》即我国药品生产的 GMP（Good Manufacturing Practice），以及"药品生产质量管理规范附录——中药制剂"的基本要求进行。同时还要参照《危险化学品安全管理条例》，电力设计安全规程，工业企业照明设计规范，工业企业采光设计规范，洁净厂房设计规范，室内外给排水规范，工业"三废"排放试行标准，污水综合排放标准，安装、施工验收规范，试车、竣工验收规范，工厂防火规定等。

二、厂区的选择和要求

中药饮片厂厂址选择的基本要求是自然条件好，有发展余地，便于合理安排，交通条件便利。

药品生产企业必须有整洁的生产环境。厂房应建在周围环境安静、空气清洁的场所。无空气、土壤和水污染源，无污物堆放或生活垃圾堆放。通讯便利，有良好的水、电供给，厂址的自然地形有利于厂房和管线的布置，交通联系和场地排水。应避开地震多发区、洪涝区、石矿区、机场、电台、名胜、文物区。

厂区区域划分是以主体车间为中心，分别对生产、公用系统、生产辅助、管理及生活设施划分布局。生产、行政、生活和辅助区的总体布局应合理，各区域之间应分开，不得互相妨碍。厂区的地面、路面及运输等不应对药品的生产造成污染，地面、道路平整、畅通，无积水。空地应做上水泥地面和绿化，选择不产生花粉、绒毛等绿化植物，做到无露土，减少厂区内灰尘飞扬。

三、炮制工艺设计

中药饮片厂的工艺设计对饮片厂设计起主导作用。在结合当地条件，确定生产规模、主要品种的基础上，顺应时代的发展，结合国内外科学技术发展、机械装备及中药饮片生产新工艺情况，一方面尽量采用先进的生产工艺。但同时还要照顾到中药材种类繁多，来源于不同的植物、动物及矿物，其形态、物化性能差异很大，生产工艺及设备必须与之相适应。

中药材的软化，要求被软化药材达到便于切制，同时又要尽可能地保留有效成分，传统有抢水淋洗、水池浸泡、闷润等工艺，分别适用于全草类、根茎类等植物药材。目前根据"药透水尽"要求研制的有加压、减压以及回转式全浸润润药及气相置换式润药等新的工艺和设备，切药机也有多种型号和规格，各有特色及适应范围，并不存在某一种工艺可以包罗一切，而且达到效果最佳的要求，因而正确的选择方法应该是"因药制宜"。既照顾到主流品种，又要考虑其他品种。在可能的情况下，将来源不同，但形状相近，炮制工艺要求基本相同的药物分门别类。如山药、白芍、牛膝等均属长条根类，多切片；肉桂、厚朴等均属粗大的皮类，多切丝；川芎、三棱等属团块状根茎类，不易软化；薄荷、紫苏等全草类多切段，易软化并且干燥要求温度不能高等；然后分别设计净制、软化、切制、干燥、包装的具体生产工艺步骤和要求，并且在合理的条件下，尽量采用先进的工艺。

中药的炮炙生产，方法很多，要根据所加工的主要品种、所用的炮炙方法，尽可能地采用控温、控时以及加压等自动化生产工艺条件。

四、车间厂房的布局和要求

一般按净制、润洗、切制、蒸煮、干燥、炒制、炙制、过筛、包装等工艺流程进行布局，车间厂房应按生产工艺流程及所要求的空气洁净级别进行合理布局。同一车间厂房内以及相邻厂房之间的生产操作不得相互妨碍。每个车间或操作间有足够的生产操作、物料存放、设备维修保养、容器工具清洗及存放的面积和空间。厂房有防止昆虫和其他动物进入的设施。地面、墙壁、天棚等内表面平整，易于清洁，不易产生脱落物，不易滋生霉菌。中药材的蒸、炒、炙、煅等炮制操作应有良好的通风、除烟、除尘、降温设施。筛选、切片、粉碎等操作应有有效的除尘、排风措施。原药仓库尽量靠近净选车间，饮片仓库、包装仓库靠近包装车间，以缩短物料、中间产品、成品在生产过程中的运输距离，提高工作效率。

毒性药材生产设专用仓库及生产线，不得与其他中药饮片的生产相混合。直接口服中药饮片的粉碎、过筛、内包装等应在洁净厂房内生产，其净化空调系统应保证相应的温度、湿度和洁净度要求。洁净厂房与非洁净厂房之间应设置缓冲室，在洁净厂房和缓冲室中安装净化、消毒设备。

五、设备的设计

与中药材、中药饮片直接接触的设备、工具、容器表面应容易清洗、消毒、不易产生脱落物。不与中药材、中药饮片发生化学反应，不吸附中药材、中药饮片。设备所用的润滑剂、冷却剂等不能对中药饮片或容器造成污染。

根据目前的生产情况，中药饮片厂需配备净制、润洗、切制、干燥、蒸煮、炒制、煅制等设备。在选购设备时，要购买定型产品，其性能、规格、型号、技术参数等符合生产的需要。在可能的情况下，应根据不同形状的中药材，如长条根类、皮类、团块根茎类、全草类等的加工炮制生产工艺不同设计多条生产线，选购配套设备。

六、技术力量的设计

中药饮片生产企业应建立与中药饮片生产质量体系相适应的组织机构。中药饮片生产企业主管生产管理和质量管理的企业及部门负责人，应具有中医药或相关专业大专以上学历，并具有三年以上实际工作经验，关键岗位应由具有研究学历人员负责。从事中药材、中药饮片质量检验的人员应具有中药鉴定与分析的基础理论知识和实际操作技能，掌握相关质量标准的要求；中药材炮制操作人员应具备中药化学的基础知识，并经过相应的培训。从事毒性药材、麻醉药材等有特殊要求的中药饮片生产操作人员，应经相关专业的技术培训，并熟知劳动保护等有关要求。中药材、中药饮片仓储管理人员应熟知中药贮藏保管的知识，要经过相关专业知识培训，掌握中药材贮存养护等技能。

七、安全卫生和环境保护工程设计

新建、改建或扩建中药饮片或药厂饮片炮制车间工程项目都必须遵守国家的环境保护法规，切实执行环境评价报告制度和"三同时"（环保设施与主体工程同时设计、同时施工、同时投产）制度，对噪声的防治及污染物的处理和综合利用要有明确的设计方案。应设置专门的"三废"排放设备，凡涉及饮片厂安全的，尤其是防火防爆问题，必须严格按照有关的规范和法规进行处理。要考虑劳动者的健康和安全、各种消防设施、安全通道和防火墙等。

中药饮片生产与其他行业相比，科技含量、劳动附加值、利润等方面尚存在差距。因此要防止盲目建设。更不能先征地盖厂，购设备，再定产品，这样的设计使生产的工艺流程不能合理布局，设备与设施不能充分利用，极易造成浪费与经济损失。目前适宜在药材资源优势的道地药材产区或药材集散地以及主销售用户附近建厂，最好和规范化种植基地密切联系，原料质优价廉，主打产品明确，销售渠道稳定，既有大进大出的产量，又有满足应用的品种，才能形成饮片质量生产的优势，保证应有的经济效益。

第二节　中药饮片生产和质量管理

目前中药饮片厂是生产销售中药饮片的主渠道，涉及中药饮片生产的全过程，以净制、切制、炒制、蒸煮、煅制为主，产品种类多，需要不同规格的包装；中成药厂炮制车间生产品种相对单一，工艺较为固定；中医院、药店炮制室多以炒、炙临方炮制为主。三者生产目的和品种各不相同，其生产管理也略有区别。本节主要介绍中药饮片厂的生产和质量管理要求。

中药饮片企业的管理是对饮片企业生产经营活动进行计划、指挥、协调和控制等一系列管理活动的总称。主要包括目标管理、人事管理、生产管理、质量管理、设备设施管理等内容。

一、目标管理

饮片企业的目标管理是根据饮片生产企业的经营机制、生产规模等实际情况，制定一定时期的总目标，并分级落实到各部门和人员，确定各部门及个人目标，以及为实现目标而展开的一系列组织、激励和控制等活动的科学管理方法。其基本思想是"企业的经营目的和任务必须转化为目标"，是作为饮片企业负责人必须要考虑和完成的工作，要确定合适的经济社会效益目标，完善组织机构，明确岗位责任制和监督考核奖罚管理办法。现国内多数企业采用三级目标管理制进行管理，分为厂级管理、部门管理、小组管理，把目标管理进行细化和量化，以便于管理和考核，具有较强的实际操作性、可控制性和公平公正性。

二、人事管理

中药饮片企业的人事管理即对技术人员培训、科技人员的合理使用、职工工作质量及素质提高等方面的管理。根据饮片生产企业的机制、规模和实际情况，设立相应组织管理机构，配备相应技术和管理人员，明确主要职能。对不同岗位、不同层次的人员进行聘用、培训、考核，建立长效的培训制度和培训档案，提高各类人员的素质和技术水平。企业负责人和各级管理人员应定期接受药品管理法规培训。企业应有人员的学习和外出交流制度，建立员工的健康档案，并定期进行健康检查，根据不同岗位要求和员工的健康状况进行岗位人员调整。

三、生产管理

中药饮片企业的生产管理应按照相关规定的要求，严格把关。作为中药专业技术人员，还应特别注意掌握以下几个方面：

1. 生产工艺流程 以图解形式表示中药饮片工艺流程称为工艺流程图。以框图或以设备外形简图表示饮片生产单元加工过程，以箭头表示物料和载能介质流向，并以文字说明生产方法和工艺技术方案。要求制定中药饮片炮制和切制、炮炙等工序的工艺流程以及所炮制生产主要产品的工艺流程。

中药饮片炮制的一般工艺流程为：

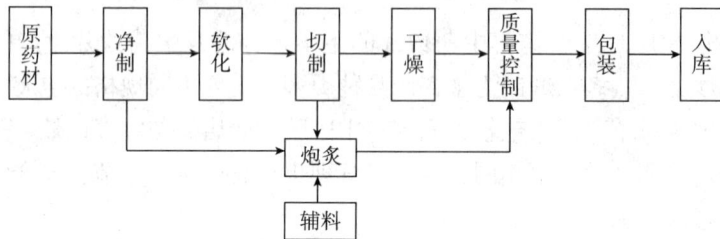

图 22-1 饮片生产的一般工艺流程

2. 物料平衡 是指经过某道工序后输入量等于输出量加上本道工序的损耗，计算物料平衡的过程和结果称为物料衡算（图 22-2）。各道工序损耗以总量的百分比（%）计。损耗的大小与中药材原料进货情况如原料干净程度，含杂质多少有关，也与炮制方法以及设备、操作情况有关。中药炮制某道工序的损耗量常凭经验确定，也称为定额损耗。

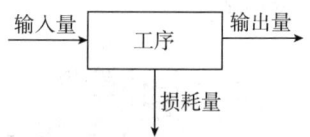

图 22-2 物料衡算示意图

物料衡算公式：

$$\frac{输出量+损耗量}{输入量}=\frac{（合格品+不合格品）+输入量×定额损耗率}{输入量}×100\%$$

物料平衡主要用于检验岗位的系统误差，也是保证生产出合格产品的重要参数。多是一个百分数范围，在 95% ~ 105% 之间，但中药饮片的生产随着药材、炮制方法以及岗位的不同，物料平衡的范围更为宽泛。

例如：某饮片厂，切药岗位日加工软化药材 8500kg，本岗位的定额损耗率为 0.5%，实际最终生产出合格饮片 8432kg、不合格饮片 42.5kg，其本岗位的物料平衡计算结果为 100.2%。

3. 生产工艺规程 生产工艺规程是规定生产一定数量成品所需起始原料、辅料和包装材料的数量，以及工艺加工说明、生产过程控制、注意事项等的一个或一套文件。中药饮片生产工艺规程包括名称、规格、工艺流程，炮制具体操作和技术参数、物料、中间产品、成品的质量标准及贮存注意事项、物料平衡的计算方法、包装规格等要求，还包括生产周期、岗位定额损耗、工艺查证等规定。一般由生产部门组织编写，质量管理部门审核，主管生产的企业负责人批准。

4. 岗位操作法与标准操作规程　岗位操作法是为生产过程中所有操作而制定的具体规定；标准操作规程（SOP）是岗位操作法的基本单元，是对具体操作的指令，两者没有严格界限，趋向于一致。饮片生产应包括挑选、清洗、软化、切制、干燥、筛选、炒炙、蒸煮等工序的岗位操作法和切药机、炒药机等各种主要设备的标准操作规程（SOP）以及清洁操作规程。

5. 验证　验证是对预设的工艺规程、设施设备、清洁清场或系统进行实验，确定能否达到预定结果的一系列活动，若实验结果达到了预定要求，则此次验证的文件升级为合法文件；若实验结果未能达到预定要求，则需要重新调整文件技术参数，直到达到预设要求为止。一般验证文件分为图表、管理标准、工作标准和记录凭证四个方面，如工艺验证、设备仪器验证等。要求成立验证小组，确定验证方案，按验证方案实施验证。做好验证记录，写出验证报告、批准执行等文件。工艺验证的范围包括软化、切制、炮炙、干燥等关键工序。软化、切制、炮炙、干燥的设备也需要验证。

6. 批号及批生产记录　用一组数字或字母加数字作为识别标记为批号。以同一批中药材在同一连续生产周期生产一定数量的相对均质的饮片为一个生产批号。批号由6位阿拉伯数字组成，前两位代表年，中间两位代表月，最后两位代表日或者生产的流水号。中药饮片的批号一般由生产管理人员按照下达生产指令的日期确定的。在批生产记录、中间体容器或包装、成品的包装上应标明批号。因故返工的中药饮片，返工后原批号不变，一般只在原批号后加一个代号"R"以示区别。

批生产记录是指一个批次的待包装品或成品的所有生产记录。主要有生产指令、领料单、各工序的生产记录和清场记录、偏差处理记录、检验记录、中药饮片放行审核记录等组成。由生产操作人员、管理人员填写，由质量管理部门负责人或质量管理员审核。保存三年以上。

7. 物料管理　指物料采购、入库验收、储存、发放、使用过程的质量管理。

8. 毒剧药饮片炮制生产管理　毒性药材、麻醉药材生产专用设备不得生产其他药材，毒性药材、麻醉药材也不得在其他生产线上生产。生产后的毒性、麻醉中药饮片在外包装上必须有明显的专用标志。

9. 直接口服饮片生产管理　需按照中成药口服制剂做微生物检查，其粉碎、过筛、内包装等工序应在D级的洁净区（室）内生产，在洁净区（室）内需要对尘粒及微生物含量进行控制。

10. 废水、废气、粉尘等的管理　中药材在淘洗、浸泡、漂洗、蒸、炖、燀、煮等炮制过程和设备、容器、场地的清洗过程中均会产生大量的废水。废水处理常用的方法有废水的预处理、活性污泥法和生物膜法。

蒸煮炒炙过程中容易产生废气，要经过处理后方能排出室外。风选、筛选、煅炒等炮制过程中容易产生粉尘。炒药机、煅药机、风选机要启动随机吸尘装置。在净选工作台、切药机、筛药机等设备上安装吸尘罩。

四、质量管理

主管生产和质量管理的企业负责人应对药品生产管理规范的实施和产品质量负责。企业应建立质量保证体系，设置专门的质量监督管理机构，直属总经理领导，对总经理负责，独立地开展工作。质量管理部下设 QA（监控）和 QC（检验）两个系统，行使质量保证和质量控制责任。质量检验是检查物料和生产的结果是否符合规定，质量监控主要检查中药饮片的生产的全部过程是否符合规定。质量检验人员（QC）和质量监控人员（QA）有着明确的分工，不能互相兼职。

质量管理部门应对毒性药材等有特殊要求的药材炮制全过程进行有效监督。质量管理文件中应有中药材、辅料、包装材料、中间产品、中药饮片的质量标准及其检验操作规程。

质量管理部应建立完整的取样、留样观察、检查核对、检验仪器的校验、检验操作程序；标准品、标准溶液、培养基的配制、贮存和发放工作程序。通过对产品质量稳定性考察，制定产品贮存周期；会同物料部门对原辅料、包装材料的供应商进行考察、评估和审计；会同营销部门，建立用户投诉、不良反应投诉、调查处理制度，并组织实施药品 GMP 定期自查的工作制度。会同生产部制定验证计划及具体的验证方案，对生产设备、生产工艺、岗位及设备清洁等进行验证，针对更换原料产地、改变炮制方法、改变辅料等需要重新再验证。

饮片生产企业应配备与中药饮片生产规模、种类、质量检验要求相适应的仪器设备以及理化检验室、标本室、留样观察室等功能实验室。配备质量检验和专职的质量管理人员，监督、管理本企业从物料的购进、生产过程、贮存、销售等环节的质量。参与生产工艺的制定和下发，负责对供应商、物料的审核。对生产过程中的质量监控，对合格饮片的放行，对不合格饮片的处理等。

五、设备设施管理

中药饮片炮制设备要经过严格的选购、验收、安装调试、验证。每台仪器设备都应制定标准操作规程，有统一编制的进厂编号，要对设备操作人员进行培训，并考核合格。要有专人负责设备的保养与维修，并定期进行检修。岗位操作人员能够严格按操作规程操作，按照清洁规程清洁设备，填写设备清洁记录，悬挂设备状态标志牌。设备的状态根据性能状况分为：完好、待维修、维修中；根据清洁（消毒）状况分为已清洁（消毒）、待清洁（消毒）；根据使用状况分为运行（使用）、待运行（使用）、闲置、停用。每一种状态标志用不同的颜色加以区分。设备员还需按照设备维修保养规程对设备进行维护保养，定期检查维修，并记录存档，确保设备正常运作。

第三节 中药饮片工业的改革方向

中药饮片工业是中药生产三大支柱行业之一。中药饮片工业的生产与产品供应直接影响中药行业的稳定。其产品质量直接影响中药汤剂和成药质量，进而直接影响中医药的临床疗效。中药饮片工业由于历史和现实的原因，存在生产条件差，设备落后，手工操作、经验判断为主，生产品种多、效益低的情况。因此针对中药的特点，积极进行中药饮片工业的改革，提升中药饮片工业现代化水平，势在必行。目前应按照有关要求，积极进行中药饮片企业 GMP 认证。已经通过 GMP 认证的饮片企业还应继续向药材来源基地化、饮片生产现代化和饮片质量标准化的方向进行改革。

一、药材来源基地化

生产中药饮片的直接原料是中药材，中药材的来源、采集、产地加工、商品规格甚至种植面积、自然灾害等均影响其价格和质量，因此，中药饮片企业直接把厂区建在道地药材产区，或在产地建立药材 GAP 种植基地，直接与药农建立购销合同，即可稳定药材来源，又能降低生产成本。

在研究药材采集、加工、炮制原理的基础上，把药材产地加工和饮片炮制合二为一，尤其是草本类药材可以趁鲜切制，既可减少重复干燥工序，又可节省时间，降低成本，还能提高饮片质量。

二、饮片生产现代化

1. 炮制工艺规范化　中药品种繁杂，各地各法，一药多法的现象仍旧存在。由于历史条件的限制，炮制工艺多属于手工作坊式生产，很难适应当今工业化生产的需要。同时严格、科学的炮制工艺方法是确保饮片质量的前提条件，因此，在搞清炮制原理的基础上，运用现代技术、方法和理论，改进并规范炮制工艺，给出规范的工艺参数，是饮片生产现代化的关键。

2. 设备自动化和连续化　建立不同学科之间的联合，尤其是炮制学与机械工程、控制工程等学科的联合，解决炮制工程理论问题以及传统中药炮制技术的工业化应用技术问题。大力发展饮片炮制机械，使机械的种类与功能符合炮制方法，机械的性能满足炮制技术要求，实现饮片质量控制客观化与自动化。要进一步发展自动化中药炮制机械，根据药材形态和炮制工艺分类，研究设计自动化炮制生产线，实现饮片工业的现代化。

3. 生产管理信息化　根据炮制原理及炮制共性技术，运用中药炮制自动化机械和在线控制设备，积累相应的实验数据，将中药炮制的经验性描述转化为炮制过程的各个工艺参数，并验证优化参数，形成各个炮制品的标准工艺规程，建立中药炮制工程计算机信息化管理系统，最终实现中药饮片的自动化生产及炮制过程智能控制。

4. 饮片包装智能化　对于不同用途、不同销售渠道、不同运输方式以及不同保存时间的中药饮片，采用不同的包装规格和包装材料，适应临床应用、调剂和生产的需要，延长中药饮片的存放时间，保证中药饮片质量的稳定性。

三、饮片质量标准化和检测现代化

由于受历史条件所限，同一种饮片可能由于生产条件和环节不同。质量差异很大。

尽管国家药品标准对部分中药饮片的质量标准做了明确规范，部分省市对其中药饮片炮制规范也做了重新修订，但大多数饮片的质量控制标准仍是沿用以往较早各省、市自治区制订的中药饮片炮制规范，而规范中的标准多数是依据广大药工人员长期实践经验制定的，标准主要内容仍是以形态、色泽、质地、气味等感观来判断饮片的真伪优劣，比较模糊，不易掌握，判断上也存在个体差异，不能从内在质量上严格控制。因此，为了保证饮片的临床疗效及用药的安全，必须进行饮片质量标准的研究。即在确保炮制工艺和饮片的质量标准统一的前提下，应用现代科学手段逐步以客观化的指标与感观控制的经验性指标相结合，建立起更为合理的质控标准，实现检测技术的现代化，确保临床用药安全有效。

第二十三章　中药饮片炮制研究 ▷▷▷▷

　　根据中医临床要求，将中药材经过炮制处理成饮片，必然会带来物质基础和临床疗效的变化。为了继承和发扬这项传统的制药技术，必须以中医药理论为指导，采用现代化学、药理学的知识和手段，进行传统炮制文献的整理，阐明炮制原理和炮制理论，研究炮制工艺及炮制设备，揭示中药炮制的科学内涵，进而改革炮制方法，使炮制工艺规范化，饮片质量标准化，保证饮片的安全、有效。

第一节　炮制研究的内容

一、文献整理及经验总结

　　在中药炮制的发展过程中，虽然有《雷公炮炙论》《炮炙大法》《修事指南》等炮制学专著，但更多的炮制资料却散在于历代中医药著作中，广大药工的炮制经验多数是通过"师徒相传，口传心授"继承下来的，这些宝贵的经验也缺乏系统的整理。

　　从20世纪70年代开始，对单味中药和中药炮制大类进行了炮制文献考证，大致搞清了古人对这些中药进行加工炮制的目的、作用、要求等，以及炮制方法发展演变的规律；基本搞清了这些炮制大类原始意图，炮制技术，质量要求，炮制作用、理论和应用概况，以及发展演变的基本规律。在中药炮制文献整理和经验总结方面做了大量工作，整理出版了各省、市《中药饮片炮制规范》和全国性《中药炮制经验集成》。中国中医研究院中药研究所等单位协作，编写了《历代中药炮制资料辑要》，王孝涛等编辑出版了《历代中药炮制法汇典》。近年来又相继出版了《中药饮片炮制述要》《中药临床生用与制用》《新编中药炮制法》《中药炮制与临床应用》《中药炮制学》等，为中药炮制的生产、教学、科研提供了重要参考。

　　因此，采用现代信息技术和文献学研究手段，认真进行文献整理和经验总结是开展炮制研究的基础工作。

二、炮制原理和炮制工艺的研究

　　中药炮制原理是指炮制工艺的理论依据，探讨炮制原理的本身就是为了研究炮制工艺。中药炮制的研究就是探讨中药炮制减毒、增效、缓性或产生新药效的机理，这是炮制研究的核心。只有了解中药炮制前后理化性质和药理作用的变化，以及这些变化的临床意义，才能对炮制方法作出较科学的评价，指导炮制工艺的改进，提高饮片的质量，确保临床用药的安全有效，最终达到改革炮制工艺、方法，丰富炮制理论的目的。

已有的研究主要集中于有毒中药的炮制、传统认为炮制前后作用差异较大的品种、炭药，以及药材已知成分和药理作用与中医所说的药效接近的品种。不少研究成果对阐明中药炮制的科学内涵和临床用药理论具有重要的意义。

三、中药炮制设备和自动化生产线的研究

中药炮制加工长期以来主要依靠手工操作，生产规模小，个体差异大，饮片质量难以控制。因此，20世纪60年代以后逐步进行了机械设备的研究。这些设备的应用，可保证饮片质量，节约能源，降低生产成本，推动实现炮制工艺的规范化。目前电子顺控炒药采用SK2-9型顺序控制器，使投料、炒药、出料、过筛、风选、吹冷、包装均能自动操作。中药电脑炒药机采用电子计算机终端控制系统，具有烘烤加温、恒温、程序升温功能，能由计算机输入各项炒药工艺参数，实现自动开门进料，自动控制搅拌的转速和开停，自动定量喷淋液体辅料，自动排烟排气，自动开门出料。装有工艺记录仪表，可进行工艺数据的贮存和录制，工艺数据和工作状况还可在终端屏幕汉字显示，问答式输入操作，适用于药物的多种加工炮制。但是开展炮制设备的研究，实现炮制的自动化、规模化及规范化生产仍然是炮制研究的关键问题之一。国家有关部门非常重视中药炮制设备的研究，"十一五"期间，设立了"中药炮制共性问题和相关设备研究"科技支撑计划项目。尤其"十三五"国家科技部启动重大研发计划，支持中药饮片自动化智能化生产设备和生产线的研制开发，推动中药炮制设备朝着自动化、规模化及规范化方向发展。

第二节　炮制研究的方法

一、炮制研究的实验设计方法

实验设计是一种通用的科学合理地安排实验和分析实验数据的方法。一个周密而完善的实验设计，能合理地安排各种实验因素，严格地控制实验误差，从而用较少的人力、物力和时间，最大限度地获得丰富而可靠的资料。反之，如果实验设计存在着缺点，就可能造成不应有的浪费，且降低研究结果的价值。

（一）实验设计的基本要素

1. 实验因素　所有影响实验结果的条件都称为影响因素，实验研究的目的不同，对实验的要求也不同。影响因素有客观与主观，主要与次要因素之分。确定处理因素时应注意抓住实（试）验中的主要因素，确定和控制非处理因素。最好通过一些预实验，初步筛选实验因素并确定取哪些水平较合适，以免实验设计过于复杂，实验难以完成。

2. 实验对象　实验所用的材料即为实验对象。中药炮制研究中药材选择要注意基原、产地、药用部位、采收时间、等级。动物选择要注意所选动物的种类、品系、年

龄、性别、窝别、体重等。

3. 实验效应 实验效应是反映实验因素作用强弱的标志，它必须通过具体的指标来体现。要结合专业知识，尽可能多地选用客观性强的指标，在仪器和试剂允许的条件下，应尽可能多选用特异性强、灵敏度高的客观指标。

（二）实验设计的基本原则

1. 对照原则 即实（试）验要设立对照，使得除实验因素外，对照组与实验组其余因素保持一致，常用的对照有：空白对照、安慰剂对照、标准对照、实验对照、自身对照和历史对照等。

2. 重复原则 重复是指在相同实验条件下进行多次观察，要求各处理组的实验单位都要有一定数量，要考虑样本的大小。在实验研究中，样量本要适中，既要保证实验结果可靠，又要避免不必要的浪费。

3. 随机化原则 随机化是使每一个受试对象有同等机会被抽出并分配到各实验组中，以抵消被试因素对试验效应的影响，同时保证实验数据有利于统计分析。常用方法有查随机数字表和随机排列表等。随机化是保证均衡性的重要手段。

4. 均衡原则 实验组和对照组要遵守均衡分组原则，在实验中，除被试因素不同外，其他条件应尽可能与对照组相同或相近，以避免偏性，减少误差，有效提高实验的精确度。

（三）常用的实验设计

1. 完全随机设计 将实验对象随机分配至两个或多个处理组去进行实验观察，又称单因素设计、成组设计。方法操作简单、应用广泛。资料处理方法有 t 检验、u 检验、方差分析、秩和检验、卡方检验等。

2. 配对（伍）设计 将受试对象配成对子或配伍组，以消除非实验因素的影响。配伍设计又称随机区组设计。配对有自身配对和不同个体配对，配伍实际上是配对的推广。所需样本数和效率均高于成组设计，而且很好地控制了混杂因素的作用。资料处理方法有配对 t 检验、u 检验、秩和检验、配伍组方差分析、配对四格表卡方检验等。

3. 其他实验设计方法 有交叉设计、正交设计、析因设计、均匀设计等，要根据目的要求、具体问题、经费、时间进行选择。

二、炮制研究应该以中医药理论为指导

中药炮制是我国历代医药学家在长期医疗实践中不断总结、改进、发展形成的一项传统制药技术。中药材炮制成中药饮片后入药，是中医用药的特点之一，对中医临床用药起了重要作用。它既有一定的理论，又有一系列优良的炮制方法。采用现代化学、药理学等的知识和手段，进行传统炮制文献的整理、阐明炮制原理和炮制理论、研究炮制工艺及炮制设备，揭示中药炮制的科学内涵，进而改革炮制方法，确定规范化的炮制工艺，制订标准化的饮片质量标准，是目前中药炮制研究的主要任务。中药饮片是指在中

医药理论指导下，根据辨证论治和调剂、制剂的需要，对中药材进行特殊加工炮制后的制成品。中医临床用以防病、治病的药物是"汤药"和"中成药"，而汤药和中成药的原料均是中药饮片，并非中药材。中药炮制研究如果脱离了中医药理论和中医临床用药经验的指导，仅从单一成分或适合纯化学成分的某种药理实验来研究和评价中药炮制作用是不完善的。

三、应用文献学方法进行研究

中药炮制历经几千年的发展，已经形成了完整的理论体系和多种炮制方法。历史上炮制工艺变化很大，所以研究中药炮制的历史变化轨迹、前人的炮制原始意图、炮制方法及其变化，才能有目的地研究各种炮制原理和工艺。这是中药炮制研究的基础。总结前人的炮制经验和临床体会，对中药饮片炮制研究会提供有益的借鉴。如马钱子炮制工艺，始见于《本草纲目》，因"能毒驹至死"，故采用"豆腐制"。炮制目的一是减去毒性，二是便于去毛粉碎。后人采用油炸、土炒、砂烫均可达到"独有木鳖之功，而无一毫之害"，"以打碎黄色为度，如黑色则过于火候，失药之灵性矣"，故改用砂烫法为佳。就是通过文献学研究，确定了最佳的炮制方法。

四、应用化学的方法进行研究

应用化学的方法和手段研究中药炮制是目前广泛采用的研究方法。中药炮制可以减毒、增效、转变药性并产生新的药效。这些变化都是因为中药的物质基础发生了变化。中药疗效的物质基础是其所含的化学成分。中药炮制前后所含的化学成分的性质和含量会产生不同程度的改变，从而导致药理作用、临床疗效也发生相应的变化，它的研究结果在一定程度上能阐明炮制原理，指导炮制工艺的改进，制订中药饮片的质量标准。

例如生乌头毒性较大，故临床多用其炮制品，具有确切的止痛效果。乌头中所含的乌头碱类双酯型生物碱是主要毒性成分。研究表明酯类生物碱分子中的酯键是产生毒性的关键部分，性质不稳定，在稀碱或中性水溶液中加热即可水解破坏。乌头碱水解后成为乌头次碱，其毒性可降至乌头碱的1/200。如进一步水解成为乌头原碱，其毒性仅为乌头碱的1/2000，而止痛药效却无明显变化。再如生何首乌解毒消痈，润肠通便。但经加热蒸煮成为"制何首乌"后，其泻下成分结合型蒽醌衍生物水解，含量降低，而游离的蒽醌衍生物、糖类和卵磷脂等含量显著增加，所以消除泻下作用，并产生补肝肾、益精血、乌须发等功效。

五、应用中药药理学方法进行研究

应用中药药理学方法研究中药炮制是目前广泛采用的研究方法之一。应用中药药理学方法研究中药炮制前后的毒副作用和药效变化，最好选用适合中医病理模型的方法和指标来进行，也可选用已有的公认的药理方法和指标来进行。在化学成分不清楚的情况下，通过实验药理学的方法来研究炮制前后的生物活性变化，也可达到控制炮制质量和指导工艺改革的目的，并为炮制工艺的合理性和可行性提供科学依据。例如半夏，生半夏对黏膜有强烈刺激作用，经白矾或石灰浸制后，能消除刺激作用，但生姜、甘草、皂角等辅料制不能消除半夏的刺激性。生半夏和制半夏对小鼠急性、亚急性和蓄积性毒性的实验结果证实白矾制半夏能降低半夏毒性。8％明矾水或 pH ＞ 12 以上的碱水炮制可以使生半夏药材中具有强刺激性成分草酸钙针晶的针形晶体破坏，含量降低，刺激性毒性降低。生半夏的毒性主要表现在对多种黏膜的刺激性，这种刺激性是半夏炮制前后毒性比较的一个指标。而从生半夏中提取分离得到的纯草酸钙针晶具有强烈的刺激性作用，其不溶于水和各种有机溶剂，但能够溶于酸、碱性溶液，炮制辅料白矾和石灰水则分别呈一定的酸、碱性，因此可从草酸钙针晶被破坏的角度解释半夏炮制解毒的机理。

六、应用临床疗效观察方法进行研究

中药炮制是为中医临床辨证治疗服务的，临床使用中药饮片发挥药效作用。经化学、药理学、毒理学等方法研究中药炮制的结果，最终也必须接受临床验证。因此，研究中药炮制绝不能离开临床疗效。临床炮制研究有报道的数量不多。例如棕榈炭，将炒棕榈炭、砂烫棕榈炭和焖煅棕榈炭，分别制成棕榈炭口服液，采用双盲法，对鼻衄和崩漏患者进行临床疗效观察，通过 43 例鼻衄和 75 例崩漏患者的临床验证，观察结果表明，砂烫棕榈炭口服液用于鼻衄和崩漏的治愈率比炒棕榈炭口服液和焖煅棕榈炭口服液分别高 0.4 倍和 2.5 倍。从而证明砂烫棕榈炭的新炮制工艺可行，能确保棕榈炭饮片质量，并可提高临床疗效。

由于临床研究影响因素复杂，不可能用临床疗效指标作为炮制方法优选的手段，而往往都在各项研究指标比较成熟的条件下以临床疗效的观察作为最后验证的手段。

七、应用多学科结合的方法进行研究

由于中药炮制是一门涉及中医药理论、文献学、化学、药理学、分子生物学、毒理学、临床等的综合性应用学科，研究涉及面较广，研究难度较大。因此，应尽可能借助其他有关学科的新技术、新成就，采取多学科的系统研究是开展中药炮制研究的有效途径，如熟地黄的炮制研究即是采用多学科研究的成果。

作为单味中药饮片的系统研究，应从炮制文献研究着手，通过化学、药理学、毒理学等手段进行工艺优选，经过中试实验，确定规范化的炮制工艺，制订标准化的饮片质量标准，如有可能最好通过临床验证，这样所得的结果比较全面、准确、可靠。

八、炮制研究中的注意事项

（一）注意古今文献的广泛查阅

任何科学研究工作的第一步都是先查阅古今文献，然后找出根据、找出切入点，提出完整的试验设计方案。中药炮制研究更是尤为重要，因为古代文献浩如烟海，现代可参考的专业文献及相关文献更是多不胜数。所以一个好的炮制研究必须注意到古今文献查阅齐全，要充分利用工具书和网上资源。

（二）注意饮片厂和炮制专家的调查与访问

在古今文献查阅的基础上，就需要实地考察与走访专家，要到饮片厂调查生产情况，了解存在的问题；进一步请教炮制企业和专业的老师傅、资深专家，掌握第一手资料，做到心中有数，切忌盲目进行。

（三）注意药材产地准确，炮制方法有出处且规范，取样有代表性与均衡性

在古今文献查阅和实际考察之后，提出研究方案，根据研究方案要注意到取样的代表性和均衡性，要按大区布局，选用地道药材，至少是符合国家药品标准规定的药材。按"药典""规范"的炮制工艺，找有经验的炮制专家制备炮制品，考虑到炮制失重等影响因素。同时搜集主要饮片厂和市售样品进行对照研究，切忌简单炮制就进行研究工作，杜绝炮制研究中由随意性而造成的偶然误差。

（四）注意科研设计的严密性、选用手段的先进性、数据处理的科学性、试验结果的可靠性

炮制科研设计一定要严密，在对炮制工艺有一定了解和初步研究的基础上才进行正交设计优化工艺参数，切忌拿来一个工艺，随便做个正交试验就了事。前边已详述了试验设计的原则，此处不再赘述。

炮制研究所用的试验手段一定要先进，如果再用一个简单的比色法等，已经不能达到要求了。可选用 HPLC、HPLC/MS、HPLC/MS/MS、GC/MS、ICP/MS 等先进设备进行研究。

试验数据的处理一般都需采用统计学方法，目前有很多统计软件可用，如 SPSS 等。

作为一个很好的中药炮制研究者，一定要保证自己研究数据的可靠性，该是阳性结果就是阳性，该是阴性结果就是阴性的。任何试验都不可能完全是理想结果。必须杜绝弄虚作假的现象，提供真实的科研数据。

中药炮制研究的历史还很短，虽然老专家们奠定了良好的基础，但要想快速发展，还需要年轻一代学者的不懈努力，刻苦追求，方能有所成就。

附录 药名索引